试卷标识码：

中医执业医师资格考试
最后成功四套胜卷（一）

（医学综合考试部分）

第一单元

考生姓名：＿＿＿＿＿＿
准考证号：＿＿＿＿＿＿
考　　点：＿＿＿＿＿＿
考　场　号：＿＿＿＿＿＿

A1 型题

答题说明

每一道试题下面有 A、B、C、D、E 五个备选答案，请从中选择一个最佳答案，并在答题卡上将相应题号的相应字母所属的方框涂黑。

1. 创"戾气"说的医家是
   A. 吴又可
   B. 吴鞠通
   C. 薛生白
   D. 叶天士
   E. 王孟英

2. 下列对中医"证"叙述正确的是
   A. 一个完整的异常生命过程
   B. 是疾病过程中的某一阶段或某一类型的病理概括
   C. 是疾病过程中表现出的个别、孤立的现象
   D. 是病人异常的主观感觉或行为表现
   E. 头痛、发热、恶心、呕吐属于证

3. 天地万物相互联系的中介是
   A. 天气
   B. 地气
   C. 精气
   D. 阴气
   E. 阳气

4. 下述药性都属阳的是
   A. 辛、甘、酸
   B. 辛、甘、温
   C. 酸、苦、辛
   D. 辛、苦、咸
   E. 酸、苦、咸

5. "阳盛则阴病，阴盛则阳病"体现的阴阳之间的关系为
   A. 对立制约
   B. 相互转化
   C. 消长平衡
   D. 互根互用
   E. 交感互藏

6. 先有肾阴不足，后出现肝肾阴虚、肝阳上亢的证候，体现了五行之间的哪种关系
   A. 相克
   B. 相乘
   C. 相侮
   D. 子病及母
   E. 母病及子

7. 下列有关五脏生理功能及特点的表述，错误的是
   A. 化生精气
   B. 贮藏精气
   C. 藏精气而不泻
   D. 满而不能实
   E. 实而不能满

8. 下列各项，不属于肺生理特性的是
   A. 肺为华盖
   B. 肺为娇脏
   C. 肺气宣发
   D. 肺气肃降
   E. 肺朝百脉

9. 肝被称为"罢极之本"的理论基础是
   A. 在体合筋
   B. 在体合骨
   C. 在体合肉
   D. 在体合脉

E. 在体合皮

10. 下列各项，与精神调节关系最密切的是
   A. 心与肾
   B. 心与脾
   C. 心与肺
   D. 心与肝
   E. 肝与肾

11. 体现"精血同源""藏泄互用"关系的两脏是
   A. 心与肺
   B. 心与肾
   C. 脾与肾
   D. 肝与肾
   E. 肺与肾

12. 五脏与五液的关系中，与肺相应的液是
   A. 涕
   B. 汗
   C. 唾
   D. 泪
   E. 津

13. "利小便，所以实大便"的生理基础是
   A. 大肠主津
   B. 肾主水液
   C. 膀胱贮尿
   D. 脾主运化
   E. 小肠主液

14. 与女子胞关系密切的是
   A. 心、肝、脾、胃、带脉、任脉
   B. 心、肝、脾、肾、任脉、冲脉
   C. 肝、肺、脾、肾、冲脉、带脉
   D. 心、肝、脾、肾、阴维脉、督脉
   E. 肝、肺、脾、肾、任脉、督脉

15. "正气存内，邪不可干"指气的何种作用
   A. 推动和调控作用
   B. 温煦与凉润作用
   C. 防御作用
   D. 固摄作用
   E. 中介作用

16. 具有"走息道以司呼吸，贯心脉以行气血"功能的气是
   A. 心气
   B. 肺气
   C. 营气
   D. 卫气
   E. 宗气

17. 治疗血虚，常配伍补气药，其根据是
   A. 气能生血
   B. 气能摄血
   C. 气能行血
   D. 血能载气
   E. 血能生气

18. 行于头部两侧的经脉是
   A. 太阳经
   B. 阳明经
   C. 少阳经
   D. 厥阴经
   E. 少阴经

19. 具有约束骨骼、屈伸关节功能的是
   A. 十二经脉
   B. 络脉
   C. 皮部
   D. 经筋
   E. 经别

20. 体质差异的根本是
   A. 精的多少与优劣
   B. 气的充盈与否

C. 血的充盈状态
D. 津液充足与否
E. 水谷精微的状态

C. 伏而后发
D. 继发
E. 复发

21. 下列各项，易袭身体下部，阻遏气机的外邪是
   A. 风邪
   B. 火邪
   C. 湿邪
   D. 寒邪
   E. 暑邪

22. 下列各项，其致病特点为"一气一病，症状相似"的是
   A. 六淫
   B. 疠气
   C. 痰饮
   D. 七情内伤
   E. 劳逸失度

23. 《素问·举痛论》中，如劳力过度会出现
   A. 劳则气上
   B. 劳则气缓
   C. 劳则气乱
   D. 劳则气耗
   E. 劳则气结

24. 痰饮致病可阻滞气血运行，若痰饮结于局部可表现为
   A. 肢体麻木
   B. 咳嗽吐痰
   C. 恶心呕吐
   D. 头晕目眩
   E. 瘰疬痰核

25. 小儿由食积发展为疳积，体现了中医发病的
   A. 感邪即发
   B. 徐发

26. 疾病过程中，邪气深伏伤正，正气无力祛除病邪，疾病处于缠绵难愈，疾病后期遗留某些后遗症的病机状态是
   A. 正盛邪退
   B. 邪盛正衰
   C. 真实假虚
   D. 实中夹虚
   E. 正虚邪恋

27. 邪热内盛，出现寒象的病机是
   A. 阴盛则寒
   B. 阴损及阳
   C. 阳虚则寒
   D. 阴盛格阳
   E. 阳盛格阴

28. 邪热炽盛，燔灼津液，劫伤肝阴，筋脉失养，则
   A. 热极生风
   B. 寒从中生
   C. 湿浊内生
   D. 津伤化燥
   E. 火热内生

29. 下列可以应用"通因通用"治法的是
   A. 食积泄泻
   B. 血虚崩漏
   C. 气虚便秘
   D. 痰湿闭经
   E. 癥瘕积聚

30. 下列各项，可用"阴中求阳"治疗的是
   A. 虚热证
   B. 实热证
   C. 实寒证

D. 虚寒证

E. 真热假寒证

31. 疹的主要特点是
   A. 色深红或青紫
   B. 平铺于皮肤
   C. 抚之碍手
   D. 压之不褪色
   E. 点大成片

32. 外感热病中，正邪相争，提示病变发展转折点的是
   A. 战汗
   B. 自汗
   C. 盗汗
   D. 冷汗
   E. 热汗

33. 有形实邪阻闭气机所致的疼痛，其疼痛性质是
   A. 胀痛
   B. 灼痛
   C. 冷痛
   D. 绞痛
   E. 隐痛

34. 患者口淡乏味，常提示的是
   A. 痰热内盛
   B. 湿热蕴脾
   C. 肝胃郁热
   D. 脾胃虚弱
   E. 食滞胃脘

35. 提示瘀血日久的面色特点是
   A. 面色苍白
   B. 面色黧黑
   C. 面色青黄
   D. 面色青灰
   E. 面黑暗淡

36. 下列各项，与牙齿干燥如枯骨关系最密切的是
   A. 热盛伤津
   B. 阳明热盛
   C. 胃阴不足
   D. 肾阴枯涸
   E. 肺阴亏虚

37. 阳虚湿盛的舌象是
   A. 舌红苔白滑
   B. 舌淡嫩苔白滑
   C. 舌边红苔黑润
   D. 舌红瘦苔黑
   E. 舌绛苔黏腻

38. 舌绛少苔有裂纹，多见于
   A. 热邪内盛
   B. 气血两虚
   C. 阴虚火旺
   D. 瘀血内阻
   E. 脾虚湿侵

39. 自言自语，喃喃不休，见人语止，首尾不续者，其病因多属
   A. 热扰心神
   B. 痰火扰心
   C. 风痰阻络
   D. 心气不足
   E. 心阴大伤

40. 外感风寒或风热袭肺，或痰湿壅肺，肺失清肃，导致的音哑或失音，称为
   A. 子喑
   B. 金破不鸣
   C. 金实不鸣
   D. 少气
   E. 短气

41. 下列脉象，除哪项外，均主实证

A. 弦
B. 濡
C. 滑
D. 紧
E. 长

42. 寒滞肝脉或肝郁气滞所致疼痛，常见的脉象为
   A. 弦数脉
   B. 弦紧脉
   C. 滑数脉
   D. 弦细脉
   E. 沉缓脉

43. 腹内结块，痛有定处，按之有形而不移，病属
   A. 鼓胀
   B. 痞满
   C. 癥积
   D. 瘕聚
   E. 虫积

44. 危重患者，突然头额冷汗大出，四肢厥冷，属于
   A. 亡阴
   B. 亡阳
   C. 阳虚
   D. 阴虚
   E. 以上均非

45. 下列各项，不是血虚证临床表现的是
   A. 经少经闭
   B. 头晕眼花
   C. 心烦失眠
   D. 面色淡白
   E. 肢体麻木

46. 痰湿内阻所致头晕的特征，是伴有
   A. 胀痛

B. 刺痛
C. 眼花
D. 耳鸣
E. 昏沉

47. 下列肝胆病辨证中，不会出现眩晕的是
   A. 肝血虚
   B. 肝阴虚
   C. 胆郁痰扰
   D. 肝阳上亢
   E. 肝郁气滞

48. 大便中夹有不消化的食物、酸腐臭秽，其常见病因是
   A. 肝脾不调
   B. 寒湿内盛
   C. 大肠湿热
   D. 湿热蕴脾
   E. 食滞胃肠

49. 阳明经证与腑证的鉴别要点是
   A. 有无发热
   B. 有无汗出
   C. 有无神志改变
   D. 有无燥屎内结
   E. 有无舌苔黄燥

50. 假神的病机是
   A. 气血不足，精神亏损
   B. 邪气亢盛，热扰神明
   C. 脏腑虚衰，功能低下
   D. 精气衰竭，虚阳外越
   E. 阴盛于内，格阳于外

51. 治疗瘰疬、痰核、瘿瘤所用药物多具有的是
   A. 甘味
   B. 辛味
   C. 咸味

D. 涩味

E. 苦味

52. 具有升浮性质的性味是
   A. 苦、甘、寒
   B. 辛、甘、温
   C. 甘、酸、凉
   D. 苦、酸、咸
   E. 以上都不是

53. 妊娠禁用的药是
   A. 牛膝
   B. 莪术
   C. 砂仁
   D. 黄芩
   E. 桑寄生

54. 旋覆花入汤剂宜
   A. 久煎
   B. 先煎
   C. 包煎
   D. 另行溶化
   E. 另煎

55. 为治疗风疹瘙痒，常用的药是
   A. 羌活
   B. 紫苏叶
   C. 防风
   D. 桂枝
   E. 淡豆豉

56. 荆芥与蝉蜕的共同功效是
   A. 透疹
   B. 解毒
   C. 消疮
   D. 止血
   E. 平肝

57. 紫苏叶不具有的功效是
   A. 解表散寒
   B. 行气
   C. 宽中
   D. 解鱼蟹毒
   E. 平喘利水

58. 具有峻下冷积功效的药物是
   A. 巴豆霜
   B. 大黄
   C. 火麻仁
   D. 郁李仁
   E. 松子仁

59. 威灵仙除能祛风湿、通络止痛外，还具有的功效是
   A. 清虚热
   B. 补肝肾
   C. 消骨鲠
   D. 消积平喘
   E. 行气温中

60. 具有补肝肾、强腰膝、祛风湿功效的药物是
   A. 阿胶
   B. 三七
   C. 狗脊
   D. 骨碎补
   E. 菟丝子

61. 下列药物中可消肿排脓、生津止渴的是
   A. 夏枯草
   B. 栀子
   C. 天花粉
   D. 青蒿
   E. 紫草

62. 可用于治疗温病初起及热毒血痢的药物是

A. 金银花
B. 板蓝根
C. 白头翁
D. 蒲公英
E. 鱼腥草

63. 下列药物中可养阴生津的是
    A. 生地黄
    B. 山慈菇
    C. 牡丹皮
    D. 水牛角
    E. 银柴胡

64. 可凉血除蒸、清肺降火的药物是
    A. 黄芩
    B. 石膏
    C. 青蒿
    D. 鱼腥草
    E. 地骨皮

65. 砂仁具有的功效是
    A. 化湿解表，健脾宁心
    B. 燥湿健脾，祛风明目
    C. 燥湿消痰，下气除满
    D. 化湿理气，温脾止泻
    E. 燥湿温中，除痰截疟

66. 茯苓和薏苡仁共同具有的功效是
    A. 清热
    B. 燥湿
    C. 透疹
    D. 健脾
    E. 升阳

67. 具有利湿祛浊、祛风除痹功效的药物是
    A. 泽泻
    B. 滑石
    C. 茵陈
    D. 萆薢

E. 地肤子

68. 治疗亡阳证寒饮喘咳，应选用的药物是
    A. 附子
    B. 肉桂
    C. 干姜
    D. 吴茱萸
    E. 小茴香

69. 可治疗肝郁气滞、食积、腹痛的药物是
    A. 川楝子
    B. 青皮
    C. 乌药
    D. 厚朴
    E. 沉香

70. 治疗食积气滞、咳喘痰多，应选用的药物是
    A. 山楂
    B. 神曲
    C. 麦芽
    D. 莱菔子
    E. 鸡内金

71. 既能治肠道寄生虫病，又能治水肿、脚气肿痛、疟疾的药物是
    A. 苦楝皮
    B. 槟榔
    C. 榧子
    D. 使君子
    E. 雷丸

72. 既能化瘀止血，又能通淋的药物是
    A. 三七
    B. 蒲黄
    C. 茜草
    D. 白及
    E. 白茅根

73. 具有活血、凉血功效的药组是
   A. 延胡索、姜黄
   B. 土鳖虫、乳香
   C. 郁金、丹参
   D. 姜黄、红花
   E. 水蛭、莪术

74. 牛膝用于治疗眩晕、齿龈肿痛、口舌生疮、衄血，体现的功效是
   A. 引火（血）下行
   B. 活血通经
   C. 补肝肾
   D. 强筋骨
   E. 利水通淋

75. 治疗肺热咳嗽、胃热呕吐，应选用的药物是
   A. 苦杏仁
   B. 竹茹
   C. 百部
   D. 桔梗
   E. 瓜蒌

76. 琥珀具有的功效是
   A. 养血安神
   B. 润肠通便
   C. 收敛固涩
   D. 平肝潜阳
   E. 活血散瘀

77. 麝香具有的功效是
   A. 消肿止痛
   B. 通络止痛
   C. 祛风止痛
   D. 清热止痛
   E. 行气止痛

78. 具有补气升阳、利水消肿功效的药物是
   A. 黄芪
   B. 甘草
   C. 白术
   D. 大枣
   E. 党参

79. 既可用于肾虚腰痛，又可用于肝肾亏虚、胎动不安的药物是
   A. 杜仲
   B. 补骨脂
   C. 益智
   D. 沙苑子
   E. 肉苁蓉

80. 用于治疗肾虚筋骨痿弱、失眠健忘的药物是
   A. 龟甲
   B. 茯苓
   C. 丹参
   D. 鳖甲
   E. 龙眼肉

81. 治疗久泻不止，并见脘腹胀痛、食少呕吐者，应选用
   A. 藿香
   B. 赤石脂
   C. 草果
   D. 白术
   E. 肉豆蔻

82. 关于反佐药含义的表述，正确的是
   A. 针对次要兼证起直接治疗作用
   B. 针对重要的兼病或兼证起主要治疗作用
   C. 针对主病或主证起主要治疗作用
   D. 消减或制约君、臣药的毒性和峻烈之性
   E. 防止病重邪甚时药病格拒

83. 逍遥散的君药是

A. 柴胡
B. 白芍
C. 白术
D. 枳实
E. 当归

84. 小柴胡汤中柴胡的配伍意义是
   A. 疏利肝胆
   B. 升举清阳
   C. 疏肝解郁
   D. 和解少阳
   E. 透邪疏郁

85. 身大热，汗大出，大渴引饮，脉洪大。治疗首选
   A. 白虎汤
   B. 清营汤
   C. 竹叶石膏汤
   D. 大承气汤
   E. 麻子仁丸

86. 小柴胡汤的配伍特点是
   A. 疏利肝胆
   B. 解表清里
   C. 疏肝解郁
   D. 和解少阳，兼扶正气
   E. 和解少阳，兼泻阳明

87. 风温初起，邪客肺络用
   A. 桑菊饮
   B. 防风通圣散
   C. 银翘散
   D. 大柴胡汤
   E. 小柴胡汤

88. 主治脾虚湿盛之泄泻的首选方剂是
   A. 四君子汤
   B. 参苓白术散
   C. 补中益气汤

D. 真人养脏汤
E. 乌梅丸

89. 以"补血而不滞血，行血而不伤血"为配伍特点的方剂是
   A. 四物汤
   B. 归脾汤
   C. 炙甘草汤
   D. 补中益气汤
   E. 当归补血汤

90. 当归补血汤中，黄芪、当归的配伍比例是
   A. 8：1
   B. 7：1
   C. 6：1
   D. 5：1
   E. 4：1

91. 气血双补的方剂是
   A. 八珍汤
   B. 当归补血汤
   C. 百合固金汤
   D. 地黄饮子
   E. 四物汤

92. 黄芪在补中益气汤中的作用是
   A. 益气升阳
   B. 补气生血
   C. 补气行血
   D. 益气生津
   E. 固表止汗

93. 四神丸的主治病证是
   A. 脾肾阳虚之肾泄
   B. 久泻久痢，脾肾虚寒
   C. 寒热错杂，久泻久痢
   D. 协热下利
   E. 肾阳虚弱，精血不足

94. 治疗阴虚血少、神志不安的方剂是
    A. 朱砂安神丸
    B. 酸枣仁汤
    C. 天王补心丹
    D. 天台乌药散
    E. 镇肝熄风汤

95. 川芎茶调散中偏于治太阳经头痛的药物是
    A. 防风
    B. 细辛
    C. 白芷
    D. 川芎
    E. 羌活

96. 清营汤证发热的特点是
    A. 夜热早凉
    B. 高热不退
    C. 身热夜甚
    D. 长期低热
    E. 白天高热

97. 治疗外感温燥证，应首选
    A. 桑杏汤
    B. 杏苏散
    C. 养阴清肺汤
    D. 百合固金汤
    E. 清燥救肺汤

98. 治疗虚热肺痿，应首先考虑的方剂是
    A. 清燥救肺汤
    B. 炙甘草汤
    C. 麦门冬汤
    D. 百合固金汤
    E. 养阴清肺汤

99. 五苓散的功用是
    A. 利水渗湿，养阴清热
    B. 温阳健脾，行气利水
    C. 利水渗湿，温阳化气
    D. 益气祛风，健脾利水
    E. 温补脾肾，利水渗湿

100. 组成中含有黄芪、白术的方剂是
    A. 五苓散
    B. 理中丸
    C. 炙甘草汤
    D. 防己黄芪汤
    E. 真人养脏汤

101. 手足不温，腹痛，泄利下重，脉弦者，治宜选用
    A. 健脾丸
    B. 保和丸
    C. 四逆散
    D. 痛泻要方
    E. 葛根黄芩黄连汤

102. 真人养脏汤的主治病证是
    A. 泻痢无度，滑脱不禁
    B. 五更泄泻
    C. 久咳不已
    D. 寒热夹杂，久泻久痢
    E. 体虚自汗

103. 银翘散与桑菊饮的共同组成药物是
    A. 薄荷
    B. 竹叶
    C. 淡豆豉
    D. 杏仁
    E. 石膏

104. 济川煎中利小便而泄肾浊的药物是
    A. 当归
    B. 牛膝
    C. 泽泻
    D. 升麻
    E. 茯苓

105. 治疗肝肾阴虚，肝气郁滞证的方剂是
    A. 暖肝煎
    B. 逍遥散
    C. 六味地黄丸
    D. 四逆散
    E. 一贯煎

106. 理中丸可用以治疗的病证是
    A. 胸痹
    B. 心悸
    C. 胁痛
    D. 眩晕
    E. 头痛

107. 羚角钩藤汤的功效是
    A. 镇肝息风，滋阴潜阳
    B. 凉肝息风，增液舒筋
    C. 平肝息风，清热活血
    D. 清肝泻火，降逆止呕
    E. 清肝宁肺，凉血止血

108. 独活寄生汤含有的药物是
    A. 防风、羌活
    B. 防风、细辛
    C. 防风、荆芥
    D. 羌活、当归
    E. 桑寄生、羌活

109. 被誉为"疮痈之圣药，外科之首方"的方剂是
    A. 阳和汤
    B. 仙方活命饮
    C. 甘露消毒丹
    D. 普济消毒饮
    E. 龙胆泻肝汤

110. 半夏泻心汤中体现"苦降"配伍的药物是
    A. 黄芩、黄连

B. 人参、半夏
C. 人参、黄芩
D. 干姜、人参
E. 甘草、大枣

111. 《传染病防治法》是由哪里制定的
    A. 全国人民代表大会常务委员会
    B. 国务院
    C. 中国人民政治协商会议全国委员会
    D. 市级人民政府
    E. 国家卫生健康委员会

112. 卫生法中的法律责任，分别是
    A. 赔偿责任、补偿责任、刑事责任
    B. 经济责任、民事责任、刑事责任
    C. 行政处分、经济补偿、刑事责任
    D. 行政处罚、经济赔偿、刑事责任
    E. 民事责任、行政责任、刑事责任

113. 医师不按规定使用精神药品，情节严重的，有关部门有权暂停其执业活动的时间规定是
    A. 六个月以上，一年以下
    B. 一年以上，三年以下
    C. 三年以上，五年以下
    D. 一个月以上，三个月以下
    E. 三个月以上，六个月以下

114. 对医疗机构内的甲类传染病患者的密切接触者，医疗机构应采取的措施是
    A. 对疫点进行卫生处理
    B. 强制隔离治疗
    C. 在指定场所进行医学观察
    D. 在指定场所单独治疗
    E. 划定疫点

115. 所标明的适应证或者功能主治超出规定范围的药品是
    A. 劣药

B. 假药
C. 残次药品
D. 仿制药品
E. 特殊管理药品

116. 普通处方、急诊处方、儿科处方的保存期限是
A. 6 个月
B. 1 年
C. 2 年
D. 3 年
E. 4 年

117. 医疗机构发现不明原因群体疾病，向所在地县级人民政府卫生行政主管部门报告的时限要求是
A. 1 小时内
B. 2 小时内
C. 3 小时内
D. 3.5 小时内
E. 4 小时内

118. 依据《医疗事故处理条例》，医患双方当事人对患者死因有异议的，具备尸体冻存条件的，进行尸检确定死因的时限可以延长至
A. 72 小时
B. 7 日
C. 48 小时后
D. 48 小时内
E. 10 日

A2 型题

答题说明

每道考题由两个以上相关因素组成或以一个简要病历形式出现，其下面有 A、B、C、D、E 五个备选答案，请从中选择一个最佳答案，并在答题卡上将相应题号的相应字母所属的方框涂黑。

119. 患者症见面赤、口渴、心胸烦闷不宁、头晕，伴神疲乏力、气短、四肢困重。其病因为
A. 湿浊内生
B. 外感寒湿
C. 火扰心神
D. 外感暑邪
E. 火热内生

120. 患者，男，60 岁。形寒便溏，完谷不化，夜尿频多清长，下肢不温，舌质淡白，脉沉细。其舌苔应是
A. 白滑苔
B. 白干苔
C. 黄滑苔
D. 黄腻苔
E. 灰干苔

121. 患者胸腹灼热，口臭息粗，口渴引饮，神志昏沉，面色紫暗，便秘溲赤，手足逆冷，舌红苔黄而干，脉沉迟有力。其证候是
A. 表寒里热证
B. 表热里寒证
C. 真热假寒证
D. 真寒假热证
E. 上热下寒证

122. 患者，男，35 岁。2 日来微有发热恶寒，鼻流清涕，身痛无汗，口苦，胁痛，尿短黄，大便黏臭，舌红苔薄白，脉数。其证候是

A. 表里俱热证
B. 表寒里热证
C. 真寒假热证
D. 真热假寒证
E. 表热里寒证

123. 患者发热恶热，汗出，口渴喜饮，气短，神疲，小便短黄，舌红苔白，脉虚数。其证候是
A. 湿淫证
B. 火淫证
C. 暑淫证
D. 寒淫证
E. 风淫证

124. 患者，男，56岁。素患眩晕，因情急恼怒而突发头痛而胀，继则昏厥仆倒，呕血，不省人事，肢体强痉，舌红苔黄，脉弦。其病机是
A. 气郁
B. 气逆
C. 气脱
D. 气陷
E. 气滞

125. 患者，男，46岁。腹痛腹泻2天，日泻10余次水便，经治已缓。目前，口渴心烦，皮肤干瘪，眼窝凹陷，舌红，脉细数无力。其证候是
A. 津亏
B. 阴虚
C. 亡阴
D. 外燥
E. 实热

126. 患者，男，50岁。咳嗽无力，气短而喘，呼多吸少，动则益甚，耳鸣，腰膝酸软，舌淡，脉弱。证属
A. 肺气虚损

B. 肺阴亏虚
C. 肺肾气虚
D. 肺肾阴虚
E. 肾气虚衰

127. 患者身目发黄，黄色鲜明，脘腹胀闷，肢体困重，便溏尿黄，身热不扬，舌红苔黄腻，脉濡数。其证候是
A. 肝胆湿热
B. 肠道湿热
C. 肝火炽盛
D. 湿热蕴脾
E. 寒湿困脾

128. 患者，女，26岁，已婚。胃脘嘈杂不舒，饥不欲食，频频泛恶，干呕，大便秘结，舌红少津，脉细数。辨证为
A. 脾气虚证
B. 胃阴虚证
C. 胃实热证
D. 胃阳虚证
E. 肝胃不和证

129. 患者心悸怔忡，神疲乏力，畏寒肢凉，肢体浮肿，腰膝酸冷，舌淡紫苔白滑，脉弱。其证候是
A. 寒湿困脾
B. 脾气虚弱
C. 心肾阳虚
D. 脾肾阳虚
E. 心肝血虚

130. 患者心烦不得卧，口燥咽干，舌尖红少苔，脉细数。其诊断是
A. 太阴病证
B. 厥阴病证
C. 少阳病证
D. 少阴热化证
E. 少阴寒化证

131. 患者心胸中大寒痛，呕不能食，腹中寒，上冲皮起，出见有头足，上下痛而不可触近，舌苔白滑，脉细沉紧。治疗应首选
   A. 四逆汤
   B. 当归四逆汤
   C. 四逆散
   D. 右归丸
   E. 大建中汤

132. 患者脘腹胀痛，嗳腐吞酸，恶食呕逆，大便溏泄，舌苔厚腻，脉滑。治宜选用
   A. 健脾丸
   B. 保和丸
   C. 四逆散
   D. 痛泻要方
   E. 葛根黄芩黄连汤

B 型题

答题说明

两道试题共用 A、B、C、D、E 五个备选答案，备选答案在上，题干在下。每题请从中选择一个最佳答案，并在答题卡上将相应题号的相应字母所属的方框涂黑。每个备选答案可能被选择一次、两次或不被选择。

（133～134 题共用备选答案）
   A. 心
   B. 肝
   C. 脾
   D. 肺
   E. 肾

133. 与食物的消化吸收及水谷精微的转输关系最为密切的脏为
134. 有主水和纳气功能的脏为

（135～136 题共用备选答案）
   A. 气能生血
   B. 气能摄血
   C. 气能行血
   D. 血能载气
   E. 血能生气

135. 治疗血行瘀滞，多配用补气、行气药，是由于
136. 气随血脱的生理基础是

（137～138 题共用备选答案）
   A. 肝阳化风证
   B. 阴虚动风证
   C. 血虚生风证
   D. 热极生风证
   E. 肝阳上亢证

137. 可见步履不稳，眩晕欲仆，肢体震颤，头胀头痛症状的是
138. 可见眩晕，肢体震颤，皮肤瘙痒，面白无华症状的是

（139～140 题共用备选答案）
   A. 外感表证
   B. 里热证
   C. 脾虚疳积
   D. 疼痛惊风
   E. 血络郁闭

139. 小儿食指络脉鲜红，属于
140. 小儿食指络脉紫红，属于

（141～142 题共用备选答案）
   A. 石决明
   B. 羚羊角
   C. 磁石
   D. 赭石
   E. 地龙

141. 具有平肝潜阳、降逆、止血功效的药是
142. 既能平肝息风，又能清肝明目的药是

（143～144题共用备选答案）
A. 收湿止痒敛疮
B. 补肾益肺
C. 祛痰截疟
D. 解毒止痛
E. 杀虫止血

143. 蟾酥的功效是
144. 炉甘石的功效是

（145～146题共用备选答案）
A. 黄连解毒汤
B. 白头翁汤
C. 葛根黄芩黄连汤
D. 犀角地黄汤
E. 芍药汤

145. 用药体现"行血则便脓自愈，调气则后重自除"的方剂是
146. 用药体现"入血就恐耗血动血，直须凉血散血"的方剂是

（147～148题共用备选答案）
A. 辛凉透表，清热解毒
B. 疏风清热，宣肺止咳
C. 辛凉疏表，清肺平喘
D. 疏风解表，泄热通便
E. 清热解毒，消肿溃坚

147. 麻黄杏仁甘草石膏汤的功用是
148. 银翘散的功用是

（149～150题共用备选答案）
A. 3日
B. 5日
C. 15日
D. 20日
E. 30日

149. 医患双方申请医疗纠纷行政调解的，卫生主管部门应当自收到申请之日起多少个工作日内作出是否受理的决定
150. 医患双方申请医疗纠纷行政调解的，卫生主管部门应当自受理之日起多少个工作日内完成调解

试卷标识码：

中医执业医师资格考试
最后成功四套胜卷（一）

（医学综合考试部分）

第二单元

考生姓名：_____

准考证号：_____

考　　点：_____

考 场 号：_____

A1 型题

答题说明

每一道试题下面有 A、B、C、D、E 五个备选答案，请从中选择一个最佳答案，并在答题卡上将相应题号的相应字母所属的方框涂黑。

1. 下列哪项疾病属于非感染性发热
   A. 肺结核
   B. 肺炎
   C. 急性肾盂肾炎
   D. 伤寒
   E. 血清病

2. 头痛在早晨起床时较为明显的是
   A. 紧张性头痛
   B. 丛集性头痛
   C. 颅内占位性病变引起的头痛
   D. 药物性头痛
   E. 鼻窦炎头痛

3. 呈压榨样痛，可伴有窒息感的是
   A. 心肌梗死
   B. 干性胸膜炎
   C. 心绞痛
   D. 纵隔肿瘤
   E. 原发性肺癌

4. 胆石症的疼痛性质是
   A. 刺痛
   B. 闷痛
   C. 绞痛
   D. 胀痛
   E. 灼痛

5. 出现腹痛，伴休克的疾病是
   A. 肝炎
   B. 胃炎
   C. 肠炎
   D. 脾破裂大出血
   E. 肾结石

6. 表现为呼气性呼吸困难的是
   A. 肺不张
   B. 胸腔积液
   C. 气管异物
   D. 慢性支气管炎
   E. 气胸

7. 下列除哪项外，均属于现病史的内容
   A. 起病情况
   B. 主要症状及伴随症状
   C. 诊治经过
   D. 患者的一般情况
   E. 家族成员患同样疾病的情况

8. 脉压增大的疾病，不包括
   A. 主动脉瓣关闭不全
   B. 动脉导管未闭
   C. 动静脉瘘
   D. 高热
   E. 主动脉瓣狭窄

9. 下列各项，属被动体位的是
   A. 角弓反张
   B. 胆绞痛
   C. 意识丧失
   D. 端坐呼吸
   E. 以上均非

10. 帕金森病患者常采取的步态是
    A. 醉酒步态
    B. 蹒跚步态

C. 慌张步态

D. 痉挛性偏瘫步态

E. 剪刀步态

11. 可能引起小颅的是

A. 囟门早闭

B. 先天性梅毒

C. 佝偻病

D. 脑积水

E. 脑出血

12. 双侧眼睑闭合不全的常见疾病是

A. 眼外伤

B. 脑出血

C. 沙眼

D. 面神经麻痹

E. 甲状腺功能亢进症

13. 气管偏向患侧见于

A. 气胸

B. 肺不张

C. 大量胸腔积液

D. 纵隔肿瘤

E. 单侧甲状腺肿大

14. 肺部叩诊出现实音，应考虑的疾病是

A. 肺炎链球菌肺炎

B. 肺大疱

C. 肺空洞

D. 慢性阻塞性肺疾病

E. 支气管哮喘发作

15. 两肺满布干啰音，应考虑的疾病是

A. 支气管异物

B. 支气管内膜结核

C. 支气管扩张症

D. 支气管哮喘

E. 肺癌

16. 符合二尖瓣狭窄震颤特点的是

A. 胸骨右缘第2肋间收缩期震颤

B. 胸骨左缘第2肋间收缩期震颤

C. 胸骨左缘第3、4肋间收缩期震颤

D. 心尖部舒张期震颤

E. 胸骨左缘第2肋间及其附近连续性震颤

17. 舒张早期奔马律常见于

A. 房间隔缺损

B. 急性心肌梗死

C. 肥厚性梗阻型心肌病

D. 肺动脉高压

E. 主动脉粥样硬化

18. 下列哪种情况可见毛细血管搏动征

A. 主动脉瓣狭窄

B. 主动脉瓣关闭不全

C. 二尖瓣狭窄

D. 二尖瓣关闭不全

E. 动脉导管未闭

19. 弥漫性肝肿大见于

A. 肝囊肿

B. 肝癌

C. 肝棘球蚴病

D. 肝炎

E. 肝脓肿

20. 机械性肠梗阻常出现的体征是

A. 脾肿大

B. 肠鸣音亢进

C. 腹壁静脉曲张

D. 腹膜刺激征

E. 移动性浊音

21. 类风湿关节炎，常表现为

A. 指关节梭状畸形

B. 杵状指

C. 匙状甲
D. 浮髌现象
E. 肢端肥大

22. 感觉障碍呈手套状、袜子状分布的是
    A. 椎间盘突出症
    B. 急性脊髓炎
    C. 多发性神经炎
    D. 脑梗死
    E. 颈椎病

23. 下列不属于锥体束病变时的病理反射的是
    A. 巴宾斯基征
    B. 查多克征
    C. 戈登征
    D. 拉塞格征
    E. 奥本海姆征

24. 下列各项，不属于红细胞增多的疾病是
    A. 严重腹泻
    B. 大面积烧伤
    C. 肺源性心脏病
    D. 再生障碍性贫血
    E. 真性红细胞增多症

25. 外周血中性粒细胞增多见于
    A. 再生障碍性贫血
    B. 急性心肌梗死
    C. 疟疾
    D. 伤寒
    E. 流行性感冒

26. 中性粒细胞核左移不会出现在下列哪种疾病中
    A. 急性中毒
    B. 急性溶血反应
    C. 急性化脓性感染
    D. 急性失血

E. 巨幼细胞贫血

27. 下列疾病，可以出现凝血酶原时间缩短的是
    A. 先天性凝血酶原缺乏症
    B. 纤维蛋白原缺乏症
    C. DIC 早期
    D. 血小板减少症
    E. 严重肝病

28. 血清总胆红素、结合胆红素、非结合胆红素均中度增加，可见于
    A. 蚕豆病
    B. 胆石症
    C. 珠蛋白生成障碍性贫血
    D. 病毒性肝炎
    E. 胰头癌

29. 引起病理性血糖升高的原因不包括下列哪种疾病
    A. 甲状腺功能亢进症
    B. 嗜铬细胞瘤
    C. 糖尿病
    D. 肾上腺皮质功能亢进症
    E. 胰岛 β 细胞瘤

30. 血型不合的输液反应中尿外观的改变是
    A. 血尿
    B. 脓尿
    C. 乳糜尿
    D. 胆红素尿
    E. 血红蛋白尿

31. 脑脊液蛋白质定量显著提升见于
    A. 化脓性脑膜炎
    B. 病毒性脑膜炎
    C. 蛛网膜下腔出血
    D. 结核性脑膜炎
    E. 脑肿瘤

32. 正常情况下，ST段下移不应超过
    A. 0.05mV
    B. 0.1mV
    C. 0.2mV
    D. 0.3mV
    E. 1.0mV

33. 心肌坏死的心电图改变是
    A. ST段下移
    B. ST段明显上抬，呈弓背向上的单向曲线
    C. T波高耸
    D. T波倒置
    E. 异常深而宽的Q波

34. 下列各项中，心电图显示P波与QRS波群无固定关系的是
    A. 窦性心动过速
    B. 一度房室传导阻滞
    C. 二度Ⅰ型房室传导阻滞
    D. 二度Ⅱ型房室传导阻滞
    E. 三度房室传导阻滞

35. 肠梗阻的X线表现是
    A. 阶梯状气液平面
    B. 膈下游离气体
    C. 腔内不规则充盈缺损
    D. 肠壁僵硬钙化
    E. 腹部均致密，腰大肌清晰

36. 下列各项，不属于慢性支气管炎X线特点的是
    A. 两肺纹理增多
    B. 支气管充气征
    C. 两肺纹理紊乱
    D. 两肺纹理增粗
    E. 肺纹理延伸到肺野外带

37. COPD稳定期常规选用的治疗药物是
    A. 抗生素
    B. 利尿剂
    C. 皮下免疫调节剂
    D. 支气管扩张药
    E. 高流量吸氧

38. 肺心病心功能失代偿期多表现为
    A. 右心衰竭
    B. 左心衰竭
    C. 室性早搏
    D. 全心衰竭
    E. 肺水肿

39. 支气管哮喘的典型表现是
    A. 长期、反复咳嗽、咳痰
    B. 吸气性呼吸困难伴"三凹征"
    C. 咳嗽、咳痰，伴长期午后低热、消瘦、盗汗
    D. 发作性带哮鸣音的呼气性呼吸困难
    E. 夜间熟睡后突然憋醒，伴咳嗽、咳痰

40. 呼吸衰竭的诊断有赖于
    A. 动脉血气分析
    B. 胸部CT检查
    C. 血常规检查
    D. X线正侧位胸片检查
    E. 超声检查

41. 诱发与加重慢性心力衰竭最主要的因素是
    A. 心律失常
    B. 肺感染
    C. 输液过快
    D. 情绪激动
    E. 治疗不当

42. 预防和终止阵发性室性心动过速发作，均可选择
    A. 胺碘酮

B. 西地兰

C. 普罗帕酮

D. 非同步直流电复律

E. 阿托品

43. 典型心绞痛胸部疼痛的部位是

A. 心尖部

B. 左肩背部

C. 胸部左侧

D. 胸骨体上段或中段之后

E. 胸部右侧

44. 心肌梗死患者心电图出现 $V_1 \sim V_3$ 导联 ST 段抬高，T 波倒置，其定位诊断是

A. 下壁

B. 前侧壁

C. 高侧壁

D. 前间壁

E. 广泛前壁

45. 预防再次梗死，常规选用的抗血小板聚集药物是

A. 阿司匹林

B. 美托洛尔

C. 硝酸异山梨酯

D. 氨氯地平

E. 曲美他嗪

46. 主动脉瓣关闭不全严重反流时会出现

A. 咳嗽，咳痰

B. 头部搏动感，心前区不适

C. 大量咯血

D. 声音嘶哑，吞咽困难

E. 呼吸困难，乏力

47. 上消化道出血最常见的病因是

A. 消化性溃疡

B. 食管－胃底静脉曲张破裂

C. 急性胃黏膜损害

D. 胃癌

E. 胃息肉

48. 诊断慢性胃炎最可靠的方法是

A. X 线钡餐检查

B. 血清胃泌素水平

C. Hp 检查

D. 胃镜和黏膜活检

E. 胃液分析

49. 可抑制胰酶活性，用于急性胰腺炎治疗的是

A. 胰高血糖素

B. 胰蛋白酶抑制剂

C. 降钙素

D. 生长抑素

E. 质子泵抑制剂

50. 清洁中段尿细菌定量培养菌落计数，可确诊为尿路感染的最低诊断标准是

A. 10^7/mL

B. 10^3/mL

C. 10^4/mL

D. 10^5/mL

E. 10^2/mL

51. 急性白血病最多见的感染是

A. 肺部感染

B. 咽峡炎、口腔炎

C. 肛周炎

D. 皮肤感染

E. 尿路感染

52. 原发免疫性血小板减少症的典型临床表现是

A. 进行性贫血

B. 皮肤、鼻腔等处发生坏死性溃疡

C. 皮肤、黏膜出血

D. 频繁性呕吐

E. 胸骨压痛

D. 狼疮性关节炎
E. 痛风性关节炎

53. 不属于甲亢常见临床表现的是
    A. 食欲亢进
    B. 少汗
    C. 周围血管征
    D. 心动过速
    E. 突眼

58. 癫痫持续状态治疗的首选药物为
    A. 异戊巴比妥钠
    B. 苯妥英钠
    C. 卡马西平
    D. 地西泮
    E. 丙戊酸

54. 中枢性甲减表现为
    A. 血清 TSH 增高，TT_4、FT_4 均降低
    B. 血清 TSH 减低或正常，TT_4、FT_4 均降低
    C. 血清 TSH 增高，TT_4、FT_4 均增高
    D. 血清 TSH 增高，TT_3、FT_3 均降低
    E. 血清 TSH 减低或正常，TT_4、FT_4 均增高

59. 短暂性脑缺血发作，每次出现神经功能缺失表现的持续时间，不应超过
    A. 60 秒
    B. 60 分钟
    C. 6 小时
    D. 24 小时
    E. 3 天

55. 为糖尿病的诊断线索，非诊断依据的指标是
    A. 血糖
    B. 糖化血红蛋白 A1
    C. 尿糖
    D. 口服葡萄糖耐量
    E. 血浆胰岛素、C 肽

60. 脑栓塞患者康复后应长期使用的二级预防措施是
    A. 强心
    B. 利尿
    C. 抗凝
    D. 降纤
    E. 扩血管

56. 诊断血脂异常，测定空腹血浆或血清血脂四项，一般不包括
    A. TC
    B. TG
    C. VLDL–C
    D. LDL–C
    E. HDL–C

61. 可用于急性有机磷杀虫药中毒后口服的导泻剂是
    A. 阿托品
    B. 高锰酸钾
    C. 四氯化碳
    D. 维生素 C
    E. 硫酸镁

57. 关节肿痛，起病急骤，常自然缓解，血尿酸增高，属于
    A. 风湿性关节炎
    B. 类风湿关节炎
    C. 化脓性关节炎

62. 甲类传染病是指
    A. SARS、狂犬病
    B. 黑热病、炭疽
    C. 高致病性禽流感、天花
    D. 鼠疫、霍乱

E. 伤寒、流行性出血热

63. 下列不属于重型肝炎典型表现的是
    A. 黄疸迅速加深
    B. 出血倾向明显
    C. 肝肿大
    D. 出现烦躁、谵妄等神经系统症状
    E. 急性肾功能不全

64. 流行性出血热患者全身各组织、器官都可有充血、出血、变性、坏死，表现最为明显的器官是
    A. 心
    B. 肺
    C. 肾
    D. 脑垂体
    E. 胃肠

65. 下列有关流行性出血热的描述，正确的是
    A. 发病以青少年为主
    B. 一般不经呼吸道传播
    C. 无明显季节性
    D. 所有患者均有五期经过
    E. 可有母婴传播

66. 下列不支持艾滋病诊断的是
    A. 口腔念珠菌感染
    B. 持续发热
    C. 头痛，进行性痴呆
    D. 皮肤黏膜出血
    E. 慢性腹泻

67. 下列各项中，不支持流行性脑脊髓膜炎诊断的脑脊液检查结果是
    A. 外观浑浊呈脓性
    B. 蛋白质含量增高
    C. 白细胞明显减少
    D. 糖含量明显减少

E. 氯化物含量减少

68. 乙型脑炎的主要传染源是
    A. 猪
    B. 乙脑病毒携带者
    C. 乙脑患者
    D. 蚊虫
    E. 野鼠

69. 伤寒患者出现玫瑰疹，多见于
    A. 潜伏期
    B. 发热初期
    C. 极期
    D. 缓解期
    E. 恢复期

70. 腹痛，腹泻，里急后重，黏液脓血便，伴发热恶寒，最可能的诊断是
    A. 细菌性痢疾
    B. 阿米巴痢疾
    C. 急性上消化道出血
    D. 流行性脑脊髓膜炎
    E. 霍乱

71. 在感染过程的五种表现形式中，最不常见的是
    A. 病原体被清除
    B. 隐性感染
    C. 显性感染
    D. 病原携带状态
    E. 潜伏性感染

72. 伤寒沙门菌血液培养，阳性率最高的时间是
    A. 第1周
    B. 第2周
    C. 第3周
    D. 第4周
    E. 第5周

73. 下列各项，不符合淤胆型肝炎临床表现的是
    A. 黄疸深
    B. 自觉症状重
    C. 皮肤瘙痒
    D. 大便颜色变浅
    E. 血清胆固醇升高

74. HIV 造成机体免疫功能损害主要侵犯的细胞是
    A. CD_4^+T 淋巴细胞
    B. CD_8^+T 淋巴细胞
    C. B 淋巴细胞
    D. NK 细胞
    E. 浆细胞

75. 下列各项，不属于传染病基本特征的是
    A. 有病原体
    B. 有感染后免疫性
    C. 有流行病学特征
    D. 有发热
    E. 有传染性

76. 若出现高热、头痛、呕吐、全身皮肤散在瘀点、颈项强直，最可能的诊断是
    A. 结核性脑膜炎
    B. 流行性脑脊髓膜炎
    C. 流行性乙型脑炎
    D. 伤寒
    E. 中毒性细菌性痢疾

77. 发生霍乱时，对疫区接触者的检疫期是
    A. 3 天
    B. 5 天
    C. 7 天
    D. 9 天
    E. 12 天

78. 下列有关伤寒血清学检查的描述，正确的是
    A. 只要阳性就有明确诊断价值
    B. 阴性结果即可除外伤寒
    C. 可根据"O"抗体效价的不同区别伤寒或副伤寒
    D. "H"抗体出现较早，消失快，更有利于诊断
    E. 检测 Vi 抗体可用于慢性带菌者的调查

79. 下列中毒性细菌性痢疾的治疗措施，错误的是
    A. 抗菌治疗
    B. 扩充血容量
    C. 纠正代谢性酸中毒
    D. 全程使用糖皮质激素
    E. 应用抗胆碱类药物

80. 下列关于感染的描述，错误的是
    A. 感染是病原体与人体相互作用的过程
    B. 病原体经过不同途径进入人体就开始了感染过程
    C. 病原体侵入人体，临床上出现相应的症状，则意味着感染过程的开始
    D. 感染是否导致疾病取决于病原体的致病力和人体的抗病能力
    E. 病原体主要是病原微生物和寄生虫

81. 下列各项，不属于感染过程中病原体作用的是
    A. 侵袭力
    B. 免疫力
    C. 数量
    D. 毒力
    E. 变异性

82. 急性肝炎早期最主要的治疗措施是
    A. 抗病毒治疗
    B. 调节免疫力
    C. 注射肾上腺素

D. 卧床休息
E. 保肝

83. 流行性感冒的临床表现中最明显的是
   A. 呼吸道症状
   B. 胃肠道症状
   C. 泌尿系统症状
   D. 神经系统症状
   E. 全身中毒症状

84. 艾滋病肺部感染最常见的病原体是
   A. 念珠菌
   B. 隐球菌
   C. 肺孢子菌
   D. 结核杆菌
   E. 疱疹病毒

85. 不属于艾滋病高危人群的是
   A. 性乱者
   B. 静脉注射吸毒者
   C. 血友病患者
   D. 同性恋
   E. 年老体弱者

86. 流行性出血热发生原发性休克属于
   A. 低血容量休克
   B. 心源性休克
   C. 过敏性休克
   D. 细胞性休克
   E. 神经源性休克

87. 狂犬病病理变化中，特异且具有诊断价值的病变为
   A. 急性弥漫性脑脊髓膜炎
   B. 脑膜多正常
   C. 脑实质和脊髓充血水肿
   D. 内基小体
   E. 脊髓段病变较严重

88. 8岁以下儿童布鲁菌病治疗的首选方案是
   A. 多西环素+利福平
   B. 多西环素+复方新诺明
   C. 氟喹诺酮+利福平
   D. 三代头孢+复方新诺明
   E. 利福平+复方新诺明

89. 对乙脑最有早期诊断价值的标志物是
   A. 特异性IgM抗体
   B. 病毒分离
   C. 补体结合抗体
   D. 血凝抑制抗体
   E. Vi抗体

90. 治疗流行性脑脊髓膜炎应首选的抗菌药物是
   A. 磺胺嘧啶
   B. 氯霉素
   C. 红霉素
   D. 磷霉素
   E. 青霉素

91. 诊断结核病特异性最高的"金标准"是
   A. 痰涂片抗酸染色阳性
   B. 痰分离培养检出结核杆菌
   C. X线胸片见斑点状、密度较高、边缘清楚的结节影
   D. 结核菌素试验阳性
   E. 特异性结核抗原试验阳性

92. 有关消毒方法叙述错误的是
   A. 灭菌法有微波、热力等物理消毒法
   B. 紫外线消毒法属于高效消毒法
   C. 通风换气属于低效消毒法
   D. 超声波消毒法属于中效消毒法
   E. 高效消毒法能杀灭一切微生物

93. 对创伤有消炎、止血、加快黏膜再生功能，且对皮肤及黏膜无刺激性的新型消

毒剂是
A. 异丙醇
B. 碘伏
C. 碘酊
D. 新洁尔灭
E. 氯己定

94. 据《素问·阴阳应象大论》原文，其在皮者
A. 散而泻之
B. 引而竭之
C. 因而越之
D. 按而收之
E. 汗而发之

95.《素问·太阴阳明论》认为四肢不用的机理是
A. 肝风动摇
B. 脾运化失常
C. 阳气偏阻
D. 气血不足
E. 风寒湿袭

96.《素问·举痛论》曰："余知百病生于气也。"认为多种疾病发生的基本病机是
A. 正气虚
B. 气机失调
C. 邪气盛
D. 心气不足
E. 肾气虚

97.《素问·评热病论》认为"劳风"的治则为
A. 平治于权衡
B. 疏涤五脏
C. 巨阳引
D. 溃形以为汗
E. 因其衰而彰之

98. 据《灵枢·决气》原文，"液脱者"，可能出现的表现是
A. 色夭，脑髓消，胫酸
B. 色白，夭然不泽
C. 汗大泄
D. 目不明
E. 脉空虚

99. 生姜泻心汤证的审证要点是
A. 心下，按之则痛
B. 心下痞硬，干噫食臭
C. 心中悸而烦
D. 心下痞硬，噫气不除
E. 胃中干，欲得饮水

100. 真武汤的主要病机是
A. 肾阳虚衰，寒湿内盛
B. 肾阳虚衰，水气泛滥
C. 脾肾阳虚，关门不利
D. 下元亏虚，气化不利
E. 邪侵少阴，肾失所主

101. 少阴病的辨证纲要是
A. 欲吐不吐，心烦但欲寐
B. 下利，便脓血
C. 下利清谷，里寒外热，脉微欲绝
D. 脉微细，但欲寐
E. 利不止，厥逆无脉，干呕烦者

102. 白头翁汤证的病机为
A. 太阳表热下迫大肠
B. 阳明燥热内结
C. 厥阴肝热下迫大肠
D. 肾阴亏虚，心火亢旺
E. 少阳胆热下迫大肠

103. 服用下列何方需要采用"坐被围腰法"进行护理
A. 麻黄加术汤

B. 麻杏苡甘汤
C. 防己黄芪汤
D. 越婢加术汤
E. 麻杏石甘汤

104. 百合病的病机是
    A. 感染虫毒，湿热不化
    B. 阴阳两虚
    C. 心肺阴虚内热
    D. 肝肾阴虚
    E. 心脾两虚

105. 治疗风水夹热水肿，应选用
    A. 越婢汤
    B. 越婢加术汤
    C. 杏子汤
    D. 防己茯苓汤
    E. 甘草麻黄汤

106. "呕而肠鸣，心下痞者"，治疗首选
    A. 小半夏汤
    B. 半夏干姜散
    C. 生姜半夏汤
    D. 橘皮汤
    E. 半夏泻心汤

107. 叶天士所论"斑出热不解者"，其病机为
    A. 肺津亡也
    B. 肠津亡也
    C. 胃津亡也
    D. 肾津亡也
    E. 脾津亡也

108. 温病后期，湿热余邪未清，余湿困脾，胃气未醒，湿邪蒙绕三焦者，表现为
    A. 知饥不食，脘中微闷
    B. 知饥欲食，脘中微闷
    C. 消谷善饥，脘中胀闷

D. 饮食不香，食后化迟
E. 不饥不食，脘中胀闷

109. 温病厥证与伤寒厥证的鉴别要点是
    A. 脉象
    B. 面色
    C. 神志
    D. 舌象
    E. 出汗

110. 温病后期，"夜热早凉，热退无汗，热自阴来者"，治宜选用
    A. 加减复脉汤
    B. 三甲复脉汤
    C. 大定风珠
    D. 青蒿鳖甲汤
    E. 黄连阿胶汤

111. 医学伦理学的理论基础不包括
    A. 生命论
    B. 人道论
    C. 美德论
    D. 功利论
    E. 伦理论

112. "上以疗君亲之疾，下以救贫贱之厄，中可保身长全"，体现的医学道德原则是
    A. 尊重原则
    B. 保密原则
    C. 公益原则
    D. 审慎原则
    E. 公正原则

113. 医患关系模式包括是
    A. 主动被动型、互相合作型、平等参与型
    B. 主动合作型、相互指导型、共同参与型
    C. 主动配合型、指导合作型、共同参

与型
D. 主动被动型、指导合作型、共同参与型
E. 主动被动型、共同参与型、父权主义型

114. 下列各项，符合体格检查道德要求的是
A. 尊重病人，心正无私
B. 全神贯注，语言得当
C. 客观求实，科学探索
D. 安全保密，谨慎行事
E. 综合分析，合理运用

115. 与患者沟通的方法不包括
A. 有针对性地说明
B. 在沟通中深入分析
C. 认真、仔细地倾听
D. 用专业术语沟通
E. 在沟通中及时判断

116. 医学道德教育的方法不包括
A. 提高医德认识
B. 培养医德情感
C. 养成医德行为
D. 养成医德习惯
E. 坚守内心信念

117. 《吉汉宣言》的内容是
A. 主张科技必须考虑公共利益
B. 涉及人类受试者医学研究的伦理准则
C. 涉及发展中国家的临床试验
D. 规范各国的人体生物医学研究政策
E. 涉及人类辅助生殖技术和人类精子库伦理原则

118. 国家科技部、卫生部《人胚胎干细胞研究伦理指导原则》制定的时间是
A. 1902 年
B. 1994 年
C. 2000 年
D. 2003 年
E. 2005 年

A2 型题

答题说明

每道考题由两个以上相关因素组成或以一个简要病历形式出现，其下面有 A、B、C、D、E 五个备选答案，请从中选择一个最佳答案，并在答题卡上将相应题号的相应字母所属的方框涂黑。

119. 患者，男，25 岁。发烧、咳嗽 3 天。检查：气管位置居中，右胸呼吸动度减弱，右中肺触觉语颤增强，叩诊呈浊音，听诊可闻及支气管呼吸音。应首先考虑的是
A. 胸膜炎
B. 肺炎
C. 气胸
D. 阻塞性肺不张
E. 肺结核

120. 患者，男，65 岁。慢性支气管炎及高血压病史 10 年。近半年活动后自觉气短。检查：血压 160/95mmHg，心脏听诊未闻及器质性杂音，两肺听诊无异常，心电图及 X 线检查显示左心室增大。应首先考虑的是
A. 冠心病
B. 高血压心脏病
C. 风心病
D. 肺心病

E. 病毒性心肌炎

121. 患者近来尿少，大便反复带有鲜血。查体：面部有蜘蛛痣，左肋缘下触及脾脏，腹部叩诊移动性浊音（+）。应首先考虑的是
A. 肾病综合征
B. 右心功能不全
C. 肝硬化
D. 慢性肾功能不全
E. 乙型肝炎

122. 患者，女，30岁。尿频、尿痛2天。检查：体温38℃，右肾区叩击痛，尿蛋白（±），尿中红细胞2～4/HP，白细胞20～30/HP。应首先考虑的是
A. 急性膀胱炎
B. 急性肾小球肾炎
C. 急性肾盂肾炎
D. 尿道综合征
E. 右肾结石

123. 患者，男，33岁。冬日晨起被发现意识不清。查体：T 37.1℃，P 96次/分，R 25次/分，BP 110/70mmHg，皮肤黏膜呈樱桃红色。为明确诊断应检查的指标是
A. 血碳氧血红蛋白
B. 红细胞平均体积
C. 红细胞血红蛋白浓度
D. 全血胆碱酯酶活力
E. 糖化血红蛋白A1

124. 患者，男，20岁。近2周自觉乏力，食欲不振，厌油，腹胀。检查：巩膜无黄染；肝肋缘下2cm，有压痛；丙氨酸氨基转移酶升高。应首先考虑的是
A. 急性肝炎
B. 慢性肝炎

C. 重型肝炎
D. 淤胆型肝炎
E. 肝炎肝硬化

125. 某患者由印尼入境后2天，频繁腹泻，无腹痛及里急后重，伴有呕吐。最重要的检查是
A. 血常规
B. 尿常规
C. 电解质检查
D. 粪便悬滴检查
E. 影像学检查

126. 患者，男，20岁。咳嗽伴低热、盗汗、乏力1个月。胸部X线检查显示右肺尖云雾状阴影。应首先考虑的是
A. 肺炎
B. 慢性支气管炎
C. 支气管扩张
D. 肺癌
E. 肺结核

127. 患者，男，18岁。突然出现无痛性腹泻，米泔水样便，量多，大便频繁，继之出现喷射状呕吐，呕吐物为米泔水样。查体：神志淡漠，声音嘶哑，眼窝深陷，口唇干燥。治疗的关键措施是
A. 休息
B. 使用抗生素
C. 使用抗病毒药物
D. 及时足量补液
E. 预防DIC

128. 患者症见一身浮肿，按之没指，不恶风，腹部肿胀，不渴，小便不利，脉浮。此为
A. 风水
B. 皮水
C. 正水

D. 石水

E. 黄汗

A3 型题

答题说明

以下提供若干个案例，每个案例下设若干道试题。请根据案例所提供的信息，在每一道试题下面的 A、B、C、D、E 五个备选答案中选择一个最佳答案，并在答题卡上将相应题号的相应字母所属的方框涂黑。

（129～131 题共用题干）

患者，女，40 岁。不明原因关节肿痛半年余。开始为手指关节疼痛，后腕关节、掌指关节相继出现疼痛，呈对称性，遇寒或晨起时关节发硬，活动后减轻。

129. 应首先考虑的诊断是
 A. 骨关节炎
 B. 痛风性关节炎
 C. 强直性脊柱炎
 D. 类风湿关节炎
 E. 系统性红斑狼疮

130. 下列检查项目中，最有意义的是
 A. 血沉
 B. 抗核抗体
 C. 双手 X 线检查
 D. 抗链球菌溶血素"O"试验
 E. 肾功能检查

131. 治疗可缓解症状，但不能控制疾病进展的药物是
 A. 钙剂
 B. 维生素 D
 C. 塞来昔布
 D. 甲氨蝶呤
 E. 环孢素 A

（132～134 题共用题干）

患者，女，58 岁。既往有高血压病史。锻炼身体时突然出现头痛、呕吐，随后出现右侧肢体活动障碍，意识丧失。

132. 应首先考虑的诊断是
 A. 癫痫
 B. 脑梗死
 C. 脑出血
 D. 蛛网膜下腔出血
 E. 短暂性脑缺血发作

133. 为明确诊断及病变部位，需检查下列哪项
 A. 经颅多普勒
 B. 血常规
 C. 血生化
 D. 脑电图
 E. 颅脑 CT

134. 该患者脑脊液检查可能的结果是
 A. 呈脓性，压力降低
 B. 呈脓性，压力增高
 C. 呈血性，压力降低
 D. 呈血性，压力增高
 E. 呈血性，压力正常

B 型题

答题说明

两道试题共用 A、B、C、D、E 五个备选答案，备选答案在上，题干在下。每题请从中选择一个最佳答案，并在答题卡上将相应题号的相应字母所属的方框涂黑。每个备选答案可能被选择一次、两次或不被选择。

（135～136 题共用备选答案）
A. 犬吠样
B. 鸡鸣样吼声
C. 金属调
D. 声音嘶哑
E. 无声

135. 属喉头炎症水肿咳嗽特点的是
136. 属百日咳咳嗽特点的是

（137～138 题共用备选答案）
A. 面色苍白，睑厚面宽，颜面浮肿
B. 面色晦暗，双颊紫红，口唇发绀
C. 面色潮红，兴奋不安，口唇干燥
D. 表情淡漠，反应迟钝，呈无欲状态
E. 眼裂增大，眼球突出，目光闪烁，呈惊恐状

137. 黏液性水肿面容的特点是
138. 典型伤寒面容的特点是

（139～140 题共用备选答案）
A. 柳氮磺胺吡啶
B. 奥曲肽
C. 泼尼松
D. 环孢素
E. 环磷酰胺

139. 轻中型溃疡性结肠炎的治疗药物是
140. 重型和暴发型溃疡性结肠炎的治疗药物是

（141～142 题共用备选答案）
A. 小细胞低色素性贫血
B. 正细胞正色素性贫血
C. 小细胞正色素性贫血
D. 大细胞低色素性贫血
E. 大细胞正色素性贫血

141. 再生障碍性贫血属于
142. 缺铁性贫血属于

（143～144 题共用备选答案）
A. 潜伏期
B. 恢复期
C. 前驱期
D. 症状明显期
E. 后遗症期

143. 从病原体侵入人体至开始出现临床症状为止的时期是
144. 机体免疫力增长到一定程度，体内病理生理过程基本终止，症状及体征基本消失的时期是

（145～146 题共用备选答案）
A. 3 日
B. 5 日
C. 7 日
D. 9 日
E. 14 日

145. 流脑患者的隔离期一般是症状消失后
146. 流脑密切接触者应医学观察

（147～148 题共用备选答案）
A. 桑叶、菊花之属
B. 荆芥、防风之属
C. 薄荷、牛蒡之属
D. 芦根、滑石之类

E. 苡仁、泽泻之类

147.《温热论》说"在表初用辛凉轻剂"夹风则加入

148.《温热论》说"在表初用辛凉轻剂"夹湿则加入

（149～150题共用备选答案）

A. 神灵主义医学模式
B. 自然哲学医学模式
C. 机械论医学模式
D. 生物医学模式
E. 生物－心理－社会医学模式

149. 中国传统医学中阴阳五行学说体现的医学模式是

150. 认为心理、社会因素与疾病的发生、发展、转化有着密切的联系的医学模式是

试卷标识码：

中医执业医师资格考试
最后成功四套胜卷（一）

（医学综合考试部分）

第三单元

考生姓名：_____

准考证号：_____

考　　点：_____

考 场 号：_____

A1 型题

答题说明

每一道试题下面有 A、B、C、D、E 五个备选答案，请从中选择一个最佳答案，并在答题卡上将相应题号的相应字母所属的方框涂黑。

1. 咳嗽痰热郁肺证，痰的特点是
   A. 痰少质黏或痰中带血丝
   B. 痰多质黏或稠黄，咳吐不爽
   C. 痰多质黏，色白或带灰色
   D. 痰清稀色白
   E. 痰中带脓，有腥臭味

2. 咳嗽痰湿蕴肺证的选方是
   A. 二陈平胃散合三子养亲汤
   B. 三拗汤合止嗽散
   C. 清金化痰汤
   D. 荆防达表汤
   E. 黛蛤散合黄芩泻白散

3. 喘证实喘的主要病位在
   A. 心
   B. 肝
   C. 肺
   D. 脾
   E. 肾

4. 与肺痨关系密切的脏腑是
   A. 心、肺、肾
   B. 脾、肺、肝
   C. 肺、脾、肾
   D. 心、肝、肾
   E. 脾、肝、肾

5. 肺胀外寒里饮证，首选
   A. 小青龙汤
   B. 越婢加半夏汤
   C. 苏子降气汤
   D. 三子养亲汤
   E. 真武汤

6. 肺痿的治疗原则为
   A. 清肺化痰
   B. 补肺生津
   C. 化痰降气
   D. 滋阴降火
   E. 补肾纳气

7. 胸痹的病机，总属
   A. 气血失和
   B. 寒热错杂
   C. 气血两虚
   D. 本虚标实
   E. 上盛下虚

8. 厥阴头痛的部位在
   A. 头后部，下连项
   B. 前额部
   C. 眉棱骨
   D. 颠顶部，或连目系
   E. 头之两侧，连及于耳

9. 半夏白术天麻汤治疗的头痛类型是
   A. 血虚头痛
   B. 肾虚头痛
   C. 肝阳头痛
   D. 痰浊头痛
   E. 风热头痛

10. 少阳头痛的"引经药"应首选
    A. 葛根、白芷、知母
    B. 羌活、川芎、蔓荆子

C. 柴胡、黄芩、川芎
D. 藁本、吴茱萸、钩藤
E. 细辛、白芷、羌活

11. 不属于中风脱证症状的是
    A. 目合口张
    B. 手撒肢冷
    C. 牙关紧闭
    D. 大小便自遗
    E. 肢体瘫软

12. 胃痛虚痛的表现是
    A. 痛剧，固定不移，拒按，脉盛
    B. 遇寒则痛甚，得温则痛减
    C. 痛势徐缓，痛处不定，喜按，脉虚
    D. 遇热则痛甚，得寒则痛减
    E. 痞塞不舒，胸膈满闷

13. 呕吐与噎膈的相同表现是
    A. 腹胀
    B. 呕吐
    C. 心悸
    D. 入而复出
    E. 吞咽梗阻

14. 噎膈津亏热结证，治疗首选
    A. 沙参麦冬汤
    B. 麦门冬汤
    C. 启膈散
    D. 玉枢丹
    E. 补气运脾汤

15. 腹痛寒邪内阻证，治疗首选
    A. 香苏散合良附丸
    B. 黄芪建中汤
    C. 良附丸合正气天香散
    D. 附子理中丸
    E. 理中丸

16. 治疗泄泻脾胃虚弱证，应首选
    A. 葛根芩连汤
    B. 参苓白术散
    C. 理中丸
    D. 补中益气汤
    E. 保和丸

17. 治疗休息痢的首选方剂是
    A. 白头翁汤
    B. 芍药汤
    C. 连理汤
    D. 驻车丸
    E. 不换金正气散

18. 关于聚证的表现，错误的是
    A. 多为腑病
    B. 腹内结块聚散无常，痛无定处
    C. 以血瘀为主
    D. 病史较短，病情一般较轻
    E. 病在气分

19. 鼓胀瘀结水留证的特点是
    A. 脘腹坚满，青筋显露，胁下癥结
    B. 腹大坚满，脘腹胀急，烦热口苦，渴不欲饮
    C. 腹大胀满，按之如囊裹水
    D. 腹大胀满，面色苍黄，脘闷纳呆，神倦怯寒
    E. 腹胀按之不坚，胁下胀满疼痛

20. 水肿阳水的治疗原则是
    A. 扶正为主
    B. 理气化湿
    C. 分利湿热
    D. 祛邪为主
    E. 扶正祛邪并重

21. 阴水瘀水互结证的首选方剂为
    A. 五皮饮合胃苓汤

B. 疏凿饮子合丹参饮
C. 桃红四物汤合五苓散
D. 济生肾气丸合真武汤
E. 实脾饮合通窍活血汤

22. 膏淋的主症是
    A. 小便点滴短少
    B. 小便浑浊如米泔水
    C. 小便时尿道刺痛有血
    D. 小便点滴不通
    E. 小便有血

23. 治疗淋证气淋，应首选的方剂是
    A. 石韦散
    B. 通关散
    C. 沉香散
    D. 妙香散
    E. 八正散

24. 治疗紫斑血热妄行证的首选方剂是
    A. 十灰散
    B. 茜根散
    C. 归脾汤
    D. 加味清胃散合泻心汤
    E. 玉女煎

25. 咳血阴虚肺热证的首选方剂是
    A. 泻白散
    B. 玉女煎
    C. 知柏地黄丸
    D. 百合固金汤
    E. 茜根散

26. 溢饮表寒里饮证的首选方剂是
    A. 射干麻黄汤
    B. 椒目瓜蒌汤
    C. 小青龙汤
    D. 甘遂半夏汤
    E. 苓桂术甘汤

27. 癌病气郁痰瘀证，治疗首选
    A. 槐角丸
    B. 越鞠丸合化积丸
    C. 龙胆泻肝汤合五味消毒饮
    D. 白头翁汤
    E. 芍药汤

28. 治疗颤证风阳内动证，首选
    A. 天麻钩藤饮合镇肝熄风汤
    B. 导痰汤合羚角钩藤汤
    C. 人参养荣汤
    D. 龟鹿二仙膏合大定风珠
    E. 地黄饮子

29. 肾经交心包经于
    A. 心中
    B. 胸中
    C. 肺中
    D. 手足末端
    E. 头面部

30. 奇经八脉中，主一身之里的经脉是
    A. 任脉
    B. 督脉
    C. 冲脉
    D. 带脉
    E. 阴维脉

31. 根据腧穴主治规律，足三阳经腧穴相同的主治病证是
    A. 胃肠病
    B. 咽喉病
    C. 头面病
    D. 神志病
    E. 耳病

32. 五行中属火的五输穴是
    A. 少府
    B. 少商

C. 少冲
D. 少海
E. 少泽

33. 胆的募穴是
   A. 中极
   B. 日月
   C. 京门
   D. 石门
   E. 巨阙

34. 主要用于治疗六腑疾病的特定穴是
   A. 郄穴
   B. 下合穴
   C. 络穴
   D. 经穴
   E. 八脉交会穴

35. 天突至歧骨的骨度分寸是
   A. 3寸
   B. 5寸
   C. 8寸
   D. 9寸
   E. 12寸

36. 肩胛骨内侧缘至后正中线的骨度分寸是
   A. 3寸
   B. 5寸
   C. 8寸
   D. 9寸
   E. 12寸

37. 善于治疗无脉症的腧穴是
   A. 孔最
   B. 尺泽
   C. 列缺
   D. 太渊
   E. 少商

38. 既可治疗咳嗽气喘，又可治疗头痛、齿痛等头面部疾患的是
   A. 少泽
   B. 少海
   C. 曲泽
   D. 曲池
   E. 列缺

39. 在三角肌区，肩峰外侧缘前端与肱骨大结节两骨间凹陷中的穴位是
   A. 肩髎
   B. 肩贞
   C. 肩髃
   D. 肩中俞
   E. 肩外俞

40. 在面部，眶下孔处的腧穴是
   A. 承泣
   B. 四白
   C. 地仓
   D. 下关
   E. 颊车

41. 在踝区，踝关节前面中央凹陷中，踇长伸肌腱与趾长伸肌腱之间的穴位是
   A. 内庭
   B. 厉兑
   C. 隐白
   D. 解溪
   E. 太白

42. 地仓穴、下关穴所属的经脉是
   A. 手太阴肺经
   B. 手阳明大肠经
   C. 足阳明胃经
   D. 足太阴脾经
   E. 手少阴心经

43. 以下对阴陵泉的定位，叙述正确的是

A. 腓骨小头前下方
B. 内踝上三寸，胫骨内侧面后缘
C. 犊鼻下三寸，胫骨前嵴外一横指
D. 胫骨内侧髁下缘与胫骨内侧缘之间的凹陷中
E. 内踝尖与跟腱之间的凹陷中

44. 在肘前区，横平肘横纹，肱骨内上髁前缘的腧穴是
    A. 尺泽
    B. 曲泽
    C. 曲池
    D. 小海
    E. 少海

45. 常用于治疗吐血等血证的腧穴是
    A. 极泉
    B. 少海
    C. 通里
    D. 阴郄
    E. 少府

46. 膈俞穴的主治病证是
    A. 惊悸
    B. 目疾
    C. 腹痛
    D. 呃逆
    E. 耳鸣

47. 在踝区，内踝尖下1寸，内踝下缘边际凹陷中的腧穴是
    A. 商丘
    B. 丘墟
    C. 照海
    D. 申脉
    E. 然谷

48. 循行"过客主人，前交颊，至目锐眦"的经脉是

A. 手太阳小肠经
B. 足太阳膀胱经
C. 手少阳三焦经
D. 足少阳胆经
E. 足阳明胃经

49. 位于小腿外侧，腓骨小头前下方凹陷中的腧穴是
    A. 膝阳关
    B. 足三里
    C. 阑尾穴
    D. 阳陵泉
    E. 胆囊穴

50. 在足背，第1、2趾间，趾蹼缘后方赤白肉际处的穴位是
    A. 内庭
    B. 厉兑
    C. 侠溪
    D. 足窍阴
    E. 行间

51. 主治鼻渊的穴位是
    A. 印堂
    B. 阳白
    C. 下关
    D. 太渊
    E. 尺泽

52. 中脘的定位是
    A. 脐中央
    B. 颈前区，胸骨上窝正中央，前正中线上
    C. 前正中线上，脐中上2寸
    D. 前正中线上，脐中上3寸
    E. 前正中线上，脐中上4寸

53. 治疗昏迷、中风、高热、咽喉肿痛，应首选

A. 四缝
B. 十宣
C. 八邪
D. 合谷
E. 曲池

54. 适用于皮肤松弛部位腧穴的进针方法是
    A. 单手进针法
    B. 舒张进针法
    C. 提捏进针法
    D. 夹持进针法
    E. 指切进针法

55. 隔附子饼灸的作用是
    A. 温胃止呕
    B. 清热解毒
    C. 温补肾阳
    D. 回阳救逆
    E. 散寒止痛

56. 化脓灸所属的灸法种类是
    A. 悬起灸
    B. 实按灸
    C. 直接灸
    D. 间接灸
    E. 天灸

57. 电针疏波的频次为
    A. 2～5次/秒
    B. 5～10次/秒
    C. 10～20次/秒
    D. 20～50次/秒
    E. 50～100次/秒

58. 下列各项，属表里经配穴的是
    A. 感冒取列缺、合谷
    B. 咳嗽取尺泽、太渊
    C. 胃痛取中脘、内庭
    D. 痛经取公孙、隐白

E. 膝痛取阳陵泉、阴陵泉

59. 针灸治疗风寒头痛的配穴是
    A. 风池、风府
    B. 合谷、风府
    C. 合谷、太阳
    D. 风门、列缺
    E. 风门、印堂

60. 治疗阳明头痛，除主穴外，还应选取的配穴是
    A. 天柱、后溪
    B. 太冲、四神聪
    C. 阳白、内庭
    D. 率谷、足临泣
    E. 血海、膈俞

61. 治疗着痹的配穴是
    A. 膈俞、血海
    B. 肾俞、关元
    C. 阴陵泉、足三里
    D. 大椎、曲池
    E. 百会、内关

62. 针灸治疗中风中经络，语言謇涩的配穴是
    A. 金津、玉液
    B. 地仓、颊车
    C. 气海、足三里
    D. 廉泉、哑门
    E. 水沟、丰隆

63. 治疗肺热津伤型痿证，应在基本处方的基础上再加
    A. 尺泽
    B. 脾俞
    C. 太溪
    D. 内庭
    E. 风池

64. 治疗感冒夹暑者，除主穴外，宜配用的腧穴是
   A. 风门
   B. 委中
   C. 身柱
   D. 印堂
   E. 阴陵泉

65. 针灸治疗风热感冒，除主穴外，还应选取的配穴是
   A. 风门、肺俞
   B. 曲池、尺泽
   C. 迎香、少商
   D. 外关、肺俞
   E. 迎香、鱼际

66. 治疗瘀血停胃型胃痛，除主穴外，还应选取的配穴是
   A. 内庭、胃俞
   B. 期门、太冲
   C. 胃俞、脾俞
   D. 膈俞、三阴交
   E. 脾俞、关元

67. 治疗月经先后无定期应选取的主穴是
   A. 关元、三阴交、血海
   B. 关元、三阴交、肝俞
   C. 气海、三阴交、归来
   D. 次髎、地机、三阴交
   E. 关元、足三里、三阴交

68. 治疗绝经前后诸证纳少便溏者，应选取的配穴是
   A. 中脘、阴陵泉
   B. 关元、命门
   C. 风池、太冲
   D. 心俞、神门
   E. 然谷、阴谷

69. 治疗瘾疹胃肠积热证，除主穴外，还应选取
   A. 大椎、曲池
   B. 风门、肺俞
   C. 天枢、足三里
   D. 脾俞、足三里
   E. 太溪、太冲

70. 治疗目赤肿痛，除睛明、风池、太阳外，还应选取的主穴是
   A. 少商、外关
   B. 合谷、太冲
   C. 行间、侠溪
   D. 内庭、足临泣
   E. 关冲、商阳

71. 针灸治疗耳聋虚证，应选取的主穴是
   A. 合谷、神门、翳风、耳门
   B. 太白、耳门、风池、听会
   C. 太溪、耳门、听宫、听会
   D. 太冲、耳门、听宫、养老
   E. 翳风、听宫、太溪、肾俞

72. 患者咽喉肿痛，伴恶寒发热等表证，针灸治疗应选取的主穴是
   A. 太溪、照海、列缺、鱼际
   B. 少商、合谷、尺泽、关冲
   C. 太阳、风池、合谷、太冲
   D. 合谷、太冲、内庭、关冲
   E. 曲池、外关、合谷、尺泽

73. 治疗虚证晕厥的配穴为
   A. 太阳、风池
   B. 心俞、脾俞
   C. 气海、关元
   D. 合谷、太冲
   E. 肝俞、肾俞

74. 治疗心绞痛寒邪凝滞证的配穴为

A. 太冲、血海
B. 心俞、脾俞
C. 中脘、丰隆
D. 神阙、至阳
E. 心俞、至阳

A2 型题

答题说明

每道考题由两个以上相关因素组成或以一个简要病历形式出现，其下面有 A、B、C、D、E 五个备选答案，请从中选择一个最佳答案，并在答题卡上将相应题号的相应字母所属的方框涂黑。

75. 患者，男，34 岁。突感身热 1 天，微恶风，汗少，肢体酸重，头昏胀痛，渴不多饮，胸闷脘痞，大便溏，舌苔黄腻，脉濡数。治疗应首选的方剂是
   A. 竹叶石膏汤
   B. 九味羌活汤
   C. 藿香正气散
   D. 新加香薷饮
   E. 银翘散

76. 患者咳嗽声重，气急，咽痒，咳痰稀薄色白，伴鼻塞，流清涕，头痛，肢体酸楚，恶寒发热无汗，舌苔薄白，脉浮紧。治疗应首选的方剂为
   A. 桑菊饮
   B. 三拗汤合止嗽散
   C. 桑杏汤
   D. 荆防达表汤
   E. 麻黄汤

77. 患者，男，50 岁。喉中痰鸣如吼，胸高胁胀，痰黄黏稠，咳吐不利，烦闷不安，口渴喜饮，面赤汗出，舌红苔黄腻，脉弦滑。治疗应首选
   A. 定喘汤
   B. 射干麻黄汤
   C. 三子养亲汤
   D. 苏子降气汤
   E. 葶苈大枣泻肺汤

78. 患者有哮喘反复发作史。气短声低，自汗，怕风，易感冒，倦怠无力，食少便溏，喉中时有轻度哮鸣，痰多质稀色白，舌质淡，苔白，脉细弱。治疗的首选方剂为
   A. 八珍汤
   B. 生脉地黄汤合金水六君煎
   C. 平喘固本汤
   D. 六君子汤
   E. 补中益气汤

79. 患者，男，24 岁。恶寒发热，咳嗽，咳白色黏痰，痰量日渐增多，胸痛，咳则痛甚，呼吸不利，口干鼻燥，舌苔薄黄，脉浮数而滑。治疗应首选
   A. 银翘散
   B. 千金苇茎汤合如金解毒散
   C. 沙参清肺汤
   D. 桔梗杏仁煎
   E. 加味桔梗汤

80. 患者咳逆喘息少气，咳痰夹血丝，血色暗淡，潮热，自汗，盗汗，声嘶，面浮肢肿，心慌，唇紫，肢冷，形寒，五更泄泻，口舌生糜，大肉尽脱，遗精阳痿，舌质光淡隐紫，少津，苔黄而剥，脉微细而数。曾有与肺痨患者的接触史。治疗应首选
   A. 月华丸

B. 百合固金汤

C. 补天大造丸

D. 三子养亲汤

E. 保真汤

B. 枳实薤白桂枝汤合当归四逆汤

C. 沙参麦冬汤合补中益气汤

D. 瓜蒌薤白半夏汤合涤痰汤

E. 生脉散合人参养荣汤

81. 患者，女，40岁。平素善惊易恐，因受惊而心悸1月余，坐卧不安，少寐多梦，舌苔薄白，脉细弦。治疗应首选

A. 归脾汤

B. 炙甘草汤

C. 朱砂安神丸

D. 天王补心丹

E. 安神定志丸

82. 患者，男，72岁。心悸气短，头晕目眩，失眠健忘，面色无华，倦怠乏力，纳呆食少，舌淡红，脉细弱。治法是

A. 振奋心阳，化气行水，宁心安神

B. 温补心阳，安神定悸

C. 滋阴清火，养心安神

D. 补血养心，益气安神

E. 活血化瘀，理气通络

83. 患者心悸易惊，心烦失眠，五心烦热，口干，盗汗，思虑劳心则症状加重，伴耳鸣腰酸，头晕目眩，急躁易怒，舌红少津，苔少，脉细数。治法是

A. 化气行水，宁心安神

B. 温补心阳，安神定悸

C. 滋阴清火，养心安神

D. 补血养心，益气安神

E. 活血化瘀，理气通络

84. 患者，男，60岁。心胸隐痛，时作时休，心悸气短，动则益甚，伴倦怠乏力，声息低微，面白自汗，舌质淡红，舌体胖边有齿痕，苔薄白，脉虚细缓。治疗的首选方剂为

A. 参附汤

85. 患者，女，50岁。慢性心脏病史10年，心悸，喘息不得卧，面浮肢肿，尿少，神疲乏力，畏寒肢冷，腹胀，便溏，口唇发绀，舌淡胖有齿痕，有瘀斑，脉沉细。其证候是

A. 阳虚水泛

B. 痰浊闭阻

C. 心血瘀阻

D. 寒凝气滞

E. 气虚血瘀

86. 患者不寐，多梦，心悸，神疲食少，伴头晕目眩，四肢倦怠，腹胀便溏，舌淡苔薄，脉细。治法是

A. 疏肝泻火，镇心安神

B. 补益心脾，养血安神

C. 清化痰热，和中安神

D. 滋阴降火，交通心肾

E. 益气镇惊，安神定志

87. 患者，女，45岁。头部车祸伤后出现头痛1年，经久不愈，痛处固定不移，痛如锥刺，舌紫暗，苔薄白，脉细涩。其治法是

A. 活血化瘀，通窍止痛

B. 养血滋阴，活血止痛

C. 清热凉血，通络止痛

D. 温经通脉，和血止痛

E. 疏肝理气，和血止痛

88. 患者，头痛连及项背，有拘急收紧感，伴恶风畏寒，遇风尤剧，口不渴，舌淡红，苔薄白，脉浮紧。治疗应首选

A. 芎芷石膏汤

B. 川芎茶调散
C. 羌活胜湿汤
D. 加味四物汤
E. 天麻钩藤饮

89. 患者，女，50岁。眩晕，头重昏蒙，伴视物旋转，胸闷恶心，呕吐痰涎，食少多寐，舌苔白腻，脉濡滑。治疗的首选方剂为
   A. 桑白皮汤
   B. 芎芷石膏汤
   C. 半夏白术天麻汤
   D. 三子养亲汤
   E. 涤痰汤

90. 患者眩晕头痛，头胀，胸闷恶心，呕吐痰涎，心烦口苦，渴不欲饮，舌红苔黄腻，脉弦滑。治疗首选
   A. 龙胆泻肝汤
   B. 黄连温胆汤
   C. 天麻钩藤饮
   D. 七味都气丸
   E. 半夏白术天麻汤

91. 患者突然昏仆，不省人事，牙关紧闭，口噤不开，两手握固，大小便闭，肢体偏瘫、拘急、抽搐，面红身热，气粗口臭，躁动不安，痰多而黏，舌质红，苔黄腻，脉弦滑有力。治疗首选
   A. 镇肝熄风汤
   B. 桃仁承气汤
   C. 羚角钩藤汤合至宝丹
   D. 涤痰汤
   E. 羚羊角汤合安宫牛黄丸

92. 患者癫狂日久不愈，面色晦滞而秽，情绪躁扰不安，多言不序，恼怒不休，登高而歌，弃衣而走，妄见妄闻，妄思离奇，头痛，心悸而烦，舌质紫暗，有瘀斑，少苔，脉细涩。治疗首选
   A. 养心汤合越鞠丸
   B. 顺气导痰汤
   C. 癫狂梦醒汤
   D. 二阴煎合琥珀养心丹
   E. 生铁落饮

93. 患者，女，28岁。平日情绪暴躁，心烦失眠，口苦而干，便秘。突发昏仆抽搐，尖叫吐涎，牙关紧闭，舌红苔黄腻，脉弦滑数。治疗应首选
   A. 定痫丸
   B. 六君子汤
   C. 大补元煎
   D. 甘麦大枣汤
   E. 龙胆泻肝汤合涤痰汤

94. 患者，男，78岁。表情呆纯，智力衰退，哭笑无常，喃喃自语，不思饮食，脘腹胀痛，痞满不适，口多涎沫，头重如裹，舌质淡，苔白腻，脉滑。其病证诊断是
   A. 癫证心脾两虚证
   B. 癫证痰气郁结证
   C. 痴呆痰浊蒙窍证
   D. 痴呆脾肾两虚证
   E. 痫病风痰闭阻证

95. 患者胃脘疼痛，痛势急迫，脘闷灼热，口干口苦，口渴而不欲饮，纳呆恶心，小便色黄，大便不畅，舌红，苔黄腻，脉滑数。治疗首选
   A. 香苏散合良附丸
   B. 柴胡疏肝散
   C. 丹栀逍遥散合左金丸
   D. 附子理中丸
   E. 清中汤

96. 患者脘腹痞闷，胸胁胀满，心烦易怒，善太息，呕恶嗳气，大便不爽，舌质淡

红，苔薄白，脉弦。治疗应首选的方剂是
A. 益胃汤
B. 保和丸
C. 泻心汤合左金丸
D. 越鞠丸合枳术丸
E. 平胃散合逍遥丸

97. 患者恶心呕吐，食欲不振，食入难化，脘部痞闷，大便不畅，舌淡胖，苔薄，脉细。治疗的首选方剂是
A. 四七汤
B. 香砂六君子汤
C. 理中汤
D. 麦门冬汤
E. 保和丸

98. 患者，女，36岁。呃声低长无力，气不得续，泛吐清水，脘腹不舒，喜温喜按，面色㿠白，手足不温，食少乏力，大便溏薄，舌质淡，苔薄白，脉细弱。治法是
A. 顺气解郁，和胃降逆
B. 养胃生津，降逆止呃
C. 温中散寒，降气止呃
D. 清胃泄热，降逆止呃
E. 温补脾胃，降逆止呃

99. 患者腹痛拒按，烦渴引饮，潮热汗出，大便秘结，小便短黄，舌质红，苔黄腻，脉滑数。其辨证是
A. 饮食积滞证
B. 湿热壅滞证
C. 肝郁气滞证
D. 肝胆湿热证
E. 胃阴亏耗证

100. 患者，男，60岁。素体虚弱，今日出现黎明前脐腹作痛，肠鸣即泻，完谷不

化，腹部喜暖，泻后则安，形寒肢冷，腰膝酸软，舌淡苔白，脉沉细。其治法是
A. 健脾益气，化湿止泻
B. 温肾健脾，固涩止泻
C. 抑肝扶脾
D. 消食导滞，和中止泻
E. 清热燥湿，分利止泻

101. 患者起病急骤，腹痛剧烈，大便频，痢下鲜紫脓血，伴有壮热口渴，头痛烦躁，恶心呕吐，舌红绛，苔黄燥，脉滑数。治疗应首选
A. 芍药汤
B. 白头翁汤
C. 藿香正气丸
D. 连理汤
E. 黄连阿胶汤

102. 患者大便并不干硬，虽有便意，但排便困难，用力努挣则汗出短气，便后乏力，面白神疲，肢倦懒言，舌淡苔白，脉弱。其治法是
A. 温阳通便
B. 滋阴通便
C. 养血润燥
D. 益气润肠
E. 温里散寒

103. 胁肋灼热疼痛，痛有定处，触痛明显，口苦口黏，胸闷纳呆，恶心呕吐，小便黄赤，大便不爽，兼有身热恶寒，身目发黄，舌红苔黄腻，脉弦滑数。治疗的首选方剂为
A. 复元活血汤
B. 龙胆泻肝汤
C. 血府逐瘀汤
D. 萆薢渗湿汤
E. 柴胡疏肝散

104. 患者胁肋隐痛，绵绵不休，遇劳加重，口干咽燥，心中烦热，头晕目眩，舌红少苔，脉细弦而数。治疗的首选方剂为
  A. 沙参麦冬汤
  B. 龙胆泻肝汤
  C. 麦门冬汤
  D. 一贯煎
  E. 柴胡疏肝散

105. 患者，男，36岁。身目俱黄，黄色鲜明，发热口渴，腹部胀闷，口干而苦，恶心呕吐，小便短少黄赤，大便秘结，舌苔黄腻，脉象弦数。其治法为
  A. 疏肝泄热，利胆退黄
  B. 清热解毒，凉血开窍
  C. 清热通腑，利湿退黄
  D. 温中化湿，健脾和胃
  E. 利湿化浊运脾，佐以清热

106. 患者面目及肌肤晦暗不泽，肢软乏力，心悸气短，大便溏薄，舌质淡，苔薄，脉濡细。其证候是
  A. 阳黄，热重于湿证
  B. 阴黄，寒湿阻遏证
  C. 阴黄，脾虚湿滞证
  D. 阳黄，胆腑郁热证
  E. 阳黄，疫毒炽盛证

107. 患者，女，40岁。全身皮肤黄染2个月。现症见身目俱黄，黄色晦暗，脘腹痞胀，大便不实，神疲畏寒，口淡不渴，舌淡苔腻，脉濡缓。治疗的首选方剂为
  A. 茵陈五苓散合甘露消毒丹
  B. 逍遥散合鳖甲煎丸
  C. 茵陈蒿汤
  D. 茵陈五苓散
  E. 茵陈术附汤

108. 患者腹中结块柔软，时聚时散，攻窜胀痛，脘胁胀闷不适，常随情绪变化而起伏，苔薄，脉弦。治疗应首选
  A. 逍遥散
  B. 六磨汤
  C. 柴胡疏肝散合失笑散
  D. 膈下逐瘀汤合六君子汤
  E. 八珍汤合化积丸

109. 患者颈前喉结两旁结块肿大，质软不痛，颈部觉胀，胸闷，喜太息，胸胁窜痛，病情常随情志波动，苔薄白，脉弦。治疗首选
  A. 天王补心丹
  B. 四海舒郁丸
  C. 海藻玉壶汤
  D. 柴胡疏肝散
  E. 逍遥散

110. 患者疟疾发作时，热少寒多，口不渴，头身酸痛，胸闷脘痞，神疲体倦，舌苔白腻，脉弦紧。其辨证为
  A. 正疟
  B. 寒疟
  C. 冷瘴
  D. 温疟
  E. 劳疟

111. 患者，男，60岁。身肿日久，腰以下为甚，按之凹陷不易恢复，脘腹胀闷，纳减便溏，面色不华，神疲乏力，四肢倦怠，舌质淡，苔白腻，脉沉缓。其治法是
  A. 活血祛瘀，化气行水
  B. 健脾温阳利水
  C. 温肾助阳，化气行水
  D. 分利湿热
  E. 运脾化湿，通阳利水

112. 患者，女，60岁。有反复尿路感染病史5年，3天前因劳累而复发。现症见小便淋沥不已，略感涩痛，时作时止，伴腰膝酸软，神疲乏力，舌淡，脉细弱。其治法是
   A. 补气益血
   B. 补脾益肾
   C. 补益肝肾
   D. 健脾补肺
   E. 补肺益肾

113. 患者阳痿不振，心悸易惊，胆怯多疑，夜多噩梦，有被惊吓史，苔薄白，脉弦细。应首先考虑的治法是
   A. 益肾宁神
   B. 补益心脾
   C. 温肾壮阳
   D. 理气疏肝
   E. 清利湿热

114. 患者阳痿不举，心悸，失眠多梦，神疲乏力，面色萎黄，食少纳呆，腹胀便溏，舌淡，苔薄白，脉细弱。治疗首选
   A. 归脾汤
   B. 炙甘草汤
   C. 左归丸
   D. 天王补心丹
   E. 济生肾气丸

115. 患者，女，58岁。平素精神抑郁，自觉胸部闷塞，胁肋胀满，咽中如有物梗塞，吞之不下，咳之不出，苔白腻，脉弦滑。治疗的首选方剂是
   A. 柴胡疏肝散
   B. 丹栀逍遥散
   C. 半夏厚朴汤
   D. 甘麦大枣汤
   E. 归脾汤

116. 患者情绪不宁，多思善疑，头晕神疲，心悸胆怯，失眠健忘，纳差，面色不华，舌质淡，苔薄白，脉细弱。治疗首选
   A. 归脾汤
   B. 炙甘草汤
   C. 朱砂安神丸
   D. 天王补心丹
   E. 八珍汤

117. 患者便血，色紫暗，腹部隐痛，喜热饮，面色不华，神倦懒言，便溏，舌质淡，脉细。治疗选方为
   A. 桑杏汤
   B. 柴枳半夏汤
   C. 桑菊饮
   D. 黄土汤
   E. 归脾汤

118. 患者口渴多饮，口舌干燥，尿频量多，烦热多汗，舌边尖红，苔薄黄，脉洪数。治疗的首选方剂为
   A. 七味白术散
   B. 玉女煎
   C. 消渴方
   D. 六味地黄丸
   E. 金匮肾气丸

119. 患者，男，56岁。小便频数，浑浊如膏，饮一溲一，面容憔悴，耳轮干枯，腰膝酸软，四肢欠温，畏寒肢冷，阳痿，舌苔淡白而干，脉沉细无力。治疗首选
   A. 金匮肾气丸
   B. 消渴方
   C. 玉女煎
   D. 六味地黄丸
   E. 七味白术散

120. 患者汗出恶风，稍劳汗出尤甚，易于感冒，体倦乏力，周身酸楚，面色少华，舌苔薄白，脉细弱。治疗首选
    A. 补中益气汤
    B. 当归六黄汤
    C. 知柏地黄丸
    D. 六味地黄丸
    E. 玉屏风散

121. 患者，女，26岁。反复低热3个月，劳累后发，伴乏力气短，自汗，易感冒，食少便溏，舌质淡苔薄白，脉细弱。治法是
    A. 滋阴清热
    B. 益气健脾，甘温除热
    C. 疏肝理气，解郁泄热
    D. 温补阳气，引火归原
    E. 燥湿化痰，清热和中

122. 患者，女，43岁。因精神刺激而发作，突然昏倒，不省人事，四肢厥冷，呼吸气粗，口噤拳握，舌苔薄白，脉沉弦。其治法是
    A. 行气豁痰
    B. 平肝潜阳，理气通瘀
    C. 补气，回阳，醒神
    D. 开窍，顺气，解郁
    E. 补养气血

123. 患者肢体关节、肌肉疼痛酸楚，屈伸不利，疼痛呈游走性，恶风、发热，舌苔薄白，脉浮。应首选
    A. 乌头汤
    B. 薏苡仁汤
    C. 防风汤
    D. 宣痹汤
    E. 白虎加桂枝汤

124. 患者痹证日久不愈，关节屈伸不利，肌肉瘦削，腰膝酸软，畏寒肢冷，阳痿，遗精，舌质淡红，舌苔薄白，脉沉细弱。治疗首选
    A. 独活寄生汤
    B. 济生肾气丸
    C. 金匮肾气丸
    D. 左归丸
    E. 双合汤

125. 患者肢体困重，痿软无力，尤以下肢、两足痿弱为甚，兼见微肿、手足麻木，扪及微热，喜凉恶热，胸脘痞闷，小便赤涩热痛，舌质红，舌苔黄腻，脉滑数。治疗的首选方剂为
    A. 加味二妙散
    B. 白虎加桂枝汤
    C. 疏凿饮子
    D. 八正散
    E. 四妙丸

126. 腰部冷痛，缠绵不愈，局部发凉，喜温喜按，遇劳更甚，卧则减轻，常反复发作，少腹拘急，面色㿠白，肢冷畏寒，舌质淡，脉沉细无力。其治法为
    A. 补肾壮阳，温煦经脉
    B. 滋补肾阴，濡养筋脉
    C. 活血化瘀，通络止痛
    D. 清热利湿，舒筋止痛
    E. 散寒行湿，温经通络

127. 患者在针刺胸背部腧穴过程中，突感胸闷、气短、心悸，继而出现呼吸困难，头身出冷汗。急测血压，发现血压下降。应首先考虑的是
    A. 晕针
    B. 创伤性气胸
    C. 刺伤脊髓
    D. 伤及肾脏
    E. 伤及肝脏

128. 患者，男，64岁。3年来腰部时常酸软疼痛，遇劳则甚，舌红少苔，脉细数。除主穴外，还应选取的配穴是
   A. 命门、腰阳关
   B. 膈俞、次髎
   C. 肾俞、太溪
   D. 大椎、曲池
   E. 阴陵泉、足三里

129. 患者，男，58岁。突然出现半身不遂，舌强语謇，口角㖞斜，伴面红目赤，眩晕头痛，心烦易怒，口苦咽干，便秘尿黄，舌红绛，苔黄燥，脉弦而有力。治疗除主穴外，还应选取的配穴是
   A. 太冲、太溪
   B. 气海、血海
   C. 太溪、风池
   D. 丰隆、合谷
   E. 曲池、内庭

130. 患者头晕目眩，耳鸣，少寐健忘，腰膝酸软，舌红，脉弦细。治疗应选取的主穴是
   A. 内关、水沟、尺泽、委中、足三里
   B. 内关、水沟、三阴交、极泉、委中
   C. 风池、百会、肝俞、肾俞、足三里
   D. 内关、水沟、中冲、涌泉、足三里
   E. 风池、百会、内关、太冲、三阴交

131. 患者，男，42岁。哮喘反复发作5年，本次发作喘促不能平卧，喉中哮鸣如水鸡声，痰多色白稀薄，无汗，头痛，苔薄白，脉浮紧。治疗应首选
   A. 膻中、太渊、太溪、肾俞、关元
   B. 列缺、尺泽、肺俞、中府、定喘
   C. 肺俞、风门、丰隆、太渊、太溪
   D. 天突、定喘、尺泽、膻中、太渊
   E. 膏肓、肾俞、太溪、丰隆、太渊

132. 患者，男，24岁。突然泻下恶臭，腹痛肠鸣，泻后痛减，伴嗳腐吞酸，脘腹胀满，不思饮食，舌红苔厚腻，脉滑。治疗时除取主穴外，还应加取
   A. 内庭
   B. 中脘
   C. 曲池
   D. 气海
   E. 梁门

133. 患者大便秘结，便质不干硬，临厕努挣乏力，面色无华，舌淡苔薄，脉细弱。配穴宜选用
   A. 合谷、内庭
   B. 太冲、中脘
   C. 三阴交、气海
   D. 足三里、脾俞
   E. 神阙、关元

134. 患儿睡中遗尿，白天小便频而量少，面色萎黄，少气懒言，纳差，便溏，自汗出，舌淡，苔薄，脉细无力。针灸治疗除中极、关元、三阴交、膀胱俞外，还应选取
   A. 大都、太白
   B. 百会、神门
   C. 行间、阳陵泉
   D. 肾俞、命门、太溪
   E. 气海、肺俞、足三里

135. 患者左侧肋部出现簇集性粟粒大小丘状疱疹，呈带状排列。针灸治疗除阿是穴外，还应选取的主穴为
   A. 内庭
   B. 血海
   C. 行间
   D. 背俞穴
   E. 夹脊穴

136. 患者，男，56岁。右侧肩关节疼痛1周。疼痛部位以肩前部为主，肩前部压痛明显。其经络辨证是
   A. 手阳明经证
   B. 手太阴经证
   C. 手少阴经证
   D. 手少阳经证
   E. 手太阳经证

A3型题

答题说明

以下提供若干个案例，每个案例下设若干道试题。请根据案例所提供的信息，在每一道试题下面的A、B、C、D、E五个备选答案中选择一个最佳答案，并在答题卡上将相应题号的相应字母所属的方框涂黑。

（137～139题共用题干）

患者，男，32岁。素日嗜酒，外出着凉后，始见时时振寒，发热，继而壮热汗出，烦躁不宁，咳嗽气急，咳吐腥臭黄绿色浊痰，胸满作痛，口干咽燥，舌苔黄腻，脉滑数。

137. 辨病为
   A. 咳嗽
   B. 喘证
   C. 肺痈
   D. 肺痨
   E. 肺胀

138. 治法为
   A. 疏风散热，清肺化痰
   B. 清肺解毒，化瘀消痈
   C. 排脓解毒，清肺化痰
   D. 清热养阴，益气补肺
   E. 扶正托毒，敛疮生肌

139. 首选方剂为
   A. 清金化痰汤
   B. 千金苇茎汤合如金解毒散
   C. 沙参清肺汤
   D. 桔梗杏仁煎
   E. 加味桔梗汤

（140～142题共用题干）

患者小便不通，点滴不爽，排出无力，神气怯弱，畏寒肢冷，腰膝冷而酸软无力，舌淡胖，苔薄白，脉沉细。

140. 诊断为
   A. 淋证
   B. 阳痿
   C. 癃闭
   D. 水肿
   E. 癌病

141. 治法为
   A. 行瘀散结，通利水道
   B. 清利湿热，通利小便
   C. 清泄肺热，通利水道
   D. 升清降浊，化气行水
   E. 温补肾阳，化气利水

142. 治疗选方为
   A. 济生肾气丸
   B. 沉香散
   C. 春泽汤
   D. 清肺饮
   E. 代抵挡丸

B 型题

答题说明

两道试题共用 A、B、C、D、E 五个备选答案，备选答案在上，题干在下。每题请从中选择一个最佳答案，并在答题卡上将相应题号的相应字母所属的方框涂黑。每个备选答案可能被选择一次、两次或不被选择。

（143～144 题共用备选答案）

A. 越婢加半夏汤
B. 生脉散合补肺汤
C. 平喘固本汤
D. 六君子汤
E. 厚朴麻黄汤

143. 虚哮证首选方剂应为
144. 喘证肺气虚耗证首选方剂应为

（145～146 题共用备选答案）

A. 痰饮
B. 伏饮
C. 悬饮
D. 溢饮
E. 支饮

145. 饮停胃肠，称为
146. 饮溢肢体，称为

（147～148 题共用备选答案）

A. 睛明治眼病
B. 下脘治疗胃痛
C. 大椎退热
D. 合谷治疗五官病证
E. 听宫治疗耳鸣

147. 属于腧穴特殊作用的是
148. 属于腧穴远治作用的是

（149～150 题共用备选答案）

A. 胸部病
B. 前阴病
C. 神志病
D. 妇科病
E. 眼病

149. 手三阴经的相同主治是
150. 足少阴经与足厥阴经的相同主治是

试卷标识码：

中医执业医师资格考试
最后成功四套胜卷（一）

（医学综合考试部分）

第四单元

考生姓名：_____

准考证号：_____

考　　点：_____

考　场　号：_____

A1 型题

答题说明

每一道试题下面有 A、B、C、D、E 五个备选答案，请从中选择一个最佳答案，并在答题卡上将相应题号的相应字母所属的方框涂黑。

1. 与下部疮疡关系密切的是
   A. 风邪
   B. 寒邪
   C. 暑邪
   D. 湿邪
   E. 燥邪

2. 发病急骤，漫肿宣浮，游走无定的是
   A. 热肿
   B. 寒肿
   C. 风肿
   D. 气肿
   E. 湿肿

3. 皮肉重垂胀急，深按凹陷的是
   A. 热肿
   B. 寒肿
   C. 风肿
   D. 气肿
   E. 湿肿

4. "痛无定处，忽彼忽此，走注甚速"，其疼痛为
   A. 风痛
   B. 湿痛
   C. 痰痛
   D. 热痛
   E. 化脓痛

5. 辨溃疡，疮面呈翻花或如岩穴，属
   A. 瘰疬溃疡
   B. 麻风溃疡
   C. 梅毒溃疡
   D. 岩性溃疡
   E. 流痰溃疡

6. 疮疡的内治法中，清血分热的常用方剂是
   A. 五味消毒饮
   B. 知柏八味丸
   C. 黄连解毒汤
   D. 犀角地黄汤
   E. 清骨散

7. 下列适用于阴证的是
   A. 回阳玉龙膏
   B. 冲和膏
   C. 金黄散
   D. 太乙膏
   E. 九黄丹

8. 用棉花或纱布折叠成块以衬垫疮部的疗法是
   A. 熨法
   B. 溻渍法
   C. 冷冻疗法
   D. 垫棉法
   E. 烟熏法

9. 生于指腹部的疔疮称为
   A. 托盘疔
   B. 蛇头疔
   C. 蛇眼疔
   D. 足底疔
   E. 蛇肚疔

10. 治疗锁喉痈痰热蕴结证，应首选的方

剂是

A. 仙方活命饮

B. 牛蒡解肌汤

C. 普济消毒饮

D. 五味消毒饮

E. 黄连解毒汤

11. 臀痈气血两虚证，治疗的首选方剂为

A. 益胃汤

B. 八珍汤

C. 归脾汤

D. 参附汤

E. 仙方活命饮

12. 有头疽湿热壅滞证，治疗首选

A. 仙方活命饮

B. 托里消毒散

C. 竹叶黄芪汤

D. 十全大补汤

E. 五味消毒饮

13. 男子的乳房，属

A. 心

B. 肾

C. 脾

D. 肝

E. 胃

14. 乳痈正虚毒恋证，治疗的首选方剂为

A. 牛蒡解肌汤

B. 托里消毒散

C. 逍遥散

D. 瓜蒌牛蒡汤

E. 桃红四物汤

15. 乳癖肝郁痰凝证，治疗首选

A. 逍遥蒌贝散

B. 柴胡疏肝散

C. 逍遥散

D. 瓜蒌牛蒡汤

E. 桃红四物汤

16. 治疗乳岩气血两亏证，应首选的方剂是

A. 神效瓜蒌散

B. 二仙汤

C. 八珍汤

D. 人参养荣汤

E. 参苓白术散

17. 好发于汗腺、皮脂腺丰富部位的是

A. 气瘤

B. 肉瘤

C. 血瘤

D. 脂瘤

E. 筋瘤

18. 治疗蛇串疮脾虚湿蕴证，治疗的首选方剂是

A. 除湿胃苓汤

B. 龙胆泻肝汤

C. 柴胡疏肝散

D. 参苓白术散

E. 八珍汤

19. 花斑癣的发病部位是

A. 头部

B. 颈项、躯干

C. 股胯

D. 脚趾

E. 手掌

20. 治疗油风气滞血瘀证，应首选的方剂是

A. 桃红四物汤

B. 逍遥散合四物汤

C. 通窍活血汤

D. 六味地黄汤

E. 七宝美髯丹

21. 接触性皮炎血虚风燥证，治疗首选
    A. 防风通圣散
    B. 银翘散
    C. 普济消毒饮
    D. 龙胆泻肝汤合化斑解毒汤
    E. 当归饮子合消风散

22. 白疕火毒炽盛证，治疗的首选方剂是
    A. 犀角地黄汤
    B. 桃红四物汤
    C. 萆薢渗湿汤
    D. 清瘟败毒饮
    E. 当归饮子

23. 二期梅毒的主要表现是
    A. 硬下疳
    B. 杨梅性白斑
    C. 杨梅疮
    D. 骨膜炎
    E. 杨梅结核

24. 治疗肛痈火毒炽盛证，应首选
    A. 透脓散
    B. 仙方活命饮
    C. 黄连解毒汤
    D. 青蒿鳖甲汤合三妙丸
    E. 萆薢渗湿汤

25. 精癃气滞血瘀证的代表方剂是
    A. 桃红四物汤
    B. 逍遥散合四物汤
    C. 八正散
    D. 六味地黄汤
    E. 沉香散

26. Ⅱ度冻疮累及
    A. 表皮层
    B. 真皮层
    C. 全皮层
    D. 全皮层皮下组织
    E. 肌肉、骨骼

27. 烫伤处可见大小不等水疱，基层苍白，疼痛迟钝。其烫伤深度为
    A. Ⅰ度
    B. 浅Ⅱ度
    C. 深Ⅱ度
    D. 浅Ⅲ度
    E. 深Ⅲ度

28. 与月经产生机理最密切的是
    A. 脏腑－气血－胞宫
    B. 脏腑－天癸－胞宫
    C. 肾－天癸－冲任－胞宫
    D. 肾－冲任－胞宫
    E. 脏腑－冲任－胞宫

29. 女性妊娠时的常脉是
    A. 脉数
    B. 脉滑
    C. 脉洪大
    D. 脉弦细
    E. 脉沉涩

30. 下列各项，属寒邪导致的妇科疾病是
    A. 子淋
    B. 痛经
    C. 经行吐衄
    D. 崩漏
    E. 月经先期

31. 与月经后期和月经过少的发病均有关系的病机是
    A. 气虚
    B. 湿热
    C. 血虚
    D. 肝火
    E. 血热

32. 妇科内治法中养血柔肝的代表方剂有
    A. 羚角钩藤汤
    B. 丹栀逍遥散
    C. 杞菊地黄丸
    D. 清肝止淋汤
    E. 补肾地黄汤

33. 下列妇科病证不适宜选用直肠导入治法的是
    A. 慢性盆腔炎
    B. 盆腔淤血综合征
    C. 癥瘕
    D. 产后发热
    E. 崩漏

34. 下列月经病的治疗，错误的是
    A. 重在治本调经
    B. 分清先病和后病
    C. 急则治标，缓则治本
    D. 顺应不同年龄阶段论治
    E. 重用辛温暖宫之品

35. 治疗月经先期阳盛血热证，应首选
    A. 清经散
    B. 大补元煎
    C. 保阴煎
    D. 固阴煎
    E. 清热固经汤

36. 治疗月经过少痰湿证，应首选
    A. 滋血汤
    B. 归肾丸
    C. 桃红四物汤
    D. 乌药汤
    E. 苍附导痰丸

37. 可引发月经过多的病因病机是
    A. 血热
    B. 血虚
    C. 湿热
    D. 痰湿
    E. 气滞

38. 下列各项，不属于导致崩漏的常见病因是
    A. 脾虚
    B. 肾虚
    C. 血虚
    D. 血瘀
    E. 血热

39. 崩漏的治疗原则是
    A. 塞流与澄源结合
    B. 澄源与复旧结合
    C. 复旧与塞流结合
    D. 固本与澄源结合
    E. 急则治标，缓则治本

40. 下列不属于虚性闭经病因病机的是
    A. 肾气亏损
    B. 痰湿阻滞
    C. 气血虚弱
    D. 阴虚血燥
    E. 脾虚血少

41. 闭经的治则是
    A. 补而通之，泻而通之
    B. 塞流、澄源、复旧
    C. 急则治其标，缓则治其本
    D. 宜运、宜升、宜燥
    E. 治病与安胎并举

42. 治疗经行风疹块风热证，应首选的方剂是
    A. 消风散
    B. 桑菊饮
    C. 小柴胡汤
    D. 当归饮子
    E. 荆穗四物汤

43. 经行情志异常痰火上扰证，应首选
    A. 甘麦大枣汤
    B. 柴胡疏肝散
    C. 丹栀逍遥散
    D. 生铁落饮
    E. 癫狂梦醒汤

44. 治疗经断复来湿热下注证，应首选
    A. 安老汤
    B. 知柏地黄丸
    C. 易黄汤
    D. 萆薢胜湿汤
    E. 龙胆泻肝丸

45. 妊娠期可用的中药有
    A. 峻下药
    B. 滑利药
    C. 破血药
    D. 行气药
    E. 祛瘀药

46. 子晕气血虚弱证，治疗首选
    A. 杞菊地黄丸
    B. 半夏白术天麻汤
    C. 八珍汤
    D. 归芎二陈汤
    E. 知柏地黄丸

47. 产后三急是指
    A. 呕吐、泄泻、盗汗
    B. 高热、昏迷、自汗
    C. 心悸、气短、抽搐
    D. 尿闭、便难、冷汗
    E. 下血、腹痛、心悸

48. 产后肢体关节疼痛，屈伸不利，痛无定处。其证候是
    A. 血瘀
    B. 外感

    C. 肾虚
    D. 血虚
    E. 气虚

49. 癥瘕痰湿瘀结证，治疗首选
    A. 大黄牡丹汤
    B. 桂枝茯苓丸合寿胎丸
    C. 苍附导痰丸合桂枝茯苓丸
    D. 血府逐瘀汤
    E. 二陈汤合四物汤

50. 急性盆腔炎热毒炽盛证的治法是
    A. 清热解毒，利湿排脓
    B. 清热凉血，解毒止痛
    C. 清热解毒，凉血化瘀
    D. 清热利湿，化瘀止痛
    E. 清热解毒，养血活血

51. 治疗阴痒肝经湿热证，应首选的方剂是
    A. 易黄汤
    B. 内补丸
    C. 柴胡疏肝散
    D. 龙胆泻肝汤
    E. 清肝止淋汤

52. 分泌晚期子宫内膜的厚度是
    A. 8mm
    B. 10mm
    C. 20mm
    D. 1mm
    E. 5mm

53. 小儿容易发生肺系疾病、脾系疾病及各种传染病的时期是
    A. 胎儿期
    B. 新生儿期
    C. 婴儿期
    D. 学龄前期
    E. 学龄期

54. 按照公式计算,4岁小儿的标准体重、身高分别是
    A. 12kg,91cm
    B. 12kg,98cm
    C. 14kg,91cm
    D. 16kg,101cm
    E. 16kg,103cm

55. 前囟的正常闭合时间是
    A. 1～3个月
    B. 3～6个月
    C. 6～12个月
    D. 12～18个月
    E. 18～24个月

56. 乳牙出齐的颗数
    A. 14
    B. 16
    C. 18
    D. 20
    E. 22

57. 5岁小儿的收缩压是
    A. 70mmHg
    B. 80mmHg
    C. 90mmHg
    D. 100mmHg
    E. 110mmHg

58. 8岁儿童脉搏为
    A. 90～70次/分
    B. 60～50次/分
    C. 45～40次/分
    D. 40～30次/分
    E. 30～25次/分

59. 小儿开始能认识母亲,见到奶瓶表示喜悦的时间是
    A. 1～2个月

    B. 4～5个月
    C. 7～8个月
    D. 9～10个月
    E. 11～12个月

60. 下列各项,符合小儿"纯阳"理论的是
    A. 生机蓬勃
    B. 脏腑娇嫩
    C. 有阳无阴
    D. 阳亢阴亏
    E. 形气未充

61. 小儿舌体强硬,多属
    A. 脾肾阳虚
    B. 气血瘀滞
    C. 热盛伤津
    D. 阴虚火旺
    E. 寒湿内滞

62. 丹痧的典型舌象是
    A. 滑润舌
    B. 地图舌
    C. 红绛舌
    D. 草莓舌
    E. 霉酱舌

63. 小儿指纹青紫,其证候是
    A. 虚寒
    B. 食积
    C. 痰热
    D. 虚热
    E. 瘀热

64. 小儿胸廓前凸,形如鸡胸,可见于
    A. 抽动障碍
    B. 佝偻病
    C. 惊风
    D. 枕秃
    E. 痴呆

65. 顿咳的临床特点是
   A. 干咳无痰或痰少黏稠
   B. 咳声嘶哑，如犬吠状
   C. 咳声清亮，鼻塞声重
   D. 咳嗽频频，痰稠难咳，喉中痰鸣
   E. 连声咳嗽，夜咳为主，咳而呕吐，伴鸡鸣样回声

66. 当小儿出现脾胃病时，应特别注意询问的是
   A. 胎产史
   B. 喂养史
   C. 生长发育史
   D. 预防接种史
   E. 家族史

67. 根据年龄不同，学龄前儿童每剂内服中药煎剂总药量为
   A. 30～50mL
   B. 50～100mL
   C. 120～240mL
   D. 250～300mL
   E. 300～400mL

68. 乳婴儿中药汤剂用药剂量占成人量的比例是
   A. 1/6
   B. 1/4
   C. 1/3
   D. 1/2
   E. 2/3

69. 下列小儿疾病，不宜用推拿手法治疗的是
   A. 厌食
   B. 紫癜
   C. 咳嗽
   D. 腹痛
   E. 遗尿

70. 婴儿生长发育最适合的喂养方式是
   A. 母乳
   B. 混合
   C. 乳制品
   D. 纯乳品
   E. 辅食

71. 胎怯脾肾两虚证，治疗的首选方剂为
   A. 当归四逆汤
   B. 小建中汤
   C. 保元汤
   D. 大建中汤
   E. 补肾地黄丸

72. 新生儿硬肿病寒凝血涩证的治法是
   A. 温经散寒，活血通络
   B. 益气温阳，通经活血
   C. 健脾益肾，温运脾阳
   D. 温中化湿，理气健脾
   E. 疏风散寒，化湿和中

73. 小儿感冒夹惊的病位是
   A. 肝
   B. 大肠
   C. 脾
   D. 胃
   E. 肾

74. 乳蛾风热搏结证，治疗的首选方剂为
   A. 牛蒡甘桔汤
   B. 银翘马勃散
   C. 养阴清肺汤
   D. 普济消毒饮
   E. 桑菊饮

75. 反复呼吸道感染肺脾阴虚证，治疗的首选方剂为
   A. 玉屏风散合人参五味子汤
   B. 六君子汤

C. 生脉散合沙参麦冬汤
D. 二陈汤
E. 参苓白术散

76. 小儿泄泻的主要病变的脏腑是
    A. 脾、肾、心、肝
    B. 脾、肺、心、肝
    C. 脾、胃
    D. 肺、胃
    E. 肺、肾、肝

77. 厌食脾胃气虚证的选方是
    A. 健脾丸
    B. 保和丸
    C. 异功散
    D. 养胃增液汤
    E. 平胃散

78. 骨疳的病机是
    A. 脾病及心
    B. 脾病及肺
    C. 脾病及肝
    D. 脾虚水泛
    E. 脾病及肾

79. 小儿汗证自汗的病机多属
    A. 精亏
    B. 痰湿
    C. 阴虚
    D. 阳虚

E. 湿热

80. 小儿病毒性心肌炎湿热侵心证的治法是
    A. 清热化湿，宁心复脉
    B. 清热化湿，解毒息风
    C. 清心导赤，泻火安神
    D. 宣肺解表，清热化湿
    E. 清热解毒，宁心复脉

81. 小儿水肿脾肾阳虚证的治法是
    A. 疏风宣肺，利水消肿
    B. 清热解毒，利水消肿
    C. 益气健脾，利水消肿
    D. 温肾健脾，利水消肿
    E. 益气养阴，利水消肿

82. 治疗遗尿肾气不足证，首选
    A. 八正散
    B. 参苓白术散
    C. 菟丝子散
    D. 补中益气汤合缩泉丸
    E. 金匮肾气丸

83. 小儿蛔虫病虫积肠道证的疼痛部位是
    A. 右下腹
    B. 脐周
    C. 左下腹
    D. 右上腹
    E. 无定处

A2 型题

答题说明

每道考题由两个以上相关因素组成或以一个简要病历形式出现，其下面有 A、B、C、D、E 五个备选答案，请从中选择一个最佳答案，并在答题卡上将相应题号的相应字母所属的方框涂黑。

84. 患者于夏季见局部皮肤疖肿色红，灼热疼痛，根脚很浅，范围局限，伴发热，口干，便秘，溲赤，舌苔薄腻，脉滑数。治疗首选

A. 清暑汤

B. 萆薢渗湿汤

C. 仙方活命饮合五味消毒饮

D. 龙胆泻肝汤

E. 五神汤

85. 患者臀部漫肿不红，结块坚硬，病情进展缓慢，无全身症状，舌苔白腻，脉缓。其治法为

A. 散风清热，化痰解毒

B. 疏肝解郁，消肿化毒

C. 清热解毒，和营化湿

D. 调补气血

E. 和营活血，利湿化痰

86. 患者颈部肿块，红肿绕喉，肿块溃后脓出稀薄，疮口有空壳，脓从咽喉溃出，收口缓慢，胃纳不香，口干少津，舌光红，脉细。其辨证为

A. 湿火蕴结证

B. 气血两虚证

C. 热盛肉腐证

D. 湿痰凝滞证

E. 热伤胃阴证

87. 患者，女，40岁。下肢局部突发红赤肿胀，边界清晰，灼热疼痛，见水疱、紫斑，伴发热，胃纳不香，舌红，苔黄腻，脉滑数。其治法为

A. 清肝泻火利湿

B. 疏风清热解毒

C. 凉血清热解毒

D. 利湿清热解毒

E. 滋阴生津托毒

88. 产妇产后1个月，乳房胀疼，皮肤微红压痛，伴有恶寒发热，周身酸楚，口渴，便秘，苔薄，脉数。其治疗方法是

A. 清热消肿，托里透脓

B. 疏肝解郁，化痰散结

C. 疏肝清胃，通乳消肿

D. 凉血消肿

E. 益气和营托毒

89. 患者，女，25岁。左侧乳房外上象限触及质地坚实肿块，边界清楚，表面光滑，推之移动，无疼痛，肿块与月经周期无关。其诊断为

A. 乳痈

B. 乳癖

C. 乳核

D. 乳岩

E. 乳漏

90. 患者，女，17岁。身处山区，半月前无意中发现颈部粗大，无异常不适。查体见颈部呈弥漫性肿大，边缘不清，皮色不变，无触痛，随吞咽动作而上下移动。首先考虑的诊断是

A. 气瘿

B. 石瘿

C. 肉瘿

D. 瘿痈

E. 颈痈

91. 患者颈前耳后岩肿迁延日久，中央变软，周围坚硬，溃破后渗流血水，状如翻花，伴疼痛，发热，消瘦，舌质红，苔黄，脉数。治疗应首选的方剂是

A. 化痰开郁方

B. 逍遥散合理中丸

C. 阳和汤

D. 牛蒡解肌汤

E. 五味消毒饮合化坚二陈丸

92. 患者，女，32岁。双小腿皮损潮红、丘疹、糜烂、渗液、瘙痒5天，伴心烦口渴，身热不扬，便秘，溲赤，舌质红，

苔黄,脉滑。其辨证是
A. 热毒炽盛证
B. 湿热蕴肤证
C. 血虚风燥证
D. 脾虚湿蕴证
E. 风热蕴肤证

93. 患者颈后现一灰白色斑块,肥厚粗糙如牛皮,剧烈瘙痒,伴心悸、失眠健忘,舌淡,苔白,脉细。其辨证是
A. 肝胆湿热证
B. 肝郁气滞证
C. 肝郁化火证
D. 风湿蕴肤证
E. 血虚风燥证

94. 患者,男,28岁。既往有内痔病史。现症见便血鲜红、量多,肛内肿物脱出,可自行还纳,肛门灼热,伴大便干,小便短赤,舌红苔黄腻,脉弦数。其治法为
A. 清热凉血祛风
B. 清热利湿止血
C. 补气升提
D. 清热解毒透脓
E. 养阴清热解毒

95. 患者排便时肛内脱出肿物,为环状淡红色黏膜皱襞,长约4cm,触之柔软,无弹性,便后能自行回纳,不易出血。其诊断是
A. 二期内痔
B. 三期内痔
C. 一度脱肛
D. 二度脱肛
E. 三度脱肛

96. 患者,男,80岁。尿频、尿痛、尿不尽10年,排尿终末,自尿道可见少量白色液体。其诊断为
A. 精浊
B. 精癃
C. 子痈
D. 子痰
E. 阴茎痰核

97. 患者,男,40岁。小便频急,茎中热痛,刺痒不适,尿色黄浊,尿末、大便时有白浊滴出,会阴、腰骶、睾丸有明显的胀痛不适,舌红,苔黄腻,脉滑数。其证候是
A. 肾阳不足证
B. 肝肾不足证
C. 阴虚火动证
D. 湿热蕴结证
E. 气滞血瘀证

98. 患者,男,40岁。左下肢肿胀2月余,活动后有酸痛、沉重感。现患肢肿胀,朝轻暮重,活动后加重,休息抬高下肢后减轻,皮色略暗,青筋迂曲,倦怠乏力,舌淡边有齿印,苔薄白,脉沉。查体:左下肢浅静脉曲张,轻度凹陷性水肿,左腹股沟轻微压痛,左下肢皮温略高,皮色苍白。应选择的治法是
A. 清热利湿,解毒通络
B. 活血化瘀,通络止痛
C. 益气健脾,祛湿通络
D. 疏肝解郁,活血解毒
E. 温肾助阳,健脾利水

99. 患者,女,40岁。小腿累累青筋,盘屈如蚯蚓,久站则瘤体增大,下坠不适感加重,气短乏力,脘腹坠胀,腰酸,舌淡苔薄白,脉细缓无力。其治法是
A. 暖肝散寒,益气通脉
B. 活血化瘀,和营消肿
C. 补中益气,活血舒筋
D. 清热利湿,解毒通络

E. 疏肝解郁，活血解毒

100. 经期提前十余天，量少，色淡暗，质稀，腰膝酸软，头晕耳鸣，舌淡暗，苔白润，脉沉细。治疗应首选
    A. 大补元煎
    B. 当归地黄饮
    C. 固阴煎
    D. 两地汤
    E. 温经汤

101. 患者，女，22岁，未婚。月经2～3月一行，量少，色淡红，质清稀，小腹隐痛，喜暖喜按；腰酸无力，小便清长，大便稀溏，舌淡，苔白，脉沉迟。治疗应首选
    A. 八珍益母丸
    B. 十全大补丸
    C. 温经汤（《金匮要略》）
    D. 大补元煎
    E. 肾气丸

102. 患者，女，27岁。多次发生经间期出血，此次出血量稍多，色深红，质黏腻，无血块；平时带下量多色黄，时现异味，小腹时痛，神疲乏力，胸闷烦躁，纳呆腹胀，舌质红，苔黄腻，脉滑数。其辨证为
    A. 脾虚证
    B. 阴虚证
    C. 肝郁证
    D. 血热证
    E. 湿热证

103. 患者经血非时而下，出血量时多时少，时出时止已月余，经色紫暗，有血块，小腹疼痛，舌质紫暗，边有瘀点，脉弦涩。治疗应首选的方剂是
    A. 逐瘀止血汤
    B. 桃红四物汤
    C. 失笑散
    D. 少腹逐瘀汤
    E. 血府逐瘀汤

104. 患者，女，30岁。月经停闭1年，小腹冷痛拒按，得热则痛缓，形寒肢冷，面色青白，舌紫暗，苔白，脉沉紧。治疗应首选
    A. 温经汤（《妇人大全良方》）
    B. 温经汤（《金匮要略》）
    C. 加减一阴煎
    D. 少腹逐瘀汤
    E. 生化汤

105. 患者，女，25岁，未婚。近半年经期小腹胀痛，经血量少，行而不畅，色暗有块，块下痛暂减，伴经行情志抑郁，乳房胀痛，舌紫暗，有瘀斑，脉弦。治疗应首选的方剂是
    A. 少腹逐瘀汤
    B. 当归芍药散
    C. 调肝汤
    D. 圣愈汤
    E. 膈下逐瘀汤

106. 患者，女，28岁，已婚。近3个月来每逢经前出现小腹灼热胀痛、拒按，经色暗红，质稠有块；平素带下量多色黄，经前低热，小便黄赤，舌红，苔黄腻，脉滑数。治疗应首选的方剂是
    A. 止带方
    B. 仙方活命饮
    C. 血府逐瘀汤
    D. 龙胆泻肝汤
    E. 清热调血汤

107. 患者经行面浮肢肿，按之没指，晨起头面肿甚，月经推迟，经行量多，色

淡，质薄，腹胀纳减，腰膝酸软，大便溏薄，舌淡，苔白腻，脉沉缓。治疗应首选

　A. 参苓白术散
　B. 二仙汤合苓桂术甘汤
　C. 归肾丸
　D. 右归丸合苓桂术甘汤
　E. 肾气丸合苓桂术甘汤

108. 患者，女，49岁。月经紊乱，烘热汗出，五心烦热，头晕耳鸣，腰酸乏力，舌红少苔，脉细数。治疗应首选
　A. 左归丸
　B. 内补丸
　C. 肾气丸
　D. 右归丸
　E. 二仙汤

109. 患者，女，37岁，已婚。近半年来带下量多，绵绵不断，清稀如水，腰酸如折，畏寒肢冷，小腹冷感，面色晦暗，大便溏薄，夜尿多，舌淡，苔白润，脉沉迟。其治法为
　A. 健脾益气，升阳除湿
　B. 温肾培元，固涩止带
　C. 滋肾益阴，清热利湿
　D. 清热利湿，解毒杀虫
　E. 清热解毒，利湿止带

110. 患者，女，23岁，已婚。停经50天，近7天来出现呕吐酸水，恶闻油腻，烦渴，口干口苦，头胀而晕，胸满胁痛，嗳气叹息。B超提示：宫内早孕，胚胎存活。舌淡红，苔微黄，脉弦滑。应辨证为
　A. 脾胃虚弱证
　B. 肝气郁结证
　C. 气阴不足证
　D. 脾肾不足证

　E. 肝胃不和证

111. 屡孕屡堕，孕后阴道出血，色深红质稠，腰酸腹痛，面赤唇红，口干咽燥，便结尿黄，舌红苔黄，脉弦滑数。治疗应首选
　A. 安奠二天汤
　B. 泰山磐石散
　C. 胎元饮
　D. 保阴煎合二至丸
　E. 寿胎丸

112. 患者，女，26岁。妊娠腹型明显小于妊娠月份，胎儿存活，身体羸弱，面色萎黄，头晕心悸，少气懒言，舌质淡嫩，苔少，脉细弱无力。其治法是
　A. 补益脾肾，养胎长胎
　B. 温肾扶阳，养血育胎
　C. 调补气血
　D. 补气益血养胎
　E. 健脾补肾

113. 患者，女，28岁。妊娠30周，小便频数，尿短赤，艰涩刺痛，面赤心烦，渴喜冷饮，口舌生疮，舌红欠润，少苔，脉细数。其诊断为
　A. 妊娠小便不通湿热下注证
　B. 妊娠小便淋痛心火偏亢证
　C. 妊娠小便淋痛阴虚火旺证
　D. 妊娠小便不通阴虚火旺证
　E. 妊娠小便淋痛湿热下注证

114. 患者，女，26岁。产后3天，高热寒战，小腹疼痛拒按，恶露量多，气臭秽，伴心烦口渴，大便干，小便黄，舌红苔黄，脉数有力。治疗应首选的方剂是
　A. 加味五苓散
　B. 解毒活血汤

C. 龙胆泻肝汤
D. 仙方活命饮
E. 银甲丸

115. 患者，女，25岁，已婚。剖宫产后1个月，郁郁寡欢，默默不语，失眠多梦，神志恍惚，恶露未净，色紫暗，面色晦暗，舌淡暗，有瘀斑，苔白，脉弦。其治法是
    A. 健脾益气，养心安神
    B. 活血逐瘀，镇静安神
    C. 疏肝解郁，镇静安神
    D. 健脾益气，镇静安神
    E. 疏肝解郁，养心安神

116. 患者，女，43岁，已婚。结婚10年不孕，月经先后无定期，量少，色暗，头晕耳鸣，腰膝酸软，舌淡，苔薄，脉沉细。治疗应首选
    A. 养精种玉汤
    B. 毓麟珠
    C. 开郁种玉汤
    D. 温胞饮
    E. 育阴汤

117. 患者，女，32岁，已婚。人工流产术后2周，出现下腹疼痛，发热，腰痛，阴道分泌物脓性，白细胞升高，以中性粒细胞为主；妇科检查：子宫压痛，稍大而软，双侧附件增厚，有包块，压痛明显。其诊断是
    A. 子宫穿孔
    B. 人流综合征
    C. 人流不全
    D. 宫颈糜烂
    E. 人流术后感染

118. 某小儿出生后第2～3天出现黄疸，第4～6天达高峰，2周消退。应首先考虑的诊断是
    A. 生理性黄疸
    B. 溶血性黄疸
    C. 母乳性黄疸
    D. 阻塞性黄疸
    E. 新生儿感染性黄疸

119. 患儿，男。出生后黄疸日久不退，面目皮肤发黄，颜色晦滞，腹部胀满，右胁下痞块，小便短黄，大便不调，舌紫暗，有瘀斑，苔黄。治疗应首选
    A. 血府逐瘀汤
    B. 茵陈理中汤
    C. 茵陈蒿汤
    D. 茵陈五苓散
    E. 茵陈术附汤

120. 患儿，4岁。发热2天，低热，恶寒，无汗，鼻塞流涕，咳嗽较剧，痰多，痰白清稀，舌红，苔薄白。其治疗在疏风解表的基础上，应加用的方剂是
    A. 桑菊饮
    B. 三拗汤
    C. 桑杏汤
    D. 桑白皮汤
    E. 麻杏石甘汤

121. 患儿，男，9岁。气喘，喉间哮鸣，持续较久，喘促胸满，动则喘甚，咳嗽，痰稀色白易咳，形寒肢冷，面色苍白，神疲倦怠，腰膝酸软，小便清长，舌质淡，苔薄白，脉细弱。治疗应首选
    A. 玉屏风散
    B. 六君子汤
    C. 金匮肾气丸
    D. 射干麻黄汤合都气丸
    E. 小青龙汤合三子养亲汤

122. 小儿口腔内白屑散在，周围红晕不著，

形体瘦弱，颧红，手足心热，口干不渴，舌红，苔少，指纹紫。治疗的首选方剂是
A. 知柏地黄丸
B. 杞菊地黄丸
C. 六味地黄丸
D. 清热泻脾散
E. 泻心导赤散

123. 患儿，2岁。饮食积滞，面色萎黄，困倦乏力，不思乳食，食则饱胀，呕吐酸馊，大便溏薄酸臭，舌质淡，苔白腻，指纹淡滞。其治法是
A. 消乳消食，和中导滞
B. 理气化湿，消食导滞
C. 和脾助运，降逆止呕
D. 补土抑木，消食导滞
E. 健脾助运，消食化滞

124. 患儿，5岁。腹痛绵绵，时作时止，痛处喜按，得温则舒，面白少华，精神倦怠，手足清冷，乳食减少，大便稀溏，舌淡苔白，脉沉缓。其治法为
A. 消食导滞，行气止痛
B. 活血化瘀，行气止痛
C. 温中理脾，缓急止痛
D. 温中散寒，理气止痛
E. 通腑泄热，行气止痛

125. 患儿，女，6岁。缺铁性贫血，面色萎黄，唇淡甲白，发黄稀疏，时有头晕目眩，心悸，夜寐欠安，语声低微，气短懒言，体倦乏力，食欲不振，舌淡红，脉细弱。治疗应首选的方剂是
A. 补中益气汤
B. 当归补血汤
C. 六君子汤
D. 归脾汤
E. 左归丸

126. 患儿，男，4岁。挤眉弄眼，摇头扭腰，肢体抖动，咽干清嗓，形体偏瘦，性情急躁，两颧潮红，五心烦热，睡眠不安，大便偏干，舌红少津，苔少，脉细数；查脑电图未见异常。治疗应首选
A. 六味地黄丸
B. 左归丸
C. 大定风珠
D. 大补阴丸
E. 镇肝熄风汤

127. 患儿，9岁。面目浮肿，尿黄，有血尿，烦热口渴，皮肤有脓疮，舌红苔黄腻，脉滑数。其证型是
A. 风水相搏证
B. 湿热内侵证
C. 脾肾阳虚证
D. 水毒内闭证
E. 脾虚湿困证

128. 患儿，2岁。骤发高热，持续3天热退，即出现玫瑰红色皮疹，神情正常，饮食减少，咽红，舌质偏红，苔薄黄，指纹浮紫。治疗应首选
A. 银翘散
B. 葱豉汤
C. 桑菊饮
D. 杏苏散
E. 清营汤

129. 患儿，5岁。紫癜时发时止，鼻衄齿衄，血色鲜红，低热盗汗，心烦少寐，大便干燥，小便黄赤，舌光红，苔少，脉细数。其证型为
A. 风热伤络证
B. 血热妄行证
C. 气不摄血证
D. 阴虚火旺证
E. 气滞血瘀证

A3 型题

答题说明

以下提供若干个案例，每个案例下设若干道试题。请根据案例所提供的信息，在每一道试题下面的 A、B、C、D、E 五个备选答案中选择一个最佳答案，并在答题卡上将相应题号的相应字母所属的方框涂黑。

（130～132题共用题干）

患者，男，38岁。今晨开始脐周疼痛，数小时后腹痛转移并固定在右下腹部；现腹痛剧烈，全腹压痛、反跳痛，腹皮挛急，腹胀，高热不退，恶心呕吐，大便不爽，时时汗出，烦渴，舌红绛而干，苔黄燥，脉洪数。

130. 中医辨证为
 A. 瘀滞证
 B. 湿热证
 C. 热毒证
 D. 伤阴证
 E. 血瘀证

131. 应选择的治法是
 A. 通腑排脓，养阴清热
 B. 滋阴凉血，清热解毒
 C. 行气活血，通腑泄热
 D. 通腑利湿，解毒透脓
 E. 清热利湿，活血化瘀

132. 首选的方剂是
 A. 大黄牡丹汤合红藤煎加减
 B. 复方大柴胡汤加减
 C. 仙方活命饮加减
 D. 四妙勇安汤加味
 E. 大黄牡丹汤合透脓散加减

（133～135题共用题干）

患者，女，33岁，妊娠60天。近3天阴道少量出血，色淡暗，腰酸，腹痛下坠，头晕耳鸣，夜尿多，眼眶暗黑，舌淡，苔白，脉沉细滑，尺脉弱。

133. 中医诊断为
 A. 胎漏
 B. 胎动不安
 C. 小产
 D. 滑胎
 E. 堕胎

134. 治疗应首选
 A. 当归芍药散
 B. 艾附暖宫丸
 C. 寿胎丸
 D. 保阴煎
 E. 胎元饮

135. 若该患者于孕6个月时发生流产，最有可能的原因是
 A. 黄体功能不足
 B. 染色体异常
 C. 胎盘功能异常
 D. 宫颈功能不全
 E. 垂体功能减退

（136～138题共用题干）

患儿，7岁，哮喘病史2年。近日气喘发作，喉间哮鸣，咳嗽，胸闷，痰稀色白有泡沫，喷嚏鼻塞，流清涕，唇青，形寒肢冷，无汗，口不渴，小便清长，大便溏薄，咽不红，舌质淡红，苔白滑，脉浮紧。

136. 其辨证为
   A. 外寒内热证
   B. 热性哮喘
   C. 肺实肾虚证
   D. 脾肾阳虚证
   E. 寒性哮喘

137. 其治法为
   A. 温肺散寒，涤痰定喘
   B. 清肺涤痰，止咳平喘
   C. 泻肺平喘，补肾纳气
   D. 解表清里，止咳定喘
   E. 温补脾肾，固摄纳气

138. 应首选的治疗方剂是
   A. 玉屏风散合郁气丸
   B. 大青龙汤合定喘丸
   C. 麻杏石甘汤合苏葶丸
   D. 射干麻黄汤合二陈汤
   E. 小青龙汤合三子养亲汤

B 型题

答题说明

两道试题共用 A、B、C、D、E 五个备选答案，备选答案在上，题干在下。每题请从中选择一个最佳答案，并在答题卡上将相应题号的相应字母所属的方框涂黑。每个备选答案可能被选择一次、两次或不被选择。

（139～140题共用备选答案）
   A. 补中益气汤
   B. 活血通脉汤
   C. 桃红四物汤
   D. 四妙勇安汤
   E. 补阳还五汤

139. 股肿血脉瘀阻证应首选的方剂是
140. 脱疽血脉瘀阻证应首选的方剂是

（141～142题共用备选答案）
   A. 3cm 左右
   B. 3～6cm
   C. 6～9cm
   D. 9～12cm
   E. >12cm

141. 有头疖的大小一般为
142. 颜面部疔疮的大小是

（143～144题共用备选答案）
   A. 通窍活血汤
   B. 生化汤加味
   C. 趁痛散
   D. 少腹逐瘀汤
   E. 将军斩关汤

143. 经行头痛血瘀证，应首选的方剂是
144. 产后发热血瘀证，应首选的方剂是

（145～146题共用备选答案）
   A. 柴胡疏肝散
   B. 一贯煎
   C. 调肝汤
   D. 逍遥散
   E. 开郁种玉汤

145. 经行乳房胀痛肝气郁结证，应首选的方剂是
146. 不孕症肝气郁结证，应首选的方剂是

（147～148题共用备选答案）
   A. 寒证
   B. 痛证
   C. 热证
   D. 瘀证
   E. 惊痫

147. 根据五色主病，小儿面色白所主病证是

148. 根据五色主病，小儿面色红所主病证是

（149～150题共用备选答案）
A. 肺、脾
B. 心、脾
C. 脾、胃
D. 肺、肝
E. 肺、胃

149. 麻疹的病位是
150. 丹痧的病位是

试卷标识码：

中医执业医师资格考试
最后成功四套胜卷（二）

（医学综合考试部分）

第一单元

考生姓名：_____
准考证号：_____
考　　点：_____
考 场 号：_____

A1 型题

答题说明

每一道试题下面有 A、B、C、D、E 五个备选答案，请从中选择一个最佳答案，并在答题卡上将相应题号的相应字母所属的方框涂黑。

1. 提出"阳常有余，阴常不足"观点的医家是
   A. 朱丹溪
   B. 刘完素
   C. 张从正
   D. 张元素
   E. 李时珍

2. 感冒的治疗，可分别采用辛温解表或辛凉解表，此属于
   A. 辨病论治
   B. 因人制宜
   C. 同病异治
   D. 异病同治
   E. 对症论治

3. 《黄帝内经》所谓"阴阳之征兆"是指
   A. 寒热
   B. 上下
   C. 水火
   D. 左右
   E. 动静

4. "重阴必阳，重阳必阴"说明了阴阳之间的哪种关系
   A. 相互交感
   B. 对立制约
   C. 互根互用
   D. 消长平衡
   E. 相互转化

5. "壮水之主，以制阳光"的治法，最适于治疗的是
   A. 阴盛则寒之证
   B. 阴虚则热之证
   C. 阴盛伤阳之证
   D. 阴损及阳之证
   E. 阳损及阴之证

6. 土不足时，木乘土虚而克之，属于
   A. 母病及子
   B. 子病犯母
   C. 相生
   D. 相乘
   E. 相侮

7. 下列选项中，根据五行相克规律确立的治法是
   A. 滋水涵木法
   B. 培土生金法
   C. 泻南补北法
   D. 金水相生法
   E. 益火补土法

8. 藏象学说认为，人体的中心为
   A. 五脏
   B. 六腑
   C. 奇恒之腑
   D. 心
   E. 脑

9. 五脏六腑的病理特点及治疗原则是
   A. 脏病多虚，五脏宜补
   B. 脏病多实，五脏宜泻
   C. 腑病多虚，六腑宜泻
   D. 腑病多实，六腑宜补

E. 脏病多实，五脏宜补

10. 肺主通调水道的功能主要依赖于
   A. 肺主一身之气
   B. 肺主呼吸
   C. 肺输精于皮毛
   D. 肺朝百脉
   E. 肺主宣发和肃降

11. 肾中精气的主要生理功能是
   A. 促进机体的生长发育
   B. 促进生殖功能的成熟
   C. 主生长发育和生殖
   D. 化生血液的物质基础
   E. 人体生命活动的根本

12. 肝藏血与脾统血的共同生理功能是
   A. 贮藏血液
   B. 调节血量
   C. 净化血液
   D. 防止出血
   E. 化生血液

13. 目的视觉功能主要取决于
   A. 肾中精气的充盈
   B. 肝血的充足
   C. 脾气的健运
   D. 肾阳的蒸化
   E. 肾阴的滋养

14. 胆汁的分泌和排泄主要取决于
   A. 胆贮藏胆汁
   B. 胆排泄胆汁
   C. 脾运化水谷
   D. 肝疏泄气机
   E. 胆主决断

15. 既属"五体"又属"奇恒之腑"的是
   A. 脑
   B. 骨
   C. 髓
   D. 胆
   E. 胞宫

16. 下列各项，具有化神作用的是
   A. 脉
   B. 气
   C. 血
   D. 津
   E. 液

17. 与宗气密切相关的脏腑是
   A. 心、肺
   B. 心、肝
   C. 肺、脾
   D. 肝、肺
   E. 脾、肾

18. 水火之宅是指
   A. 脾
   B. 胃
   C. 命门
   D. 肝
   E. 肺

19. 《素问·移精变气论》中"得神者昌，失神者亡"，反映了人体之神
   A. 可以调节脏腑的生理功能
   B. 可以调节水液代谢
   C. 可以促进气血生成
   D. 可以主宰人体的生命活动
   E. 是各个脏腑的功能活动协调的结果

20. 十二经别的分布特点，根据其先后顺序，可以概括为
   A. 离、出、入、合
   B. 离、合、出、入

C. 离、入、出、合
D. 出、入、离、合
E. 入、出、离、合

21. 不同的体质类型有其潜在的、相对稳定的倾向性，称为
    A. 质势
    B. 从化
    C. 病势
    D. 趋向性
    E. 可测性

22. 风邪的性质和致病特点是
    A. 风为阳邪，其性炎热
    B. 风为阳邪，其性升泄
    C. 风为阳邪，伤津耗气
    D. 风为阳邪，易生风动血
    E. 风为阳邪，其性炎上

23. 《素问·生气通天论》说"味过于甘"则
    A. 肝气以津，脾气乃色
    B. 大骨气劳，短肌，心气抑
    C. 脾气不濡，胃气乃厚
    D. 心气喘满，色黑，肾气不衡
    E. 筋脉沮弛，精神乃央

24. 《素问·生气通天论》说："冬伤于寒，春必温病。"此说的发病类型属于
    A. 感邪即发
    B. 徐发
    C. 伏而后发
    D. 复发
    E. 继发

25. 重病后期，邪已祛除，但正气耗伤，有待恢复的转归称为
    A. 正虚邪恋
    B. 邪胜正复
    C. 正胜邪退
    D. 邪正相持
    E. 邪去正虚

26. 以下可以解释"薄厥"病机的是
    A. 气滞
    B. 气逆
    C. 气虚
    D. 气脱
    E. 气陷

27. 形成寒从中生的原因，主要是
    A. 心、肝、肾阳虚，温煦气化无力
    B. 肺、脾、肾阳虚，温煦气化失常
    C. 心、脾、肾阳虚，温煦气化失司
    D. 心、肺、肾阳虚，温煦气化失职
    E. 肺、胃、肾阳虚，温煦腐熟无力

28. 患者正虚邪实而正气不耐攻伐，此时应采取的治则是
    A. 扶正
    B. 祛邪
    C. 祛邪扶正兼用
    D. 先祛邪后扶正
    E. 先扶正后祛邪

29. 概括虚损病证表现为虚候，用补益方药治疗的是
    A. 以通治通
    B. 以补开塞
    C. 实者泻之
    D. 虚则补之
    E. 虚虚实实

30. 养生的方法，不包括
    A. 适应自然，避其邪气
    B. 节制情欲，保养肾精
    C. 饮食有节，谨合五味
    D. 劳逸结合，不可过劳
    E. 合于术数，适当调补

31. 下列除哪项外，均有脉率快的特点
    A. 数
    B. 促
    C. 滑
    D. 疾
    E. 动

32. 表现为似喘而不抬肩，气急而无痰声者，称为
    A. 喘证
    B. 哮证
    C. 嗳气
    D. 短气
    E. 少气

33. 下列哪项不会出现口渴多饮
    A. 里实热证
    B. 消渴病
    C. 阴虚证
    D. 外感温病初期
    E. 湿热证

34. 下列哪项不是阴水的临床表现
    A. 水肿先从下肢肿起
    B. 按之凹陷难复
    C. 兼腰酸肢冷
    D. 水肿皮薄光亮
    E. 起病缓，病程长

35. 咳声如犬吠样，可见于
    A. 百日咳
    B. 白喉
    C. 感冒
    D. 肺痨
    E. 肺痿

36. 下列各项，属心阴虚与心血虚共同表现的是
    A. 心悸失眠
    B. 心烦健忘
    C. 乏力自汗
    D. 潮热盗汗
    E. 脉象细数

37. 属于寒滞胃肠证临床表现的是
    A. 胃脘冷痛，痛势暴急
    B. 胃脘隐痛，饥不欲食
    C. 胃脘胀闷，嗳腐吞酸
    D. 胃脘灼痛，吞酸嘈杂
    E. 胃脘胀痛，走窜不定

38. 下列不属于气不固证典型表现的是
    A. 气短自汗
    B. 全身瘫软
    C. 小便失禁
    D. 月经淋漓
    E. 遗精滑精

39. 风中经络证常可见
    A. 汗出、恶风、脉浮缓
    B. 咳嗽、咽痛、鼻塞流涕
    C. 皮肤瘙痒、丘疹
    D. 肌肤麻木、口眼㖞斜
    E. 肢体关节游走疼痛

40. 寒证与热证的相互转化，关键因素是
    A. 邪气的性质
    B. 邪气的进退
    C. 邪正的对比
    D. 阴液的盈亏
    E. 阳气的盛衰

41. 下列不是亡阴证证候特点的是
    A. 热汗如油
    B. 肌热烦渴
    C. 四肢厥冷
    D. 唇舌干燥
    E. 脉数疾无力

42. 阵发性腹痛，按之有条索状包块转移不定者，最宜诊断为
   A. 肠痈
   B. 食积
   C. 癥瘕
   D. 虫积
   E. 疝气

43. 沉涩脉的主病常为
   A. 寒凝血瘀
   B. 脾肾阳虚
   C. 水饮内结
   D. 血虚肝郁
   E. 肝郁气滞

44. 以下真脏脉的别称，叙述有误的是
   A. 怪脉
   B. 斜飞脉
   C. 败脉
   D. 死脉
   E. 绝脉

45. 弱脉的脉象特征为
   A. 沉细无力而软
   B. 脉细如线，应指明显
   C. 脉来绷急，状如转索
   D. 浮细无力而软
   E. 来盛去衰，充实有力

46. 大便时干时稀，多属
   A. 肠燥津枯
   B. 胃肠湿热
   C. 脾虚气陷
   D. 脾肾阳虚
   E. 肝脾不调

47. 饥不欲食，兼脘痞，胃中嘈杂灼热者，其病机是
   A. 胃强脾弱
   B. 胃火炽盛
   C. 湿邪困脾
   D. 胃阴不足
   E. 痰饮内停

48. 患者头痛眩晕，面色苍白，属于
   A. 肾虚头痛
   B. 风湿头痛
   C. 风寒头痛
   D. 气虚头痛
   E. 血虚头痛

49. 手足心汗出的病机，不包括
   A. 阳明燥热内结
   B. 阴经郁热熏蒸
   C. 阴虚不能制阳
   D. 阳气内郁不畅
   E. 下焦湿热郁蒸

50. 属阳明潮热发热特点的是
   A. 气候炎热时长期发热
   B. 长期微热，烦劳则甚
   C. 热势较低，午后或夜间发生
   D. 身热不扬，午后热甚
   E. 热势较高，日晡为甚

51. 口气臭秽难闻，牙龈腐烂者，属
   A. 乳蛾
   B. 口疮
   C. 肿疡
   D. 牙宣
   E. 牙疳

52. 淡白舌，黄腻苔的临床意义是
   A. 阴虚火旺，复感寒湿
   B. 脾胃虚寒，复感湿热
   C. 秽浊时邪，热毒相结
   D. 内热暴起，津液暴伤
   E. 湿热内蕴，食积化腐

53. 舌短缩，色青紫而湿润者，多属
   A. 痰湿内阻
   B. 寒凝筋脉
   C. 热盛津伤
   D. 脾虚不运
   E. 气血俱虚

54. 小腿皮肤突然鲜红成片，边缘清楚，灼热肿胀者，称为
   A. 抱头火丹
   B. 流火
   C. 坏疽
   D. 赤游丹
   E. 红丝疔

55. 齿龈出血，不痛不红者，属于
   A. 肾火伤络
   B. 心火上炎
   C. 外感疫毒
   D. 胃热伤络
   E. 肝胆热盛

56. 小儿发结如穗，枯黄稀疏，属于
   A. 疳积
   B. 劳神伤血
   C. 血热化燥
   D. 肾精亏损
   E. 血虚生风

57. 治疗筋脉拘急疼痛的药物多具有
   A. 苦味
   B. 咸味
   C. 辛味
   D. 甘味
   E. 酸味

58. 下列关于药物炮制转变其升降浮沉性能的叙述，正确的是
   A. 醋炒则收

   B. 姜炒则收
   C. 蜜制上行
   D. 酒制则降
   E. 盐炒上行

59. 麻黄配桂枝，能增强发汗解表、祛风散寒的作用，属于哪种配伍关系
   A. 相使
   B. 相恶
   C. 相杀
   D. 相须
   E. 相畏

60. 下列不属于"十八反"配伍的是
   A. 甘草配海藻
   B. 乌头配贝母
   C. 甘草配半夏
   D. 乌头配瓜蒌
   E. 藜芦配丹参

61. 堪称解表散风通用，无论风寒、风热均可用的药组是
   A. 桂枝与麻黄
   B. 金银花与连翘
   C. 紫苏叶与生姜
   D. 藁本与白芷
   E. 荆芥与防风

62. 既能发汗解肌，又能温经通脉、助阳化气的药物是
   A. 桂枝
   B. 细辛
   C. 防风
   D. 紫苏叶
   E. 羌活

63. 善治颈项强痛及热泻热痢的药物是
   A. 柴胡
   B. 荆芥

C. 葛根

D. 白芷

E. 薄荷

64. 治疗痈肿疮毒，伴大便秘结者，应首选

A. 蔓荆子

B. 薄荷

C. 牛蒡子

D. 菊花

E. 蝉蜕

65. 下列既治风寒头痛、风湿痹痛，又能治肺寒痰饮咳喘的药物是

A. 麻黄

B. 藿香

C. 薄荷

D. 荆芥

E. 细辛

66. 下列不属于夏枯草主治病证的是

A. 目赤肿痛

B. 头痛眩晕

C. 乳痈肿痛

D. 湿热黄疸

E. 瘰疬、瘿瘤

67. 下列不属于青蒿功效的是

A. 清透虚热

B. 凉血除蒸

C. 解暑

D. 截疟

E. 生津止渴

68. 下列除哪项外，均为大黄的主治病证

A. 热毒疮疡

B. 黄疸、淋证

C. 水肿胀满

D. 积滞便秘

E. 目赤咽肿

69. 能祛风、通络、止痉，治疗破伤风、小儿惊风的药物是

A. 秦艽

B. 木瓜

C. 威灵仙

D. 乌梢蛇

E. 防己

70. 既能燥湿，又下气除胀满，为消除胀满要药的药物是

A. 麻黄

B. 枳壳

C. 大腹皮

D. 陈皮

E. 厚朴

71. 既能治疗水火烫伤、跌打损伤，又能治疗肺热咳嗽的药物是

A. 茵陈

B. 金钱草

C. 石韦

D. 虎杖

E. 海金沙

72. 上助心阳，中温脾阳，下补肾阳的药物是

A. 干姜

B. 附子

C. 肉桂

D. 人参

E. 鹿茸

73. 既为疏肝解郁、行气止痛的要药，又为妇科调经要药的药物是

A. 沉香

B. 檀香

C. 香附

D. 木香

E. 大腹皮

74. 既能消食健胃、固精止遗，又能通淋化石的药物是
   A. 鸡内金
   B. 莱菔子
   C. 山楂
   D. 麦芽
   E. 厚朴

75. 既能解毒消痈，又能凉血止血的药物是
   A. 大蓟、小蓟
   B. 三七、蒲黄
   C. 侧柏叶、茜草
   D. 艾叶、炮姜
   E. 紫草、赤芍

76. 下列不属于白及常见主治的是
   A. 水火烫伤
   B. 皮肤皲裂
   C. 痈肿疮疡
   D. 肺胃出血
   E. 疟疾寒热

77. 以下不属于桃仁主治病证的是
   A. 瘀血阻滞诸证
   B. 肺痈、肠痈
   C. 咳嗽气喘
   D. 心悸失眠
   E. 肠燥便秘

78. 半夏、天南星均可治疗的病证是
   A. 破伤风
   B. 梅核气
   C. 呕吐
   D. 关节肿痛
   E. 湿痰、寒痰证

79. 既能治心神不宁、惊悸失眠，又能治耳鸣耳聋、视物昏花的药物是
   A. 石决明
   B. 牡蛎
   C. 珍珠
   D. 蝉蜕
   E. 磁石

80. 石决明、决明子的共同作用是
   A. 降气化痰
   B. 息风止痉
   C. 润肠通便
   D. 清肝明目
   E. 止咳平喘

81. 冰片的功效是
   A. 活血止痛
   B. 清热止痛
   C. 辟秽祛浊
   D. 化湿和胃
   E. 清心化痰

82. 具有补脾养胃、生津益肺、补肾涩精功效的药物是
   A. 太子参
   B. 山药
   C. 白扁豆
   D. 黄芪
   E. 党参

83. 既能补肾助阳、温脾止泻，又能外用消风祛斑的药物是
   A. 益智仁
   B. 附子
   C. 肉苁蓉
   D. 补骨脂
   E. 沙苑子

84. 白芍具有的功效是
   A. 凉血，滋阴，补精
   B. 补血，柔肝，益精
   C. 活血，滋阴，补精

D. 养血，柔肝，平肝
E. 凉血，补精，益髓

85. 麦冬的主治病证不包括
    A. 津伤口渴，内热消渴
    B. 肠燥便秘
    C. 阴虚劳嗽
    D. 心烦失眠
    E. 目暗不明

86. 能够平补阴阳，为固精止遗、防元气虚脱之要药的药物是
    A. 山茱萸
    B. 乌梅
    C. 赤石脂
    D. 桑螵蛸
    E. 浮小麦

87. 下列不属于丸剂特点的是
    A. 吸收较慢
    B. 药效持久
    C. 作用涤荡，可祛大病
    D. 节省药材
    E. 适用于慢性、虚弱性疾病

88. 桂枝汤中酸甘化阴的药物组合是
    A. 桂枝、炙甘草
    B. 芍药、炙甘草
    C. 桂枝、饴糖
    D. 芍药、饴糖
    E. 桂枝、生姜

89. 组成中含有人参、甘草的方剂是
    A. 逍遥散
    B. 败毒散
    C. 银翘散
    D. 桑菊饮
    E. 川芎茶调散

90. 以大便秘结、小便频数为辨证要点的方剂是
    A. 八正散
    B. 济川煎
    C. 麻子仁丸
    D. 温脾汤
    E. 大承气汤

91. 十枣汤的最佳服用时间是
    A. 清晨空腹服
    B. 饭前服
    C. 饭后服
    D. 睡前服
    E. 不拘时服

92. 四逆散中"一升一降"的药物组合是
    A. 柴胡、芍药
    B. 柴胡、甘草
    C. 柴胡、枳实
    D. 芍药、甘草
    E. 枳实、芍药

93. 丹皮在犀角地黄汤中的作用是
    A. 清泻肝火
    B. 凉血散瘀
    C. 清血中伏火
    D. 凉血止血
    E. 清虚热

94. 治宜普济消毒饮的是
    A. 痈疡肿毒初起，红肿焮痛，身热凛寒，舌苔薄白或黄，脉数有力
    B. 痈肿疔毒，大热烦扰，口燥咽干，舌红苔黄，脉数有力
    C. 痈疡肿毒漫肿无头，酸痛不热，皮色不变，口中不渴，舌淡苔白，脉沉细
    D. 头面红肿焮痛，咽喉不利，舌燥口渴，舌红苔白兼黄，脉浮数有力
    E. 疮疖局部红肿热痛，疮形如粟，坚硬

根深，如钉丁之状，舌红，脉数

95. 龙胆泻肝汤中清热利湿的药物有
    A. 泽泻、车前子、茯苓
    B. 茯苓、车前子、木通
    C. 泽泻、车前子、木通
    D. 猪苓、茯苓、木通
    E. 茯苓、猪苓、泽泻

96. 白头翁汤的功效是
    A. 清热化湿，涩肠止痢
    B. 清热解毒，凉血散瘀
    C. 清热解毒，凉血止痢
    D. 清热凉血，消肿止痛
    E. 清热泻火，凉血止血

97. 小建中汤重用饴糖和芍药所针对的症状是
    A. 里急腹痛
    B. 面色苍白
    C. 腹满食少
    D. 神疲欲寐
    E. 口淡不渴

98. 具有疏风解表、泄热通便功用的方剂是
    A. 麻黄杏仁甘草石膏汤
    B. 葛根黄芩黄连汤
    C. 防风通圣散
    D. 大柴胡汤
    E. 凉膈散

99. 疮疡溃后，久不愈合者，可选择
    A. 四物汤
    B. 归脾汤
    C. 炙甘草汤
    D. 当归补血汤
    E. 六味地黄丸

100. 苏合香丸的功效是
     A. 温通开窍，行气止痛
     B. 清热解毒，豁痰开窍
     C. 清热开窍，化浊解毒
     D. 清热开窍，息风止痉
     E. 疏肝解郁，行气止痛

101. 功可通阳散结，行气祛痰的方剂是
     A. 半夏厚朴汤
     B. 瓜蒌薤白白酒汤
     C. 厚朴温中汤
     D. 理中汤
     E. 二陈汤

102. 苏子降气汤主治证的病机是
     A. 外感风寒，内停水饮
     B. 肾阳不足，痰饮上壅于肺
     C. 素有痰热，复感外寒，郁而为热
     D. 表邪化热，肺热炽盛
     E. 肺有伏火郁热

103. 定喘汤中白果的作用是
     A. 降气止咳
     B. 敛肺定喘
     C. 清泄肺热
     D. 散寒平喘
     E. 降气平喘

104. 有逐瘀泄热功效的方剂是
     A. 桃核承气汤
     B. 生化汤
     C. 血府逐瘀汤
     D. 温经汤
     E. 复元活血汤

105. 九味羌活汤中偏治阳明经头痛的药物是
     A. 羌活
     B. 白芷
     C. 细辛

D. 川芎
E. 防风

106. 镇肝熄风汤主治病证的脉象为
   A. 脉浮数
   B. 脉弦长有力
   C. 脉弦细
   D. 脉滑数
   E. 脉弦涩

107. 杏苏散的功效是
   A. 清肺化痰，宣肺解表
   B. 清热润肺，止咳化痰
   C. 轻宣凉燥，散寒发表
   D. 轻宣凉燥，理肺化痰
   E. 轻宣凉燥，养阴润肺

108. 藿香正气散的功效是
   A. 祛暑解表，清热化湿
   B. 宣畅气机，清热利湿
   C. 解表化湿，理气和中
   D. 发汗解表，兼清里热
   E. 温阳化气，利水渗湿

109. 连朴饮的功效是
   A. 利湿化浊，清热解毒
   B. 燥湿运脾，行气和胃
   C. 清热化湿，理气和中
   D. 疏风解表，化湿和中
   E. 清热利湿，疏风止痛

110. 体现"病痰饮者，当以温药和之"之法的方剂是
   A. 小陷胸汤
   B. 苓桂术甘汤
   C. 二陈汤
   D. 枳实薤白桂枝汤
   E. 温胆汤

111. 下列方剂，用药中有乌梅的是
   A. 杏苏散
   B. 止嗽散
   C. 清燥救肺汤
   D. 百合固金汤
   E. 二陈汤

112. 贝母瓜蒌散的主治病证是
   A. 湿痰咳嗽
   B. 热痰咳嗽
   C. 燥痰咳嗽
   D. 寒痰咳嗽
   E. 风痰眩晕

113. 保和丸中清热散结的药物是
   A. 神曲
   B. 莱菔子
   C. 栀子
   D. 连翘
   E. 枳实

114. 由卫生健康委员会单独或与国务院有关部门联合制定发布的规范性文件是
   A. 卫生标准
   B. 卫生法规
   C. 卫生法律
   D. 卫生规章
   E. 地方性卫生法规

115. 关于行政处分的种类，不包括
   A. 警告
   B. 记过
   C. 撤职
   D. 责令停产停业
   E. 开除

116. 管理本行政区域医师执业注册的机构是
   A. 县级以上人民政府劳动人事部门
   B. 县级以上人民政府工商行政部门

C. 县级以上人民政府卫生健康主管部门
D. 各级医师协会
E. 各级政府

117. 具有高等学校医学专业本科以上学历，在医疗、预防、保健机构中试用期满多久的人员，可以申请参加执业医师资格考试
    A. 6个月
    B. 18个月
    C. 1年
    D. 2年
    E. 3年

118. 生产、销售假药的，可作以下行政处罚，除了
    A. 没收违法所得
    B. 承担损害赔偿责任
    C. 罚款
    D. 责令停产、停业
    E. 吊销药品批准证明文件

119. 有下列情形之一的，为劣药，除了
    A. 超过有效期的
    B. 药品成分的含量不符合国家药品标准
    C. 未注明或者更改产品批号的药品
    D. 变质的药品
    E. 被污染的药品

120. 下列属于医生的权利的是
    A. 努力钻研业务，更新知识
    B. 保护患者隐私
    C. 根据病情开具诊断证明
    D. 宣传卫生保健知识
    E. 对患者进行健康教育

121. 运送甲类传染病样本，须经哪个部门批准
    A. 国务院卫生行政部门
    B. 省级以上人民政府
    C. 省级以上人民政府卫生行政部门
    D. 县级人民政府
    E. 县级以上人民政府卫生行政部门指定的机构

A2 型题

答题说明

每道考题由两个以上相关因素组成或以一个简要病历形式出现，其下面有 A、B、C、D、E 五个备选答案，请从中选择一个最佳答案，并在答题卡上将相应题号的相应字母所属的方框涂黑。

122. 患者因受精神刺激而气逆喘息、面红目赤、呕血、昏厥猝倒。其病机是
    A. 怒则气上
    B. 悲则气消
    C. 喜则气缓
    D. 思则气结
    E. 恐则气下

123. 患者平素性急易怒，时有胁胀，近日胁胀加重，伴食欲不振，食后腹胀，便溏不爽，舌苔薄白，脉弦。其证候是
    A. 脾气虚证
    B. 脾阳虚证
    C. 脾肾阳虚证
    D. 肝脾不调证
    E. 肝胃不和证

124. 胸廓饱满，胸胁胀闷，咳嗽牵引疼痛，

气喘，头晕目眩，舌淡苔白滑，脉沉弦。应诊断为
A. 燥邪犯肺证
B. 寒痰阻肺证
C. 风寒犯肺证
D. 饮停胸胁证
E. 风水相搏证

125. 患者头晕头痛经久不愈，痛如锥刺，失眠健忘，面色晦暗，舌质紫暗，有瘀斑，脉细涩。其证候是
A. 肝阳化风证
B. 痰蒙心神证
C. 痰火扰神证
D. 肾精不足证
E. 瘀阻脑络证

126. 患者，女，25岁。新产后出现心悸失眠，神疲乏力，少气懒言，面色晦滞，少腹刺痛拒按，舌紫暗，有瘀斑，脉细涩。其证候为
A. 气虚血瘀证
B. 气血两虚证
C. 气滞血瘀证
D. 气随血脱证
E. 气不摄血证

127. 患者久咳，气短而喘促，神疲乏力，纳差痞满，下肢微肿，腹胀喜按，便秘但不燥硬，小便不利，舌淡嫩，脉弱。病属
A. 真实假虚
B. 实中夹虚
C. 真虚假实
D. 真寒假热
E. 寒热错杂

128. 患者，男，8岁。感冒数天，高热，心烦口渴，出汗，舌红苔黄，脉洪大。治宜选用
A. 芦根、淡竹叶
B. 知母、黄柏
C. 金银花、连翘
D. 丹皮、赤芍
E. 石膏、知母

129. 患者胸脘胁痛，吞酸口苦，咽干口燥，舌红少津，脉细弦。治宜选用
A. 逍遥散
B. 龙胆泻肝汤
C. 一贯煎
D. 四逆散
E. 复元活血汤

130. 患者诸虚不足，身常汗出，夜卧尤甚，久而不止，心悸惊惕，短气烦倦，舌淡红，脉细弱。治宜选用
A. 当归六黄汤
B. 牡蛎散
C. 玉屏散
D. 生脉散
E. 桂枝汤

131. 患者失眠心悸，虚烦不安，头目眩晕，咽干口燥，舌红，脉弦细。治宜选用
A. 栀子豉汤
B. 天王补心丹
C. 酸枣仁汤
D. 温胆汤
E. 朱砂安神丸

132. 患者身有微热，咳嗽痰多，甚则咳吐腥臭脓血，胸中隐隐作痛，舌红苔黄腻，脉滑数。治疗首选
A. 阳和汤
B. 泻白散
C. 苇茎汤
D. 大黄牡丹汤

E. 麻杏石甘汤

B型题

答题说明

两道试题共用A、B、C、D、E五个备选答案，备选答案在上，题干在下。每题请从中选择一个最佳答案，并在答题卡上将相应题号的相应字母所属的方框涂黑。每个备选答案可能被选择一次、两次或不被选择。

（133～134题共用备选答案）
A. 急则治标
B. 缓则治本
C. 逆治
D. 从治
E. 扶正

133. 寒病见寒象，应用的治则是
134. 寒病见热象，应用的治则是

（135～136题共用备选答案）
A. 营养作用
B. 温煦作用
C. 推动作用
D. 气化作用
E. 固摄作用

135. 机体维持相应的体温有赖于气的
136. 体内物质的新陈代谢和能量的转换有赖于气的

（137～138题共用备选答案）
A. 尿臊气味
B. 烂苹果样气味
C. 蒜臭气味
D. 腐臭气味
E. 尸臭气味

137. 提示消渴危重并发症的是
138. 提示脏腑衰败，病情重笃的是

（139～140题共用备选答案）
A. 脉律整齐，柔和有力
B. 从容，和缓，流利
C. 不浮不沉，不快不慢
D. 不大不小，不强不弱
E. 尺脉有力，沉取不绝

139. 脉有胃气的特点是
140. 脉之有根的特点是

（141～142题共用备选答案）
A. 既能散寒，又能升阳
B. 既能散寒，又能潜阳
C. 既能散寒，又能回阳
D. 既能散寒，又能助阳
E. 既能散寒，又能通阳

141. 附子、干姜都具有的功效是
142. 肉桂、丁香都具有的功效是

（143～144题共用备选答案）
A. 止汗
B. 止呕
C. 止咳
D. 止泻
E. 止血

143. 金樱子除了固精止带外，还能
144. 海螵蛸除了涩精止带外，还能

（145～146共用备选答案）
A. 吴茱萸汤
B. 泻白散
C. 止嗽散
D. 左金丸
E. 定喘汤

145. 功可清肝泻火、降逆止呕的是

146. 功可清泄肺热、止咳平喘的是

（147～148题共用备选答案）

A. 四君子汤
B. 补中益气汤
C. 参苓白术散
D. 六君子汤
E. 生脉散

147. 能体现"培土生金"的方剂是
148. 能体现"甘温除热"的方剂是

（149～150题共用备选答案）

A. 国务院
B. 人民政府
C. 卫生主管部门
D. 公安机关
E. 司法行政部门

149. 负责将医疗纠纷处理工作纳入社会治安管理系统的部门是
150. 负责指导医疗纠纷人民调解工作的部门是

试卷标识码：

中医执业医师资格考试
最后成功四套胜卷（二）

（医学综合考试部分）

第二单元

考生姓名：_____

准考证号：_____

考　　点：_____

考 场 号：_____

A1 型题

答题说明

每一道试题下面有 A、B、C、D、E 五个备选答案，请从中选择一个最佳答案，并在答题卡上将相应题号的相应字母所属的方框涂黑。

1. 慢性肺心病常见的酸碱平衡失调是
   A. 呼吸性酸中毒并发代谢性碱中毒
   B. 呼吸性酸中毒
   C. 代谢性酸中毒
   D. 代谢性碱中毒
   E. 呼吸性碱中毒

2. Ⅱ型呼吸衰竭进行氧疗，正确的方法是
   A. 高浓度、间歇
   B. 低浓度、间歇
   C. 高浓度、持续
   D. 低浓度、持续
   E. 加压、间歇

3. 房性早搏的心电图描述，错误的是
   A. 提早出现的 P' 波，形态与窦性 P 波不同
   B. P'R ≥ 0.12 秒
   C. QRS 波群形态多正常
   D. P 波可完全消失
   E. 代偿间歇常不完全

4. 下列各项，不属于心脏骤停临床表现的是
   A. 突然昏迷
   B. 大动脉搏动消失
   C. 心音消失
   D. 先呈点头状呼吸，后自主呼吸消失
   E. 瞳孔缩小

5. 下列不属于重症急性胰腺炎体征的是
   A. 压痛及反跳痛
   B. 腹肌紧张
   C. Ewart 征
   D. Grey-Turner 征
   E. Cullen 征

6. 慢性肾炎患者尿蛋白 ≥ 1g/d 时，控制高血压的目标值是
   A. < 150/95mmHg
   B. < 140/90mmHg
   C. < 135/85mmHg
   D. < 130/80mmHg
   E. < 125/75mmHg

7. 引起尿路感染的病原体最多见的是
   A. 葡萄球菌
   B. 变形杆菌
   C. 阪崎肠杆菌
   D. 大肠埃希菌
   E. 链球菌

8. 急性白血病中最易发生中枢神经系统白血病的是
   A. 急性粒细胞白血病
   B. 急性单核细胞白血病
   C. 急性巨核细胞白血病
   D. 急性淋巴细胞白血病
   E. 急性红白血病

9. 下列关于骨髓增生异常综合征的说法，错误的是
   A. 仅见于老年人
   B. 血象多为全血细胞减少
   C. 骨髓象增生活跃
   D. 有病态造血表现
   E. 可转化成白血病

10. 治疗痛风时，常用的抑制尿酸生成药物是
    A. 糖皮质激素
    B. 碳酸氢钠
    C. 秋水仙碱
    D. 苯溴马隆
    E. 别嘌醇

11. 全面性强直-阵挛发作合并典型失神发作的首选药物是
    A. 丙戊酸钠
    B. 苯妥英钠
    C. 卡马西平
    D. 乙琥胺
    E. 氯硝西泮

12. 脑出血患者需要开始降压治疗的血压值是
    A. ≥140/90mmHg
    B. ≥150/90mmHg
    C. ≥160/100mmHg
    D. ≥180/100mmHg
    E. ≥200/110mmHg

13. 上消化道出血时，一旦出现呕血，提示胃内贮积的血量在
    A. 5～20mL
    B. 50～70mL
    C. 250～300mL
    D. 500～800mL
    E. 800～1000mL

14. 急性酒精中毒共济失调期的表现为
    A. 体温下降，脉搏细弱
    B. 粗鲁无礼，感情用事
    C. 步态不稳，动作笨拙
    D. 皮肤湿冷，口唇发绀
    E. 头晕乏力，言语增多

15. 慢性呼吸衰竭的首要死因是
    A. 感染性休克
    B. 肺性脑病
    C. 严重心律失常
    D. DIC
    E. 急性肾衰竭

16. 关于慢性心衰NYHA心功能分级，下列说法错误的是
    A. Ⅰ级患者患有心脏病，日常活动量不受限制，一般活动不引起疲乏、心悸、呼吸困难或心绞痛
    B. Ⅱ级心脏病患者的体力活动受到轻度限制，休息时有自觉症状
    C. Ⅱ级心脏病患者平时一般活动下可出现疲乏、心悸、呼吸困难或心绞痛
    D. Ⅲ级心脏病患者体力活动明显受限，小于平时一般活动即引起上述症状
    E. Ⅳ级心脏病患者不能从事任何体力活动，休息状态下也有心衰的症状，体力活动后加重

17. 三种降压药合理的联合治疗方案，除有禁忌证外必须包含
    A. 利尿剂
    B. β受体阻滞剂
    C. 钙通道阻滞剂
    D. 血管紧张素转换酶抑制剂
    E. 血管紧张素Ⅱ受体拮抗剂

18. 溃疡性结肠炎活动期的重要表现是
    A. 里急后重
    B. 排便次数增加
    C. 发热
    D. 全腹痛
    E. 黏液血便

19. 慢性肾衰竭患者发生贫血的主要机制是
    A. 血尿红细胞丢失过多

B. 促红细胞生成素（EPO）分泌减少

C. 铁利用障碍

D. 水钠潴留，血液稀释

E. 叶酸与维生素 B_{12} 缺乏

20. 诊断原发性甲减的实验室检查结果为

A. 血清 TSH 增高，TT_4、FT_4 均降低

B. 仅血清 FT_4 降低

C. 仅血清 FT_3 降低

D. 血清 TSH 降低，TT_4、FT_4 均升高

E. 血清 TSH 降低，TT_3、FT_3 均升高

21. 目前治疗系统性红斑狼疮的基础药物是

A. 糖皮质激素

B. 细胞毒药物

C. 环孢素

D. 雷公藤多苷

E. 免疫球蛋白

22. 室性心动过速的心电图描述，错误的是

A. 3 个或 3 个以上的室早连发

B. P 波、QRS 波群间无固定关系

C. QRS 波群形态多正常

D. 心室率在 100～250 次 / 分

E. 偶有心室夺获或室性融合波

23. 易压迫颈部交感神经引起 Horner 综合征的肺癌是

A. 中央型肺癌

B. 周围型肺癌

C. 肺上沟瘤

D. 细支气管 - 肺泡癌

E. 小细胞肺癌

24. 系统性红斑狼疮最常见、最严重的临床表现是

A. 蝶形红斑

B. 狼疮肺炎

C. 神经精神狼疮

D. 狼疮肾炎

E. 抗磷脂抗体综合征

25. 属感染性发热的病因是

A. 中暑

B. 血清病

C. 白血病

D. 类风湿关节炎

E. 流行性出血热

26. 引起弛张热的常见疾病是

A. 肺炎链球菌肺炎

B. 重症肺结核

C. 霍奇金病

D. 伤寒

E. 疟疾

27. 胆道蛔虫病患者腹痛的特点是

A. 刀割样疼痛

B. 钻顶样疼痛

C. 进行性锐痛

D. 绞痛

E. 胀痛

28. 颅内高压性呕吐的特点是

A. 晨起呕吐

B. 餐后呕吐

C. 夜间呕吐

D. 喷射状呕吐

E. 呕吐伴明显恶心

29. 下列哪项不属于意识障碍

A. 嗜睡

B. 抽搐

C. 意识模糊

D. 谵妄

E. 昏迷

30. 引起抽搐的内源性中毒因素是
   A. 急性酒精中毒
   B. 肝性脑病
   C. 马钱子中毒
   D. 一氧化碳中毒
   E. 有机磷中毒

31. 金属样音调咳嗽可见于
   A. 支气管肺癌
   B. 急性支气管炎
   C. 急性喉炎
   D. 肺结核
   E. 肺梗死

32. 黄疸伴寒战高热、右上腹绞痛，考虑
   A. 急性肝炎
   B. 急性梗阻性化脓性胆管炎
   C. 急性溶血
   D. 肝硬化
   E. 钩端螺旋体病

33. 上消化道出血的常见病因是
   A. 直肠癌
   B. 慢性胃炎
   C. 消化道溃疡
   D. 肝硬化
   E. 食管炎

34. 下列不属于个人史而属于既往史的是
   A. 出生地
   B. 职业
   C. 工作环境
   D. 药物过敏史
   E. 烟酒嗜好

35. 下列疾病，常使气管移向患侧的是
   A. 胸膜粘连
   B. 大量胸腔积液
   C. 胸腔积气

   D. 肺气肿
   E. 纵隔肿瘤

36. 胸骨明显压痛或叩击痛，常见的疾病是
   A. 上呼吸道感染
   B. 肺炎
   C. 慢性支气管炎
   D. 肺结核
   E. 白血病

37. 心包摩擦音通常在什么部位听诊最清楚
   A. 心尖部
   B. 心底部
   C. 胸骨左缘第 3、4 肋间
   D. 胸骨右缘第 3、4 肋间
   E. 左侧腋前线 3、4 肋间

38. 窦性 P 波在 aVR 导联的形态是
   A. 倒置
   B. 低平
   C. 高耸
   D. 直立
   E. 双向

39. 正常左下胸的胃泡区及腹部的叩诊音为
   A. 清音
   B. 过清音
   C. 鼓音
   D. 浊音
   E. 实音

40. 急性腹膜炎患者的体位常为
   A. 被动体位
   B. 端坐位
   C. 强迫仰卧位
   D. 强迫侧卧位
   E. 辗转体位

41. 下列恶性肿瘤，常能转移到右锁骨上淋巴结的是
    A. 甲状腺癌
    B. 肺癌
    C. 乳腺癌
    D. 胃癌
    E. 鼻咽癌

42. 草莓舌常见于
    A. 伤寒
    B. 恶性贫血
    C. 猩红热
    D. 心肺功能不全
    E. 严重脱水

43. 心尖搏动向左下移位，呈抬举样搏动，见于
    A. 左心室肥大
    B. 右心室肥大
    C. 全心扩大
    D. 心包积液
    E. 肺气肿

44. 直肠指诊触痛并有波动感，见于
    A. 直肠周围脓肿
    B. 直肠癌
    C. 肛裂
    D. 直肠息肉
    E. 克罗恩病

45. 移动性浊音阳性，提示腹水量
    A. 500mL 以上
    B. 800mL 以上
    C. 1000mL 以上
    D. 1200mL 以上
    E. 1500mL 以上

46. 病灶同侧面部感觉缺失和对侧躯干及肢体感觉缺失的类型是
    A. 末梢型
    B. 神经根型
    C. 脊椎型
    D. 内囊型
    E. 脑干型

47. 发生手足搐搦的原因是
    A. 低血糖反应
    B. 低血钙反应
    C. 癔症发作
    D. 癫痫发作
    E. 肝性脑病

48. 两颧紫红，口唇发绀，多见于
    A. 苦笑面容
    B. 伤寒面容
    C. 甲亢面容
    D. 二尖瓣面容
    E. 慢性病面容

49. 病理性蛋白尿，可见于
    A. 剧烈活动后
    B. 严重受寒
    C. 直立性蛋白尿
    D. 精神紧张
    E. 肾病综合征

50. 粪便中查到巨噬细胞，多见于
    A. 阿米巴痢疾
    B. 细菌性痢疾
    C. 急性胃肠炎
    D. 血吸虫病
    E. 霍乱

51. 血沉增快可见于
    A. 心绞痛
    B. 活动性肺结核
    C. 良性肿瘤
    D. 红细胞增多症

E. 原发性高血压

52. 引起血清尿素氮增高的肾后性因素是
   A. 心功能不全
   B. 慢性肾炎
   C. 大面积烧伤
   D. 上消化道出血
   E. 前列腺增生

53. 结核性脑膜炎脑脊液多为
   A. 血性
   B. 脓性
   C. 清亮
   D. 毛玻璃样浑浊
   E. 深黄色

54. 抗链球菌溶血素"O"（ASO）的参考值是
   A. ＜200U
   B. ＜400U
   C. ＜500U
   D. ＜600U
   E. ＜800U

55. 肝硬化患者，下列对判断肝功能最有意义的是
   A. 血清转氨酶
   B. 碱性磷酸酶
   C. 单胺氧化酶
   D. 血清 A/G 比值
   E. 血清总胆红素

56. 左心房肥大的心电图改变为
   A. P 波电压 ≥ 0.25mV
   B. P 波时间 ＞ 0.11 秒，双峰切迹 ≥ 0.04 秒
   C. P 波电压 ＜ 0.25mV
   D. P 波低平
   E. Ⅱ、Ⅲ 导联 P 波倒置

57. 下列各项，不属于室性早搏心电图特点的是
   A. 其 T 波方向与 QRS 波群主波方向相反
   B. 代偿间歇不完全
   C. 提前出现宽大畸形的 QRS 波群
   D. 宽大 QRS 波群前无 P 波
   E. QRS 波群时限常 ≥ 0.12 秒

58. 原发性支气管肺癌周围型的 X 线表现是
   A. 渗出性病变
   B. 纤维索条影
   C. 密度增高，见到分叶征、毛刺征
   D. 增殖性病变
   E. 实变区密度较低，呈毛玻璃样

59. 胃肠穿孔应采取的检查是
   A. 卧位腹平片
   B. 立位腹透或立位腹平片
   C. 卧位腹透
   D. 盆腔 CT
   E. 腹侧位片

60. 急性心包积液的心影形态是
   A. 梨形
   B. 靴形
   C. 烧瓶形
   D. 三角形
   E. 主动脉形

61. 病原体侵入人体后能否引起疾病，主要取决于
   A. 机体的保护性免疫
   B. 机体的天然屏障作用
   C. 病原体的毒力与数量
   D. 病原体的侵入途径与特异性定位
   E. 病原体的致病力与机体的免疫功能

62. 下列感染中，没有传染性的是

A. 隐性感染

B. 显性感染潜伏期

C. 显性感染症状明显期

D. 病原携带状态

E. 潜伏性感染

63. 下列关于免疫反应的说法，不正确的是

A. 吞噬作用属于非特异性免疫

B. 体液免疫属于特异性免疫

C. 非特异性免疫具有二次免疫应答

D. 变态反应包括速发型、细胞溶解型、免疫复合物型和迟发型

E. 变态反应是指病原体侵入人体后导致机体出现的异常免疫应答

64. 戊型肝炎的潜伏期是

A. 30 天左右

B. 60～90 天

C. 2～9 周

D. 1～2 周

E. 1～3 天

65. 有关肝炎病毒血清学标志物的描述，下列哪项不正确

A. 慢性 HBV 感染抗 –HBc IgM 可呈阳性

B. 抗 –HAV IgM 阳性可诊断为急性 HAV 感染

C. HBsAg 阳性表明患者现症感染

D. 抗 –HBc 是 HBV 存在和复制最可靠的直接证据

E. 抗 –HBs 是保护性抗体

66. 关于流行性感冒的临床表现，下列表述错误的是

A. 全身症状重

B. 上呼吸道卡他症状较轻或不明显

C. 肺炎型流感较少见

D. 年老患者或免疫力低下的患者预后较差

E. 单纯型流感不会出现消化道症状

67. 关于流行性感冒的流行病学特征，下列哪项是错误的

A. 流感患者及隐性感染者为主要传染源

B. 发病 3 日内传染性最强

C. 经呼吸道 – 空气飞沫传播

D. 各型及亚型之间无交叉免疫

E. 秋、冬季多发

68. 有关流行性感冒治疗的表述中错误的是

A. 早期应用抗流感病毒药物治疗

B. 加强支持治疗和防治并发症

C. 合理应用对症治疗药物

D. 抗菌药物仅在有继发细菌感染时才考虑应用

E. 儿童及早应用阿司匹林制剂

69. 关于人感染高致病性禽流感的临床表现，下列叙述不正确的是

A. 早期表现类似流感

B. 可伴有眼结膜炎

C. 可有恶心、腹痛、腹泻等消化道症状

D. 可伴有鼻塞、流涕、咳嗽

E. 无肺炎表现

70. 下述哪项不是艾滋病的主要传播途径

A. 性接触

B. 共用注射针具

C. 母婴传播

D. 输血及血制品

E. 消化道传播

71. 艾滋病可出现持续性全身淋巴结肿大的时期是

A. 无症状感染期

B. 急性 HIV 感染期

C. 恢复期

D. 任何病期

E. 艾滋病期

72. 乙脑极期的临床表现特点应除外
    A. 高热惊厥
    B. 意识障碍如嗜睡、昏睡、昏迷
    C. 颅内高压表现及呼吸衰竭
    D. 瘫痪多不对称，肢体松弛，肌张力减退，腱反射消失
    E. 脑膜刺激征及病理征阳性

73. 伤寒的主要病理学特点是
    A. 小血管内皮细胞肿胀
    B. 急性弥漫性脑脊髓膜炎
    C. 全身小血管、毛细血管通透性增加
    D. 全身单核-吞噬细胞系统炎性增生反应
    E. 肝细胞广泛坏死

74. 伤寒患者肥达反应阳性常开始于病程的
    A. 第 1 周末
    B. 第 2 周末
    C. 第 3 周末
    D. 第 4 周末
    E. 第 5 周末

75. 关于伤寒的表述，下列哪项不正确
    A. 起病急，开始以高热为主要表现
    B. 发病后 2~4 周传染性强
    C. 伤寒极期易出现肠出血和肠穿孔
    D. 肥达反应在病程第 4~5 周阳性率最高
    E. 缓解期体温未降至正常又升高称为再燃

76. 痢疾杆菌的主要致病物质是
    A. 内毒素
    B. 外毒素
    C. 分泌性 IgA
    D. 肠毒素

E. 细胞因子

77. 霍乱的典型临床表现是
    A. 先泻后吐
    B. 先吐后泻
    C. 只泻不吐
    D. 腹泻伴腹痛
    E. 吐泻同时发生

78. 霍乱最主要的病理生理改变是
    A. 弥漫性纤维蛋白渗出性炎症
    B. 微循环障碍
    C. 急性心功能不全
    D. 大脑皮层功能障碍
    E. 大量水分及电解质丧失

79. 确诊肺结核最特异的方法是
    A. 胸部 X 线发现原发病灶
    B. 结核菌素试验
    C. 特异性结核抗原检查
    D. 痰结核分枝杆菌检查
    E. 特异性结核抗体检查

80. 关于布鲁菌病的临床表现，下列表述有误的是
    A. 发热，多伴有出汗
    B. 发热多为不规则热
    C. 少数病例有乏力症状
    D. 肌肉和关节痛较剧烈
    E. 男性睾丸肿痛具特征性，多为单侧

81. 下列关于灭菌法的描述，正确的是
    A. 能杀灭除细菌芽孢以外的各种微生物
    B. 只能消灭细菌繁殖体、部分真菌和亲脂性病毒
    C. 能杀灭一切细菌繁殖体、病毒、真菌及其孢子，并对细菌芽孢有显著杀灭作用
    D. 可以杀灭包括细菌芽孢的一切微生物

E. 用物理、化学、生物学的方法清除或杀灭体外环境中的病原微生物，使其无害化

82. 有关隔离的描述，错误的是
   A. 是控制传染病流行的重要措施
   B. 便于管理传染源
   C. 可防止病原体向外扩散给他人
   D. 根据传染病的平均传染期来确定隔离期限
   E. 某些传染病患者解除隔离后尚应进行追踪观察

83. 下列哪项不属于医院感染
   A. 无明显潜伏期的感染，在入院48小时后发生的感染
   B. 本次感染直接与上次住院有关
   C. 有明确潜伏期的感染，自入院时算起没有超过其平均潜伏期的感染
   D. 新生儿经产道时获得的感染
   E. 肿瘤患者住院化疗期间出现带状疱疹

84. 严重影响患者医疗安全、有措施可以控制的常见医院感染，不包括
   A. 中心导管相关血流感染
   B. 感染性胃肠炎
   C. 呼吸机相关肺炎
   D. 手术部位感染
   E. 导尿管相关尿路感染

85. 传染病流行的基本条件是
   A. 传染源、传播途径、易感人群
   B. 疫源地、病原携带者、易感人群
   C. 疫源地、隐性感染者、易感人群
   D. 疫源地、传播途径、免疫低下者
   E. 传染源、病原携带者、免疫低下者

86. 目前诊断肝炎最有价值的酶活力测定为
   A. AST
   B. ALT
   C. AFP
   D. ALP
   E. γ-GT

87. 人感染高致病性禽流感的确诊病例是指
   A. 1周内有流行病学接触史者，出现流感样症状
   B. 临床诊断病例呼吸道分泌物标本中分离出特定病毒
   C. 有流行病学史和临床表现，患者呼吸道分泌物标本采用甲型流感病毒和H5型单克隆抗体抗原检测阳性者
   D. 被诊断为疑似病例，且与其有共同暴露史的人被诊断为确诊病例者
   E. 2周内有流行病学接触史者，出现流感样症状

88. 艾滋病无症状感染期的诊断依据是
   A. 体重6个月内下降10%以上
   B. HIV抗体阳性
   C. 有流行病学史
   D. 贫血
   E. X线检查示肺部感染

89. 流行性出血热判断无尿的标准为24小时尿量少于
   A. 400mL
   B. 300mL
   C. 200mL
   D. 100mL
   E. 50mL

90. 有明显出血倾向的肝炎是
   A. 急性黄疸型肝炎
   B. 急性无黄疸型肝炎
   C. 淤胆型肝炎
   D. 重型肝炎
   E. 慢性肝炎

91. 细菌性痢疾的病变部位主要是
    A. 升结肠
    B. 空肠
    C. 回肠
    D. 十二指肠
    E. 乙状结肠和直肠

92. 下列不属于布鲁菌病传播途径的是
    A. 呼吸道传播
    B. 消化道传播
    C. 皮肤及黏膜接触传播
    D. 垂直传播
    E. 蜱虫叮咬传播

93. 流脑最常见的临床类型是
    A. 普通型
    B. 轻型
    C. 暴发型脑膜脑炎型
    D. 暴发型混合型
    E. 暴发型休克型

94. 医学道德的作用不包括
    A. 对人民健康的保障作用
    B. 对经济效益的保障作用
    C. 对医疗质量的保障作用
    D. 对医疗卫生事业的促进作用
    E. 对社会文明的推动作用

95. 不符合美德论医德品质的是
    A. 尊重患者的权利，同情患者的痛苦
    B. 严肃认真的工作作风，精勤不倦的科学精神
    C. 忠诚医学科学，潜心医学事业
    D. 患者的自主选择意向违背社会利益时，不可干涉
    E. 为维护患者和社会利益，敢于牺牲自身利益

96. 体现医学道德审慎作用的是
    A. 体现了医务人员对病人、集体和社会所负的道德责任
    B. 体现了医务人员的同情感、责任感和事业感
    C. 促使医务人员关怀、体贴病人，并于病痛危难之时全力救护
    D. 促使医务人员坚守医学道德原则和规范要求，抵制不正之风
    E. 促使医务人员不断提高业务水平，在技术上做到精益求精

97. 医学道德原则包括
    A. 尊重、无伤、公正原则
    B. 行善、无伤、公正原则
    C. 严谨、行善、公平原则
    D. 严谨、功利、行善原则
    E. 公平、功利、行善原则

98. 人体器官移植的伦理原则不包括
    A. 知情同意原则
    B. 尊重原则
    C. 效用原则
    D. 禁止商业化原则
    E. 公平原则

99. 符合人道论的是
    A. 仁爱、严谨、公正
    B. 公正对待服务对象
    C. 尊重病人的生命、人格和权利
    D. 善待生命，体贴患者
    E. 救死扶伤，忠于医业

100. 医疗行为是否有利于人类生存环境的保护和改善，是
    A. 疗效标准
    B. 社会标准
    C. 经济标准
    D. 科学标准
    E. 行为标准

101. 《突发公共卫生事件应急条例》制定的时间是
    A. 1954 年
    B. 1994 年
    C. 2000 年
    D. 2003 年
    E. 2010 年

102. 《素问·四气调神大论》认为违背四时阴阳即是"逆其根"，其损害是
    A. 肺气焦满
    B. 心气内洞
    C. 阴阳亏虚
    D. 伐其本，坏其真
    E. 未央绝灭

103. 关于《素问·举痛论》，下列叙述错误的是
    A. 怒则气上
    B. 喜则气缓
    C. 悲则气结
    D. 恐则气下
    E. 惊则气乱

104. 据《素问·汤液醪醴论》所述，不属于水肿的常用原则或治法的是
    A. 平治于权衡
    B. 缪刺其处，以复其形
    C. 去宛陈莝
    D. 救俯仰
    E. 开鬼门，洁净府

105. 《素问·痹论》所述"脾痹"的症状是
    A. 烦满而呕
    B. 食饮不下，腹善满
    C. 四肢解堕，发咳呕汁，上为大塞
    D. 中气喘争，时发飧泄
    E. 腹满下利

106. 据《灵枢·决气》原文，"精脱者"可能出现的表现是
    A. 目不明
    B. 头晕目眩
    C. 汗大泄
    D. 耳聋
    E. 腰膝酸软

107. 猪苓汤与五苓散的鉴别要点是
    A. 脉浮与否
    B. 小便利与不利
    C. 发热与否
    D. 口渴与否
    E. 舌质红否

108. 厥阴病的提纲证不包括
    A. 气上撞心
    B. 饥而不欲食
    C. 厥逆
    D. 消渴
    E. 心中疼热

109. 桂枝龙骨牡蛎汤证的病机是
    A. 阴阳两虚
    B. 肝肾阴虚
    C. 心肾阳虚
    D. 心脾气虚
    E. 阴虚阳亢

110. 《温热论》"在阳旺之躯，胃湿恒多"，其病为
    A. 热重于湿
    B. 湿重于热
    C. 湿热并重
    D. 湿阻脾胃
    E. 以上都不是

111. 薛雪认为湿热表证有阴湿、阳湿之分，其关键是

A. 恶寒与否
B. 身重与否
C. 头痛与否
D. 发热与否
E. 见汗与否

112. 原文"太阴温病,寸脉大,舌绛而干,法当渴,今反不渴者",选方最宜
A. 银翘散合清营汤
B. 犀角地黄汤合银翘散
C. 清营汤去黄连
D. 清营汤合犀角地黄汤
E. 清营汤加瓜蒌根

A2 型题

答题说明

每道考题由两个以上相关因素组成或以一个简要病历形式出现,其下面有 A、B、C、D、E 五个备选答案,请从中选择一个最佳答案,并在答题卡上将相应题号的相应字母所属的方框涂黑。

113. 患者,女,30岁。因反复出现皮肤瘀点、牙龈出血、经量多而就诊,诊断为特发性血小板减少性紫癜急性型。其治疗首选的药物是
A. 甲泼尼龙
B. 环磷酰胺
C. 硫唑嘌呤
D. 达那唑
E. 司坦唑

114. 患者,女,32岁。因缺铁性贫血给予口服铁剂治疗,用药2个月后检查血常规恢复正常。下一步的措施是
A. 立即停服铁剂
B. 逐渐减量停药
C. 继续用药治疗 1~2 个月
D. 继续用药治疗 2~4 个月
E. 继续用药治疗 3~6 个月

115. 患者,男,60岁。有冠心病史。检查 TC 5.3mmol/L,TG 正常,肝功能正常。目前最佳的治疗方案是
A. 生活方式干预
B. 生活方式干预 + 考来烯胺
C. 生活方式干预 + 他汀类
D. 生活方式干预 + 贝特类

E. 他汀类 + 贝特类

116. 患者反复感染、高热、出血2个月。实验室检查:白细胞计数 $20×10^9/L$,血红蛋白 40g/L,血小板 $50×10^9/L$。骨髓象:骨髓增生极度活跃,原始细胞等于全部骨髓有核细胞的30%。查体:肝、脾、淋巴结肿大。可考虑为
A. 急性淋巴细胞白血病
B. 慢性再生障碍性贫血
C. 特发性血小板减少性紫癜
D. 恶性组织细胞病
E. 慢性粒细胞白血病

117. 患者,女,25岁。心悸,甲状腺肿大,有压迫感,并伴有轻度呼吸不畅,首次妊娠2月余,诊为原发性甲亢。最有效的治疗方法是
A. ^{131}I 治疗
B. 抗甲状腺药物治疗
C. 终止妊娠
D. 甲状腺大部切除术
E. 普萘洛尔(心得安)治疗

118. 患者,男,45岁,身高175cm,体重

75kg。因2个月内体重不明原因下降5kg而就诊。查空腹血糖7.9mmol/L。下列正确的是
A. 可诊断糖尿病
B. 应进行口服葡萄糖耐量试验
C. 可诊断继发性糖尿病
D. 可诊断糖耐量减低
E. 可诊断空腹血糖受损

119. 患者，男，20岁。一次体检中发现HBsAg阳性，当时无症状及体征，肝功能未见异常。次年5月，因突然乏力、恶心、厌食、皮肤黄染、尿黄而入院。实验室检查：ALT 500U/L，血清总胆红素85μmol/L，抗-HAV IgM（+）。该患者可诊断为
A. 乙型肝炎，慢性迁延型，既往感染过甲型肝炎
B. 乙型肝炎，慢性活动型，既往感染过甲型肝炎
C. 急性甲型黄疸型肝炎，乙型肝炎病毒携带者
D. 急性乙型肝炎，合并甲型肝炎
E. 急性黄疸型肝炎，甲、乙型肝炎病毒混合感染

120. 患者，男，40岁。因反复机会性感染入院，检查发现患者伴发卡波西肉瘤。诊断应首先考虑
A. 先天性胸腺发育不全
B. 腺苷脱氨酶缺乏症
C. X-连锁低丙球蛋白血症
D. 艾滋病
E. 选择性IgA缺乏症

121. 成人患者，1份痰标本直接涂片抗酸杆菌镜检阳性，肺部影像学检查符合活动性肺结核影像学表现。其共同生活的父亲确诊活动性肺结核1周。该病例属于
A. 潜伏性结核感染
B. 肺结核确诊病例
C. 肺结核临床诊断病例
D. 肺结核疑似病例
E. 肺外结核病例

122. 患者，男，5岁。身热不恶寒，利下黄色稀水，势急臭秽，灼肛，心烦，口渴，喘而汗出，尿赤，苔黄，脉滑数。应首选
A. 黄连汤
B. 葛根芩连汤
C. 葛根汤
D. 白头翁汤
E. 桂枝汤

123. 患者，男，50岁。身黄，黄色鲜明如橘子色，伴见汗出不彻，发热，口渴，心烦，大便秘结，小便黄赤不利，舌红苔黄。选方最宜
A. 小柴胡汤
B. 茵陈蒿汤
C. 栀子柏皮汤
D. 吴茱萸汤
E. 麻黄连翘赤小豆汤

124. 患者腹满，伴腹泻便溏，手足不温，口不渴，脉沉缓而弱，苔薄白。选方最宜
A. 小建中汤
B. 厚朴生姜半夏甘草人参汤
C. 理中汤
D. 温脾汤
E. 吴茱萸汤

125. 患者症见骨节疼痛，关节肿大变形，身体消瘦，脚肿如脱，麻木不仁，头晕目眩，胸闷短气。选方最宜
A. 麻黄加术汤
B. 麻杏苡甘汤

C. 桂枝附子汤

D. 乌头汤

E. 桂枝芍药知母汤

126. 患者口渴多饮，小便反多，饮水一斗，小便一斗。选方最宜

A. 瓜蒌瞿麦丸

B. 白虎汤

C. 肾气丸

D. 五苓散

E. 猪苓汤

127. 患者症见面目俱赤，语声重浊，呼吸俱粗，大便闭，小便涩，舌苔老黄，但恶热，不恶寒，日晡更剧，脉浮洪燥者。选方最宜

A. 大承气汤

B. 白虎汤

C. 小承气汤

D. 麻子仁丸

E. 白虎加人参汤

128. 患者温病后期，症见身热面赤，口干舌燥，齿黑唇裂，脉沉实，脉虚大，手足心热甚于手足背。选方最宜

A. 猪苓汤

B. 加减复脉汤

C. 麦门冬汤

D. 生脉散

E. 白虎加人参汤

A3 型题

答题说明

以下提供若干个案例，每个案例下设若干道试题。请根据案例所提供的信息，在每一道试题下面的 A、B、C、D、E 五个备选答案中选择一个最佳答案，并在答题卡上将相应题号的相应字母所属的方框涂黑。

（129～131 题共用题干）

患者，男，70 岁。心前区剧烈疼痛，自服硝酸甘油不能缓解，急诊心电图示：V_1～V_6 导联 ST 段弓背向上抬高，病理性 Q 波。查体：BP 95/70mmHg，HR 110 次/分，双肺底细小水泡音。

129. 应首先考虑的诊断是

A. 急性前间壁心梗

B. 急性前侧壁心梗

C. 急性局限前壁心梗

D. 急性广泛前壁心梗

E. 急性下壁心梗

130. 急性期治疗一般不包括

A. 解除疼痛

B. 再灌注治疗

C. 消除心律失常

D. 控制休克

E. 应用洋地黄制剂

131. 患者行溶栓治疗后，其峰值提前出现提示冠脉再通的是

A. 肌红蛋白

B. 肌钙蛋白 I

C. 肌钙蛋白 T

D. 肌酸激酶同工酶

E. CRP

（132～134 题共用题干）

患者，男，30 岁。十二指肠溃疡病史 5 年，今日突然呕血，伴休克。

132. 患者出现休克，提示其出血量约为

A. 循环血量的5%
B. 循环血量的10%
C. 循环血量的15%
D. 循环血量的20%
E. 循环血量的30%

133. 应首先采取的抢救措施是
   A. 补充血容量
   B. 口服去甲肾上腺素
   C. 静脉滴注酚磺乙胺
   D. 静滴西咪替丁
   E. 冰水洗胃

134. 治疗后判断患者继续出血的指征不包括
   A. 反复呕血
   B. 黑粪次数增加伴肠鸣音亢进
   C. 血红蛋白测定与红细胞计数继续下降
   D. 网织红细胞计数持续下降
   E. 血压继续下降

B 型题

答题说明

两道试题共用 A、B、C、D、E 五个备选答案,备选答案在上,题干在下。每题请从中选择一个最佳答案,并在答题卡上将相应题号的相应字母所属的方框涂黑。每个备选答案可能被选择一次、两次或不被选择。

(135～136题共用备选答案)
   A. 大量出汗,肌肉触痛,胃肠痉挛
   B. 大汗,流涎,肌肉颤动
   C. 高热,无汗,意识障碍
   D. 发绀,呼吸困难,大汗,皮肤湿冷
   E. 面色潮红,脉搏快,大汗,体温升高

135. 中暑热射病的表现是
136. 中暑热痉挛的表现是

(137～138题共用备选答案)
   A. 胃大弯溃疡
   B. 胃小弯溃疡
   C. 幽门管溃疡
   D. 十二指肠球后溃疡
   E. 食管溃疡

137. 最易发生夜间疼痛并向背部放射的消化性溃疡是
138. 最易并发器质性幽门狭窄的消化性溃疡是

(139～140题共用备选答案)
   A. 癔症
   B. 破伤风
   C. 脑血管疾病
   D. 中毒性痢疾
   E. 细菌性脑膜炎

139. 抽搐伴肢体瘫痪,见于
140. 抽搐伴苦笑面容,见于

(141～142题共用备选答案)
   A. 前间壁
   B. 前壁
   C. 侧壁
   D. 下壁
   E. 正后壁

141. 心肌梗死特征性心电图出现在 V_1、V_2、V_3 导联,可以确定梗死的部位是
142. 心肌梗死特征性心电图出现在 Ⅱ、Ⅲ、aVF 导联,可以确定梗死的部位是

(143～144题共用备选答案)
   A. 青霉素
   B. 甘露醇
   C. 葡萄糖

D. 肝素
E. 多巴胺

143. 暴发型流脑患者，若皮肤瘀斑增加，伴血小板纤维蛋白原减少，应使用的药物是

144. 暴发型流脑患者，若出现脑水肿，应使用的药物是

（145～146题共用备选答案）
A. 不典型 O_1 群
B. 古典生物型
C. O_{220} 型
D. 埃尔托生物型
E. O_{139} 型

145. 引起轻症或无症状的霍乱致病菌菌群是
146. 引起发热、腹痛的霍乱致病菌菌群是

（147～148题共用备选答案）

A. 重点沟通
B. 深入沟通
C. 全面沟通
D. 细致沟通
E. 快速沟通

147. 对门诊初诊患者，医生沟通的方式是
148. 对复诊患者，医生沟通的方式是

（149～150题共用备选答案）
A. 郁冒
B. 痉病
C. 大便难
D. 恶露不下
E. 小便难

149. 新产妇人本就耗血伤津，气血不足，复感风邪，化燥伤阴，筋脉失于濡养而发生

150. 产后血虚多汗，腠理开泄，自体阳气虚故感寒，寒邪闭表，阳郁上冲，胃失和降而发生

试卷标识码：

中医执业医师资格考试
最后成功四套胜卷（二）

（医学综合考试部分）

第三单元

考生姓名：_____

准考证号：_____

考　　点：_____

考 场 号：_____

A1 型题

答题说明

每一道试题下面有 A、B、C、D、E 五个备选答案，请从中选择一个最佳答案，并在答题卡上将相应题号的相应字母所属的方框涂黑。

1. 咳嗽的辨证，应首先辨
   A. 外感内伤
   B. 虚实
   C. 寒热
   D. 阴阳
   E. 上下

2. 治疗咳嗽，应以治肺为主，还应注意治
   A. 肝、脾、肾
   B. 心、肝、肾
   C. 心、脾、肾
   D. 心、肝、脾
   E. 肝、胃、肾

3. 不寐的辨证，首要辨
   A. 寒热
   B. 阴阳
   C. 病程
   D. 虚实
   E. 年龄

4. 下列除哪项外，均是中风闭证的特点
   A. 突然昏仆
   B. 牙关紧闭
   C. 口噤不开
   D. 肢体强痉
   E. 尿便自遗

5. 下列各项，不属于癫狂病理因素的是
   A. 气
   B. 痰
   C. 火
   D. 瘀

   E. 风

6. 痫病发作的基本病机是
   A. 肝火偏旺，火动生风
   B. 肝气郁结，肝阳上亢
   C. 痰热互阻，腑气不通
   D. 痰气上扰，气血凝滞
   E. 风痰内动，蒙蔽清窍

7. 下列哪项不是胃阴亏耗之胃痛的主症
   A. 胃脘隐痛
   B. 泛酸口苦
   C. 口燥咽干
   D. 大便干燥
   E. 舌红少津，脉细数

8. 下列哪项不属于痢疾的诊断要点
   A. 腹痛
   B. 里急后重
   C. 大便次数增多
   D. 泻下赤白脓血便
   E. 肛门灼热

9. 诊断黄疸最主要的依据是
   A. 目黄
   B. 身黄
   C. 尿黄
   D. 苔黄
   E. 齿垢黄

10. 聚证的病机主要是
    A. 气机阻滞
    B. 瘀血内结

C. 脾、肺、肾功能失调，水潴体内
D. 心、肝、脾功能失常，水结腹内
E. 肝、脾、肾受损，血郁脾内

11. 淋证的主要病位是
    A. 心
    B. 宗筋
    C. 脾
    D. 肾与膀胱
    E. 肺

12. 在十二经脉的循行走向中，足三阴经是
    A. 从胸走手
    B. 从头走足
    C. 从手走头
    D. 从足走头
    E. 从足走腹胸

13. 十五络脉指十二经脉之别络，加上
    A. 带脉之络、冲脉之络、脾之大络
    B. 带脉之络、冲脉之络、胃之大络
    C. 任脉之络、督脉之络、脾之大络
    D. 任脉之络、督脉之络、胃之大络
    E. 任脉之络、督脉之络、冲脉之络

14. 有关阿是穴，叙述不正确的是
    A. 又称为天应穴
    B. 无固定名称
    C. 无固定位置
    D. 可治疗局部病痛
    E. 皆在病变附近

15. 足三阴经腧穴相同的主治是
    A. 肝病、脾胃病
    B. 肾病、脾胃病
    C. 肺病、脾痛、肾病
    D. 妇科病、脾胃病
    E. 腹部病、妇科病

16. 下列经脉对应郄穴的关系，错误的是
    A. 肺经——孔最
    B. 心经——郄门
    C. 脾经——地机
    D. 肾经——水泉
    E. 膀胱经——金门

17. 十二经的输穴多分布在
    A. 肘膝关节以下
    B. 肘膝关节以上
    C. 腕踝关节以上
    D. 肘膝关节附近
    E. 掌指或跖趾关节之后

18. 肝经实证，采用"补母泻子法"，应泻
    A. 太冲
    B. 曲泉
    C. 行间
    D. 大敦
    E. 中封

19. 两肩胛下角平
    A. 第5胸椎棘突
    B. 第6胸椎棘突
    C. 第7胸椎棘突
    D. 第8胸椎棘突
    E. 第9胸椎棘突

20. 正确的骨度折量寸是
    A. 肘横纹至腕横纹12寸
    B. 脐中至曲骨6寸
    C. 股骨大转子至腘横纹16寸
    D. 臀沟至腘横纹19寸
    E. 腘横纹至外踝尖13寸

21. 治疗肺热咳血的首选穴是
    A. 孔最
    B. 尺泽
    C. 列缺

D. 太渊

E. 少商

22. 以下哪项不是尺泽穴的主治病证
    A. 咯血、咽痛
    B. 咳嗽、气喘
    C. 急性吐泻
    D. 小儿惊风
    E. 齿痛、口眼㖞斜

23. 循行"入下齿中"的经脉是
    A. 小肠经
    B. 大肠经
    C. 胃经
    D. 脾经
    E. 肝经

24. 下列腧穴中，可以治疗胆道蛔虫病的是
    A. 商阳
    B. 合谷
    C. 阳溪
    D. 手三里
    E. 迎香

25. 位于面部，颧弓下缘中央与下颌切迹之间凹陷中的腧穴是
    A. 下关
    B. 四白
    C. 颊车
    D. 耳门
    E. 听宫

26. 下列腧穴中，属化痰要穴的是
    A. 丰隆
    B. 解溪
    C. 阴陵泉
    D. 内关
    E. 百会

27. 阴陵泉与地机，两穴相距
    A. 3寸
    B. 2寸
    C. 1.5寸
    D. 4寸
    E. 5寸

28. 位于腋区，腋窝正中，腋动脉搏动处的是
    A. 中冲
    B. 关冲
    C. 少冲
    D. 极泉
    E. 后溪

29. 次髎穴主治
    A. 滞产
    B. 痛经
    C. 丹毒
    D. 呃逆
    E. 便秘

30. 秩边穴的定位是
    A. 平第1骶后孔，骶正中嵴旁开3寸
    B. 平第2骶后孔，骶正中嵴旁开3寸
    C. 平第3骶后孔，骶正中嵴旁开3寸
    D. 平第4骶后孔，骶正中嵴旁开3寸
    E. 平第3骶后孔，骶正中嵴旁开1.5寸

31. 肾经在循行中，未与以下何脏腑发生联系
    A. 肝
    B. 肺
    C. 心
    D. 膀胱
    E. 心包

32. 下列哪项不是曲泽穴的主治病证
    A. 心痛、善惊

B. 胃痛、呕吐
C. 咳嗽、胸满
D. 暑热病
E. 上肢颤动

33. 有通便作用的穴位是
    A. 飞扬
    B. 委中
    C. 支沟
    D. 阳池
    E. 小海

34. 耳门穴归属
    A. 小肠经
    B. 大肠经
    C. 胆经
    D. 三焦经
    E. 胃经

35. 常用于治疗内外风证的腧穴是
    A. 八风
    B. 翳风
    C. 风门
    D. 风市
    E. 风池

36. 下列哪组是足少阳胆经的起止穴
    A. 瞳子髎、足临泣
    B. 瞳子髎、足窍阴
    C. 丝竹空、足临泣
    D. 丝竹空、足窍阴
    E. 耳门、足窍阴

37. 常用于治疗疝气、阴挺的腧穴是
    A. 太冲
    B. 大敦
    C. 神门
    D. 内关
    E. 阴郄

38. "循喉咙之后，上入颃颡"的经脉是
    A. 足厥阴肝经
    B. 足少阴肾经
    C. 足少阳胆经
    D. 足太阴脾经
    E. 足阳明胃经

39. 下列哪项不是大椎穴的主治病证
    A. 热病、疟疾
    B. 骨蒸潮热
    C. 癫狂痫、小儿惊风
    D. 腹泻、痢疾、脱肛
    E. 风疹、痤疮

40. 任脉循行未至以下何处
    A. 口唇
    B. 面部
    C. 咽喉
    D. 鼻
    E. 目

41. 八会穴中的气会穴是
    A. 天池
    B. 膻中
    C. 乳根
    D. 俞府
    E. 悬钟

42. 夹持进针法适用于
    A. 短针的进针
    B. 长针的进针
    C. 皮肤松弛部位腧穴的进针
    D. 皮肤紧张部位腧穴的进针
    E. 皮肉浅薄部位腧穴的进针

43. 有关晕针处理方法的叙述，不正确的是
    A. 立即停止针刺，将针全部起出
    B. 使患者半坐卧位倚靠休息
    C. 可饮温开水或糖水

D. 注意保暖
E. 重者可刺水沟、素髎、内关、足三里

44. 提插补泻法的补法操作是
　　A. 先浅后深，轻插重提，提插幅度大，频率慢
　　B. 先浅后深，重插轻提，提插幅度小，频率慢
　　C. 先深后浅，轻插重提，提插幅度小，频率快
　　D. 先深后浅，重提轻插，提插幅度大，频率快
　　E. 先浅后深，轻插重提，提插幅度小，频率慢

45. 治疗阳气暴脱，可于神阙穴施
　　A. 灯草灸
　　B. 隔姜灸
　　C. 隔蒜灸
　　D. 隔盐灸
　　E. 隔附子饼灸

46. 有关瘢痕灸，叙述不正确的是
　　A. 选用大小适宜的艾炷
　　B. 施灸前先在所灸腧穴部位涂以少量大蒜汁
　　C. 每壮艾炷不必燃尽，燃剩1/4时应易炷再灸
　　D. 灸后1周左右，施灸部位化脓形成灸疮
　　E. 常用于治疗哮喘、肺痨、瘰疬等慢性顽疾

47. 治疗丹毒、扭伤常选的拔罐法是
　　A. 留罐法
　　B. 走罐法
　　C. 闪罐法
　　D. 刺血拔罐法
　　E. 留针拔罐法

48. 三棱针的操作方法是
　　A. 经刺、点刺、挑刺、散刺
　　B. 点刺、散刺、挑刺、急刺
　　C. 经刺、散刺、点刺、平刺
　　D. 点刺、挑刺、散刺、刺络
　　E. 经刺、挑刺、斜刺、点刺

49. 下列哪项属于前后配穴法
　　A. 膻中、厥阴俞
　　B. 中脘、三阴交
　　C. 期门、太冲
　　D. 太溪、肾俞
　　E. 中极、三阴交

50. 耳穴"脾"位于
　　A. 耳舟
　　B. 耳甲
　　C. 耳背
　　D. 耳垂
　　E. 三角窝

51. 治疗风热面痛，除主穴外，应加用
　　A. 列缺、风门
　　B. 曲池、外关
　　C. 太冲、三阴交
　　D. 血海、膈俞
　　E. 太溪、肾俞

52. 治疗郁证的主穴是
　　A. 内关、水沟、丰隆、后溪
　　B. 内关、水沟、太冲、神门
　　C. 四神聪透百会、神庭透上星
　　D. 照海、申脉、神门、印堂
　　E. 内关、郄门、神门、巨阙

53. 针灸治疗呕吐的主穴是
　　A. 内关、公孙、三阴交
　　B. 内关、足三里、三阴交
　　C. 内关、足三里、丰隆

D. 内关、阳陵泉、中脘

E. 内关、足三里、中脘

54. 拔罐法治疗瘾疹的常用腧穴是
    A. 血海
    B. 膈俞
    C. 神阙
    D. 风门
    E. 大椎

55. 针灸治疗落枕，叙述不正确的是
    A. 选取阿是穴及手太阳、足少阳经穴为主
    B. 基本刺法为毫针泻法
    C. 先刺远端腧穴，后刺局部腧穴
    D. 针刺远端腧穴时，患者应用力、大幅度地活动颈项

E. 局部腧穴可加艾灸或点刺出血

56. 治疗风火牙痛，除选取主穴外，应加用的腧穴是
    A. 太溪、行间
    B. 太溪、外关
    C. 太冲、曲池
    D. 太冲、阳溪
    E. 外关、风池

57. 患者，女，49岁，急性肾绞痛持续半小时，针灸治疗主穴除中极外，还有
    A. 足三里、合谷、三阴交、阴陵泉
    B. 肾俞、三阴交、膀胱俞、阴陵泉
    C. 肾俞、足三里、中渚、三阴交
    D. 三阴交、曲池、昆仑、肾俞
    E. 肾俞、阳陵泉、日月、三阴交

A2 型题

答题说明

每道考题由两个以上相关因素组成或以一个简要病历形式出现，其下面有 A、B、C、D、E 五个备选答案，请从中选择一个最佳答案，并在答题卡上将相应题号的相应字母所属的方框涂黑。

58. 患者，女，50岁。恶寒较甚，发热，无汗，头痛身楚，咳嗽，痰白，咳痰无力，平素神疲体弱，气短懒言，反复易感，舌淡苔白，脉浮而无力。应首选
    A. 玉屏风散
    B. 再造散
    C. 参苏饮
    D. 加减葳蕤汤
    E. 杏苏散

59. 患者，女，20岁。每逢生气时即咳逆阵作，口苦咽干，胸胁胀痛，咳时面赤，舌红苔薄黄，脉弦数。治疗应首选
    A. 黄芩泻白散合黛蛤散
    B. 龙胆泻肝汤合黛蛤散

C. 清金化痰汤合桔梗汤
D. 二陈汤合柴胡疏肝散
E. 桑白皮汤合柴胡疏肝散

60. 患者，男，40岁。喉中哮鸣有声，胸膈烦闷，呼吸急促，喘咳气逆，咳痰不爽，痰黏色黄，烦躁，发热，恶寒，无汗，身痛，口干欲饮，大便偏干，舌苔白腻，舌尖边红，脉弦紧。治疗应首选
    A. 射干麻黄汤
    B. 三子养亲汤
    C. 定喘汤
    D. 厚朴麻黄汤
    E. 麻杏石甘汤

61. 患者喘促气涌，胸部胀痛，咳嗽痰多，质黏色黄，伴胸中烦闷，身热，有汗，口渴而喜冷饮，面赤，咽干，小便赤涩，便秘，舌质红，舌苔黄腻，脉滑数。首选方剂为
   A 三子养亲汤
   B. 涤痰汤
   C. 桑白皮汤
   D. 千金苇茎汤合如金解毒散
   E. 清金化痰汤

62. 患者咳嗽无力，气短声低，咳痰清稀色白、量较多、偶夹血，血色淡红，午后潮热，伴有畏风、怕冷，自汗盗汗并见，纳少神疲，便溏，面白颧红，舌质光淡，边有齿印，苔薄，脉细弱而数。近期曾有与肺痨患者的接触史。首选方剂为
   A. 月华丸
   B. 秦艽鳖甲散
   C. 保真汤
   D. 补天大造丸
   E. 千金苇茎汤

63. 患者，女，70岁。久患肺病，反复发作，本次旧疾又发，胸部膨满，呼吸浅短难续，声低气怯，张口抬肩，倚息不能平卧，咳嗽，痰白如沫，咳吐不利，胸闷心慌，形寒汗出，腰膝酸软，小便清长，舌淡，脉沉细数无力。首选方剂为
   A. 麦门冬汤合清燥救肺汤
   B. 平喘固本汤合补肺汤
   C. 补肺汤合金匮肾气丸
   D. 真武汤合五苓散
   E. 苏子降气汤合三子养亲汤

64. 患者咳吐涎沫，质清稀量多，不渴，短气不足以息，头眩，神疲乏力，食少，形寒，遗尿，舌质淡，脉虚弱。首选方剂为
   A. 麦门冬汤
   B. 补肺汤
   C. 炙甘草汤
   D. 参附汤
   E. 甘草干姜汤

65. 患者心悸时发时止，受惊易作，胸闷烦躁，失眠多梦，口干苦，大便秘结，小便短赤，舌红，苔黄腻，脉弦滑。首选方剂为
   A. 黄连温胆汤
   B. 苓桂术甘汤
   C. 龙胆泻肝汤
   D. 蒿芩清胆汤
   E. 桃仁红花煎

66. 患者心胸满闷，隐痛阵发，时欲太息，遇情志不遂时容易诱发，兼有胃脘胀闷，得嗳气、矢气则舒，苔薄腻，脉细弦。首选方剂为
   A. 柴胡疏肝散
   B. 五磨饮子
   C. 血府逐瘀汤
   D. 逍遥散
   E. 生脉散合人参养荣汤

67. 患者因骤感风寒而猝然心痛如绞，心痛彻背，喘不得卧，伴形寒，手足不温，冷汗自出，胸闷气短，心悸，面色苍白，苔薄白，脉沉紧。首选方剂为
   A. 柴胡疏肝散合四逆汤
   B. 枳实薤白桂枝汤合当归四逆汤
   C. 血府逐瘀汤合参附汤
   D. 瓜蒌薤白半夏汤合涤痰汤
   E. 生脉散合人参养荣汤

68. 患者慢性心脏病史8年，胸闷气短，心悸，动则加剧，神疲乏力，口干，五心烦热，两颧潮红，胸痛，入夜尤甚，伴

腰膝酸软，头晕耳鸣，尿少肢肿，舌暗红少苔，脉细数无力。首选方剂为
A. 生脉散合血府逐瘀汤
B. 真武汤合葶苈大枣泻肺汤
C. 保元汤合血府逐瘀汤
D. 参附龙骨牡蛎汤
E. 沙参麦冬汤合补中益气汤

69. 患者虚烦不寐，触事易惊，终日惕惕，胆怯心悸，伴气短自汗，倦怠乏力，舌淡，脉弦细。首选方剂为
A. 养心汤合黄连温胆汤
B. 朱砂安神丸
C. 六味地黄丸合交泰丸
D. 安神定志丸合酸枣仁汤
E. 朱砂安神丸

70. 患者，男，40岁。头痛而胀，甚则头胀如裂，发热，恶风，面红目赤，舌尖红，苔薄黄，脉浮数。治疗应首选
A. 川芎茶调散
B. 芎芷石膏汤
C. 龙胆泻肝汤
D. 通窍活血汤
E. 天麻钩藤饮

71. 患者头痛且空，眩晕耳鸣，腰膝酸软，舌红少苔，脉细无力。治疗应首选
A. 半夏白术天麻汤
B. 加味四物汤
C. 大定风珠
D. 大补元煎
E. 六君子汤

72. 患者眩晕耳鸣，头胀痛，每因烦劳或恼怒而增剧，急躁易怒，少寐多梦，舌红苔黄，脉弦数。治疗应首选
A. 柴胡疏肝散
B. 当归芍药散

C. 天麻钩藤饮
D. 丹栀逍遥散
E. 黄连温胆汤

73. 患者眩晕，动则加剧，劳则即发，面色㿠白，唇甲不华，心悸少寐，神疲懒言，饮食减少，舌质淡，脉细弱。其治法是
A. 健脾益气，益肾温中
B. 温补脾肾，通络宁心
C. 健脾益肾，活血化瘀
D. 补益肝肾，化瘀通络
E. 补益气血，调养心脾

74. 平素头晕头痛，耳鸣目眩，突然口舌㖞斜，舌强语謇，舌质红苔黄，脉弦。其辨证属
A. 中经络风痰入络证
B. 中经络风阳上扰证
C. 中经络阴虚风动证
D. 风痰瘀阻证
E. 痰浊瘀闭证

75. 患者癫狂久延，时作时止，势已较缓，妄言妄为，呼之已能自制，但有疲惫之象，寐不安寐，烦惋焦躁，形瘦，面红而秽，口干便难，舌尖红无苔，有剥裂，脉细数。首选方剂为
A. 养心汤合越鞠丸
B. 逍遥散合顺气导痰汤
C. 癫狂梦醒汤
D. 二阴煎合琥珀养心丹
E. 生铁落饮

76. 患者曾有颅脑外伤史，平素头晕头痛，痛有定处，单侧肢体抽搐，一侧面部抽动，颜面口唇青紫，舌质暗红，有瘀斑，舌苔薄白，脉涩。首选方剂为
A. 加味四物汤
B. 桃仁红花煎

C. 血府逐瘀汤
D. 补阳还五汤
E. 通窍活血汤

77. 患者表情呆滞，沉默寡言，记忆减退，失认失算，口齿含糊，词不达意，伴腰膝酸软，肌肉萎缩，食少纳呆，气短懒言，口涎外溢，四肢不温，腹痛喜按，鸡鸣泄泻，舌质淡白，舌体胖大，苔白，脉沉细弱，双尺尤甚。首选方剂为
A. 还少丹
B. 七福饮
C. 归脾汤
D. 金匮肾气丸
E. 四君子汤

78. 王某，女，33岁。有胃脘部疼痛史5年，胃脘胀痛，痛连两胁，遇烦恼即发，嗳气矢气则舒，喜长叹息，大便不畅，舌苔薄白，脉弦。其治疗选方宜
A. 藿香正气散
B. 柴胡疏肝散
C. 四逆散
D. 逍遥散
E. 丹栀逍遥散

79. 患者以胃脘痞塞、满闷不舒为主，按之柔软，压之不痛，望无胀形，发病缓慢，时轻时重，反复发作，病程漫长。其诊断是
A. 胃痛
B. 鼓胀
C. 胃痞
D. 胸痹
E. 结胸

80. 患者脘腹痞闷而胀，进食尤甚，拒按，嗳腐吞酸，恶食呕吐，大便不调，矢气频作，味臭如败卵，舌苔厚腻，脉滑。首选方剂为
A. 益胃汤
B. 保和丸
C. 枳实导滞丸
D. 健脾丸
E. 平胃散合逍遥丸

81. 患者，女，29岁。外感后突发呕吐，恶寒头痛，胸脘满闷，舌苔白腻，脉濡缓。治疗应首选
A. 左金丸
B. 白虎汤
C. 小柴胡汤
D. 藿香正气散
E. 龙胆泻肝汤

82. 患者呕吐反复发作，时作干呕，似饥而不欲食，口燥咽干，舌红少津，脉细数。首选方剂为
A. 一贯煎
B. 香砂六君子汤
C. 沙参麦冬汤
D. 益胃汤
E. 麦门冬汤

83. 患者吞咽梗涩而痛，食入而复出，甚则水饮难进，心烦口干，胃脘灼热，大便干结如羊屎，形体消瘦，皮肤干枯，小便短赤，舌质光红，干裂少津，脉细数。其治法为
A. 降气化痰，活血除痹
B. 滋养津液，泄热散结
C. 温补脾肾，滋阴理气
D. 滋阴养血，破血行瘀
E. 开郁化痰，润燥降气

84. 患者呃声沉缓有力，胸膈及胃脘不舒，得热则减，遇寒更甚，进食减少，喜食热饮，口淡不渴，舌苔白润，脉迟缓

首选方剂为
A. 益胃汤
B. 理中丸
C. 五磨饮子
D. 竹叶石膏汤
E. 丁香散

85. 患者大便时溏时泄,水谷不化,稍进油腻之物,则排便次数增多,食少,脘腹胀闷,面黄,肢倦乏力,舌淡苔白,脉细弱。治疗应首选
A. 四君子汤
B. 大建中汤
C. 参苓白术散
D. 小建中汤
E. 补气运脾汤

86. 患者痢下赤白脓血,黏稠如胶冻,腥臭,腹部疼痛,里急后重,肛门灼热,小便短赤,舌苔黄腻,脉滑数。首选方剂为
A. 芍药汤
B. 白头翁汤
C. 藿香正气丸
D. 连理汤
E. 黄连阿胶汤

87. 患者李某,大便干结,排解困难数月,伴身热心烦,腹胀满痛,口干口臭,小便短赤,舌红,苔黄燥,脉滑数。首选方剂为
A. 麻子仁丸
B. 更衣丸
C. 大承气汤
D. 增液汤
E. 小承气汤

88. 患者大便干,排出困难,小便清长,面色㿠白,四肢不温,腹中冷痛,腰膝酸冷,舌淡苔白,脉沉迟。首选方剂为
A. 济川煎
B. 黄芪汤
C. 半硫丸
D. 温脾汤
E. 理中汤

89. 患者胸胁胀痛,走窜不定,情绪不佳则加重,胸闷气短,嗳气频作,舌苔薄,脉弦。其证候是
A. 肝胃不和
B. 肝络瘀阻
C. 肝郁气滞
D. 肝郁化热
E. 肝脾不调

90. 患者身目俱黄,黄色不鲜明,头重身困,胸脘痞满,食欲减退,恶心呕吐,腹胀,大便溏垢,舌苔厚腻微黄,脉濡数。首选方剂为
A. 茵陈五苓散合甘露消毒丹
B. 逍遥散合鳖甲煎丸
C. 茵陈蒿汤合萆薢渗湿汤
D. 茵陈四苓散
E. 茵陈术附汤

91. 患者身目发黄,黄色鲜明,上腹、右胁胀闷疼痛,牵引肩背,身热不退,口苦咽干,呕吐呃逆,尿黄赤,大便秘,舌红苔黄,脉弦滑数。首选方剂为
A. 逍遥散合鳖甲煎丸
B. 小柴胡汤
C. 柴胡疏肝散
D. 《千金》犀角散
E. 大柴胡汤

92. 患者黄疸消退后,胁下结块,隐痛、刺痛不适,胸胁胀闷,面颈部有赤丝红纹,舌有紫斑,脉涩。首选方剂为
A. 逍遥散合鳖甲煎丸

B. 六磨汤合丹参饮
C. 柴胡疏肝散
D. 《千金》犀角散
E. 大柴胡汤

B. 四海舒郁丸
C. 海藻玉壶汤
D. 柴胡疏肝散
E. 栀子清肝汤合消瘰丸

93. 患者久病体弱，积块坚硬，隐痛，饮食大减，肌肉瘦削，神倦乏力，面色黧黑，面肢浮肿，舌质淡紫，光剥无苔，脉细数。首选方剂为
   A. 逍遥散
   B. 丹参饮合八珍汤
   C. 柴胡疏肝散合失笑散
   D. 大七气汤
   E. 八珍汤合化积丸

97. 患者疟疾发作时热多寒少，汗出不畅，头痛，骨节酸痛，口渴引饮，便秘尿赤，舌红苔黄，脉弦数。首选方剂为
   A. 何人饮
   B. 清瘴汤
   C. 加味不换金正气散
   D. 柴胡桂枝干姜汤
   E. 白虎加桂枝汤

94. 患者腹大坚满，脘腹绷急，烦热口苦，渴不欲饮，小便短赤，便溏不爽，舌红苔黄腻，脉弦数。其证候是
   A. 气滞湿阻证
   B. 寒湿困脾证
   C. 水热蕴结证
   D. 脾胃阳虚证
   E. 肝脾血瘀证

98. 患者疟疾寒甚热微，呕吐腹泻，嗜睡不语，神志昏蒙，舌苔厚腻色白，脉弦。首选方剂为
   A. 何人饮
   B. 清瘴汤
   C. 加味不换金正气散
   D. 柴胡桂枝干姜汤
   E. 白虎加桂枝汤

95. 患者腹大胀满，青筋暴露，面色晦滞，唇紫，口干而燥，心烦失眠，鼻衄，牙龈出血，小便短少，舌质红绛苔少，脉弦细数。首选方剂为
   A. 六味地黄丸合一贯煎
   B. 调营饮合左归丸
   C. 柴胡疏肝散合胃苓汤
   D. 真武汤
   E. 中满分消丸合茵陈蒿汤

99. 患者，女，15岁。浮肿3月余，下肢为甚，按之凹陷不易恢复，心悸，气促，腰部冷痛，尿少，四肢厥冷，舌质淡胖，苔白，脉沉。其证候是
   A. 湿毒浸淫证
   B. 湿热壅盛证
   C. 脾阳虚衰证
   D. 水湿浸渍证
   E. 肾阳衰微证

96. 患者颈前喉结两旁中度肿大，柔软光滑，烦热，容易出汗，性情急躁易怒，眼球突出，手指颤抖，面部烘热，口苦，舌质红，苔薄黄，脉弦数。首选方剂为
   A. 龙胆泻肝汤

100. 患者遍体浮肿，皮肤绷急光亮，胸脘痞闷，烦热口渴，小便短赤，大便干结，舌红，苔黄腻，脉濡数。首选方剂为
   A. 五皮饮合胃苓汤
   B. 疏凿饮子
   C. 桃红四物汤合五苓散

D. 草薢渗湿汤
E. 实脾饮

D. 惊恐伤肾证
E. 肾气亏虚证

101. 患者，女，45岁。因淋雨后突发小便频急短数，刺痛灼热，尿色黄赤，口苦，舌苔黄腻，脉滑数。治疗应首选
   A. 八正散
   B. 小蓟饮子
   C. 导赤散
   D. 石韦散
   E. 茜根散

102. 患者小腹坠胀，时欲小便而不得出，量少而不畅，神疲乏力，食欲不振，气短而语声低微，舌淡，苔薄，脉细。首选方剂为
   A. 济生肾气丸
   B. 沉香散合归脾汤
   C. 补中益气汤合春泽汤
   D. 清肺饮
   E. 代抵当丸

103. 患者，男，60岁。因发热咳嗽，而出现小便点滴不通，咽干，烦渴欲饮，呼吸急促，咳嗽，舌红，苔薄黄，脉数。其治法为
   A. 行瘀散结，通利水道
   B. 清利湿热，通利小便
   C. 清泄肺热，通利水道
   D. 升清降浊，化气行水
   E. 疏利气机，通利小便

104. 患者阳事不举，精薄清冷，神疲倦怠，畏寒肢冷，面色㿠白，头晕耳鸣，腰膝酸软，夜尿清长，舌淡胖，苔薄白，脉沉细。其辨证为
   A. 命门火衰证
   B. 心脾亏虚证
   C. 肝郁不舒证

105. 患者阴茎痿软，阴囊潮湿，瘙痒腥臭，睾丸坠胀作痛，小便赤涩灼痛，胁胀腹闷，肢体困倦，泛恶口苦，舌红苔黄腻，脉滑数。首选方剂为
   A. 柴胡疏肝散
   B. 启阳娱心丹
   C. 龙胆泻肝汤
   D. 赞育丸
   E. 草薢渗湿汤

106. 患者，女，48岁。情绪不宁6个月，伴急躁易怒，胸胁胀满，口苦而干，头痛，目赤，耳鸣，吞酸嘈杂，大便秘结，舌质红，苔黄，脉弦数。首选方剂为
   A. 柴胡疏肝散
   B. 丹栀逍遥散
   C. 半夏厚朴汤
   D. 甘麦大枣汤
   E. 归脾汤

107. 患者精神抑郁，情绪不宁，胸部满闷，胁肋胀痛，痛无定处，脘闷嗳气，不思饮食，大便不畅，月经不调，舌质淡红，苔薄腻，脉弦。首选方剂为
   A. 柴胡疏肝散
   B. 丹栀逍遥散
   C. 半夏厚朴汤
   D. 逍遥散
   E. 归脾汤

108. 患者情绪不宁，多思善疑，头晕神疲，心悸胆怯，失眠健忘，纳差，面色不华，舌质淡，苔薄白，脉细弱。首选方剂为
   A. 四物汤

B. 八珍汤
C. 半夏厚朴汤
D. 甘麦大枣汤
E. 归脾汤

109. 患者，男，34岁。近来时常鼻衄，血色鲜红，口臭便秘，鼻干口干，舌红苔黄，脉数。其治法是
   A. 益气摄血，凉血止血
   B. 滋阴润肺，凉血止血
   C. 滋阴降火，收敛止血
   D. 清肝泻火，收敛止血
   E. 清胃泻火，凉血止血

110. 患者吐血色红，口苦胁痛，心烦易怒，寐少梦多，舌质红绛，脉弦数。首选方剂为
   A. 柴胡疏肝散
   B. 丹栀逍遥散
   C. 半夏厚朴汤
   D. 甘麦大枣汤
   E. 龙胆泻肝汤

111. 患者皮肤有青紫点，量多，时发时止，手足烦热，颧红咽干，午后潮热，盗汗，月经过多，色红而稠，伴齿衄，舌红少苔，脉细数。其证型是
   A. 阴虚火旺证
   B. 脾不摄血证
   C. 血热伤络证
   D. 肝肾阴虚证
   E. 气滞血瘀证

112. 患者胸胁支满，心下痞闷，胃中有振水音，脘腹喜温畏冷，背寒，呕吐清水痰涎，水入易吐，口渴不欲饮，心悸，气短，头昏目眩，食少，形体逐渐消瘦，舌苔白滑，脉弦细而滑。其治法是
   A. 宣肺化饮

B. 淡渗利水
C. 温脾化饮
D. 温化寒湿
E. 逐水化饮

113. 患者胸胁胀满，咳呛时作，咳吐少量黏痰，口干咽燥，午后潮热，颧红，心烦，手足心热，盗汗，胸胁闷痛，病久不复，形体消瘦，舌质偏红，少苔，脉细数。首选方剂为
   A. 沙参麦冬汤合泻白散
   B. 苓桂术甘汤合小半夏加茯苓汤
   C. 金匮肾气丸合一贯煎
   D. 柴枳半夏汤
   E. 香附旋覆花汤

114. 患者多食易饥，口渴，尿多，形体消瘦，大便干燥，苔黄，脉滑实有力。首选方剂为
   A. 清中汤
   B. 消渴方
   C. 玉女煎
   D. 六味地黄丸
   E. 七味白术散

115. 患者蒸蒸汗出，汗黏，汗液易使衣服黄染，面赤烘热，烦躁，口苦，小便色黄，舌苔薄黄，脉弦数。首选方剂为
   A. 柴胡疏肝散
   B. 当归六黄汤
   C. 黄连解毒汤
   D. 六味地黄丸
   E. 龙胆泻肝汤

116. 患者午后潮热，不欲近衣，手足心热，烦躁，少寐多梦，盗汗，口干咽燥，舌质红，有裂纹，苔少，脉细数。首选方剂为
   A. 六味地黄丸

B. 一贯煎
C. 丹栀逍遥散
D. 清骨散
E. 补中益气汤

117. 患者头晕，目眩，胁痛，肢体麻木，筋脉拘急，筋惕肉瞤，面色不华，舌质淡，脉细。治疗应首选
    A. 养心汤
    B. 七福饮
    C. 四物汤
    D. 天王补心丹
    E. 保元汤

118. 患者发热，口咽干燥，心烦寐差，热势壮盛，久稽不退，咳嗽少痰，痰中带血，甚则咳血不止，胸痛，小便短赤，便溏泄泻，舌质红，舌苔黄腻，脉弦细数。胸部CT检示：近右肺门处类圆形阴影，边缘毛糙，有分叶。其治法为
    A. 清热利湿，解毒散结
    B. 清热凉血，解毒散结
    C. 行气解郁，化痰祛瘀
    D. 益气养阴，扶正抗癌
    E. 活血化瘀，理气散结

119. 患者，女，35岁。因急躁恼怒而突然昏倒，不知人事，牙关紧闭，面赤唇紫，舌暗红，脉弦有力。其治法为
    A. 开窍，顺气，解郁
    B. 补气，回阳，醒神
    C. 平肝潜阳，理气通瘀
    D. 补养气血
    E. 行气豁痰

120. 患者关节游走性疼痛，活动不便，局部灼热红肿，痛不可触，得冷则舒，可有皮下结节，伴有发热、恶风、汗出、口渴、烦躁不安，舌质红，舌苔黄腻，脉

滑数。首选方剂为
    A. 薏苡仁汤
    B. 乌头汤合五味消毒饮
    C. 双合汤合羌活胜湿汤
    D. 白虎加桂枝汤
    E. 防风汤合桂枝芍药知母汤

121. 患者，男，40岁。肢体软弱无力，渐进加重，食少便溏，腹胀，神疲乏力，舌苔薄白，脉细。治疗应首选
    A. 泻白散
    B. 杏苏散
    C. 参苓白术散合补中益气汤
    D. 清燥救肺汤
    E. 沙参麦冬汤

122. 患者渐见肢体痿软无力，尤以下肢明显，腰膝酸软，不能久立，甚至步履全废，腿胫大肉渐脱，伴有眩晕耳鸣，舌咽干燥，遗精遗尿，舌红少苔，脉细数。首选方剂为
    A. 加味二妙散
    B. 参苓白术散合补中益气汤
    C. 虎潜丸
    D. 金匮肾气丸
    E. 圣愈汤合补阳还五汤

123. 患者头摇肢颤，面色淡白，表情淡漠，神疲乏力，动则气短，心悸健忘，眩晕，纳呆，舌体胖大，舌质淡红，舌苔薄白滑，脉沉濡无力。首选方剂为
    A. 炙甘草汤
    B. 归脾汤
    C. 人参养荣汤
    D. 龟鹿二仙膏
    E. 地黄饮子

124. 患者肢体颤动粗大，程度较重，不能自制，眩晕耳鸣，面赤烦躁，易激动，紧

张时颤动加重，伴有肢体麻木，口苦而干，语言迟缓不清，流涎，尿赤，大便干，舌质红，苔黄，脉弦。其治法为

A. 镇肝息风，舒筋止颤
B. 清热化痰，平肝息风
C. 益气养血，濡养筋脉
D. 填精补髓，育阴息风
E. 补肾助阳，温煦筋脉

125. 患者腰部疼痛，重着而热，暑湿阴雨天气症状加重，活动后减轻，身体困重，小便短赤，苔黄腻，脉弦数。首选方剂为

A. 龙胆泻肝汤
B. 右归丸
C. 四妙丸
D. 草薢渗湿汤
E. 身痛逐瘀汤

126. 患者腰部冷痛，缠绵不愈，局部发凉，喜温喜按，遇劳更甚，卧则减轻，反复发作，少腹拘急，面色㿠白，肢冷畏寒，舌质淡，脉沉细无力。首选方剂为

A. 左归丸
B. 右归丸
C. 四妙丸
D. 金匮肾气丸
E. 六味地黄丸

127. 患儿，男，3岁。面色萎黄，形体消瘦，时有口干腹胀，不思饮食，烦躁啼哭，毛发稀疏，大便如米泔，舌苔黄腻，脉细。在取相应经穴治疗的同时应加用的腧穴是

A. 四缝
B. 三角灸
C. 八邪
D. 八风
E. 十宣

128. 患者，男，50岁。腰部疼痛10余年，有劳伤史，久坐加重，病处刺痛固定不移。治疗除取主穴外，还应选用的穴位是

A. 膏肓
B. 膈俞
C. 志室
D. 腰阳关
E. 环跳

129. 患者，女，36岁。膝关节疼痛，得热痛减，遇冷则加剧，舌苔白，脉弦紧。针灸时选用的腧穴是

A. 血海、犊鼻、梁丘、阳陵泉
B. 大椎、膝阳关、梁丘、犊鼻
C. 肾俞、关元、犊鼻、梁丘、阿是穴
D. 膈俞、犊鼻、梁丘、膝阳关
E. 曲池、犊鼻、梁丘、阳陵泉

130. 患者，男，24岁。恶寒发热1天，恶寒重，发热轻，无汗，鼻塞声重，肢体酸楚，舌淡苔薄白，脉浮紧。治疗除列缺、合谷、大椎、太阳、风池外，还应加用

A. 风门、肺俞
B. 曲池、尺泽
C. 迎香、身柱
D. 迎香、肺俞
E. 少商、曲池

131. 患者，男，66岁。小便滴沥不爽，排出无力，甚则点滴不通，精神疲惫，兼见面色白，腰膝酸软，畏寒乏力，舌质淡，脉沉细而弱。治疗除取主穴外，还应选用的是

A. 太溪、命门
B. 曲骨、委阳
C. 太冲、大敦
D. 中极、膀胱俞

E. 血海、三阴交

132. 患者，男，38岁。腹泻反复发作3年，平素情志抑郁，每逢忧思烦恼之际则腹泻加剧，泻后痛减，胸胁胀闷，纳差，舌淡，脉弦。针灸治疗除主穴外，还应加用
   A. 百会
   B. 中脘
   C. 脾俞、太白
   D. 肾俞、关元
   E. 肝俞、太冲

133. 患者，女，24岁。经血不止15天，下血量多，色红，气味臭秽，口干喜饮，舌红苔黄，脉滑数。治疗取穴是
   A. 关元、公孙、行间、阴陵泉
   B. 关元、期门、隐白、太冲
   C. 关元、三阴交、隐白、血海
   D. 关元、次髎、隐白、内庭
   E. 气海、足三里、然谷、太溪

134. 患者，女，29岁。产后乳汁分泌量过少，乳房胀满疼痛，身有微热，脘痞食少，舌燉红，苔薄黄。治疗取穴原则是
   A. 任脉穴为主

B. 足少阳经穴为主
C. 手太阳经穴为主
D. 手少阳经穴为主
E. 局部腧穴及足阳明经穴为主

135. 患者，女，48岁。月经量减少半年。自诉既往月经规则，近半年来出现月经量明显减少，神疲易倦，形寒肢冷，纳差腹胀，大便溏薄，夜尿频多，舌淡苔薄，脉沉细。针灸治疗取穴以下列哪项为主
   A. 任脉、冲脉穴及相应背俞穴
   B. 任脉、足少阴经穴及相应背俞穴
   C. 任脉、足太阴经穴及相应背俞穴
   D. 任脉、足太阳经穴及相应背俞穴
   E. 任脉、足厥阴经穴及相应背俞穴

136. 患者，男，50岁。右额面部束带状刺痛5天，局部皮肤色暗，皮疹呈簇状水疱，排列如带状，心烦不寐，舌紫暗，苔薄白，脉弦细。治疗除取相应夹脊穴和阿是穴外，还应加取
   A. 曲池、合谷、大椎
   B. 外关、合谷、侠溪
   C. 尺泽、合谷、大椎
   D. 风池、合谷、膈俞
   E. 血海、三阴交、神门

A3型题

答题说明

以下提供若干个案例，每个案例下设若干道试题。请根据案例所提供的信息，在每一道试题下面的A、B、C、D、E五个备选答案中选择一个最佳答案，并在答题卡上将相应题号的相应字母所属的方框涂黑。

（137～139题共用题干）
患者，女，40岁。近日频繁干咳，连声作呛，喉痒，咽喉干痛，唇鼻干燥，痰少，不易咳出，口干，初起伴有鼻塞、头痛、微寒、身热，舌质红干而少津，苔薄白，脉浮数。

137. 可辨证为
   A. 咳嗽风寒袭肺证
   B. 感冒风热犯肺证

C. 咳嗽风燥伤肺证
D. 感冒痰热郁肺证
E. 咳嗽肺阴亏耗证

138. 其治法为
A. 燥湿化痰，理气止咳
B. 疏风清肺，润燥止咳
C. 疏风散寒，宣肺止咳
D. 疏风清热，宣肺止咳
E. 清肺泻肝，顺气降火

139. 首选方剂是
A. 三拗汤合止嗽散
B. 桑菊饮
C. 二陈平胃散
D. 桑杏汤
E. 沙参麦冬汤

（140～142题共用题干）

患者，男，60岁。咳逆喘满不得卧，痰吐白沫量多，平素伏而不作，遇寒即发，发则背痛、腰痛、目泣自出、身体振振瞤动，甚至引起面浮跗肿，舌苔白腻，脉弦紧。

140. 其辨证为
A. 饮留胃肠证
B. 饮停胸胁证
C. 表寒里饮证
D. 寒饮伏肺证
E. 阴虚内热证

141. 其治法为
A. 滋阴清热
B. 和解宣利
C. 温脾补肾，以化水饮
D. 泻肺祛饮
E. 宣肺化饮

142. 首选方剂为
A. 大青龙汤
B. 小青龙汤
C. 苓桂术甘汤
D. 泻白散
E. 麻杏石甘汤

B 型题

答题说明

两道试题共用 A、B、C、D、E 五个备选答案，备选答案在上，题干在下。每题请从中选择一个最佳答案，并在答题卡上将相应题号的相应字母所属的方框涂黑。每个备选答案可能被选择一次、两次或不被选择。

（143～144题共用备选答案）
A. 不盛不虚以经取之
B. 虚则补之
C. 因时制宜
D. 缓则治本
E. 热则疾之

143. 少商穴放血治疗咽喉肿痛体现的治则是
144. 能体现时间针法的治则是

（145～146题共用备选答案）
A. 昆仑
B. 申脉
C. 攒竹
D. 睛明
E. 天柱

145. 可用于治疗坐骨神经痛的腧穴是
146. 可用于治疗呃逆的腧穴是

(147～148题共用备选答案)
A. 癫病
B. 狂病
C. 痫病
D. 痉证
E. 中风

147. 患者喧扰不宁，躁妄打骂，动而多怒，其诊断是
148. 患者沉默痴呆，语无伦次，静而多喜，其诊断是

(149～150题共用备选答案)
A. 肝、胃、肾
B. 脾、肺、肾
C. 心、肝、脾
D. 心、肝、肾
E. 脾、胃、肾

149. 与痢疾相关的脏腑是
150. 郁证的病位是

试卷标识码：

中医执业医师资格考试
最后成功四套胜卷（二）

（医学综合考试部分）

第四单元

考生姓名：_____

准考证号：_____

考　　点：_____

考　场　号：_____

A1 型题

答题说明

每一道试题下面有 A、B、C、D、E 五个备选答案，请从中选择一个最佳答案，并在答题卡上将相应题号的相应字母所属的方框涂黑。

1. 火毒导致的症状包括
   A. 漫肿宣浮
   B. 糜烂流滋
   C. 焮红灼热
   D. 皮干皲裂
   E. 皮色青紫

2. 外科辨肿，肿势平坦，根盘散漫，其成因是
   A. 火
   B. 风
   C. 气
   D. 郁结
   E. 虚

3. 确认成脓的方法中，点压法适用于
   A. 手指甲下
   B. 指、趾部脓液稀少部位
   C. 组织深部
   D. 关节部位
   E. 胸部

4. 下列各项，辨证属阴证的是
   A. 疼痛剧烈拒按
   B. 脓液脓质稠厚
   C. 肿胀根脚收束
   D. 肿胀坚硬如石
   E. 肿势高肿突起

5. 中医外科内治法中，温阳托毒法的代表方是
   A. 透脓散
   B. 托里消毒散
   C. 神功内托散
   D. 右归丸
   E. 桂附八味丸

6. 下列各项中，不属于发的特点的是
   A. 初起无头，红肿蔓延成片
   B. 中央明显，四周较淡，边界不清
   C. 初起有头，红肿簇集成群
   D. 灼热疼痛，有的 3～5 日后中央色褐腐溃，周围湿烂
   E. 全身症状明显

7. 为确诊乳岩应首选的检查是
   A. 钼靶 X 线摄片
   B. B 超
   C. 血常规
   D. CT
   E. 病理切片

8. 下列属于白秃疮特点的是
   A. 灰白色鳞屑斑片
   B. 特殊的鼠尿臭味
   C. 愈后留有瘢痕
   D. 毛发永久脱落
   E. 病发刚出头皮即折断

9. 虫咬皮炎初起出现红斑、丘疹、风团等皮损时，外治应选用的药物是
   A. 10% 黄柏溶液
   B. 1% 薄荷三黄洗剂
   C. 5% 碘酒
   D. 青黛散油剂
   E. 5% 硫黄软膏

10. 治疗尖锐湿疣湿热毒蕴证，应首选
    A. 草薢渗湿汤
    B. 龙胆泻肝汤
    C. 黄连解毒汤
    D. 防风通圣散
    E. 辛夷清肺饮

11. 对诊断肛管直肠癌有重要意义的简易方法是
    A. X线检查
    B. B超检查
    C. 直肠指检
    D. 病理组织学检查
    E. 纤维结肠镜检查

12. 治疗高位肛瘘时宜选用
    A. 切开法
    B. 切除法
    C. 结扎法
    D. 挂线法
    E. 切开加挂线法

13. 肛裂疼痛的特点是
    A. 周期性疼痛
    B. 持续性刺痛
    C. 搏动性跳痛
    D. 持续性钝痛
    E. 持续性胀痛

14. 临床治疗子痰初起，常选用的方剂是
    A. 透脓散加减
    B. 橘核丸加减
    C. 阳和汤加减
    D. 黄连解毒汤加减
    E. 滋阴除湿汤加减

15. 精浊气滞血瘀证的内服方应选
    A. 前列腺汤
    B. 桃红四物汤

    C. 血府逐瘀汤
    D. 少腹逐瘀汤
    E. 金铃子散合桃红四物汤

16. 顾步汤适用的脱疽证型是
    A. 寒湿阻络证
    B. 血脉瘀阻证
    C. 湿热毒盛证
    D. 热毒伤阴证
    E. 气阴两虚证

17. 下肢青筋盘曲，状如蚯蚓，肿胀疼痛，诊断为
    A. 股肿
    B. 筋瘤
    C. 脱疽
    D. 青蛇毒
    E. 臁疮

18. 2级坏疽的坏死范围是
    A. 局限于足趾或手指部位
    B. 局限于足跖部位
    C. 发展至足背、足跟、踝关节及其上
    D. 局限于膝关节以下
    E. 局限于膝关节与踝关节之间

19. 小面积烧伤，初期可用
    A. 清凉膏
    B. 红油膏
    C. 金黄膏
    D. 冲和膏
    E. 黄连膏

20. 蛇毒属神经毒的毒蛇是
    A. 眼镜蛇
    B. 蝮蛇
    C. 竹叶青蛇
    D. 银环蛇
    E. 烙铁头蛇

21. 阴道的功能是
   A. 排出月经的出口
   B. 分泌带下的出口
   C. 防御外邪入侵的第一道门户
   D. 阴阳交合的入口
   E. 娩出胎儿的路径

22. 下列关于月经的说法，错误的是
   A. 一次经血总量以 20～60mL 为适中
   B. 月经周期 28～30 天
   C. 经期为 3～7 天
   D. 初潮约 14 岁
   E. 经血易凝固，无特殊臭气

23. 下列关于天癸的描述，不正确的是
   A. 天癸男女都有
   B. 是主人体生长、发育、生殖的无形物质
   C. 来源于先天肾气
   D. 靠后天水谷精微不断滋养
   E. 随肾气虚衰而竭止

24. 预产期的日期计算应从
   A. 末次性生活算起
   B. 末次月经第 1 天算起
   C. 末次月经前 15 天算起
   D. 末次月经第 14 天算起
   E. 受孕前月排卵期算起

25. 下列关于妊娠期子宫的叙述，错误的是
   A. 子宫颈紫蓝色，质软
   B. 妊娠足月子宫容量约 5000mL
   C. 早孕 40 多天，可扪及子宫增大变软
   D. 妊娠足月子宫较正常子宫容量增加 100 倍
   E. 妊娠足月子宫较正常子宫重量增加 20 倍

26. 经期延长虚热证的治法是
   A. 养阴固涩止血
   B. 清热凉血止血
   C. 疏肝清热凉血
   D. 养阴清热止血
   E. 清热化瘀止血

27. 与经行泄泻有关的脏腑为
   A. 脾与肾
   B. 脾与胃
   C. 肝与脾
   D. 肝与肾
   E. 肝与胃

28. 崩漏的主要病机是
   A. 阴虚火旺，经血失约
   B. 气虚不摄，经血失约
   C. 瘀血内阻，血不归经
   D. 冲任损伤，经血失约
   E. 阳盛血热，迫血妄行

29. 经断复来脾虚肝郁证的出血表现是
   A. 经血色淡，质稀
   B. 经血鲜红，质稠
   C. 经色红，夹白带
   D. 经色暗，质稀
   E. 经色暗，恶臭

30. 下列不属于妊娠病的是
   A. 小产
   B. 子痰
   C. 恶阻
   D. 转胞
   E. 胞阻

31. 女性患者，妊娠不足 3 个月，自然殒堕，中医称之为
   A. 堕胎
   B. 小产
   C. 胎漏

D. 胎动不安

E. 滑胎

32. 下列各项，不属于痛经气血虚弱证主症的是

A. 月经量少，色淡，质稀

B. 腹痛出现在行经之后

C. 神疲乏力，面色无华

D. 头晕眼花，腰痛如折

E. 下腹隐隐作痛，喜按

33. 产后三冲是指

A. 冲心、冲肺、冲胃

B. 冲心、冲胃、冲脾

C. 冲肝、冲肺、冲肾

D. 冲肝、冲肺、冲脾

E. 冲心、冲肺、冲肾

34. 子宫颈下垂到坐骨棘以下，但不超出阴道口，子宫脱垂的分度是

A. Ⅰ度

B. Ⅱ度

C. Ⅲ度

D. Ⅰ度轻型

E. Ⅱ度轻型

35. 黄体发育达最盛期的时间是

A. 月经第1天

B. 月经第3天

C. 排卵后7～8天

D. 排卵日

E. 排卵前1～2天

36. 幼儿期是指

A. 1～3周岁

B. 3～5周岁

C. 3～7周岁

D. 4～6周岁

E. 满5周岁

37. 近视与龋齿多发于

A. 新生儿期

B. 婴儿期

C. 幼儿期

D. 学龄前期

E. 学龄期

38. 解颅不表现为

A. 头大颌缩

B. 前囟宽大

C. 头缝开解

D. 眼窝凹陷

E. 目睛下垂

39. 小儿可以完全断乳的适当年龄是

A. 12个月

B. 10个月

C. 14个月

D. 8个月

E. 16个月

40. 小儿面呈黑色，一般不考虑下列哪项

A. 热证

B. 寒证

C. 痛证

D. 瘀证

E. 水饮证

41. 硬肿症不出现下列哪种表现

A. 皮肤红肿

B. 皮下脂肪硬化

C. 凹陷性水肿

D. 低体温

E. 多脏器功能衰竭

42. 乳蛾的病机为

A. 乳食瘀积

B. 热伤脾胃

C. 阳明热结

D. 热毒壅结咽喉
E. 以上均不是

43. 小儿夜啼，其病位在
   A. 心、脾
   B. 心、肝
   C. 心、肾
   D. 心、肺
   E. 肝、肾

44. 病毒性心肌炎的发病年龄多见于
   A. 初生至1个月
   B. 1个月至1岁内
   C. 1～3岁
   D. 3～10岁
   E. 10岁以上

45. 治疗小儿痫病惊痫证，应首选
   A. 镇惊丸
   B. 涤痰汤
   C. 定痫丸
   D. 通窍活血汤
   E. 六君子汤

46. 水肿的病变部位主要在
   A. 肺、肝、肾
   B. 肝、脾、肾
   C. 肺、脾、肾
   D. 心、肝、肺
   E. 心、肺、脾

47. 环口苍白圈见于
   A. 麻疹
   B. 风疹
   C. 幼儿急疹
   D. 手足口病
   E. 烂喉丹痧

48. 手足口病的病位主要责之于
   A. 肺、脾
   B. 心、脾
   C. 脾、肾
   D. 心、肝
   E. 肝、肾

49. 痄腮的病位主要在
   A. 足太阳经
   B. 足阳明经
   C. 足少阳经
   D. 手少阳经
   E. 手少阴经

50. 夏季热的好发年龄是
   A. 3～6岁
   B. 2～3岁
   C. 0.5～3岁
   D. 1～4岁
   E. 2～5岁

51. 下列哪项不是夏季热的临床特征
   A. 长期发热
   B. 口渴多饮
   C. 多尿
   D. 少汗或汗闭
   E. 便秘

52. 下述哪项不是过敏性紫癜的临床特点
   A. 紫癜多见于下肢伸侧及臀部、关节周围
   B. 多呈对称性分布
   C. 不高出皮肤
   D. 压之不褪色
   E. 可伴腹痛及关节痛

53. 引起皮肤黏膜淋巴结综合征（川崎病）病儿死亡的原因是
   A. 心肌梗死

B. 心包炎
C. 心律失常
D. 心力衰竭
E. 肺栓塞

A2 型题

答题说明

每道考题由两个以上相关因素组成或以一个简要病历形式出现，其下面有 A、B、C、D、E 五个备选答案，请从中选择一个最佳答案，并在答题卡上将相应题号的相应字母所属的方框涂黑。

54. 患者肿疡溃后脓水稀少，坚肿不消，伴精神不振，面色无华，脉数无力。治法宜用
    A. 透托法
    B. 补法
    C. 透脓法
    D. 补托法
    E. 益气法

55. 患者，女，25岁。左侧手臂内侧有红丝一条，向上走窜，停于肘部。其诊断是
    A. 蛇头疔
    B. 蛇眼疔
    C. 红丝疔
    D. 蛇肚疔
    E. 托盘疔

56. 患处局部突然肿胀，光软无头，迅速结块，皮肤掀红，灼热疼痛，几日后逐渐扩大，高肿发硬，口渴，舌苔黄腻，脉弦滑。选方最宜
    A. 五味消毒饮
    B. 仙方活命饮
    C. 牛蒡解肌汤
    D. 黄连解毒汤
    E. 普济消毒饮

57. 患者1周前因外伤出现右手食指红肿热痛，肿胀呈圆柱状，皮色光亮，关节轻度扭曲，不能伸展。现局部跳痛明显，拟切开排脓。应选择的切口部位是
    A. 指掌侧面
    B. 指掌正中
    C. 手指侧面
    D. 手指正中
    E. 食指关节处

58. 王某，男，69岁。素有消渴病史。患后项部有头疽月余，肿势平塌，根脚散漫，皮色紫滞，脓腐难化，脓水稀少，疼痛剧烈。伴发热烦躁，口干唇燥，饮食少思，大便燥结，小便短赤。舌质红，苔黄燥，脉细弦数。治疗首选
    A. 仙方活命饮
    B. 托里消毒散
    C. 竹叶黄芪汤
    D. 十全大补汤
    E. 五味消毒饮

59. 患者，男，60岁。患糖尿病6年。近半年来项部近发际处，经常出现数个红肿块，灼热疼痛，反复不愈，服用抗生素无明显效果，常口渴唇燥，舌红苔薄，脉细数。中医诊断为
    A. 有头疽
    B. 无头疽
    C. 蝼蛄疖
    D. 疖病
    E. 粉刺

60. 患者乳房肿痛，皮肤焮红灼热，肿块质软，有应指感。切开排脓后引流不畅，红肿热痛不消，壮热，舌红，苔黄腻，脉洪数。治疗首选
   A. 透脓散
   B. 托里消毒散
   C. 逍遥散
   D. 瓜蒌牛蒡汤
   E. 桃红四物汤

61. 患者，女，24岁。有先天性乳头凹陷史。近1个月来发现右乳晕内侧有一直径约3cm的肿块，局部疼痛不适，形态不规则，边界尚清，质地硬韧，挤压后可见白脂质样物质自乳头溢出。应首先考虑的是
   A. 乳岩
   B. 乳漏
   C. 粉刺性乳痈
   D. 乳痈
   E. 乳癖

62. 患者颈部结块迅速增大，坚硬如石，高低不平，推之不移，但全身症状尚不明显，舌暗红，苔薄黄，脉弦。选方最宜
   A. 柴胡疏肝散
   B. 逍遥丸
   C. 海藻玉壶汤合桃红四物汤
   D. 消瘰丸
   E. 通窍活血汤合养阴清肺汤

63. 患者，女，30岁。颈部肿块柔韧而圆，如肉之团，随吞咽动作上下移动，急躁易怒，汗出心悸，失眠多梦，消谷善饥，形体消瘦，手部震颤，舌红，苔薄，脉弦。其辨证为
   A. 肝郁气滞证
   B. 气滞痰凝证
   C. 气阴两虚证

   D. 肝肾不足证
   E. 冲任失调证

64. 患者，男，45岁。左上臂内侧有一肿块，呈半球形，暗红色，质地柔软，状如海绵，压之可缩小。应首先考虑的是
   A. 气瘤
   B. 筋瘤
   C. 脂瘤
   D. 血瘤
   E. 肉瘤

65. 患者，女，32岁。肩背部见一肿块，如肉之隆起，软似棉，肿似馒，皮色不变，不紧不宽。考虑为
   A. 脂瘤
   B. 肉瘤
   C. 失荣
   D. 血瘤
   E. 筋瘤

66. 患者，女，25岁。外阴部有成群水疱，互相融合，易破糜烂，灼热痛痒，同时伴有发热、尿频、尿急、尿痛，苔黄，脉弦。其治法是
   A. 健脾利湿
   B. 疏风清热
   C. 清热利湿
   D. 清泻肝火
   E. 养阴清热

67. 患者一侧腰部出现成簇水疱，呈带状分布，皮损鲜红，灼热刺痛，疱壁紧张；口苦咽干，心烦易怒，大便干燥，小便黄；舌质红，苔黄，脉弦滑数。其治疗首选
   A. 除湿胃苓汤
   B. 龙胆泻肝汤
   C. 柴胡疏肝散

D. 参苓白术散

E. 八珍汤

C. 龙胆泻肝汤

D. 除湿胃苓汤

E. 黄连解毒汤

68. 患者突发风团鲜红，灼热剧痒，遇热加重，得冷则减，伴有发热、恶寒、咽喉肿痛，舌质红，苔薄黄，脉浮数。治疗首选

A. 消风散加减

B. 麻黄桂枝各半汤加减

C. 防风通圣散加减

D. 当归饮子加减

E. 桃红四物汤

72. 患者身现皮损，呈点滴状，发展迅速，颜色鲜红，层层鳞屑，瘙痒剧烈，刮去鳞屑有点状出血；伴口干舌燥、咽喉疼痛、心烦易怒，便干溲赤；舌质红，舌苔薄黄，脉弦滑。中医诊断为

A. 白秃疮

B. 牛皮癣

C. 白疕

D. 药毒

E. 白屑风

69. 患者，女，26岁。3天前突然发生面、颈部红肿与水疱，破后糜烂渗液，自觉痒痛，伴发热、口渴、大便干，舌红、苔黄，脉弦滑数。怀疑接触过敏引起，治疗首选

A. 桑菊饮

B. 银翘散

C. 普济消毒饮

D. 龙胆泻肝汤合化斑解毒汤

E. 黄连解毒汤合当归饮子

73. 患者，男，65岁。动则气急，欲便无力，排便时有肿物自肛门内脱出，严重时走路、咳嗽均有脱出，须手助复位，伴有少量出血，舌淡苔薄，脉细。其诊断是

A. Ⅰ期内痔

B. Ⅱ期内痔

C. Ⅲ期内痔

D. 肛乳头肥大

E. 炎性混合痔

70. 患者白疕反复不愈，皮疹呈斑块状，鳞屑较厚，颜色暗红，舌紫暗，有瘀斑瘀点，脉细缓。其辨证属

A. 血热内蕴证

B. 血虚风燥证

C. 气血瘀滞证

D. 湿毒蕴阻证

E. 火毒炽盛证

74. 肛痈患者，肛周肿痛，皮色暗红，成脓时间长，溃后脓出稀薄，疮口难敛，伴有午后潮热，心烦口干，盗汗，舌红苔少，脉细数。治疗应首选

A. 仙方活命饮合二妙丸

B. 萆薢渗湿汤合凉血地黄汤

C. 黄连解毒汤合透脓散

D. 青蒿鳖甲汤合三妙丸

E. 补中益气汤合润肠丸

71. 患者颈部皮损为多角形的扁平丘疹融合成片，皮损呈淡褐色片状，粗糙肥厚，剧痒时作，夜间尤甚，舌淡红，苔薄白，脉濡缓。治疗首选

A. 柴胡疏肝散

B. 消风散

75. 患者，男，55岁。大便稀溏，劳累负重后脱肛，气短乏力，头晕目眩，纳呆食少，舌淡，苔薄白，脉细弱。其证候是

A. 脾不健运

B. 小肠虚寒
C. 脾阳不足
D. 脾虚气陷
E. 脾胃虚寒

76. 患者，男，40岁。阴茎背侧触及条索状结块，皮色不变，无明显压痛，阴茎勃起时可发生弯曲，舌淡有齿痕，苔薄白，脉滑。其诊断为
   A. 前列腺增生
   B. 精浊
   C. 淋病
   D. 梅毒
   E. 阴茎痰核

77. 患者，女，38岁。月经先后无定期，经量或多或少，色暗红有块，经行乳房胀痛，腰膝酸软，精神疲惫，舌淡，苔白，脉弦细。治疗首选
   A. 逍遥散
   B. 固阴煎
   C. 定经汤
   D. 两地汤
   E. 固经丸

78. 患者，女，30岁。近1年来月经周期延后，约50日一行，量正常，色暗红，小腹胀痛，精神抑郁，胸胁乳房胀痛，舌质正常，苔薄白，脉弦。治疗首选
   A. 苍附导痰丸
   B. 乌药汤
   C. 龙胆泻肝汤
   D. 固阴煎
   E. 失笑散

79. 患者，女，31岁。近1年来月经量明显增多，月经周期及行经时间正常，色淡红，质清稀，神疲体倦，气短懒言，小腹空坠，面色㿠白，舌淡，苔薄，脉细

弱。治疗首选
   A. 固经丸
   B. 举元煎
   C. 保阴煎
   D. 归肾丸
   E. 桃红四物汤

80. 患者，女，24岁。月经周期正常，末次月经持续10天未净，量或多或少，经色紫暗、有块，经行小腹疼痛、拒按，舌紫暗有瘀点，脉弦涩。治疗首选
   A. 桃红四物汤合失笑散
   B. 逐瘀止血汤
   C. 生化汤
   D. 归脾汤
   E. 血府逐瘀汤

81. 患者，女，35岁。近半年来经来血量渐少，点滴即净，色淡质稀，伴小腹空坠，头晕眼花，心悸怔忡，面色萎黄，舌淡红，脉细。治疗首选
   A. 滋血汤
   B. 四物汤
   C. 归脾汤
   D. 固冲汤
   E. 大补元煎

82. 患者经来无期，量少淋漓不尽，持续数十日，血色鲜红，面颊潮红，烦热少寐，咽干口燥，便结，舌红，少苔，脉细数。治疗首选
   A. 左归丸合二至丸
   B. 上下相资汤
   C. 六味地黄丸
   D. 逐瘀止血汤
   E. 加减一阴煎

83. 患者，女，35岁。经后头晕，头部绵绵作痛，月经量少、色淡、质稀，心悸少

寐，神疲乏力，舌淡，苔薄，脉虚细。
治疗首选
A. 八珍汤
B. 归脾汤
C. 半夏白术天麻汤
D. 大补元煎
E. 天麻钩藤饮

84. 患者，女，38岁。经行及经后两乳胀痛，乳房按之柔软无块，月经量少、色淡，两目干涩，咽干口燥，五心烦热，舌淡，少苔，脉细数。治疗首选
A. 一贯煎
B. 四物汤合二陈汤
C. 六味地黄丸
D. 暖肝煎
E. 柴胡疏肝散

85. 患者，女，38岁，已婚。近几年形体渐胖，胸闷呕恶，倦怠乏力，月经停闭半年，纳少，痰多，带下量多、色白，苔腻，脉滑；尿妊娠试验阴性。治疗应首选
A. 血府逐瘀汤
B. 苍附导痰丸
C. 参苓白术散
D. 开郁二陈汤
E. 香砂六君子汤

86. 患者，女，26岁。经期精神恍惚，心神不宁，无故悲伤，心悸失眠，月经量少、色淡，舌淡，舌薄白，脉细。治疗首选
A. 甘麦大枣汤合养心汤
B. 丹栀逍遥散
C. 癫狂梦醒汤
D. 生铁落饮
E. 八珍汤

87. 患者，女，34岁。近3周带下量多，赤白相兼，质稠，有气味，阴部瘙痒灼热，腰酸腿软，头晕耳鸣，五心烦热，咽干口燥，烘热汗出，失眠多梦，舌质红，苔黄腻，脉细数。治疗首选
A. 易黄汤
B. 止带方
C. 内补丸
D. 知柏地黄汤
E. 五味消毒饮

88. 患者，女，25岁，妊娠50天。近2天阴道少量下血，色鲜红质稠，伴腰酸，口苦咽干，心烦少寐，溺黄便结，舌质红，苔黄，脉滑数。治疗首选
A. 清经散
B. 两地汤
C. 寿胎丸
D. 保阴煎
E. 胎元饮

89. 患者停经50天，下腹一侧隐痛，双合诊可触及一侧附件有软性包块，有压痛，尿妊娠试验阳性，声低气短，少气懒言，脉弦滑。其治则为
A. 益气固脱，活血化瘀
B. 活血化瘀，消癥杀胚
C. 活血化瘀，佐以益气
D. 益气养血，补肾安胎
E. 活血化瘀，补肾安胎

90. 患者，女，27岁，已婚。屡孕屡堕，腰酸膝软，足跟痛，头晕耳鸣，手足心热，两颧潮红，大便秘结，舌红，少苔，脉细数。治疗应首选
A. 清经散
B. 两地汤
C. 寿胎丸
D. 保阴煎
E. 育阴汤

91. 患者，女，29岁，曾自然流产3次。平素头晕目眩，神疲乏力，面色㿠白，心悸气短，舌质淡，苔薄白，脉细弱。治疗首选
    A. 八珍汤
    B. 胎元饮
    C. 泰山磐石散
    D. 补肾固冲丸
    E. 肾气丸

92. 患者，女，24岁。经后小腹冷痛，喜按，得热则舒，经量少，经色暗淡，腰腿酸软，小便清长，舌淡胖，苔白润，脉沉。治疗首选
    A. 温经汤（《金匮要略》）
    B. 天台乌药散
    C. 温经汤（《妇人大全良方》）
    D. 少腹逐瘀汤
    E. 益肾调经汤

93. 患者，女，18岁。每于经行小腹绵绵作痛，伴腰骶酸痛，经色暗淡，量少，质稀薄，头晕耳鸣，面色晦暗，健忘失眠，舌质淡红，苔薄，脉沉细。治疗首选
    A. 圣愈汤
    B. 归肾丸
    C. 温经汤
    D. 调肝汤
    E. 银甲丸

94. 患者，女，36岁。妊娠5个月，腹形明显小于妊娠月份，胎儿存活，形寒怕冷，腰腹冷痛，四肢不温，舌淡苔白，脉沉迟滑。治疗首选
    A. 温经汤
    B. 寿胎丸合四君子汤
    C. 胎元饮
    D. 正气天香散
    E. 长胎白术散

95. 患者，女，24岁。妊娠20周，面、目、四肢浮肿，遍及全身，皮薄光亮，按之凹陷不起，面色㿠白无华，神疲气短懒言，口淡而腻，脘腹胀满，食欲不振，小便短少，大便溏薄，舌淡体胖，边有齿印，苔白润，脉缓滑。治疗首选
    A. 白术散
    B. 真武汤
    C. 天仙藤散
    D. 猪苓汤
    E. 半夏白术天麻汤

96. 患者，女，29岁。产后2周，恶露不尽，量时多时少，色暗有块，小腹疼痛拒按；舌紫暗边有瘀点，脉沉涩。治疗首选
    A. 生化汤
    B. 血府逐瘀汤
    C. 膈下逐瘀汤
    D. 少腹逐瘀汤
    E. 桃红四物汤

97. 患者，女，30岁。产后1个月，因与人发生争执，乳汁分泌减少，乳房胀硬、疼痛，乳汁稠，伴胸胁胀满，情志抑郁，食欲不振，舌质正常，苔薄黄，脉弦滑。治疗首选
    A. 通乳丹
    B. 下乳涌泉散
    C. 苍附导痰丸
    D. 漏芦散
    E. 柴胡疏肝散

98. 患者，女，36岁。产后1个月，腰膝足跟疼痛，艰于俯仰，头晕耳鸣，夜尿多，舌淡暗，脉沉细弦。治疗首选
    A. 六味地黄丸
    B. 地黄饮子
    C. 养荣壮肾汤
    D. 独活寄生汤

E. 身痛逐瘀汤

99. 患者，女，29岁。产后小便不通，清白点滴而下，小腹胀急疼痛，倦怠乏力，少气懒言，语音低微，面色少华，舌质淡，苔薄白，脉缓弱。治法为
    A. 补气升清，化气行水
    B. 清热祛湿，利水通淋
    C. 温阳化气，利水消肿
    D. 温肾益气，化气行水
    E. 滋阴养血，清热通淋

100. 患者，女，26岁。产后小便艰涩而痛，余沥不尽，尿色红赤，情志抑郁，心烦易怒，小腹胀满，两胁胀痛，口苦而干，大便干结，舌红，苔黄，脉弦数。治疗首选
    A. 八正散
    B. 柴胡疏肝散
    C. 导赤散
    D. 加味五淋散
    E. 沉香散

101. 患者，女，34岁。少腹部刺痛半年，经行及劳累后加重，经量多有血块，瘀块排出则痛减，带下量多，婚久不孕，经行情志抑郁，乳房胀痛，舌体紫暗，有瘀斑、瘀点，苔薄，脉弦涩。治疗首选
    A. 当归芍药散
    B. 少腹逐瘀汤
    C. 膈下逐淤汤
    D. 理冲汤
    E. 逍遥散

102. 患者，女，29岁。婚久不孕，月经先后不定，经量多少不一，经来腹痛，经前烦躁易怒，胸胁乳房胀痛，精神抑郁，善太息，舌暗红有瘀斑，脉弦细。治疗首选

    A. 毓麟珠
    B. 温胞饮
    C. 胎元饮
    D. 逍遥散
    E. 开郁种玉汤

103. 患者，女，30岁。阴部肌肤肿溃，触之坚硬，色晦暗不泽，日久不愈，脓水淋沥，疼痛绵绵，伴面色㿠白，精神不振，疲乏无力，畏寒肢冷，食少纳呆，舌淡苔白腻，脉沉细缓。治疗首选
    A. 右归丸
    B. 阳和汤
    C. 补中益气汤
    D. 五味消毒饮
    E. 大补元煎

104. 患者，女，38岁，已婚。人流时出现头晕，恶心，呕吐，面色苍白，出冷汗，心率减慢，小于60次/分，心律不齐，血压下降。其诊断是
    A. 子宫穿孔
    B. 人流综合征
    C. 人流不全
    D. 宫颈粘连
    E. 宫腔粘连

105. 病儿急起高热恶寒，汗出热不解，头痛心烦，目赤咽痛，肌肉酸痛，全身症状重。其辨证应为
    A. 风寒感冒
    B. 风热感冒
    C. 暑邪感冒
    D. 时邪感冒
    E. 感冒夹惊

106. 病儿咳嗽不爽，发热恶风，微汗，口渴痰多，咽赤，舌红，苔薄黄。治疗首选
    A. 银翘散

B. 桑菊饮
C. 麻杏石甘汤
D. 桑白皮汤
E. 桑杏汤

B. 养胃增液汤
C. 六味地黄汤
D. 增液承气汤
E. 养阴清胃汤

107. 患儿突然面白唇青，呼吸浅促，四肢厥冷，虚烦冷汗，右胁下触及痞块，舌质淡紫，苔薄，指纹紫滞于命关；肺部听诊可闻及固定的中细湿啰音。应诊断为
   A. 风寒闭肺证
   B. 风热闭肺证
   C. 痰热闭肺证
   D. 心阳虚衰证
   E. 内陷厥阴证

108. 病儿咳喘哮鸣，痰稠色黄，发热面红，渴饮便秘，舌红苔黄，脉滑数。治疗首选
   A. 麻杏石甘汤合苏葶丸
   B. 桑菊饮
   C. 清宁散
   D. 杏苏散
   E. 清气化痰汤

109. 患儿，2岁。泄泻2天，大便日行10余次，质稀如水，色黄浑浊，精神不振，口渴心烦，眼眶凹陷，皮肤干燥，小便短赤，舌红少津，苔少。其治法是
   A. 消食化积
   B. 疏风散寒
   C. 益气养阴
   D. 渗湿止泻
   E. 清热利湿

110. 患儿，男，5岁。不思进食2月余，食少饮多，皮肤失润，大便偏干，小便短黄，舌红少津，苔花剥，脉细数。治疗应首选的方剂是
   A. 生脉散

111. 患儿，4岁。面色萎黄，形体消瘦，神疲肢倦，不思饮食，食则饱胀，腹满喜按，大便稀溏酸腥，夹有不消化食物残渣，舌质淡，苔白腻，脉细滑。治疗首选
   A. 八珍汤
   B. 保和丸
   C. 健脾丸
   D. 异功散
   E. 益胃汤

112. 患儿，腹痛胀满，疼痛拒按，大便秘结，烦躁口渴，手足心热，口唇舌红，舌苔黄燥，脉滑数。其治法为
   A. 温中散寒，理气止痛
   B. 消食导滞，行气止痛
   C. 通腑泄热，行气止痛
   D. 温中理脾，缓急止痛
   E. 活血化瘀，行气止痛

113. 患儿自汗，头、肩、背出汗明显，活动后加重，易感冒，神倦乏力，面色少华，四肢欠温，舌淡苔薄白，脉细弱。其治法是
   A. 调和营卫
   B. 益气固表
   C. 益气养阴
   D. 益气敛汗
   E. 敛汗潜阳

114. 患儿，男，8岁。全身浮肿，以腰腹、下肢为甚，按之深陷难起，畏寒肢冷，面白无华，神倦乏力，小便量少，大便溏，舌淡胖，苔白滑，脉沉细。首选方

剂是
A. 真武汤
B. 五苓散
C. 越婢加术汤
D. 五皮饮
E. 参苓白术散

115. 患儿，女，5岁。尿频反复发作1年，低热，盗汗，颧红，五心烦热，咽干口渴，唇干，舌红，舌苔少，脉细数。治疗首选
A. 八正散
B. 缩泉丸
C. 菟丝子散
D. 知柏地黄丸
E. 金匮肾气丸

116. 患儿，男，6岁。夜间遗尿，小便量少色黄，性情急躁，夜梦纷纭，性情急躁，目睛红赤，舌质红，苔黄腻，脉滑数。治疗首选
A. 八正散
B. 葛根芩连汤
C. 菟丝子散
D. 龙胆泻肝汤
E. 金匮肾气丸

117. 患儿，男，3岁。失聪失语，反应迟钝，意识不清，动作不自主，口流痰涎，喉间痰鸣，肌肉软弱，偶有痫证发作，舌体胖有瘀斑瘀点，苔腻，脉沉涩。治疗应首选
A. 涤痰汤
B. 血府逐瘀汤合二陈汤
C. 通窍活血汤合二陈汤
D. 益脾镇惊散
E. 资生健脾丸

118. 患儿，男，4岁。麻疹出现4天，高热烦躁，咳嗽气促，鼻翼扇动，喉间痰鸣，疹点紫暗，面色青灰，口唇发绀，舌质红，苔黄腻，脉数。治疗应首选
A. 清金化痰汤
B. 清解透表汤
C. 羚角钩藤汤
D. 天麻钩藤饮
E. 麻杏石甘汤

119. 患儿丹痧布齐后1～2天，身热渐退，咽部糜烂疼痛亦渐减轻，唇干口燥，伴有干咳，食欲不振，舌红少津，苔剥脱，脉细数；约2周后可见皮肤脱屑、脱皮。治疗首选
A. 解肌透痧汤
B. 凉营清气汤
C. 沙参麦冬汤
D. 银翘散
E. 犀角地黄汤

120. 患儿，1岁。发热1天，全身见散在细小淡红色皮疹，喷嚏，流涕，偶有咳嗽，精神不振，胃纳欠佳，耳后翳核肿大，咽红，舌苔薄白。其诊断是
A. 麻疹
B. 奶麻
C. 风痧
D. 丹痧
E. 水痘

121. 患儿，男，6岁。发热1天后，全身出现红色斑丘疹、疱疹，疹色红润，疱浆清亮，根盘红晕，皮疹瘙痒，以躯干为多，伴鼻塞、咳嗽，苔薄白，脉浮数。治疗首选
A. 桑菊饮
B. 清营汤
C. 银翘散
D. 荆防败毒散

E. 黄连解毒汤

122. 病儿,3岁。低热2天后于口腔、手足心出现疱疹,分布稀疏,疹色红润,疱液清亮,苔薄黄腻,脉浮数。其诊断应为
A. 麻疹
B. 幼儿急疹
C. 风疹
D. 水痘
E. 手足口病

123. 病儿,8岁,两侧耳下腮部漫肿疼痛,咀嚼不便,伴低热、头痛,苔薄黄,脉浮数。治疗首选
A. 普济消毒饮
B. 大柴胡汤
C. 柴胡葛根汤
D. 小柴胡汤
E. 柴葛解肌汤

124. 患儿,4岁。百日咳发作6周,现症见痉咳缓解,咳嗽逐渐减轻,干咳无痰,声音嘶哑,伴低热,午后颧红,烦躁,夜寐不宁,盗汗,口干,舌红,苔少,脉细数。治疗应首选
A. 沙参麦冬汤
B. 养阴清肺汤
C. 竹叶石膏汤
D. 人参五味子汤
E. 三子养亲汤

125. 患儿,4岁。形体消瘦,饮食不振,面色萎黄,突然阵发性脐腹剧烈疼痛,部位不定,频繁呕吐,呕出蛔虫,大便不下,腹胀,腹部可扪及质软、无痛的可移动团块,舌黄腻,脉滑数。治疗首选
A. 乌梅丸
B. 肥儿丸

C. 使君子散
D. 资生健脾丸
E. 驱蛔承气汤

126. 患儿,男,8岁。紫癜反复出现,瘀斑颜色淡紫,常有鼻衄,面色苍黄,神疲乏力,食欲不振,头晕心慌,舌淡苔薄,脉细无力。治疗首选方剂是
A. 归脾汤
B. 参苓白术散
C. 犀角地黄汤
D. 清瘟败毒饮
E. 四君子汤

127. 患儿,女,2岁。平素易反复感冒,多汗夜惊,烦躁不安,发稀枕秃,囟门增大,伴有轻度骨骼改变,形体虚胖,肌肉松软,食欲不振,舌淡苔薄白。治疗应首选
A. 玉屏风散
B. 右归丸
C. 金匮肾气丸
D. 补肾地黄丸
E. 人参五味子汤

128. 患儿,7个月。辅食未加,头部多汗,发稀枕秃,囟门宽大,夜啼不宁,易惊多惕,偶有抽搐,纳呆食少,舌淡苔薄。治疗应首选
A. 玉屏风散
B. 清肝达郁汤
C. 金匮肾气丸
D. 琥珀抱龙丸
E. 益脾镇惊散

129. 患儿,7岁。发热1周,微恶风寒,鼻塞流涕,头痛咳嗽,咽红疼痛,恶心呕吐,不思饮食,颈部淋巴结轻度肿大,皮肤斑丘疹,舌质红,苔薄黄,脉

浮数；血常规检查示：异型淋巴细胞 16%。治疗应首选
A. 四妙散
B. 桃仁汤
C. 普济消毒饮
D. 清营汤
E. 银翘散

A3 型题

答题说明

以下提供若干个案例，每个案例下设若干道试题。请根据案例所提供的信息，在每一道试题下面的 A、B、C、D、E 五个备选答案中选择一个最佳答案，并在答题卡上将相应题号的相应字母所属的方框涂黑。

（130～132 题共用题干）

患者，男，15 岁。背部、臀部散发红肿，肿势范围 3cm×3cm，伴发热、口渴、溲赤、便秘、苔黄、脉数。

130. 中医诊断为
 A. 痈
 B. 发
 C. 疔
 D. 有头疽
 E. 疖

131. 中医辨证为
 A. 暑热浸淫证
 B. 体虚毒恋证
 C. 热毒蕴结证
 D. 火毒入营证
 E. 热胜肉腐证

132. 治疗首选
 A. 五味消毒饮
 B. 仙方活命饮
 C. 五神汤
 D. 龙胆泻肝汤
 E. 当归饮子

（133～135 题共用题干）

患者，女，47 岁。已绝育，经乱无期、出血量多半年。现阴道出血持续 20 天不止，量多，血色淡红，面色㿠白，神秘倦怠，小腹空坠，四肢不温，纳少便溏，血压 80/60mmHg。

133. 中医诊断为
 A. 崩漏
 B. 月经过多
 C. 经期延长
 D. 绝经前后诸证
 E. 不孕症

134. 其治法为
 A. 滋肾益阴，固冲止血
 B. 温肾益气，固冲止血
 C. 清热凉血，固冲止血
 D. 补气摄血，固冲止崩
 E. 活血化瘀，固冲止血

135. 治疗首选
 A. 加减苁蓉菟丝丸
 B. 安奠二天汤
 C. 固本止崩汤
 D. 上下相资汤
 E. 将军斩关汤

（136～138题共用题干）

患儿，男，2岁。长期纳食不振，神疲乏力，形体消瘦，面色苍黄，唇淡甲白，大便不调，舌淡苔白，指纹淡红，Hb 70g/L。

136. 其辨证为
   A. 脾肾阳虚证
   B. 脾虚夹积证
   C. 脾胃阴虚证
   D. 脾胃虚弱证
   E. 心脾两虚证

137. 治法是
   A. 健脾助运，消食化滞
   B. 健脾温阳，利水消肿
   C. 健运脾胃，益气养血
   D. 补脾养心，益气生血
   E. 调和脾胃，运脾开胃

138. 治疗首选方剂是
   A. 归脾汤
   B. 六君子汤
   C. 资生健脾丸
   D. 健脾丸
   E. 不换金正气散

B型题

答题说明

两道试题共用A、B、C、D、E五个备选答案，备选答案在上，题干在下。每题请从中选择一个最佳答案，并在答题卡上将相应题号的相应字母所属的方框涂黑。每个备选答案可能被选择一次、两次或不被选择。

（139～140题共用备选答案）
   A. 有头疽
   B. 牛皮癣
   C. 失荣
   D. 冻伤
   E. 药毒

139. 其病因属外来伤害的是
140. 其病因属感受特殊之毒的是

（141～142题共用备选答案）
   A. 散风清热，化痰消肿
   B. 疏肝解郁，消肿化毒
   C. 散风清热，化痰解毒
   D. 清热化痰，和营托毒
   E. 清热利湿，和营活血

141. 患者表现为红肿绕喉，坚硬疼痛，肿势散漫，壮热口渴，大便燥结，舌红绛，苔黄腻，脉洪数，其治法是

142. 患者出现颈旁结块，形如鸡卵，伴有恶寒，发热，头痛，项强，咽痛，口干，苔黄腻，脉洪数，其治法是

（143～144题共用备选答案）
   A. 血热
   B. 血虚
   C. 湿热
   D. 痰湿
   E. 气滞

143. 经期延长的病因病机是
144. 月经过多的病因病机是

（145～146题共用备选答案）
   A. 消风散
   B. 桑菊饮
   C. 小柴胡汤
   D. 当归饮子
   E. 荆穗四物汤

145. 治疗经行感冒风热证，应首选的方剂是

146. 治疗经行风疹块风热证，应首选的方剂是

（147～148题共用备选答案）

A. 口腔舌上布满白屑

B. 口腔舌上出现黄白色溃疡

C. 周围有红晕

D. 多汗

E. 烦躁多啼

147. 鹅口疮的临床特征是

148. 小儿口疮的临床特征是

（149～150题共用备选答案）

A. 银翘散

B. 清瘟败毒饮

C. 白虎汤

D. 沙参麦冬汤

E. 麦门冬汤

149. 治疗皮肤黏膜淋巴结综合征卫气同病，应首选

150. 治疗皮肤黏膜淋巴结综合征气阴两伤，应首选

试卷标识码：

中医执业医师资格考试
最后成功四套胜卷（三）

（医学综合考试部分）

第一单元

考生姓名：_____

准考证号：_____

考　　点：_____

考　场　号：_____

A1 型题

答题说明

每一道试题下面有 A、B、C、D、E 五个备选答案，请从中选择一个最佳答案，并在答题卡上将相应题号的相应字母所属的方框涂黑。

1. 具有燥湿健脾、祛风散寒、明目功效的药物是
   A. 苍术
   B. 厚朴
   C. 广藿香
   D. 佩兰
   E. 砂仁

2. 善治血热便血、痔血及肝热目赤头痛的药物是
   A. 虎杖
   B. 槐花
   C. 小蓟
   D. 地榆
   E. 大蓟

3. 胃中气体上出咽喉所发出的一种声长而缓的声响，称为
   A. 太息
   B. 呃逆
   C. 嗳气
   D. 咳嗽
   E. 哮

4. 病人口中泛酸，其临床意义是
   A. 脾胃虚弱
   B. 燥热伤津
   C. 痰热内盛
   D. 湿热蕴脾
   E. 肝胃郁热

5. 补阳还五汤中通经活络的药物是
   A. 地龙
   B. 当归
   C. 川芎
   D. 僵蚕
   E. 桃仁

6. 下列除哪项外，均是至宝丹的功效
   A. 清热
   B. 开窍
   C. 通便
   D. 化浊
   E. 解毒

7. 白茅根具有的功效是
   A. 解毒敛疮
   B. 消肿生肌
   C. 清热利尿
   D. 祛痰止咳
   E. 活血祛瘀

8. 火的特性是
   A. 曲直
   B. 稼穑
   C. 从革
   D. 炎上
   E. 润下

9. 同病异治的实质是
   A. 证同治异
   B. 证异治异
   C. 病同治异
   D. 证异治同
   E. 病同治同

10. 具有温肾补精、养血益气功效的药物是
    A. 沉香
    B. 磁石
    C. 蛤蚧
    D. 益智
    E. 紫河车

11. 具有固表止汗、益气除热功效的药物是
    A. 麻黄根
    B. 浮小麦
    C. 麻黄
    D. 五味子
    E. 山茱萸

12. 下列各项，属于实证的临床表现的是
    A. 疼痛喜按
    B. 五心烦热
    C. 蒸蒸壮热
    D. 精神萎靡
    E. 舌胖淡嫩

13. 下列各项，不属于六味地黄丸主治证临床表现的是
    A. 腰膝酸软，盗汗遗精
    B. 耳鸣耳聋，头晕目眩
    C. 骨蒸潮热，手足心热
    D. 小便不利或反多
    E. 舌红少苔，脉沉细数

14. 伸舌时舌体偏向左或右属于
    A. 痿软舌
    B. 强硬舌
    C. 歪斜舌
    D. 颤动舌
    E. 吐弄舌

15. 以阴阳失调来阐释真寒假热或真热假寒，其病机是
    A. 阴阳偏盛
    B. 阴阳偏衰
    C. 阴阳格拒
    D. 阴阳互损
    E. 阴阳离决

16. 孕妇应慎用的药物是
    A. 金银花
    B. 连翘
    C. 大黄
    D. 鱼腥草
    E. 蒲公英

17. 《医疗机构管理条例》《麻醉药品和精神药品管理条例》等规范性文件，在我国卫生法律体系中，属于
    A. 卫生行政法规
    B. 卫生专门法律
    C. 卫生法律
    D. 基本法律
    E. 卫生技术法规

18. 下列药物中，长于清利头目的是
    A. 葛根
    B. 柴胡
    C. 升麻
    D. 蔓荆子
    E. 淡豆豉

19. 不属于麻子仁丸组成药物的是
    A. 芍药
    B. 杏仁
    C. 大黄
    D. 厚朴
    E. 甘草

20. 《药品管理法》规定对四类药品实行特殊管理，下列药品中不属于法定特殊管理药品的是
    A. 生化药品

B. 麻醉药品
C. 精神药品
D. 放射性药品
E. 医疗用毒性药品

21. 归脾汤除益气补血、健脾外，还具有的功效是
    A. 养心
    B. 渗湿
    C. 温胃
    D. 益阴
    E. 温阳

22. 《传染病防治法》规定应予以隔离治疗的是
    A. 疑似传染病患者
    B. 丙类传染病患者
    C. 甲类传染病患者和病原携带者
    D. 乙类传染病患者和病原携带者
    E. 除艾滋病患者、炭疽中的肺炭疽以外的乙类传染病患者

23. 受理申请医师注册的卫生健康主管部门对不符合条件不予注册的，应当自收到申请之日起多少日内给予申请人书面答复，并说明理由
    A. 15日
    B. 20日
    C. 30日
    D. 40日
    E. 45日

24. 逍遥散与一贯煎相同的功效是
    A. 和营
    B. 益气
    C. 滋阴
    D. 疏肝
    E. 补脾

25. 人参配莱菔子在药物七情配伍关系中属
    A. 相使
    B. 相畏
    C. 相杀
    D. 相反
    E. 相恶

26. 下列各项，与心悸并见对诊断心肾阳虚证最有意义的是
    A. 肢体浮肿，畏寒肢冷
    B. 五更泄泻，完谷不化
    C. 舌质紫暗，脉象细涩
    D. 失眠多梦，面色淡白
    E. 胸闷气短，腰膝酸软

27. 小蓟饮子与八正散相同的功效是
    A. 利水通淋
    B. 燥湿解毒
    C. 凉血止血
    D. 泻火养阴
    E. 利湿化浊

28. 用寒远寒，用热远热，属于
    A. 因病制宜
    B. 因地制宜
    C. 因人制宜
    D. 因时制宜
    E. 因证制宜

29. 揩舌的目的是
    A. 查看舌苔薄厚程度
    B. 鉴别舌苔有根无根
    C. 判断舌体颤动程度
    D. 判断舌体颜色
    E. 判断舌形变化

30. 治疗大失血、大吐泻所致体虚欲脱，脉微欲绝之证，宜首选
    A. 西洋参

B. 太子参
C. 人参
D. 党参
E. 黄芪

31. 治疗夏伤暑湿，小便不利，应首选
    A. 茯苓
    B. 猪苓
    C. 金钱草
    D. 滑石
    E. 泽泻

32. 脏腑中有"主津"作用的是
    A. 脾
    B. 胃
    C. 大肠
    D. 小肠
    E. 三焦

33. 含有半夏、麦冬、人参的方剂是
    A. 杏苏散
    B. 清燥救肺汤
    C. 桑杏汤
    D. 麦门冬汤
    E. 百合固金汤

34. 病机的外在反映是
    A. 疾病
    B. 证候
    C. 病理
    D. 体征
    E. 症状

35. 根据体质特征，确定用药宜忌，体质偏阳者忌用
    A. 甘淡利水药
    B. 辛散苦泄药
    C. 辛热温散药
    D. 芳香化浊药

E. 苦寒泻火药

36. 细脉的主病是
    A. 邪热亢盛
    B. 实寒证
    C. 血瘀证
    D. 虚阳浮越于外
    E. 湿证

37. 诊断膀胱病常选取的穴位是
    A. 关元
    B. 气海
    C. 足三里
    D. 太溪
    E. 中极

38. 三焦经在上肢的循行部位是
    A. 外侧前缘
    B. 内侧中线
    C. 外侧后缘
    D. 内侧前缘
    E. 外侧中线

39. 首创卫气营血辨证的医家是
    A. 吴又可
    B. 吴鞠通
    C. 薛生白
    D. 叶天士
    E. 王孟英

40. 补骨脂具有的功效是
    A. 补气健脾
    B. 温脾止泻
    C. 祛风除湿
    D. 固表止汗
    E. 益气生津

41. 用补益药物治疗具有闭塞不通症状的虚

证，其治则是
A. 实者泻之
B. 虚者补之
C. 通因通用
D. 塞因塞用
E. 攻补兼施

42. 既能润肠通便，又能下气利水的药物是
A. 知母
B. 苦杏仁
C. 决明子
D. 郁李仁
E. 火麻仁

43. 下列脏腑关系中，被称为"燥湿相济"的是
A. 肺与大肠
B. 肾与膀胱
C. 心与肾
D. 肺与肝
E. 脾与胃

44. 天王补心丹的君药是
A. 生地黄
B. 人参
C. 麦冬
D. 柏子仁
E. 当归

45. 下列关于五脏所藏的叙述，错误的是
A. 心藏神
B. 肝藏魂
C. 肺藏魄
D. 脾藏意
E. 肾藏智

46. 脾主升清的确切内涵是
A. 脾的阳气主升
B. 脾以升为健

C. 脾气散精，上归于肺
D. 与胃的降浊相对而言
E. 输布津液，防止水湿内生

47. "寒极生热，热极生寒"说明了阴阳之间的哪种关系
A. 相互转化
B. 相互交感
C. 对立制约
D. 互根互用
E. 消长平衡

48. 羚角钩藤汤中桑叶和菊花的功效是
A. 滋阴疏肝，增液舒筋
B. 祛风清热，养血活血
C. 平抑肝阳，清肝明目
D. 疏散风热，清热解毒
E. 清热平肝，疏散风热

49. 钩藤的功效为
A. 平肝潜阳，祛风止痛
B. 平肝潜阳，软坚散结
C. 息风定惊，清热平肝
D. 息风止痉，降逆止血
E. 息风止痉，通络散结

50. 下列各项，属于行政处罚的是
A. 罚款
B. 降级
C. 赔偿损失
D. 撤职
E. 赔礼道歉

51. 以一日分阴阳，则上午为
A. 阴中之阳
B. 阳中之阳
C. 阳中之阴
D. 阴中之阴
E. 阴中之至阴

52. 五脏中，具有"刚脏"特性的是
   A. 心
   B. 肺
   C. 脾
   D. 肝
   E. 肾

53. 清营汤的功效是
   A. 泻火养阴，凉血散瘀
   B. 益气养阴，宁心安神
   C. 清热凉血，养阴生津
   D. 清营解毒，透热养阴
   E. 泻火解毒，凉血止血

54. 下列各项中，属于相乘传变的是
   A. 肺病及肾
   B. 肺病及心
   C. 心病及肝
   D. 肝病及肾
   E. 脾病及肾

55. 依据《素问·宣明五气》理论，久卧易伤及的是
   A. 气
   B. 血
   C. 肉
   D. 精
   E. 筋

56. 二妙散的功效是
   A. 清热利水
   B. 清热燥湿
   C. 清热养阴
   D. 利湿消肿
   E. 解毒化湿

57. 苏子降气汤中配伍当归和肉桂的意义是
   A. 宽胸除满
   B. 养血补肝
   C. 温补下虚
   D. 祛痰止咳
   E. 温肾祛寒

58. 丁香主治的病证是
   A. 蛔虫腹痛
   B. 脚气肿痛
   C. 阳虚外感
   D. 胃寒呃逆
   E. 寒湿痹痛

59. 下列药物中，能燥湿止带的是
   A. 防风
   B. 白芷
   C. 羌活
   D. 苍耳子
   E. 藁本

60. 既能疏肝破气，又能消积化滞的药物是
   A. 陈皮
   B. 青皮
   C. 枳实
   D. 木香
   E. 香附

61. 下列关于五行生克规律的叙述，错误的是
   A. 木为水之子
   B. 火为土之母
   C. 水为火之所不胜
   D. 金为木之所胜
   E. 木为土之所不胜

62. 阳中求阴的适应证是
   A. 阴虚
   B. 阳虚
   C. 阴盛
   D. 阳盛
   E. 阴阳两虚

63. 小建中汤中配伍芍药的意义是
    A. 养血调经，敛阴止汗
    B. 温阳散寒，柔肝缓急
    C. 清热凉血，活血散瘀
    D. 益营养阴，缓急止痛
    E. 养阴补血，活血通脉

64. 具有开窍醒神、化湿开胃功效的药物是
    A. 石菖蒲
    B. 苏合香
    C. 麝香
    D. 冰片
    E. 牛黄

65. 食指络脉浅淡而纤细者，属
    A. 外感表证
    B. 里热证
    C. 气血两虚
    D. 邪气亢盛
    E. 血络郁闭

66. 解表药的味多是
    A. 辛味
    B. 酸味
    C. 甘味
    D. 苦味
    E. 咸味

67. 清热解毒与疏风散邪并用，寓"火郁发之"之义的方剂是
    A. 黄连解毒汤
    B. 普济消毒饮
    C. 清瘟败毒饮
    D. 青蒿鳖甲汤
    E. 龙胆泻肝汤

68. 乌梅丸的主治证候中可见
    A. 虚烦不寐
    B. 食入吐蛔

    C. 食少难消
    D. 口燥咽干
    E. 嗳气吞酸

69. 麻黄汤中麻黄和桂枝的比例为
    A. 1：1
    B. 3：2
    C. 2：1
    D. 5：1
    E. 6：1

70. 下列关于流涕的临床意义，错误的是
    A. 新病鼻塞流清涕属外感风寒
    B. 新病鼻塞流浊涕属外感风热
    C. 阵发性清涕，量多伴喷嚏频作，多属鼻鼽
    D. 涕为肺之液，流涕均由外感病引起
    E. 久流浊涕，质稠量多，气腥臭为鼻渊

71. 主治久泻久痢，证属脾肾虚寒，肠失固涩的方剂是
    A. 乌梅丸
    B. 四神丸
    C. 枳实消痞丸
    D. 真人养脏汤
    E. 半夏泻心汤

72. 组成药物中含有炮姜、川芎的方剂是
    A. 生化汤
    B. 温经汤
    C. 血府逐瘀汤
    D. 补阳还五汤
    E. 复元活血汤

73. 风邪袭表患者的脉象是
    A. 浮缓脉
    B. 浮紧脉
    C. 浮滑脉
    D. 沉涩脉

E. 弦滑脉

74. 在"五轮学说"中,黑珠为
 A. 血轮
 B. 气轮
 C. 水轮
 D. 肉轮
 E. 风轮

75. 清气化痰丸的主治证候中,不包括
 A. 胸膈痞闷
 B. 舌苔白腻
 C. 脉象滑数
 D. 咳痰黄稠
 E. 烦躁不宁

76. 《灵枢·五色》规定了脏腑在面部的分属,候肝的是
 A. 阙上
 B. 阙中
 C. 阙下
 D. 下极之下
 E. 肝下

77. 正常脉象多为一息
 A. 二～三至
 B. 二～四至
 C. 三～四至
 D. 三～五至
 E. 四～五至

78. 治疗咽喉红肿疼痛,兼有肺热咳嗽痰多者,应首选
 A. 射干
 B. 鱼腥草
 C. 马勃
 D. 板蓝根
 E. 山豆根

79. 在八纲的证候关系中,寒湿痹证过服温燥药物而致患处红肿灼痛,属于
 A. 寒证转热证
 B. 热证转寒证
 C. 真热假寒证
 D. 真寒假热证
 E. 寒热错杂证

80. 神志清楚而语言错乱,语后自知言错的临床意义是
 A. 心气不足
 B. 邪热扰神
 C. 脏气衰竭
 D. 情志不遂
 E. 风痰阻络

81. 泽泻具有的功效是
 A. 泄热
 B. 清肝
 C. 健脾
 D. 清肺
 E. 解暑

82. 白术与苍术并用的方剂是
 A. 健脾丸
 B. 完带汤
 C. 参苓白术散
 D. 藿香正气散
 E. 九味羌活汤

83. 下列各项,属于中焦病证的临床表现是
 A. 身热不扬,头身困重,胸脘痞闷
 B. 五心烦热,心中憺憺大动,手指蠕动
 C. 高热,神昏,肢厥,舌謇,舌绛
 D. 发热,微恶风寒,微汗出,头痛
 E. 手足心热甚于手足背,口燥咽干,消瘦无力

84. 下列被称为"元神之府"的是

A. 脑
B. 髓
C. 骨
D. 脉
E. 胆

85.《突发公共卫生事件应急条例》规定，突发事件应急工作应当遵循的方针是
A. 完善并建立监测与预警手段
B. 预防为主、常备不懈
C. 积极预防、认真报告
D. 及时调查、认真处理
E. 监测分析、综合评价

86. 秽浊时邪与热毒相结可见
A. 苔白而湿润
B. 苔薄白
C. 苔白如积粉
D. 苔黄滑润而舌质淡胖嫩
E. 苔白腻而厚

87. 桑菊饮与桑杏汤中均含有的药物是
A. 杏仁
B. 桔梗
C. 象贝母
D. 连翘
E. 苇根

88. 青蒿鳖甲汤主治证的热型是
A. 骨蒸潮热
B. 夜热早凉
C. 日晡潮热
D. 身热夜甚
E. 皮肤蒸热

89. 体现寒热并用、辛开苦降、消补兼施配伍特点的方剂是
A. 半夏泻心汤
B. 半夏厚朴汤

C. 芍药汤
D. 健脾丸
E. 枳实消痞丸

90. 按十二经脉的流注次序，小肠经流注于
A. 膀胱经
B. 胆经
C. 三焦经
D. 心经
E. 胃经

91. 小肠的主要生理功能是
A. 主运化
B. 主通调水道
C. 主受纳
D. 主腐熟水谷
E. 主泌别清浊

92. 气血两虚常见的舌象是
A. 舌体瘦薄而色淡
B. 舌红绛肿胀
C. 舌体瘦薄而色红绛
D. 舌中生点刺
E. 舌淡胖大润有齿痕

93. 寒湿困脾与湿热蕴脾的区别是
A. 面目发黄
B. 兼热、兼寒不同
C. 便溏
D. 恶心呕吐
E. 脘腹胀闷

94. 风寒表证的表现是
A. 恶寒重发热轻
B. 发热重恶寒轻
C. 发热轻而恶风
D. 但寒不热
E. 但热不寒

95. 心脉痹阻证中，胸痛以闷痛为主的是
   A. 痰蒙心神
   B. 气滞心脉
   C. 寒凝心脉
   D. 痰阻心脉
   E. 瘀阻心脉

96. 根据情志相胜法，可制约大怒的情志是
   A. 喜
   B. 思
   C. 悲
   D. 恐
   E. 惊

97. 患者自汗、多尿、滑精，是因气的何种作用失常所致
   A. 推动
   B. 温煦
   C. 防御
   D. 固摄
   E. 气化

98. "气之根"指的是
   A. 脾
   B. 心
   C. 肺
   D. 肝
   E. 肾

99. 越鞠丸中舒解气郁的药物是
   A. 木香
   B. 沉香
   C. 香附
   D. 枳壳
   E. 厚朴

100. 下列各项，属于燥邪犯肺证与风热犯肺证共有症状的是
    A. 咳嗽少痰
    B. 脉象浮紧
    C. 喉中痰鸣
    D. 潮热盗汗
    E. 鼻流黄涕

101. 疮疡按之肿痛不甚，根盘平塌漫肿，常见于
    A. 寒证
    B. 热证
    C. 实证
    D. 虚证
    E. 成脓

102. 槐花散除清肠止血外，还可
    A. 祛湿排脓
    B. 清热解毒
    C. 行气解郁
    D. 疏风行气
    E. 解表散邪

103. 七情刺激，易导致心气涣散的是
    A. 喜
    B. 怒
    C. 悲
    D. 恐
    E. 惊

104. 肌肤麻木，兼见神疲乏力，常见于
    A. 风寒入络
    B. 肝风内动
    C. 风痰阻络
    D. 瘀血阻络
    E. 气血亏虚

105. 参苓白术散中具有芳香醒脾之功的药物是
    A. 桔梗
    B. 砂仁
    C. 藿香

D. 佩兰
E. 厚朴

106. 困倦嗜睡，头目昏沉，肢体困重的病机是
    A. 心肾阳衰
    B. 痰湿困脾
    C. 心肾不交
    D. 胆郁痰扰
    E. 脾失健运

107. 论治过程的三个步骤是
    A. 望闻问切，辨病辨证，遣方用药
    B. 辨明病机，确立治则，遣方用药
    C. 因证立法，随法选方，据方施治
    D. 辨明病机，因证立法，据方施治
    E. 辨病辨证，随法选方，据方施治

108. 药品所含成分与国家药品标准规定的成分不符合的是
    A. 劣药
    B. 假药
    C. 保健药品
    D. 非处方用药
    E. 特殊药品

109. 属气血两虚证临床表现的是
    A. 唇甲淡紫，胁下痞块，拒按，舌暗，脉沉涩
    B. 胸胁胀闷窜痛，时轻时重，舌苔薄白，脉弦
    C. 面色晦滞，纳呆乏力，舌淡紫，脉细涩
    D. 面唇色淡白，疲乏无力，自汗，舌淡，脉弱
    E. 少气懒言，疲乏无力，自汗，舌淡，脉弱

110. 下列各项，不属于薄荷功效的是
    A. 疏散风热
    B. 疏肝行气
    C. 清热凉血
    D. 透疹利咽
    E. 清利头目

111. 既能疏风解表，又能泄热通便的方剂是
    A. 麻黄杏仁甘草石膏汤
    B. 葛根黄芩黄连汤
    C. 防风通圣散
    D. 大柴胡汤
    E. 凉膈散

112. 痛势较缓，尚可忍耐，但绵绵不休者，称为
    A. 空痛
    B. 酸痛
    C. 胀痛
    D. 重痛
    E. 隐痛

113. 具有清心安神功效的药物是
    A. 玉竹
    B. 龙眼肉
    C. 人参
    D. 莲子
    E. 百合

114. 固冲汤的组成药物中不含有的是
    A. 白术
    B. 生黄芪
    C. 五味子
    D. 海螵蛸
    E. 山萸肉

115. 功能祛风散寒止痛，善治颠顶头痛的药物是
    A. 白芷
    B. 藁本

C. 细辛
D. 吴茱萸
E. 苍耳子

116. 入汤剂宜另煎的药物是
   A. 人参
   B. 当归
   C. 黄芪
   D. 杜仲

E. 石斛

117. 思证的临床表现可见
   A. 神思恍惚，表情淡漠
   B. 喜笑不休，心神不安
   C. 善悲喜哭，精神萎靡
   D. 烦躁多怒，胸胁胀闷
   E. 胆怯易惊，恐惧不安

A2 型题

答题说明
每道考题由两个以上相关因素组成或以一个简要病历形式出现，其下面有 A、B、C、D、E 五个备选答案，请从中选择一个最佳答案，并在答题卡上将相应题号的相应字母所属的方框涂黑。

118. 患者身热不解，咳逆气急，甚而鼻扇，口渴有汗，苔薄白，脉浮而数。治疗应选用
   A. 泻白散
   B. 葛根黄芩黄连汤
   C. 麻黄杏仁甘草石膏汤
   D. 贝母瓜蒌散
   E. 小青龙汤

119. 患者，男，56岁。睾丸坠胀冷痛，右侧少腹时痛，痛引会阴部，畏寒肢冷，舌淡苔白，脉弦紧。其证候是
   A. 肾阳虚证
   B. 肾气不固证
   C. 寒滞肝脉证
   D. 肝郁气滞证
   E. 寒滞胃肠证

120. 患者痰壅气逆，咳嗽喘逆，痰多胸闷，食少难消，舌苔白腻，脉滑。治疗宜选用
   A. 山楂
   B. 莱菔子

C. 神曲
D. 鸡内金
E. 麦芽

121. 患者心胸烦热，口渴面赤，意欲饮冷，口舌生疮，小便赤涩刺痛，舌红，脉数。治疗应选用
   A. 玉女煎
   B. 导赤散
   C. 六一散
   D. 黄连解毒汤
   E. 竹叶石膏汤

122. 患者，男，50岁。素体肥胖，胸闷憋气，时感胸痛，甚则胸痛彻背，舌质紫暗，苔薄腻，脉弦滑。治疗应首选
   A. 青皮
   B. 乌药
   C. 薤白
   D. 木香
   E. 香附

123. 患者，男，50岁。自觉两目模糊，视

物不清,伴有头痛,眩晕,舌红少苔,
脉细弦。治疗应首选
A. 升麻
B. 葛根
C. 薄荷
D. 柴胡
E. 菊花

124. 患者久病,纳食减少,疲乏无力,腹部胀满,但时有缓减,腹痛而喜按,舌胖嫩而苔润,脉细弱而无力。其病机是
A. 真实假虚
B. 真实病证
C. 真虚假实
D. 实中夹虚
E. 虚中夹实

125. 患者痰壅气逆,咳喘痰多,胸闷食少,甚则不能平卧。宜选用的药物是
A. 紫苏子、白芥子、莱菔子
B. 紫菀、款冬花、川贝母
C. 桑叶、贝母、北沙参
D. 杏仁、麻黄、甘草
E. 麻黄、石膏、杏仁

126. 患者发热口渴,小便灼热涩痛,小腹胀痛,舌红苔黄腻,脉濡数。其辨证是
A. 小肠实热证
B. 膀胱湿热证
C. 湿热蕴脾证
D. 肝胆湿热证
E. 肺热炽盛证

127. 患者久病湿疹,面垢多眵,大便溏泄,时发下痢脓血,小溲浑浊不清,湿疹浸淫流水,舌苔白厚腻,脉濡滑。病属湿邪为患,此证反映了湿邪的哪种性质
A. 重着
B. 黏腻

C. 趋下
D. 秽浊
E. 类水

128. 患者脾胃虚寒,脘腹冷痛,兼寒饮伏肺,咳嗽气喘,痰多清稀者。治疗应首选
A. 附子
B. 肉桂
C. 干姜
D. 细辛
E. 高良姜

129. 患者热病伤津,烦热口渴,呕逆时作,舌燥少津。治疗应首选
A. 石膏
B. 知母
C. 天花粉
D. 芦根
E. 栀子

130. 某药店经营者为贪图利益而违法销售超过有效期的药品。依据《中华人民共和国药品管理法》第75条的规定,其所在地的药品监督管理行政执法机构应给予的处罚是,没收违法销售药品和违法所得,并
A. 处以违法销售的药品货值金额十倍以上二十倍以下的罚款
B. 处以违法销售的药品货值金额十五倍以上三十倍以下罚款
C. 处以二千元以上五千元以下的罚款
D. 处以违法销售药品货值金额两倍以上五倍以下的罚款
E. 处以违法销售药品货值金额一倍以上三倍以下的罚款

131. 患者外感风寒,恶寒发热,无汗,腹痛,吐泻,舌苔白腻。治疗宜选用

A. 麻黄
B. 桂枝
C. 香薷
D. 防风
E. 细辛

132. 患者发病初期恶寒发热,头痛无汗,咳吐白痰,舌苔白,脉浮紧。2日后壮热而不恶寒,面赤口渴,溲赤便干,舌红而干,脉数。其证候是
A. 真热假寒
B. 表热里寒
C. 表寒里热
D. 由寒转热
E. 真寒假热

B 型题

答题说明

两道试题共用 A、B、C、D、E 五个备选答案,备选答案在上,题干在下。每题请从中选择一个最佳答案,并在答题卡上将相应题号的相应字母所属的方框涂黑。每个备选答案可能被选择一次、两次或不被选择。

(133~134题共用备选答案)
A. 心、脾
B. 肝、肺
C. 脾、肾
D. 心、肾
E. 肝、肾

133. "乙癸同源"的"乙癸"所指的脏是
134. "水火既济"的"水火"所指的脏是

(135~136题共用备选答案)
A. 独活
B. 秦艽
C. 防己
D. 狗脊
E. 川乌

135. 既能祛风湿,又能温经止痛的药物是
136. 既能祛风湿,又能退虚热的药物是

(137~138题共用备选答案)
A. 失神
B. 假神
C. 得神
D. 神乱
E. 少神

137. 患者原本精神极度萎靡,突然神志清楚,想见亲人,但精神烦躁不安,属
138. 患者焦虑不安,心悸气促,不敢独处,属

(139~140题共用备选答案)
A. 消风散
B. 二陈汤
C. 川芎茶调散
D. 天麻钩藤饮
E. 半夏白术天麻汤

139. 外感风邪所致头痛,治宜选用
140. 风痰上扰所致头痛、眩晕,治宜选用

(141~142题共用备选答案)
A. 顺应自然
B. 养性调神
C. 护肾保精
D. 调养脾肾
E. 体魄锻炼

141. 饮食有节属于哪一种养生原则
142. "春夏养阳,秋冬养阴"属于哪一种养生原则

（143～144题共用备选答案）
  A. 艾滋病
  B. 肺结核
  C. 百日咳
  D. 霍乱
  E. 流行性和地方性斑疹伤寒
143. 属于丙类传染病的病种是
144. 属于甲类传染病的病种是

（145～146题共用备选答案）
  A. 肾虚
  B. 寒湿
  C. 结石
  D. 血瘀
  E. 气滞
145. 腰部突然剧痛，向少腹部放射，尿血者，其临床意义是
146. 腰部冷痛沉重，阴雨天加重，其临床意义是

（147～148题共用备选答案）
  A. 温中补虚，理气健脾
  B. 温中补虚，祛湿止泻
  C. 温中补虚，缓急止痛
  D. 温中补虚，降逆止呕
  E. 温中补虚，健胃消食
147. 大建中汤的功效是
148. 吴茱萸汤的功效是

（149～150题共用备选答案）
  A. 川芎
  B. 丹参
  C. 郁金
  D. 牛膝
  E. 益母草
149. 患者外感风邪，头痛较甚，伴恶寒发热，目眩鼻塞，舌苔薄白，脉浮，治疗宜首选
150. 患者腰痛以酸软为主，喜按喜揉，腿膝无力，遇劳更甚，卧则减轻，治疗应选用

试卷标识码：

中医执业医师资格考试
最后成功四套胜卷（三）

（医学综合考试部分）

第二单元

考生姓名：_____

准考证号：_____

考　　点：_____

考　场　号：_____

A1 型题

答题说明

每一道试题下面有 A、B、C、D、E 五个备选答案，请从中选择一个最佳答案，并在答题卡上将相应题号的相应字母所属的方框涂黑。

1. 流感传染性最强的时期是
   A. 潜伏期
   B. 发病 3 日内
   C. 发病 1 周内
   D. 发病 10 日内
   E. 全病程

2. 流行性脑脊髓膜炎的病原菌是
   A. 革兰阴性杆菌
   B. 抗酸杆菌
   C. 革兰阴性球菌
   D. 革兰阳性球菌
   E. 革兰阴性弧菌

3. 诊断原发性肝细胞癌最特异的标志物是
   A. CEA
   B. CA125
   C. CA199
   D. AFP
   E. PSA

4. 体温在 39℃ 以上，一日内波动范围超过 2℃ 者，最低时仍高于正常水平，多见于
   A. 风湿热
   B. 伤寒
   C. 疟疾
   D. 急性肾盂肾炎
   E. 中暑

5. 对"阳浮而阴弱"理解错误的是
   A. 既指脉象，又指病机
   B. 阳指浮取，阴指沉取
   C. 病机言则阴寒内盛，格阳于外
   D. "而"字有因果转属之意
   E. 病机言则卫阳浮盛，营阴不足

6. 使用煮沸消毒法消毒属于
   A. 光照消毒法
   B. 高效消毒法
   C. 电离辐射灭菌法
   D. 低效消毒法
   E. 热力消毒法

7. 下列乙脑后遗症，常可持续终生的是
   A. 失语
   B. 肢体瘫痪
   C. 扭转痉挛
   D. 癫痫
   E. 精神失常

8. 下列可引起中性粒细胞生理性增多的是
   A. 睡眠
   B. 妊娠后期
   C. 休息
   D. 缺氧
   E. 情绪激动

9. 下列除哪项外，均属于急腹症
   A. 消化性溃疡
   B. 急性胰腺炎伴黄疸
   C. 胃肠穿孔
   D. 肠梗阻
   E. 实质脏器破裂

10. 感染后易慢性化的痢疾菌群是
    A. 福氏志贺菌

B. 痢疾志贺菌
   C. 宋内志贺菌
   D. 舒氏志贺菌
   E. 鲍氏志贺菌

11. 慢性菌痢是急性菌痢反复发作或迁延不愈达
    A. 1个月以上
    B. 2个月以上
    C. 3个月以上
    D. 6个月以上
    E. 1年以上

12. 下列除哪项外，均为甲状腺功能亢进症的表现
    A. 甲状腺肿大
    B. 烦躁易怒
    C. 周围血管征
    D. 稀便、排便次数增加
    E. 心动过缓

13. 出现粪便隐血试验阳性，其上消化道出血量至少达到
    A. 5mL
    B. 10mL
    C. 20mL
    D. 50mL
    E. 60mL

14. 下列对无伤原则的解释，正确的是
    A. 消除任何医疗伤害
    B. 要求医生对患者丝毫不能伤害
    C. 因绝大多数医疗行为都存在着不同程度的伤害，所以不伤害原则是做不到的
    D. 为患者提供最佳的诊治、护理，努力避免对患者造成不应有的伤害
    E. 对肿瘤患者进行化疗意味着绝对伤害

15. 我国最常见的咯血原因是
    A. 支气管扩张
    B. 肺结核
    C. 二尖瓣狭窄
    D. 肺脓肿
    E. 支气管肺癌

16. 防控动脉粥样硬化性心血管病（ASCVD）危险的首要干预靶点是
    A. TC
    B. TG
    C. VLDL-C
    D. LDL-C
    E. HDL-C

17. 作为医学道德范畴的情感是指
    A. 医学关系中的主体在道义上应享有的权力和利益
    B. 医学关系中的主体在道义上应履行的职责和使命
    C. 医务人员在履行义务的过程中形成的道德责任感和自我评价能力
    D. 医学关系中的主体因履行道德职责受到褒奖而产生的自我赞赏
    E. 医务人员对患者、对医疗卫生工作的职业态度和内心体验

18. 表明乙肝传染性强的标志是
    A. HBsAg（+）
    B. 抗-HBs（+）
    C. HBeAg（+）
    D. 抗-HBc（+）
    E. 抗-HBe（+）

19. 肺结核患者出现高热，多提示
    A. 精神紧张
    B. 咯血吸收
    C. 病变播散
    D. 支气管感染

E. 并发肺癌

20. 医德评价的方式是
    A. 疗效标准、社会标准、科学标准
    B. 社会舆论、内心信念、传统习俗
    C. 社会舆论
    D. 传统习俗
    E. 内心信念

21. 在生命质量标准中，利用智商来测定智能方面的质量属于
    A. 主要质量
    B. 根本质量
    C. 操作质量
    D. 核心质量
    E. 理论质量

22. 下列关于流行性乙型脑炎临床分型的叙述，正确的是
    A. 轻型、普通型、重型、极重型
    B. 轻型、普通型、危重型
    C. 轻型、中型、重型
    D. 不典型、典型、暴发型
    E. 不典型、典型、重型

23. 以下哪项属于医务人员应遵循的医学道德规范
    A. 不滥施辅助检查
    B. 不滥用药物
    C. 救死扶伤，忠于医业
    D. 不滥施手术
    E. 尽力提供最佳的诊治

24. 根据经验、直觉或思辨推理进行医疗活动的医学模式是
    A. 神灵主义医学模式
    B. 自然哲学医学模式
    C. 机械论医学模式
    D. 生物医学模式

E. 生物－心理－社会医学模式

25. 治疗脑栓塞，具有抗凝作用的药物是
    A. 甘露醇
    B. 低分子肝素
    C. 巴曲酶
    D. 阿司匹林
    E. 尼莫地平

26. 胃癌血行播散，最常转移到
    A. 肝脏
    B. 肺脏
    C. 骨骼
    D. 脑部
    E. 腹膜

27. 中风邪入于腑的特征为
    A. 半身不遂
    B. 但臂不遂
    C. 即不识人
    D. 口吐涎
    E. 舌即难言

28. 方颅可见于
    A. 痴呆症
    B. 先天性梅毒
    C. 脑膜炎
    D. 脑积水
    E. 小儿营养不良

29. 血白细胞计数增多，可见于
    A. 伤寒杆菌感染
    B. 再生障碍性贫血
    C. 急性失血
    D. 使用氯霉素的影响
    E. 脾功能亢进

30. 伤寒的病原体是

A. 汉坦病毒

B. 沙门菌

C. 人免疫缺陷病毒

D. 冠状病毒

E. 志贺菌

31. 艾滋病急性感染期的持续时间平均为

A. 10年以上

B. 6～8年

C. 12～18个月

D. 6～12个月

E. 7～14天

32. 腹部叩诊出现移动性浊音，应首先考虑的是

A. 尿潴留

B. 幽门梗阻

C. 右心衰竭

D. 巨大卵巢囊肿

E. 急性胃炎

33. 下列不属于布鲁菌病急性感染治疗原则的是

A. 高热者可用物理方法降温

B. 合并睾丸炎者，可短期加用小剂量糖皮质激素

C. 合并脑膜炎者，需给予脱水治疗

D. 早期、联合、规律、适量、全程用药

E. 存在合并症者，首选手术治疗

34. 病死率最高的传染病是

A. 伤寒

B. 霍乱

C. 乙型肝炎

D. 狂犬病

E. 流行性出血热

35. 下列各项，可降低人群易感性的是

A. 新生儿增加

B. 非流行区人口迁入

C. 接种疫苗

D. 新的传染病出现或传入

E. 免疫人口死亡

36. 狂犬病麻痹期的典型表现是

A. 恐风

B. 恐水

C. 肢体瘫痪

D. 呼吸急促

E. 心率加快

37. 流行性出血热低血压休克期的治疗原则不包括

A. 补充血容量

B. 纠正酸中毒

C. 酌情选用血管活性药

D. 有心衰者予强心剂

E. 利尿

38. 嘶哑样咳嗽，可见于

A. 急性喉炎

B. 纵隔肿瘤

C. 百日咳

D. 胸膜炎

E. 支气管扩张

39. 下列哪项属于非感染性发热的疾病

A. 肺结核

B. 肺炎

C. 疟疾

D. 伤寒

E. 甲状腺功能亢进症

40. 伤寒患者粪便培养阳性率最高的时间段是

A. 1周内

B. 1～2周

C. 2～3周

D. 3～4周

E. 4周以后

41. 确诊霍乱最可靠的依据是
   A. 粪便外观及粪便常规
   B. 粪便培养霍乱弧菌阳性
   C. 重度脱水
   D. 流行病学资料
   E. 剧烈吐泻

42. 流行性感冒最主要的临床表现是
   A. 发热
   B. 咳嗽
   C. 恶心
   D. 惊厥
   E. 流涕

43. 触觉语颤减弱见于
   A. 肺脓肿
   B. 肺炎链球菌肺炎
   C. 肺空洞
   D. 阻塞性肺不张
   E. 肺梗死

44. 据《灵枢·决气》所述，脉的作用是
   A. 熏肤，充身，泽毛
   B. 宣五谷味
   C. 补益脑髓
   D. 发泄腠理
   E. 壅遏营气，令无所避

45. 容易闻及二尖瓣杂音的体位是
   A. 坐位
   B. 立位
   C. 平卧位
   D. 右侧卧位
   E. 左侧卧位

46. 夜间阵发性呼吸困难，可见于
   A. 急性脑血管疾病
   B. 癔症
   C. 急性感染所致的毒血症
   D. 慢性阻塞性肺疾病
   E. 左心衰竭

47. 只引起特异性免疫应答而无临床症状的是
   A. 显性感染
   B. 隐性感染
   C. 病原携带状态
   D. 潜伏性感染
   E. 病原体被清除

48. 叶天士提出，若斑出热不解者，治宜
   A. 苦寒清热泻火
   B. 辛寒清气泄热
   C. 甘寒清热生津
   D. 咸寒凉血养阴
   E. 咸寒软坚增液

49. 确诊流脑最主要的检查是
   A. 脑脊液细菌培养
   B. 血液一般检查
   C. 血凝抑制试验
   D. 补体结合试验
   E. 脑脊液常规

50. 流行性脑脊髓膜炎的潜伏期一般是
   A. 2～3天
   B. 7～14天
   C. 16～20天
   D. 21～30天
   E. 1个月以上

51. 下列哪项是支气管哮喘呼吸困难的类型
   A. 呼气性
   B. 吸气性

C. 混合性

D. 阵发性

E. 腹式呼吸消失

52. 胸腔大量积气患者触觉语颤的表现是
   A. 增强
   B. 减弱或消失
   C. 稍增强
   D. 正常
   E. 无变化

53. 下列关于结核病临床表现的叙述，错误的是
   A. 出现全身中毒症状
   B. 长期低热、盗汗
   C. 咳嗽轻微，干咳或仅有少量黏液痰
   D. 支气管结核患者可闻及局限性哮鸣音，于吸气末较明显
   E. 粟粒性肺结核偶可并发急性呼吸窘迫综合征

54. 正常成人腋测法体温应是
   A. 36～37℃
   B. 36.2～37℃
   C. 36.2～37.2℃
   D. 36.4～37.4℃
   E. 36.5～37.5℃

55. 抽搐伴苦笑面容，见于
   A. 癔症
   B. 破伤风
   C. 脑血管疾病
   D. 中毒性痢疾
   E. 菌膜炎

56. 麦门冬汤中麦冬与半夏的比例为
   A. 3∶1
   B. 4∶1
   C. 7∶1

D. 10∶1

E. 6∶1

57. 阳明中寒证与太阴虚寒证的主要鉴别在于
   A. 前者为实证，后者为虚证
   B. 前者虚寒较轻，后者虚寒较甚
   C. 前者仅见不能食，后者还有下利腹痛等
   D. 前者为胃阳亏虚，寒邪内盛；后者为脾阳亏虚，寒湿内盛
   E. 前者为小便不利，后者为小便利

58. 肺癌由原发癌肿引起的症状是
   A. 咳嗽，咯血，胸闷，气急
   B. 胸痛
   C. 吞咽困难
   D. 头痛，呕吐，共济失调
   E. 厌食，肝区疼痛，黄疸

59. 下列不属于传染源的是
   A. 患者
   B. 病原携带者
   C. 隐性感染者
   D. 易感者
   E. 受感染的动物

60. 对诊断急性胰腺炎最有价值的血清酶检查是
   A. 谷草转氨酶
   B. 淀粉酶
   C. 碱性磷酸酶
   D. 谷丙转氨酶
   E. 乳酸脱氢酶

61. 器质性心血管疾病的体征是
   A. 摩擦感
   B. 捻发音
   C. 心脏震颤
   D. 心尖部抬举性冲动

E. 心前区抬举性冲动

62. 下列关于溶血性黄疸的叙述，正确的是
   A. 尿胆红素直接迅速反应阳性
   B. 尿中结合胆红素阴性
   C. 血中非结合胆红素不增加
   D. 尿胆原阴性
   E. 大便呈灰白色

63. 《素问·评热病论》中"劳风"的病位在
   A. 腠理
   B. 肌肤
   C. 肺下
   D. 半表半里
   E. 太阳

64. 减轻流脑毒血症，解痉，抗休克的药物是
   A. 青霉素
   B. 甘露醇
   C. 葡萄糖
   D. 肝素
   E. 糖皮质激素

65. 下列各项，可出现金属样肠鸣音的是
   A. 麻痹性肠梗阻
   B. 机械性肠梗阻
   C. 低血钾
   D. 急性肠炎
   E. 败血症

66. 其滴度与类风湿关节炎的活动性和严重性成正比的是
   A. AKA
   B. RF
   C. AFP
   D. CCP
   E. ANA

67. 据《灵枢·本神》所述，随神往来者谓之
   A. 精
   B. 魂
   C. 魄
   D. 气
   E. 意

68. 原文"阳明温病，无汗，实证未剧……小便不利者"，选方最宜
   A. 猪苓汤
   B. 白虎加人参汤
   C. 导赤散
   D. 冬地三黄汤
   E. 五苓散

69. 以鼠类为主要传染源的传染性疾病是
   A. 流行性脑脊髓膜炎
   B. 流行性乙型脑炎
   C. 流行性出血热
   D. 霍乱
   E. 细菌性痢疾

70. 心浊音界向左下扩大，心脏呈靴形，多见于
   A. 二尖瓣关闭不全
   B. 主动脉瓣关闭不全
   C. 三尖瓣关闭不全
   D. 肺动脉瓣关闭不全
   E. 二尖瓣狭窄

71. 《素问·上古天真论》指出，养生的重要原则，除下列哪一项以外均是
   A. 法于阴阳
   B. 和于术数
   C. 起居有节
   D. 禁服药物
   E. 食饮有节

72. 下列各项,属于法定乙类传染病的是
   A. 风疹
   B. 流行性感冒
   C. 霍乱
   D. 流行性腮腺炎
   E. 狂犬病

73. 急性白血病的特点是
   A. 全血细胞减少
   B. 嗜碱性粒细胞增多
   C. 骨髓中原始细胞明显增多
   D. 酸化溶血试验阳性
   E. 网织红细胞增多

74. 肺部叩诊出现实音应考虑的疾病是
   A. 破溃的肺脓肿
   B. 支气管哮喘发作时
   C. 肺空洞
   D. 慢性阻塞性肺疾病
   E. 大量胸腔积液

75. 吴鞠通作为选用辛温法和辛凉法的重要依据是
   A. 恶风寒与否
   B. 身重与否
   C. 头痛与否
   D. 发热与否
   E. 见汗与否

76. 流行性腮腺炎可出现腮腺管开口处黏膜红肿,其部位在
   A. 上颌第2磨牙牙冠相对的颊黏膜上
   B. 下颌第2磨牙牙冠相对的颊黏膜上
   C. 舌下
   D. 上颌第1磨牙牙冠相对的颊黏膜上
   E. 下颌第1磨牙牙冠相对的颊黏膜上

77. 治疗非重型再生障碍性贫血,应首选
   A. 叶酸
   B. 维生素 B_{12}
   C. 硫酸亚铁
   D. 雄激素
   E. 马利兰

78. HBeAg 阳性 CHB 患者抗病毒治疗,需停用 Peg-IFN-α,改为 NAs 治疗的指征是
   A. 治疗12周后,若HBV DNA 下降 < 2 lgIU/mL 或 HBsAg 定量下降 < 1lgIU/mL
   B. 治疗12周后,若HBV DNA 下降 < 2 lgIU/mL 且 HBsAg 定量 > $2×10^4$IU/mL
   C. 治疗24周后,若HBV DNA 下降 < 2 lgIU/mL 或 HBsAg 定量下降 < 1lgIU/mL
   D. 治疗24周后,若HBV DNA 下降 < 2 lgIU/mL 且 HBsAg 定量 > $2×10^4$IU/mL
   E. 治疗36周后,若HBV DNA 下降 < 2 lgIU/mL 或 HBsAg 定量下降 < 2lgIU/mL

79. 下列各项,不属于急性肝炎临床表现的是
   A. 食欲不振、恶心呕吐
   B. 肝大、触痛
   C. ALT 显著升高
   D. 肝掌、蜘蛛痣
   E. 尿胆红素阳性

80. 典型心绞痛的持续时间在
   A. 1分钟之内
   B. 1～3分钟
   C. 3～5分钟
   D. 11～20分钟
   E. 21～30分钟

81. 关于人感染高致病性禽流感的传播途径,错误的是
   A. 密切接触病禽传播
   B. 病毒经呼吸道传播
   C. 接触被病毒污染的水传播

D. 与患者接触传播

E. 接触病禽分泌物传播

82. 外周血白细胞计数减低可见于
    A. 流行性乙型脑炎
    B. 流行性出血热
    C. 流行性脑脊髓膜炎
    D. 人感染高致病性禽流感
    E. 狂犬病

83. 肺结核的基本病变是
    A. 纤维化、钙化、结核结节
    B. 浸润性病变、干酪样坏死
    C. 干酪样坏死、支气管播散
    D. 结核结节、血行播散
    E. 渗出、增生、干酪样坏死

84. 中毒性菌痢最严重的临床表现是
    A. 皮肤花斑
    B. 高热
    C. 惊厥
    D. 呼吸衰竭
    E. 昏迷

85. 作为医学道德范畴的良心是指
    A. 医学关系中的主体在道义上应享有的权力和利益
    B. 医学关系中的主体在道义上应履行的职责和使命
    C. 医务人员在履行义务的过程中形成的道德责任感和自我评价能力
    D. 医学关系中的主体因履行道德职责受到褒奖而产生的自我赞赏
    E. 医务人员对患者、对医疗卫生工作的职业态度和内心体验

86. 胃痛，呕吐物含酸腐气味，见于
    A. 上消化道出血
    B. 幽门梗阻

C. 胆道蛔虫
D. 肠梗阻
E. 肠道蛔虫

87. 萎缩性胃炎，胃黏膜的病理改变是
    A. 充血，水肿
    B. 糜烂，出血
    C. 肥厚，粗糙
    D. 苍白，颗粒状
    E. 渗出，有红斑

88. 下列不属于布鲁菌病并发症的是
    A. 贫血、白细胞和血小板减少
    B. 肾小球肾炎、肾盂肾炎
    C. 流产、早产、死产
    D. 视神经炎、葡萄膜炎
    E. 心内膜炎、心包炎

89. 下列除哪项外均采用的是辛开苦降之法
    A. 生姜泻心汤
    B. 干姜黄芩黄连人参汤
    C. 黄连汤
    D. 小柴胡汤
    E. 小陷胸汤

90. 重型肝炎的特征性表现是
    A. 血清转氨酶明显升高
    B. 肝脾肿大
    C. 精神神经症状
    D. 肝区疼痛明显
    E. 黄疸明显

91. 下列疾病除哪项外，均可见到周围血管征
    A. 主动脉瓣关闭不全
    B. 发热
    C. 贫血
    D. 甲亢
    E. 主动脉瓣狭窄

92. 症见心下痞满、呕吐、肠鸣泄泻，选方最宜
    A. 半夏泻心汤
    B. 生姜半夏汤
    C. 黄芩加半夏生姜汤
    D. 桃花汤
    E. 半夏干姜散

93. 肠套叠可见腹痛，并伴有
    A. 急性发热
    B. 黄疸
    C. 呕吐
    D. 腹泻
    E. 血便

94. 针对呼吸道传染病传播途径应采取的措施是
    A. 加强水源管理
    B. 保持居室空气流通
    C. 加强血制品管理
    D. 防止虫类叮咬
    E. 勤换和洗晒衣物及床单

95. 急性心肌梗死，提示心肌坏死的心电图改变是
    A. ST 段下移
    B. ST 段明显上抬，呈弓背向上的单向曲线
    C. T 波低平
    D. T 波倒置
    E. 异常深而宽的 Q 波

96. 下列各项，可出现双侧瞳孔散大的是
    A. 阿托品影响
    B. 氯丙嗪影响
    C. 有机磷农药中毒
    D. 毒蕈中毒
    E. 毛果芸香碱中毒

97. 下列除哪项外，均可出现反射性呕吐
    A. 洋地黄中毒
    B. 急性胃炎
    C. 肠梗阻
    D. 胆囊炎
    E. 慢性咽炎

98. 心脏收缩期胸骨左缘第 3、4 肋间出现震颤，可见于
    A. 主动脉瓣狭窄
    B. 肺动脉瓣狭窄
    C. 室间隔缺损
    D. 二尖瓣狭窄
    E. 动脉导管未闭

99. 《素问·阴阳应象大论》指出，对"精不足者"，宜采取的治则是
    A. 温之以气
    B. 补之以味
    C. 阴阳双补
    D. 掣引之
    E. 引而竭之

100. 涉及人类受试者医学研究的伦理准则的著名国际性文件是
    A.《吉汉宣言》
    B.《赫尔辛基宣言》
    C.《希波克拉底誓言》
    D.《东京宣言》
    E.《悉尼宣言》

101. 诊断肺心病的主要依据是
    A. 长期肺结核病
    B. 长期慢性支气管炎
    C. 肺动脉高压及右心室肥大
    D. 肺动脉狭窄
    E. 两下肢浮肿

A2 型题

答题说明

每道考题由两个以上相关因素组成或以一个简要病历形式出现，其下面有 A、B、C、D、E 五个备选答案，请从中选择一个最佳答案，并在答题卡上将相应题号的相应字母所属的方框涂黑。

102. 患者，男，48 岁。上腹部无规律胀痛 3 年余，常因饮食不当而发作，偶有反酸、嗳气；心血管检查无异常。应首先考虑的是
    A. 胰腺炎
    B. 心绞痛
    C. 胃溃疡
    D. 胃癌
    E. 慢性胃炎

103. 患者，女，26 岁，已婚。突发尿痛、尿频、尿急，腰痛半天。检查：体温 36.5℃，肾区无叩痛，尿中白细胞（++），细菌培养为大肠杆菌。其诊断是
    A. 急性肾盂肾炎
    B. 肾结核
    C. 急性膀胱炎
    D. 肾结石
    E. 慢性肾炎

104. 患儿，男，10 岁。皮肤黄染伴右上腹绞痛 2 天。应首先考虑的是
    A. 蚕豆病
    B. 胃炎
    C. 胆石症
    D. 急性病毒性肝炎
    E. 遗传性球形红细胞增多症

105. 患者，男，50 岁。慢性支气管炎病史 5 年。近 2~3 个月咳嗽加重，痰中持续带血，伴胸闷、气急、胸痛；X 线检查见右肺门阴影增大。应首先考虑的是
    A. 支气管扩张
    B. 原发性支气管肺癌
    C. 肺炎链球菌肺炎
    D. 肺结核
    E. 肺脓肿

106. 患者，女，37 岁。月经量多，皮肤散在出血点；血常规检查：血红蛋白 120g/L，白细胞 8×10^9/L，中性粒细胞 0.7，淋巴细胞 0.3，血小板 50×10^9/L；骨髓涂片示：巨核细胞增多。应首先考虑的是
    A. 原发免疫性血小板减少症
    B. 急性淋巴细胞白血病
    C. 缺铁性贫血
    D. 过敏性紫癜
    E. 再生障碍性贫血

107. 患者，女，40 岁。患风心病 5 年。近半月来纳差，恶心，呕吐，肝区疼痛，尿少；查体：颈静脉怒张，心尖区可闻及舒张期杂音，三尖瓣区可闻及收缩期杂音，肝肋下 2cm。应首先考虑的诊断是
    A. 肝炎
    B. 右心衰竭
    C. 左心衰竭
    D. 肝硬化
    E. 全心衰竭

108. 患者，男，50 岁。高血压病史 15 年，未坚持服药。2 小时前因情绪激动突然意识不清，双侧瞳孔不等大。应首考

虑的是
A. 酒精中毒
B. 药物中毒
C. 脑疝
D. 青光眼
E. 心功能不全

109. 患者，女，40岁。仰卧时腹部呈蛙状，侧卧时下侧腹部明显膨出。应首先虑的是
A. 胃肠胀气
B. 腹腔积液
C. 巨大卵巢囊肿
D. 肥胖
E. 子宫肌瘤

110. 患者咳嗽；查体：气管向左偏移，右侧胸廓较左侧饱满，叩诊出现鼓音。应首先考虑的是
A. 右侧气胸
B. 左侧肺不张
C. 右下肺炎
D. 慢性阻塞性肺疾病
E. 右侧胸腔积液

111. 患儿突发高热，随后出现呕吐和意识障碍。应首先考虑的是
A. 病毒性脑炎
B. 尿毒症
C. 癫痫
D. 有机磷农药中毒
E. 先天性心脏病

112. 患者，女，40岁。3年前确诊风湿性心脏病，近半年来，体力活动明显受限，轻度活动即出现心悸、气短。其心功能评级为
A. Ⅰ级
B. Ⅱ级
C. Ⅲ级
D. Ⅳ级
E. 以上均非

113. 患者腹满，发热10日，脉浮而数，饮食如故，宜选用
A. 厚朴七物汤
B. 大柴胡汤
C. 厚朴三物汤
D. 大承气汤
E. 大黄附子汤

114. 患者，男，26岁。近年来多次发作突然意识丧失，全身肢体强直、阵挛，一般数分钟内意识恢复。其属于癫痫的哪种发作类型
A. 大发作
B. 失神小发作
C. 单纯部分性发作
D. 精神运动性发作
E. 失张力性发作

115. 患者身体沉重，腰以下冷痛，腰重如带五千钱。选方最宜
A. 甘草干姜汤
B. 苓桂术甘汤
C. 甘姜苓术汤
D. 肾气丸
E. 苓桂甘枣汤

116. 甲亢患者，给予处方甲巯咪唑20mg，一日3次。半月后应到医院复查
A. 肾功能
B. 心电图
C. 甲状腺大小
D. 白细胞计数
E. 肝功能

117. 患者，男，24岁。近3年来反复发作餐

后3～4小时上腹痛，持续至下次进餐后才缓解。应首先考虑的是

A. 消化性溃疡
B. 胃癌
C. 慢性胃炎
D. 胃肠神经官能症
E. 胆囊炎

118. 患者，女，30岁。心悸、气促，伴咯血2个月；查体：面颊暗红，口唇发绀，双肺底闻及湿啰音，心尖区可闻及舒张中晚期隆隆样杂音，下肢浮肿。其诊断是

A. 肺源性心脏病
B. 冠心病
C. 二尖瓣狭窄、心功能不全
D. 高血压心脏病
E. 心包积液

119. 患者见发热恶风，汗出，口渴，小便不利，少腹胀满，渴欲引饮，水入即吐，舌苔白滑，脉浮。选方最宜

A. 小青龙汤
B. 茯苓甘草汤
C. 五苓散
D. 猪苓汤
E. 以上都不是

120. 患者，男，60岁。慢性支气管炎病史20年，肺心病病史5年。近1周感冒后咳嗽，吐黄痰，心悸气短加重。此时治疗的关键措施是

A. 止咳
B. 祛痰
C. 抗感染
D. 强心
E. 利尿

121. 患者自诉心悸，胸闷，头晕；查体：心律绝对不规则，第一心音强度不一致，脉搏短绌。应首先考虑的是

A. 窦性心动过速
B. 房性早搏
C. 心房颤动
D. 房室交界性早搏
E. 室性早搏

122. 患者，女，30岁。反复上腹痛6年，饥饿时加重，进食后减轻。近1周来进食后上腹部胀痛加重，但大量呕吐后减轻；查体：轻度脱水，上腹部膨隆有振水音。应首先考虑的是

A. 多发性溃疡病
B. 复合性溃疡病
C. 胃溃疡恶变
D. 十二指肠溃疡伴幽门梗阻
E. 胃窦部溃疡伴急性穿孔

123. 患者，男，40岁。乙肝病史10年。近2个月右上腹胀痛加重；检查：面部有蜘蛛痣，右上腹压痛，肝肋缘下3cm，质硬；ALT 40U/L，HBsAg（+），AFP 530μg/L。应首先考虑的是

A. 慢性乙肝活动期
B. 乙肝合并肝硬化
C. 乙肝合并胆囊炎
D. 原发性肝癌
E. 继发性肝癌

124. 患者，女，32岁。饱餐后出现上腹部剧痛伴恶心呕吐，吐后腹痛反而加重，服解痉剂无效；检查：体温39℃，心率120次/分，腹部紧张，有压痛、反跳痛，血清淀粉酶600苏氏单位/升，血钙1.63mmol/L。应首先考虑的是

A. 急性心肌梗死
B. 溃疡病穿孔
C. 急性胰腺炎

D. 急性阑尾炎
E. 急性肠梗阻

D. 尿毒症昏迷
E. 肝硬化

125. 患者，男，50岁。高血压病史10年。今日剧烈头痛，眩晕，恶心，呕吐；查体：无肢体活动障碍，血压180/135mmHg。为快速降压，应选择下列哪种药物
 A. 硝普钠
 B. 美托洛尔
 C. 缬沙坦
 D. 维拉帕米
 E. 氢氯噻嗪

126. 患者，男，50岁。有慢性肝炎病史，近年来乏力，腹胀明显，反复齿龈出血，近1个月下肢水肿，今呕血后神志不清。应首先考虑的是
 A. 脑血栓形成
 B. 糖尿病非酮症高渗性昏迷
 C. 内囊出血

127. 患者高热，大汗，大渴引饮，饮则喜冷，心烦，张目不眠，神昏谵语，手足厥冷，面红，唇、舌红，苔厚，脉洪大。选方最宜
 A. 栀子豉汤
 B. 白虎汤
 C. 白虎加人参汤
 D. 猪苓汤
 E. 茵陈蒿汤

128. 患者，女，70岁。冠心病史5年。今日突然心悸气短，不能平卧，咳嗽，咳粉红色泡沫样痰。应首先考虑的是
 A. 肺癌
 B. 肺脓肿
 C. 肺结核
 D. 急性肺水肿
 E. 支气管扩张

A3 型题

答题说明
以下提供若干个案例，每个案例下设若干道试题。请根据案例所提供的信息，在每一道试题下面的 A、B、C、D、E 五个备选答案中选择一个最佳答案，并在答题卡上将相应题号的相应字母所属的方框涂黑。

（129～131题共用题干）
患者，男，26岁。淋雨后寒战，发热，咳嗽，咳铁锈色痰，胸痛。查体：口唇周围有单纯疱疹，叩诊右下肺轻度浊音，听诊呼吸音减低

129. 应首先考虑的是
 A. 急性支气管炎
 B. 肺结核
 C. 急性肺脓肿
 D. 肺炎链球菌肺炎

E. 病毒性肺炎

130. 确诊有赖于以下哪项检查
 A. 胸部X线
 B. 胸部CT
 C. 血气分析
 D. 病原学检查
 E. 心电图

131. 一经确诊后，治疗应首选的药物是
 A. 万古霉素

B. 阿奇霉素
C. 维拉帕米
D. 青霉素 G
E. 四环素

（132～134题共用题干）
患者，男，58岁。高血压病史15年。突然头晕，左侧肢体活动不利，持续30分钟症状基本消失。检查：四肢肌力5级，肌张力正常，头颅CT未见异常。

132. 应考虑诊断为
  A. 脑血栓形成
  B. 脑栓塞
  C. 脑出血
  D. 短暂性脑缺血发作
  E. 蛛网膜下腔出血

133. 该病最主要的病因是
  A. 动脉粥样硬化
  B. 风湿性心脏病伴房颤
  C. 脑动脉炎
  D. 先天性动脉瘤
  E. 脑血管畸形

134. 若不进行有效干预，该病最可能发展为
  A. 癫痫
  B. 卒中
  C. 梅尼埃病
  D. 休克
  E. 阿尔茨海默病

B 型题

答题说明

两道试题共用 A、B、C、D、E 五个备选答案，备选答案在上，题干在下。每题请从中选择一个最佳答案，并在答题卡上将相应题号的相应字母所属的方框涂黑。每个备选答案可能被选择一次、两次或不被选择。

（135～136题共用备选答案）
  A. 高热、咳嗽、呼吸困难
  B. 腹痛、腹泻、黏液脓血便
  C. 腹泻、喷射状呕吐、米泔水样便
  D. 高热、头痛、皮下出血
  E. 高热、表情淡漠、相对缓脉

135. 伤寒的特点是
136. 霍乱的特点是

（137～138题共用备选答案）
  A. 重点沟通治疗效果
  B. 在系统检查中深入沟通
  C. 及时对家属讲清危险
  D. 以叮嘱的方式沟通
  E. 以关切的问候方式沟通

137. 对住院患者，沟通时最适宜

138. 对出院患者，沟通时最适宜

（139～140题共用备选答案）
  A. 新加黄龙汤
  B. 宣白承气汤
  C. 导赤承气汤
  D. 牛黄承气汤
  E. 增液汤加大黄、芒硝

139. 治疗"阳明温病，下之不通"，吴氏称其法为"脏腑合治法"的是

140. 治疗"阳明温病，下之不通"，吴氏称其法为"两少阴合治法"的是

（141～142题共用备选答案）
  A. 指关节梭状畸形
  B. 杵状指

C. 匙状甲
D. 浮髌现象
E. 肢端肥大
141. 支气管扩张，常表现为
142. 缺铁性贫血，常表现为

（143～144题共用备选答案）
A. 空腹血糖受损
B. 糖耐量减低
C. 糖尿病
D. 肾性糖尿
E. 低血糖
143. 患者持续尿糖阳性，空腹血糖6mmol/L，餐后2小时血糖5.6mmol/L。应诊断为
144. 患者有"三多一少"症状，空腹血糖8mmol/L，餐后2小时血糖7.8mmol/L。应诊断为

（145～146题共用备选答案）
A. 大量应用激素
B. 积极物理降温
C. 使用利尿剂、强心剂
D. 减轻脑水肿，防止呼吸衰竭
E. 扩充血容量，纠正酸中毒
145. 中毒性菌痢休克型的治疗原则是
146. 中毒性菌痢脑型的治疗原则是

（147～148题共用备选答案）
A. 急性淋巴细胞白血病
B. 急性单核细胞白血病
C. 急性粒细胞白血病
D. 急性红白血病
E. 急性巨细胞白血病
147. 成人急性白血病多见
148. 儿童急性白血病多见

（149～150题共用备选答案）
A. 红细胞管型
B. 白细胞管型
C. 肾小管上皮细胞管型
D. 透明管型
E. 蜡样管型
149. 正常人尿中可以偶见的管型是
150. 主要见于肾盂肾炎患者尿中的管型是

中医执业医师资格考试
最后成功四套胜卷（三）

（医学综合考试部分）

第三单元

考生姓名：_____

准考证号：_____

考　　点：_____

考　场　号：_____

中国共产党历史资料丛书
西北红四方面军战史（三）

（征求意见稿）

第三单元

A1 型题

> **答题说明**
> 每一道试题下面有 A、B、C、D、E 五个备选答案，请从中选择一个最佳答案，并在答题卡上将相应题号的相应字母所属的方框涂黑。

1. 在面部，耳屏正中与下颌骨髁状突之间的凹陷中的腧穴是
   A. 下关
   B. 听宫
   C. 听会
   D. 耳门
   E. 颧髎

2. 治疗郁证日久，热盛伤阴，而见舌红少苔、脉细数者，应首选
   A. 丹栀逍遥散
   B. 知柏地黄丸
   C. 天王补心丹
   D. 六味地黄丸
   E. 滋水清肝饮

3. 痰饮的治疗原则是
   A. 宣肺
   B. 健脾
   C. 温化
   D. 补肾
   E. 发汗

4. 股骨大转子至腘横纹的骨度分寸是
   A. 14 寸
   B. 15 寸
   C. 16 寸
   D. 18 寸
   E. 19 寸

5. 在腕前区，腕掌侧远端横纹尺侧端，尺侧腕屈肌腱桡侧缘的腧穴是
   A. 神门
   B. 大陵
   C. 列缺
   D. 太渊
   E. 内关

6. 用背俞穴治疗皮肤瘙痒，应首选
   A. 肝俞
   B. 肺俞
   C. 脾俞
   D. 三焦俞
   E. 心俞

7. 治疗肾虚腰痛而无明显阴阳偏盛者，可选用的方剂是
   A. 杜仲丸
   B. 青娥丸
   C. 补髓丹
   D. 虎潜丸
   E. 补血荣筋丸

8. 治疗痫病风痰闭阻证，应首选
   A. 定痫丸
   B. 涤痰汤
   C. 顺气导痰汤
   D. 生铁落饮
   E. 羚角钩藤汤

9. 中风之中脏腑与中经络的鉴别要点是
   A. 有无神志不清
   B. 有无半身不遂
   C. 有无语言不利
   D. 有无肢体软瘫
   E. 有无口舌㖞斜

10. 属足太阴脾经的腧穴是
    A. 血海
    B. 少海
    C. 小海
    D. 照海
    E. 气海

11. 呃逆的基本治法是
    A. 理气化瘀降逆
    B. 疏肝理气，解郁降逆
    C. 理气和胃，降逆止呃
    D. 健脾温中止呃
    E. 清热和胃止呃

12. 治疗乳少的经验效穴是
    A. 中冲
    B. 隐白
    C. 少泽
    D. 少冲
    E. 大敦

13. 黄疸形成的关键病理因素是
    A. 热邪
    B. 寒邪
    C. 疫毒
    D. 瘀血
    E. 湿邪

14. 下列哪项不宜用三棱针治疗
    A. 高热
    B. 脱证
    C. 顽癣
    D. 中暑
    E. 咽痛

15. 循行于上肢内侧中线的经脉是
    A. 手太阳经
    B. 手少阳经
    C. 手厥阴经
    D. 手少阴经
    E. 手太阴经

16. 足临泣是八脉交会穴中
    A. 通任脉的穴位
    B. 通督脉的穴位
    C. 通冲脉的穴位
    D. 通带脉的穴位
    E. 通阳跷脉的穴位

17. 导致感冒的主因是
    A. 寒邪
    B. 热邪
    C. 风邪
    D. 湿邪
    E. 暑邪

18. 下列属于原络配穴法的是
    A. 合谷、偏历
    B. 太溪、大钟
    C. 太渊、列缺
    D. 合谷、列缺
    E. 冲阳、丰隆

19. 支饮，饮邪停留的部位是
    A. 胁下
    B. 胸肺
    C. 肢体
    D. 胃
    E. 肠

20. 公孙穴所通的奇经是
    A. 任脉
    B. 督脉
    C. 冲脉
    D. 阳维脉
    E. 阳跷脉

21. 治疗心悸心阳不振证，应首选
    A. 温胆汤
    B. 二陈汤
    C. 苓桂术甘汤
    D. 金匮肾气丸合天王补心丹
    E. 桂枝甘草龙骨牡蛎汤合参附汤

22. 虚喘的病变部位在
    A. 心、肺
    B. 肺、肾
    C. 心、肾
    D. 脾、肾
    E. 肺、脾

23. 在胸部，第7肋间隙中，前正中线旁开4寸的穴位是
    A. 章门
    B. 期门
    C. 带脉
    D. 京门
    E. 日月

24. 针刺肌肉浅薄部位的腧穴，常用的进针法是
    A. 指切
    B. 夹持
    C. 舒张
    D. 提捏
    E. 套管

25. 悬钟穴在小腿外侧，腓骨前缘，外踝尖上
    A. 1寸
    B. 2寸
    C. 3寸
    D. 4寸
    E. 5寸

26. 胸痹的主要病机为
    A. 气滞血瘀
    B. 寒凝气滞
    C. 痰瘀交阻
    D. 阳气虚衰
    E. 心脉痹阻

27. 治疗久泻不止，不宜过用
    A. 健脾
    B. 补肾
    C. 升提
    D. 固涩
    E. 分利

28. 心经的原穴是
    A. 神门
    B. 间使
    C. 大陵
    D. 内关
    E. 太渊

29. 足三阴经从起始部至内踝上8寸以下的分布是
    A. 厥阴在前，太阴在中，少阴在后
    B. 厥阴在前，少阴在中，太阴在后
    C. 少阴在前，太阴在中，厥阴在后
    D. 太阴在前，厥阴在中，少阴在后
    E. 太阴在前，少阴在中，厥阴在后

30. 下列除哪项外，均是厥证的病因
    A. 情志内伤
    B. 体虚劳倦
    C. 亡血失津
    D. 饮食不节
    E. 感受暑热

31. 下列各项，不属于实喘特点的是
    A. 深吸为快
    B. 呼出为快
    C. 气粗声高

D. 痰鸣咳嗽
E. 脉数有力

32. 脾之大络名为
   A. 天池
   B. 公孙
   C. 鸠尾
   D. 大包
   E. 虚里

33. 回旋灸属于
   A. 直接灸
   B. 间接灸
   C. 温针灸
   D. 悬起灸
   E. 实按灸

34. 中风的病理因素主要是
   A. 风、火、痰、瘀
   B. 气血逆乱
   C. 心肝火旺
   D. 肝阳上亢
   E. 肝肾阴虚

35. 循行于腹中线旁开2寸，胸中线旁开4寸的经脉是
   A. 手太阴肺经
   B. 足阳明胃经
   C. 足少阴肾经
   D. 足太阴脾经
   E. 足厥阴肝经

36. 用俞募配穴法治疗胃痛，应选下列哪组穴位
   A. 脾俞、胃俞
   B. 胃俞、太白
   C. 胃俞、足三里
   D. 脾俞、中脘
   E. 胃俞、中脘

37. 手三阳经的走向为
   A. 从头走足
   B. 从足走腹
   C. 从胸走手
   D. 从手走头
   E. 从足走头

38. 阳明头痛，可选用的引经药是
   A. 羌活、蔓荆子
   B. 羌活、川芎
   C. 葛根、白芷
   D. 柴胡、川芎
   E. 吴茱萸、藁本

39. 按十二经脉气血流注次序，小肠经上接
   A. 胆经
   B. 心经
   C. 胃经
   D. 膀胱经
   E. 三焦经

40. 联系舌根，分散于舌下的经脉是
   A. 足厥阴肝经
   B. 足少阴肾经
   C. 足太阴脾经
   D. 足阳明胃经
   E. 足少阳胆经

41. 下列哪项属于行针的基本手法
   A. 捻转法，震颤法
   B. 提插法，弹针法
   C. 震颤法，弹针法
   D. 提插法，刮柄法
   E. 提插法，捻转法

42. 治疗黄疸阴黄寒湿阻遏证，应首选
   A. 麻黄连翘赤小豆汤
   B. 栀子柏皮汤
   C. 茵陈五苓散

D. 茵陈术附汤
E. 茵陈蒿汤

43. 治疗尿血肾气不固证，应首选
    A. 六味地黄丸
    B. 十灰散
    C. 春泽汤
    D. 保真汤
    E. 无比山药丸

44. 十二经脉的命名，主要包含
    A. 阴阳、五行、脏腑
    B. 五行、手足、阴阳
    C. 手足、阴阳、脏腑
    D. 脏腑、手足、五行
    E. 以上均非

45. 太溪穴位于
    A. 内踝下缘凹陷处
    B. 外踝下缘凹陷处
    C. 内踝前下方凹陷中
    D. 外踝尖与跟腱之间的凹陷中
    E. 内踝尖与跟腱之间的凹陷中

46. 治疗胃痛脾胃虚寒证，应首选
    A. 小建中汤
    B. 理中丸
    C. 附子理中丸
    D. 良附丸
    E. 黄芪建中汤

47. 尿血与血淋的鉴别，主要在于
    A. 尿色的深浅
    B. 尿量的多少
    C. 尿味的情况
    D. 有无尿痛
    E. 以上均非

48. 治疗滞产、胎位不正应首选
    A. 合谷
    B. 太冲
    C. 足三里
    D. 血海
    E. 至阴

49. 三焦经在上肢的循行部位是
    A. 外侧前缘
    B. 内侧中线
    C. 外侧后缘
    D. 内侧前缘
    E. 外侧中线

50. 与水肿关系最为密切的脏腑是
    A. 肺、脾、肾
    B. 肺、胃、肾
    C. 心、脾、肾
    D. 肝、脾、肾
    E. 心、肝、肾

51. 治疗胸痹心血瘀阻证的代表方剂是
    A. 生脉饮
    B. 瓜蒌薤白白酒汤
    C. 血府逐瘀汤
    D. 瓜蒌薤白半夏汤
    E. 苏合香丸

52. "阴脉之海"是指
    A. 带脉
    B. 任脉
    C. 冲脉
    D. 阴跷脉
    E. 阴维脉

53. 下列穴位归经，错误的是
    A. 太白——肝经
    B. 列缺——肺经
    C. 合谷——大肠经

D. 阳陵泉——胆经
E. 阴陵泉——脾经

54. 治疗腹痛湿热壅滞证，应首选
   A. 大承气汤
   B. 龙胆泻肝汤
   C. 清中汤
   D. 枳实导滞丸
   E. 泻心汤合连朴饮

55. 下列各项，在五输穴中属"水"的是
   A. 少府
   B. 大陵
   C. 后溪
   D. 曲泉
   E. 经渠

56. 按十二经脉的流注次序，肝经向下流注的经脉是
   A. 膀胱经
   B. 胆经
   C. 三焦经
   D. 心经
   E. 肺经

57. 胸痹气阴两虚证，其临床特点是
   A. 胸部刺痛，入夜尤甚
   B. 心胸隐痛，时作时止
   C. 胸闷如窒，气短喘促
   D. 胸闷气短，畏寒肢冷
   E. 胸痛彻背，感寒痛甚

58. 呕吐的病位在
   A. 肠、肝、脾
   B. 胃、肝、脾
   C. 脾、胃、肺
   D. 肺、胃、肾
   E. 肝、胃、肠

59. 脾经的郄穴是
   A. 外丘
   B. 梁丘
   C. 中都
   D. 地机
   E. 金门

60. "阳脉之海"指的是
   A. 阳跷脉
   B. 阳维脉
   C. 带脉
   D. 督脉
   E. 冲脉

61. 治疗遗尿伴夜梦多，除主穴外，应加取的是
   A. 肾俞、内关
   B. 肾俞、肺俞
   C. 肺俞、足三里
   D. 百会、神门
   E. 脾俞、内关

62. 呃逆与干呕、嗳气在病机上的共同点是
   A. 胃气上逆
   B. 寒气上逆
   C. 肝胃气逆
   D. 肺胃气逆
   E. 积热上冲

63. 感冒风寒束表证表湿较重，见肢体酸痛、头重头胀、身热不扬，治疗应首选
   A. 荆防败毒散
   B. 香苏散
   C. 杏苏散
   D. 羌活胜湿汤
   E. 三仁汤

64. 经络系统中，能维持人体正常运动功能的是

A. 十二经脉
B. 十五络脉
C. 十二经别
D. 十二经筋
E. 十二皮部

65. 十二经脉中，相表里的阴经与阳经的交接部位在
A. 手足末端
B. 胸部
C. 腹部
D. 头部
E. 面部

66. 治疗癃闭膀胱湿热证，应首选的针刺处方是
A. 膀胱俞、中极、行间、内庭、秩边
B. 阴谷、肾俞、三焦俞、气海、委阳
C. 脾俞、胃俞、足三里、血海、三焦俞、关元
D. 三阴交、阴陵泉、膀胱俞、中极、委阳、秩边
E. 关元、中极、足三里、肾俞、太溪、命门

67. 在五输穴中，输穴主治
A. 身热
B. 心下满
C. 体重节痛
D. 喘咳寒热
E. 逆气而泄

A2 型题

答题说明

每道考题由两个以上相关因素组成或以一个简要病历形式出现，其下面有 A、B、C、D、E 五个备选答案，请从中选择一个最佳答案，并在答题卡上将相应题号的相应字母所属的方框涂黑。

68. 患者，男，40岁。多食易饥3个月，消瘦5kg，口干渴，大便干燥，舌苔黄，脉滑实有力。其诊断是
A. 消渴（上消肺热津伤）
B. 消渴（中消胃热炽盛）
C. 消渴（下消肾阴亏虚）
D. 消渴（下消阴阳两虚）
E. 便秘（热秘）

69. 患者，男，62岁。素患眩晕，今日外出散步时，突然昏仆，不省人事，伴口噤不开，牙关紧闭，肢体强痉。治疗除取十二井穴外，还应选取的经穴是
A. 督脉、任脉经穴
B. 督脉、足太阳经穴
C. 督脉、手厥阴经穴
D. 任脉、手厥阴经穴
E. 任脉、足太阳经穴

70. 患者，男，42岁。喘逆上气，咳痰不爽，痰质稠、色黄，恶寒身热，无汗，舌红苔黄，脉浮滑而数。治疗应首选
A. 麻杏石甘汤
B. 黄连解毒汤
C. 清金化痰汤
D. 银翘散
E. 桑白皮汤

71. 患者咳嗽喉痒，痰中带血，口干鼻燥，身热，舌红少津，苔薄黄，脉数。治疗应首选
A. 桑杏汤

B. 杏苏散
C. 沙参麦冬汤
D. 麦门冬汤
E. 百合固金汤

A. 脾阳虚弱证
B. 中气下陷证
C. 脾胃虚弱证
D. 肝气乘脾证
E. 肾阳虚衰证

72. 患者,男,24岁。夜间开窗入睡,晨起后颈项疼痛重着,活动受限,头向患侧倾斜,颈肩部压痛明显,兼见恶风畏寒。治疗除取主穴外,还应选用的穴位是
A. 内关、外关
B. 肩井、后溪
C. 风池、合谷
D. 血海、阴陵泉
E. 肾俞、关元

73. 患者因皮肤疮痍破溃而引发水肿,肿势自颜面渐及全身,小便不利,恶风发热,舌红苔薄黄,脉滑数。治疗应首选
A. 越婢加术汤合桑白皮汤
B. 麻黄连翘赤小豆汤合五味消毒饮
C. 麻黄连翘赤小豆汤合五皮散
D. 麻黄连翘赤小豆汤合猪苓汤
E. 实脾饮合五味消毒饮

74. 患者,男,35岁。下痢3月余,痢下稀薄白冻,肛门坠胀,腹部隐痛,食少神疲,四肢不温,舌淡苔薄白,脉沉细。治疗应首选
A. 桃花汤合真人养脏汤
B. 驻车丸
C. 芍药汤
D. 胃苓汤
E. 白头翁汤

75. 患者,男,56岁。大便时溏时泄,迁延反复,稍进油腻食物,则大便次数明显增加,食少,食后脘闷不舒,面色萎黄,神疲倦怠,舌质淡,苔白,脉细弱。其证候是

76. 患者,男,20岁。昨日起大便泄泻,发病势急,一日5次,小便减少。治疗应首选
A. 上巨虚、太溪、肾俞、命门
B. 足三里、公孙、脾俞、太白
C. 关元、天枢、足三里、冲阳
D. 天枢、上巨虚、阴陵泉、水分
E. 内庭、上巨虚、神阙、中脘

77. 患者,男,22岁。发热恶寒,寒重热轻,头痛身痛,鼻塞流涕,咳嗽,咳痰清稀,舌苔薄白,脉浮紧。治疗应首选
A. 手太阴、手阳明经穴、督脉穴
B. 手太阴、足太阳经穴、督脉穴
C. 手太阴、足太阳、手少阳经穴
D. 手太阴、手少阳、足少阳经穴
E. 手阳明、足阳明、手太阴经穴

78. 患者,女,22岁。月经不调,常提前7天以上,甚至10余日一行。治疗应首选
A. 足三里、脾俞、太冲
B. 命门、三阴交、足三里
C. 关元、三阴交、血海
D. 气海、三阴交、归来
E. 关元、三阴交、肝俞

79. 患者,女,40岁。呕吐痰涎,伴头晕,脘痞纳呆,心悸,舌苔白腻,脉滑。治疗除取主穴外,还应加取的是
A. 列缺、尺泽
B. 公孙、丰隆
C. 曲池、外关
D. 风池、尺泽

E. 列缺、合谷

80. 患者，女，43岁。眩晕2个月，加重1周。昏眩欲仆，神疲乏力，面色萎黄，舌淡苔薄白，脉弱。除主穴外，治疗应选择的配穴是
   A. 行间、侠溪、太溪
   B. 丰隆、中脘、头维
   C. 上星、丰隆、合谷
   D. 脾俞、胃俞、气海
   E. 太溪、悬钟、三阴交

81. 患者，男，48岁。头胀痛近2年，颠顶为甚，时作时止，伴目眩易怒，面赤口苦，舌红苔黄，脉弦数。治疗除取主穴外，还应选用
   A. 头维、内庭、三阴交
   B. 血海、风池、足三里
   C. 风池、列缺、太阳
   D. 太溪、内关、太冲
   E. 丰隆、太阳、风门

82. 患者胃痛暴作，恶寒喜暖，脘腹得温则痛减，口淡不渴，喜热饮，舌苔薄白，脉弦紧。治疗应首选
   A. 藿朴夏苓汤
   B. 桂枝汤
   C. 小建中汤
   D. 黄芪建中汤
   E. 香苏散合良附丸

83. 患者平素眩晕，耳鸣，突然发生口舌㖞斜，舌强语謇，半身不遂，但其神志清楚，舌红，苔腻，脉弦细数。治疗应首选
   A. 大秦艽汤
   B. 镇肝熄风汤
   C. 龙胆泻肝汤
   D. 地黄饮子

E. 苏合香丸

84. 患者突然仆倒，昏不知人，口吐白沫，四肢抽搐，口中喊叫，无口眼㖞斜及半身不遂。其诊断是
   A. 中风
   B. 痉证
   C. 痫病
   D. 厥证
   E. 眩晕

85. 患者，女，45岁。2天前感觉胁肋部皮肤灼热疼痛，皮色发红，继则出现簇集性粟粒状大小丘状疱疹，呈带状排列，兼见口苦、烦躁易怒，舌红苔黄，脉弦滑数。治疗除取主穴外，还应选用的穴位是
   A. 大椎、曲池
   B. 行间、侠溪
   C. 血海、内庭
   D. 足三里、阴陵泉
   E. 内庭、曲池

86. 患者，女，50岁。头痛昏蒙，胸脘满闷，呕吐痰涎，舌苔白腻，脉弦滑。治疗应首选
   A. 羌活胜湿汤
   B. 半夏白术天麻汤
   C. 川芎茶调散
   D. 半夏厚朴汤
   E. 苓桂术甘汤

87. 患者，女，60岁。消渴病史8年。形体消瘦，尿频量多，浑浊如膏脂，口干唇燥，舌红苔少，脉细数。治疗应首选
   A. 玉女煎
   B. 消渴方
   C. 六味地黄丸
   D. 金匮肾气丸

E. 生脉饮

88. 患者肢体痿软，身体困重，足胫热气上腾，发热，胸痞脘闷，舌苔黄腻，脉滑数。其治法是
   A. 清热润燥，养肺生津
   B. 清热利湿，通利经脉
   C. 泻南补北，滋阴清热
   D. 补益肝肾，清热滋阴
   E. 补益脾气，健运升清

89. 患者，男，60岁。黎明之前泄泻，腹痛肠鸣即泻，泻后则安，形寒怕冷，舌淡苔白，脉沉细。其证型是
   A. 食滞肠胃证
   B. 肾阳虚衰证
   C. 寒湿客脾证
   D. 湿热伤脾证
   E. 肝气乘脾证

90. 患者，男，45岁。胁痛口苦，胸闷纳呆，恶心呕吐，目黄身黄，舌苔黄腻，脉弦滑数。其证候是
   A. 肝气郁结证
   B. 肝郁化火证
   C. 肝胆湿热证
   D. 肝阴不足证
   E. 瘀血阻滞证

91. 患者，男，50岁。昏仆抽搐，吐涎，两目上视，口中如羊叫，平时情绪急躁，心烦失眠，咳痰不爽，口苦而干，舌红苔黄腻，脉弦滑数。治疗应首选
   A. 知柏地黄丸合定痫丸
   B. 天王补心丹合定痫丸
   C. 顺气导痰汤合二阴煎
   D. 龙胆泻肝汤合涤痰汤
   E. 滋水清肝饮合定痫丸

92. 患者，女，45岁。胸闷重而心痛微，气短喘促，肢体沉重，体胖痰多，伴心悸眩晕，舌苔浊腻，脉滑。其证候是
   A. 饮邪上犯证
   B. 痰浊闭阻证
   C. 心血瘀阻证
   D. 寒凝心脉证
   E. 气阴两虚证

93. 患者呼吸急促，喉中哮鸣如水鸡声，胸膈满闷，咳嗽痰少，形寒畏冷，舌苔白滑，脉弦紧。其治法是
   A. 温肺化痰，纳气平喘
   B. 宣肺散寒，化痰平喘
   C. 温肺散寒，止咳化痰
   D. 宣肺化痰，散寒解表
   E. 散寒温脾，化痰平喘

94. 患者，女，26岁。下肢弛缓无力1年余。肌肉明显萎缩，功能严重受限，并感麻木、发凉，腰痛，头晕，舌红少苔，脉细数。治疗应选取何经穴为主
   A. 督脉
   B. 太阳经
   C. 阳明经
   D. 少阳经
   E. 厥阴经

95. 患者，男，27岁。干咳少痰，咳声短促，痰中带血，五心烦热，时有盗汗，形体消瘦，胸部闷痛隐隐，舌红少苔，脉细数。其诊断是
   A. 内伤咳嗽，肺阴亏耗证
   B. 肺痨，肺阴亏损证
   C. 哮病，肺脾气虚证
   D. 喘证，肺气虚耗证
   E. 虚劳，肺阴虚证

96. 患者，男，55岁。3个月前胸胁部撞伤

后，出现胁肋刺痛，痛有定处，夜间痛甚，舌质紫暗，脉沉涩。治疗应首选

A. 复元活血汤
B. 少腹逐瘀汤
C. 膈下逐瘀汤
D. 调营饮
E. 香附旋覆花汤

97. 患者，男，42 岁。呃逆频作，声音洪亮有力，冲逆而出，口臭烦渴，多喜冷饮，脘腹满闷，大便秘结，舌苔黄燥，脉滑数。治疗应首选

A. 竹叶石膏汤
B. 橘皮竹茹汤
C. 凉膈散
D. 小承气汤
E. 泻心汤

98. 患者，男，32 岁。素日嗜酒，外出着凉后，始见时时振寒、发热，继而壮热汗出，烦躁不宁，咳嗽气急，咳吐腥臭浊痰，胸满作痛，口干苦，便秘，舌红苔黄腻，脉滑数。治疗应首选

A. 清金化痰汤
B. 千金苇茎汤合如金解毒散
C. 桑白皮汤
D. 沙参清肺汤
E. 加味桔梗汤

99. 患者，男，60 岁。饮食难下，下而复吐出，呕吐物如赤豆汁，胸膈疼痛，肌肤枯燥，形体消瘦，舌质紫暗，脉细涩。其证候是

A. 痰气交阻证
B. 瘀血内结证
C. 津亏热结证
D. 气虚阳微证
E. 肝肾阴虚证

100. 患者汗出恶风，遇劳则发，易于感冒，体倦乏力，面色少华，舌苔薄白，脉细弱。治疗应首选

A. 桂枝汤
B. 四妙丸
C. 玉屏风散
D. 当归六黄汤
E. 龙胆泻肝汤

101. 患者腹内积块明显，硬痛不移，面暗消瘦，纳食减少，舌紫暗苔薄，脉细涩。其证候是

A. 肝气郁滞证
B. 食滞痰阻证
C. 气滞血阻证
D. 瘀血内结证
E. 正虚瘀结证

102. 患者胸胁疼痛，咳唾引痛，咳逆气喘，息促不能平卧，喜向右侧偏卧，右侧肋间胀满，舌苔白，脉沉弦。其治法是

A. 攻下逐饮
B. 和解宣利
C. 理气和络
D. 泻肺祛饮
E. 发表化饮

103. 咳嗽痰少，反复咳血，血色鲜红，口干咽燥，颧红，潮热盗汗，舌质红少苔，脉细数。治疗应首选

A. 桑杏汤
B. 杏苏散
C. 沙参麦冬汤
D. 麦门冬汤
E. 百合固金汤

104. 患者，男，60 岁。出现小便不畅，点滴不爽，烦渴欲饮，呼吸急促，舌红苔薄黄，脉数。其证型是

A. 肾元亏虚证
B. 湿热蕴结证
C. 脾气不升证
D. 肺热壅盛证
E. 气机阻滞证

105. 患者脘腹痞塞不舒，胸膈满闷，头晕目眩，身重困倦，呕恶纳呆，口淡不渴，舌苔白厚腻，脉沉滑。治疗应首选
    A. 保和丸
    B. 泻心汤
    C. 二陈平胃汤
    D. 越鞠丸
    E. 补中益气汤

106. 患者，男，30岁。口角歪向右侧、左眼不能闭合2天，伴左侧额纹消失。治疗应选取何经穴为主
    A. 手、足少阳经穴
    B. 手、足太阴经穴
    C. 手、足太阳经穴
    D. 手、足厥阴经穴
    E. 手、足阳明经穴

107. 患者，男，32岁。恶寒发热2天，伴咽喉肿痛，鼻流浊涕，咳痰黄稠，舌红苔薄黄，脉浮数。治疗除取主穴外，还应选用的穴位是
    A. 风门、肺俞
    B. 外关、身柱
    C. 曲池、中府
    D. 阴陵泉、委中
    E. 曲池、尺泽

108. 患者，女，45岁。性情急躁易怒，胸胁胀满，口苦而干，头痛，目赤，耳鸣，大便秘结，舌红苔黄，脉弦数。治疗应首选
    A. 柴胡疏肝散

B. 丹栀逍遥散
C. 半夏厚朴汤
D. 甘麦大枣汤
E. 天王补心丹

109. 患者心烦不寐，心悸不安，头晕，耳鸣健忘，腰酸梦遗，五心烦热，口干津少，舌红少苔，脉细数。其治法是
    A. 清心宁神，养阴除烦
    B. 养阴生津，除烦宁神
    C. 清火除烦，宁心安神
    D. 滋阴降火，交通心肾
    E. 滋阴宁心，镇惊安神

110. 患者，女，40岁。精神恍惚，心神不宁，多疑易惊，悲忧善哭，喜怒无常，舌质淡，苔薄白，脉弦细。其证型为
    A. 肝气郁结证
    B. 痰气郁结证
    C. 心神失养证
    D. 心脾两虚证
    E. 心肾阴虚证

111. 治疗休息痢日久，脾阳极虚，肠中寒积不化，遇寒即发，症见下痢白冻、倦怠少食、舌淡苔白、脉沉。应首选
    A. 连理汤
    B. 参附汤
    C. 乌梅丸
    D. 理中丸
    E. 温脾汤

112. 患者，男，78岁。肺气肿病史10年。现胸部膨满，胸中憋闷如塞，烦躁不宁，咳逆喘促，咳痰不爽，口渴欲饮，溲黄赤，便干，舌边尖红，苔黄腻，脉滑数。治疗应首选
    A. 涤痰汤
    B. 越婢加半夏汤

C. 玉枢丹
D. 菖蒲郁金汤
E. 通窍活血汤

113. 患者脘腹痞闷，嘈杂，饥不欲食，恶心嗳气，口燥咽干，大便秘结，舌红少苔，脉细数。其治法是
A. 补气健脾，升清降浊
B. 养阴益胃，调中消痞
C. 清热化湿，和胃消痞
D. 疏肝解郁，和胃消痞
E. 健脾祛湿，理气除胀

114. 患者心悸而痛，胸闷气短，动则更甚，自汗，面色㿠白，神倦怯寒，四肢欠温，舌质淡胖，边有齿痕，苔白腻，脉沉细迟。治疗应首选
A. 参附汤合右归饮
B. 人参养荣汤合左归饮
C. 炙甘草汤合生脉散
D. 苓桂术甘汤合左归丸
E. 苏合香丸合左归饮

115. 患者，男，70岁。家属代诉：患者于今晨起床后半小时，突然昏仆，不省人事，目合口张，遗溺，手撒，四肢厥冷，脉微细。治疗应选择的主穴是
A. 肾俞、太溪
B. 关元、神阙
C. 脾俞、足三里
D. 胃俞、三阴交
E. 三焦俞、内关

116. 患者肢体关节疼痛剧烈，痛处固定，得热痛减，遇寒痛增，舌苔薄白，脉弦紧。治疗应首选
A. 防风汤
B. 乌头汤
C. 薏苡仁汤

D. 白虎加桂枝汤
E. 桂枝芍药知母汤

117. 患者便血紫暗，甚则色黑，脘腹隐痛，喜热饮，面色不华，神倦懒言，便溏，舌质淡，脉细。治疗应首选
A. 当归补血汤
B. 归脾汤
C. 黄土汤
D. 无比山药丸
E. 黄芪建中汤

118. 患者，男，43岁。两耳轰鸣，按之不减，听力减退，兼见头胀痛，面赤，咽干，脉弦。治疗应首选
A. 手、足太阴经穴
B. 手、足少阴经穴
C. 手、足少阳经穴
D. 手、足阳明经穴
E. 手、足太阳经穴

119. 患者久病尿血，体倦乏力，气短声低，面色不华，舌质淡，脉细弱。治疗应首选
A. 八珍汤
B. 无比山药丸
C. 小蓟饮子
D. 归脾汤
E. 十灰散

120. 患者，男，54岁。咳嗽气粗，痰多痰黄，面赤身热，口干欲饮，舌红苔黄腻，脉滑数。其证候是
A. 痰热郁肺证
B. 肺阴亏耗证
C. 风燥伤肺证
D. 风热犯肺证
E. 风寒袭肺证

121. 患者小便热涩刺痛，尿色深红，夹有血块，心烦，舌苔黄，脉滑数。其治法是
    A. 清热泻火，利湿通淋
    B. 滋阴清热，补虚止血
    C. 化瘀通淋，凉血止血
    D. 清热通淋，凉血止血
    E. 清热利湿，通淋排石

122. 患者因情绪紧张突然眩晕昏仆，面色苍白，呼吸微弱，汗出肢冷，舌淡，脉沉细微。其证候是
    A. 气厥实证
    B. 气厥虚证
    C. 血厥实证
    D. 血厥虚证
    E. 痰厥

123. 患者腹大胀满，按之如囊裹水，颜面微浮肿，胸脘胀闷，遇热则舒，精神困倦，怯寒懒动，小便少，大便溏，舌苔白腻，脉缓。治疗应首选
    A. 柴胡疏肝散
    B. 济生肾气丸
    C. 实脾饮
    D. 调营饮
    E. 胃苓汤

124. 患者，男，45岁。大便秘结不通，排便艰难，伴腹胀痛，身热，口干口臭，喜冷饮，舌红，苔黄，脉滑数。治疗除取主穴外，还应选用的穴位是
    A. 足三里、三阴交
    B. 中脘、太冲
    C. 神阙、关元
    D. 曲池、内庭
    E. 气海、脾俞

125. 患者，男，70岁。小便点滴不通，短赤灼热，尿细如线，小腹胀满，口苦口

黏，舌质红，苔黄腻，脉数。治疗应首选
    A. 八正散
    B. 沉香散
    C. 春泽汤
    D. 清肺饮
    E. 石韦散

126. 患名，男，35岁。头痛连及项背，恶风畏寒，口不渴，舌苔薄白，脉浮紧。治疗应首选
    A. 瓜蒌桂枝汤
    B. 川芎茶调散
    C. 葛根汤
    D. 防风汤
    E. 增液汤

127. 患者，女，45岁。突发身目发黄，黄色鲜明，右胁胀闷疼痛，牵引肩背，寒热往来，口苦咽干，尿黄便秘，舌红苔黄，脉弦滑数。治疗应首选
    A. 茵陈蒿汤
    B. 茵陈五苓散
    C. 大柴胡汤
    D. 犀角散
    E. 茵陈术附汤

128. 患者大便秘结，欲便不得，嗳气频作，胸胁痞满，腹中胀痛，纳食减少，舌苔薄腻，脉弦。治疗应首选
    A. 四磨汤
    B. 五磨饮子
    C. 六磨汤
    D. 四七汤
    E. 柴胡疏肝散

129. 患者痢下赤白，白多赤少，腹痛，里急后重，饮食乏味，胃脘饱胀，舌淡苔白腻，脉濡缓。治疗应首选

A. 不换金正气散
B. 桃花汤
C. 连理汤
D. 黄土汤
E. 真人养脏汤

130. 患者，男，70岁。喘促气短，声低气怯，咳声低弱，咳痰稀白，自汗畏风，舌淡红，苔薄白，脉弱无力。治疗应首选
    A. 三子养亲汤合二陈汤
    B. 生脉散合补肺汤
    C. 七味都气丸合生脉散
    D. 参蛤散合金匮肾气丸
    E. 苏子降气汤合二陈汤

131. 患者，男，55岁。1年来每日晨间肠鸣即泻，完谷不化，泻后则安，腹部喜暖，腰膝酸软，舌淡苔白，脉沉细。治疗除取主穴外，还应加取的是
    A. 胃俞、合谷
    B. 肝俞、内关
    C. 三焦俞、公孙
    D. 肾俞、关元
    E. 脾俞、三阴交

132. 患者吞咽梗阻，胸膈痞满，情志舒畅时可稍减轻，口干咽燥，舌红苔薄腻，脉弦滑。治疗应首选
    A. 通幽汤
    B. 涤痰汤
    C. 温胆汤
    D. 玉枢丹
    E. 启膈散

133. 患者，男，56岁。大便秘结，排出困难，面色无华，头晕目眩，心悸，舌淡，苔少，脉细。其诊断是
    A. 气虚秘
    B. 血虚秘
    C. 阴虚秘
    D. 冷秘
    E. 气秘

134. 患者呕吐清水痰涎，脘闷不食，头晕心悸，舌苔白腻，脉滑。其证候是
    A. 饮食停滞证
    B. 痰饮中阻证
    C. 气滞痰阻证
    D. 食积痰阻证
    E. 气滞食积证

135. 患者牙痛剧烈，伴口臭，口渴，便秘，舌红苔黄燥，脉洪数。宜选择的配穴是
    A. 风池、外关
    B. 太溪、行间
    C. 足三里、脾俞
    D. 风门、内关
    E. 内庭、二间

136. 患者发病急骤，痢下鲜紫脓血，腹痛剧烈，里急后重较甚，壮热口渴，舌红绛苔黄燥，脉滑数。其诊断是
    A. 湿热痢
    B. 疫毒痢
    C. 休息痢
    D. 寒湿痢
    E. 虚寒痢

A3 型题

答题说明

以下提供若干个案例，每个案例下设若干道试题。请根据案例所提供的信息，在每一道试题下面的 A、B、C、D、E 五个备选答案中选择一个最佳答案，并在答题卡上将相应题号的相应字母所属的方框涂黑。

（137～139题共用题干）

患者，女，45岁。腹痛而泻，腹中雷鸣，攻窜作痛，矢气频作，每因抑郁恼怒而作，素有胸胁胀闷，嗳气食少，舌淡红，脉弦。

137. 其辨证为
 A. 泄泻，寒湿内盛证
 B. 泄泻，湿热伤中证
 C. 痢疾，食滞肠胃证
 D. 泄泻，肝气乘脾证
 E. 痢疾，脾胃虚弱证

138. 其治法为
 A. 健脾益气，化湿止泻
 B. 抑肝扶脾
 C. 芳香化湿，解表散寒
 D. 清热燥湿，分利止泻
 E. 消食导滞，和中止泻

139. 首选治疗方剂是
 A. 藿香正气散
 B. 葛根芩连汤
 C. 保和丸
 D. 痛泻要方
 E. 参苓白术散

（140～142题共用题干）

患者，女，28岁。近日眼睑浮肿，继则四肢及全身皆肿，来势迅速，伴恶寒发热，咳喘，肢节酸楚，小便不利，舌苔薄白，脉浮紧。

140. 水肿的病位为
 A. 肺、脾、肝
 B. 肝、脾、肾
 C. 肺、肝、肾
 D. 肺、脾、肾
 E. 心、脾、肾

141. 其辨证为
 A. 湿毒浸淫证
 B. 脾阳虚衰证
 C. 风水相搏证
 D. 瘀水互结证
 E. 水湿浸渍证

142. 首选治疗方剂为
 A. 疏凿饮子
 B. 五皮饮
 C. 实脾饮
 D. 五味消毒饮
 E. 越婢加术汤

B 型题

答题说明

两道试题共用 A、B、C、D、E 五个备选答案，备选答案在上，题干在下。每题请从中选择一个最佳答案，并在答题卡上将相应题号的相应字母所属的方框涂黑。每个备选答案可能被选择一次、两次或不被选择。

（143～144题共用备选答案）
A. 心俞
B. 肺俞
C. 膈俞
D. 风门
E. 肾俞

143. 第3胸椎棘突下，旁开1.5寸的腧穴是
144. 第7胸椎棘突下，旁开1.5寸的腧穴是

（145～146题共用备选答案）
A. 顺气导痰汤
B. 安宫牛黄丸
C. 通关散合五磨饮子
D. 琥珀养心丹
E. 癫狂梦醒汤

145. 治疗狂证痰热瘀结证，应首选
146. 治疗气厥实证，应首选

（147～148题共用备选答案）
A. 胃失和降，逆气动膈
B. 胃气壅滞，气逆于中
C. 肝气犯胃，肝胃不和
D. 脾胃虚寒，胃中无火
E. 气痰瘀交结，阻隔食道胃脘

147. 噎膈的病机是
148. 呃逆的病机是

（149～150题共用备选答案）
A. 八会穴
B. 络穴
C. 背俞穴
D. 八脉交会穴
E. 募穴

149. 可治疗各自相通奇经病证的特定穴是
150. 可表里经同治的特定穴是

试卷标识码：☐

中医执业医师资格考试
最后成功四套胜卷（三）

（医学综合考试部分）

第四单元

考生姓名：＿＿＿＿＿＿＿

准考证号：＿＿＿＿＿＿＿

考　　点：＿＿＿＿＿＿＿

考 场 号：＿＿＿＿＿＿＿

A1 型题

答题说明

每一道试题下面有 A、B、C、D、E 五个备选答案，请从中选择一个最佳答案，并在答题卡上将相应题号的相应字母所属的方框涂黑。

1. 治疗产后发热感染邪毒证，应首选
   A. 小柴胡汤
   B. 大柴胡汤
   C. 桃红消瘀汤
   D. 白虎汤
   E. 解毒活血汤

2. 下列各项，不属于雌激素生理作用的是
   A. 促进卵泡发育
   B. 使阴道上皮细胞脱落加快
   C. 促使乳腺管增生
   D. 促进子宫发育
   E. 促进骨中钙的沉积

3. 肌肉强直性痉挛是破伤风的典型症状之一，其首先出现的部位是
   A. 上肢
   B. 下肢
   C. 头面
   D. 颈项
   E. 躯干

4. "大满月"是指产后
   A. 2 周
   B. 3 周
   C. 1 个月
   D. 6 周
   E. 百日

5. 小儿汗证的常见病因是
   A. 气虚
   B. 阴虚
   C. 阳虚
   D. 血虚
   E. 体虚

6. 下列各项，不属于人工流产并发症的是
   A. 人流综合征
   B. 子宫穿孔
   C. 膀胱损伤
   D. 人流不全
   E. 人流术后感染

7. 疮口呈凹陷形或潜行空洞或漏管，疮面肉色不鲜，脓水清稀，并夹有败絮状物，疮口愈合缓慢或反复溃破，经久难愈，属
   A. 压迫性溃疡
   B. 麻风性溃疡
   C. 梅毒性溃疡
   D. 岩性溃疡
   E. 痨疬性溃疡

8. 小儿指纹淡红，其证候是
   A. 虚寒
   B. 食积
   C. 痰热
   D. 虚热
   E. 实热

9. 下列除哪项外，均属病理性胎黄
   A. 生后 24 小时内出现
   B. 黄疸 10～14 天左右消退
   C. 黄疸退而复现
   D. 黄疸持续加深
   E. 黄疸 3 周后仍不消退

10. 治疗经间期出血肾阴虚证，应首选
    A. 清肝止淋汤
    B. 左归丸
    C. 两地汤合二至丸
    D. 逐瘀止血汤
    E. 调肝汤

11. 精癃早期最常见的症状是
    A. 尿闭
    B. 尿失禁
    C. 膀胱胀痛
    D. 小便障碍
    E. 夜尿次数增多

12. 治疗子晕脾虚肝旺证的代表方剂是
    A. 镇肝熄风汤
    B. 杞菊地黄丸
    C. 天仙藤散
    D. 羚角钩藤汤
    E. 半夏白术天麻汤

13. 下列各项，可见咳嗽痰多，色黄稠黏，喉中痰鸣，舌质红，苔黄腻，脉滑数等症状的是
    A. 风寒咳嗽
    B. 风热咳嗽
    C. 痰热咳嗽
    D. 痰湿咳嗽
    E. 气虚咳嗽

14. 维生素D缺乏性佝偻病激期患儿，每日口服维生素D的量是
    A. 1000U
    B. 1500U
    C. 2000U
    D. 5000U
    E. 10000～20000U

15. 带下病的主要发病机制是

    A. 外感湿邪，损及任、带，约固无力
    B. 肾气不足，封藏失职，阴液滑脱而下
    C. 湿邪影响任、带，任脉不固，带脉失约
    D. 脾虚生湿，流注下焦，伤及任、带
    E. 肝经湿热，流注下焦，伤及任、带

16. 内痔的主要症状是
    A. 便血、疼痛
    B. 便血、瘙痒
    C. 便血、肿块脱出
    D. 便血、流脓
    E. 便血、异物感

17. 小儿疾病谱中最为多见的是
    A. 肺肾系病证
    B. 心肺系病证
    C. 肺脾系病证
    D. 心肝系病证
    E. 肝肾系病证

18. 肿势软如棉，或硬如馒，大小不一，形态各异，无处不生，不红不热，皮色不变，其成因属
    A. 风
    B. 虚
    C. 火
    D. 湿
    E. 痰

19. 小儿正常的舌象是
    A. 淡白
    B. 绛红
    C. 紫暗
    D. 暗红
    E. 淡红

20. 一期梅毒的主要症状为
    A. 杨梅疮

B. 尿道口溢脓
C. 硬下疳
D. 树胶肿
E. 疣状赘生物

21. 产后三病是指
    A. 呕吐、泄泻、盗汗
    B. 高热、昏迷、自汗
    C. 心悸、气短、抽搐
    D. 尿闭、便难、冷汗
    E. 痉、郁冒、大便难

22. 检查乳房的最佳时间是
    A. 经前
    B. 经后 3 天
    C. 经后 7～10 天
    D. 经后 2 周
    E. 经后 3 周

23. 丹毒的主要病因病机是
    A. 风温夹痰，凝结经络
    B. 风温湿热，蕴结肌肤
    C. 外邪侵犯，血分有热，郁于肌肤
    D. 经络阻塞，气血凝滞
    E. 暑湿热毒，流注肌间

24. 蝼蛄疖切开引流常作
    A. 对口引流
    B. 一字形切口
    C. 十字形切口
    D. 梭形切口
    E. S 形切口

25. 麻疹的特殊体征是
    A. 高热
    B. 咳嗽
    C. 眼泪汪汪
    D. 喷嚏流涕
    E. 麻疹黏膜斑

26. 小儿营养不良是指体重低于正常均值的
    A. 66%
    B. 70%
    C. 85%
    D. 95%
    E. 90%

27. 疮疡内治法中，清气分热的常用方剂是
    A. 五味消毒饮
    B. 仙方活命饮
    C. 黄连解毒汤
    D. 犀角地黄汤
    E. 清骨散

28. 经行身痛血虚证，治疗首选
    A. 当归补血汤
    B. 趁痛散
    D. 四物汤
    E. 八珍汤
    E. 一贯煎

29. 妊娠期瘀阻胎元，使用活血化瘀药的原则是
    A. 治病与安胎并举
    B. 衰其大半而止
    C. 禁止使用
    D. 病去即止
    E. 慎用

30. 小儿"稚阴稚阳"学说，是指其生理状态为
    A. 阳常有余，阴常不足
    B. 脏腑娇嫩，形气未充
    C. 生机蓬勃，发育迅速
    D. 脏气清灵，易趋健康
    E. 脾常不足，肝常有余

31. 治疗麻疹初热期，应首选
    A. 宣毒发表汤

B. 清解透表汤

C. 透疹凉解汤

D. 解肌透痧汤

E. 凉营清气汤

32. 下列各项，不属于月经先后无定期肾虚证主要症状的是

A. 经行或先或后

B. 月经量少，色淡暗

C. 小腹冷痛拒按

D. 头晕，耳鸣，腰痛

E. 舌淡苔白，脉细弱

33. 肛隐窝炎的并发症是

A. 肛口肿胀

B. 肛口疼痛

C. 肛口出血

D. 肛乳头炎

E. 肛口潮湿

34. 内痔风伤肠络证，治疗首选

A. 脏连丸

B. 槐花散

C. 槐角丸

D. 止痛如神汤

E. 凉血地黄汤

35. 乳核的特点是

A. 乳块肿痛，皮色微红，按后痛甚

B. 乳块皮肉相连，溃破脓稀薄如痰

C. 乳块呈卵圆形，表面光滑，推之活动

D. 乳块质地较软，月经后缩小

E. 肿块高低不平，质硬，推之不动

36. 下列各项，不属于子痰溃后症状的是

A. 脓液清稀如痰涎

B. 脓液中夹有败絮状物

C. 疮口凹陷

D. 容易形成瘘管

E. 疮口容易愈合

37. 肝火引起的经行头痛的特点是

A. 头晕，头部绵绵作痛

B. 颠顶掣痛，头晕目眩

C. 头痛剧烈，痛如锥刺

D. 头部胀痛重着

E. 头痛如裹，头晕目眩

38. 疮疡三陷证中，火陷证的治法是

A. 凉血清热解毒，顾护津液

B. 补益气血，清心安神开窍

C. 温补脾肾，清心开窍

D. 托毒透邪，养阴清心开窍

E. 生津养胃，清心解毒

39. 传染性单核细胞增多症的治疗原则是

A. 清气凉营，解毒化瘀

B. 清热益气，养阴生津

C. 清热解毒，化痰祛瘀

D. 清热燥湿，化痰祛瘀

E. 清气凉营，解毒化痰

40. 下列各项，易导致妇产科疾病发生的是

A. 风、寒、湿

B. 风、湿、热

C. 寒、热、湿

D. 寒、暑、热

E. 寒、湿、燥

41. 同起于胞中的三条经脉是

A. 冲、任、带

B. 冲、督、带

C. 冲、任、督

D. 任、督、带

E. 冲、任、跷

42. 下列切开法的注意事项中，错误的是

A. 在关节部位，宜谨慎开刀，切口应越过关节
B. 一般切口不能超越脓腔以外
C. 患者体弱应先注意体位并做好充分准备，以防晕厥
D. 面部疔疮，尤其是口鼻部位，忌早期开刀
E. 进刀时刀刃宜向上，在脓点部位向内直刺

43. 股肿的最大危险性在于
   A. 水肿
   B. 肺栓塞
   C. 下肢坏死
   D. 患肢增粗
   E. 浅静脉扩张

44. 清热固经汤治疗的崩漏类型为
   A. 虚热证
   B. 实热证
   C. 肾阴虚证
   D. 血瘀证
   E. 脾虚证

45. 胞宫在妊娠期的主要功能是
   A. 分泌津液
   B. 排泄恶露
   C. 泻而不藏
   D. 既藏又泻
   E. 藏而不泻

46. 新生儿在上腭中线和齿龈部位有散在黄白色、碎米粒样颗粒，称为
   A. 马牙
   B. 板牙
   C. 螳螂子
   D. 口疮
   E. 鹅口疮

47. 注意力缺陷多动障碍的病位在
   A. 心、肝、脾、肾
   B. 肝、脾、肺、肾
   C. 心、脾、肺、肾
   D. 心、肝、肺、肾
   E. 心、肝、脾、肺

48. 妊娠恶阻的主要发病机制是
   A. 脾胃虚弱，化源不足
   B. 肝郁气滞，失于条达
   C. 痰湿内停，中焦受阻
   D. 重伤津液，胃阴不足
   E. 冲气上逆，胃失和降

49. 可用完带汤治疗的带下过多证型为
   A. 脾虚证
   B. 肾阴虚证
   C. 肾阳虚证
   D. 湿热证
   E. 热毒证

50. 治疗痛经气血虚弱证，应首选
   A. 圣愈汤
   B. 固冲汤
   C. 人参养荣汤
   D. 加减苁蓉菟丝子丸
   E. 苍附导痰丸

51. 脂瘤独有的特征是
   A. 数目不等，大小不一，肿形如馒，推之可移
   B. 青筋垒垒，盘曲成团，质地柔软，表面青蓝
   C. 瘤中心有粗大毛囊孔，可挤出臭味脂浆
   D. 瘤体单发，质地硬韧，界限清楚，推之可移
   E. 瘤体深隐，质地坚硬，境界清楚，推之不移

52. 治疗失荣早期气郁痰结证，应首选
    A. 和营散坚丸
    B. 柴胡清肝汤
    C. 桃红四物汤
    D. 化痰开郁方
    E. 二陈汤

53. 外科疾病辨证的总纲是
    A. 脏腑
    B. 经络
    C. 气血
    D. 阴阳
    E. 局部

54. 疳证的基本病理改变为
    A. 脾胃虚弱，运化失健
    B. 脾胃虚弱，乳食停滞
    C. 脾失运化，水湿内停
    D. 肝胃不和，生化乏源
    E. 脾胃受损，气血津液耗伤

A2 型题

答题说明

每道考题由两个以上相关因素组成或以一个简要病历形式出现，其下面有 A、B、C、D、E 五个备选答案，请从中选择一个最佳答案，并在答题卡上将相应题号的相应字母所属的方框涂黑。

55. 患儿，10个月。近半月不思乳食，脘腹胀满，疼痛拒按，呕吐酸馊，烦躁哭吵，大便较干、臭秽，舌淡苔白腻。其诊断是
    A. 厌食
    B. 腹痛
    C. 疳证
    D. 积滞
    E. 呕吐

56. 患者，男，40岁。有消渴病史，颈后皮肤上出现粟粒样脓头，焮热红肿胀痛，迅速向深部及周围扩散，溃烂后状如莲蓬、蜂窝，范围10cm左右。其诊断是
    A. 痈
    B. 疔疮
    C. 暑疖
    D. 疖病
    E. 有头疽

57. 患者，女，33岁，已婚。每于经期大便溏泄，脘腹胀满，神疲肢软，面浮肢肿，舌淡红，苔白，脉濡缓。治疗应首选
    A. 参苓白术散
    B. 健固汤
    C. 柴胡疏肝散
    D. 痛泻要方
    E. 四苓散

58. 患者，男，28岁。3天来尿道口红肿，尿急、尿频、尿痛，淋沥不止，尿液浑浊如脂，尿道口溢脓，舌红苔黄腻，脉滑数；西医诊断为急性淋病。治疗应首选
    A. 知柏地黄丸
    B. 龙胆泻肝汤
    C. 清营汤
    D. 萆薢渗湿汤
    E. 四妙勇安汤

59. 患者，女，40岁。带下量多色黄，质黏稠，有臭气，小腹作痛，伴阴痒，便秘溺赤，舌红苔黄厚腻，脉滑数。治疗应首选

A. 五味消毒饮
B. 龙胆泻肝汤
C. 萆薢渗湿汤
D. 止带方
E. 易黄汤

60. 患儿，2岁。时值夏季，发热持续1月余，朝盛暮衰，口渴多饮，尿多清长，无汗，面色苍白，下肢清冷，大便溏薄，舌质淡，苔薄黄。治疗应首选
A. 白虎汤
B. 新加香薷饮
C. 温下清上汤
D. 竹叶石膏汤
E. 王氏清暑益气汤

61. 患儿，男，10岁。患痄腮，腮部肿胀渐消退，右侧睾丸肿胀疼痛，舌红苔黄，脉数。治疗应首选
A. 银翘散
B. 小柴胡汤
C. 知柏地黄丸
D. 龙胆泻肝汤
E. 普济消毒饮

62. 患者，女，32岁，已婚。婚后4年未孕，月经3～5个月一行，带下量多，色白质黏无臭，头晕心悸，胸闷泛恶，面目虚浮㿠白，舌淡胖，苔白腻，脉滑。治疗应首选
A. 温胆汤
B. 二陈汤
C. 温胞饮
D. 调经助孕丸
E. 苍附导痰丸

63. 患儿，4岁。发热2天，口腔内可见数个疱疹，手、足掌心部出现米粒大小的斑丘疹、疱疹，疱液清亮，躯干处未见有皮疹，纳差恶心，呕吐腹泻，舌质红，苔薄黄腻，脉浮数。其证候是
A. 邪伤肺卫证
B. 邪犯肺脾证
C. 邪炽气营证
D. 湿热熏蒸证
E. 湿盛阴伤证

64. 患儿，4岁。晨起喷嚏，流涕，继而发热，体温38.1℃，精神倦怠，夜晚头面、躯干见稀疏细小皮疹，疹色淡红，耳后及枕部臖核肿大触痛，舌质偏红，苔薄白，脉浮数。治疗应首选
A. 银翘散
B. 葱豉汤
C. 桑菊饮
D. 杏苏散
E. 清营汤

65. 患者，女，20岁，未婚。经行鼻衄3年，量较多，色鲜红，月经提前、量少，心烦易怒，两胁胀痛，口苦咽干，头晕耳鸣，尿黄便结，舌红，苔黄，脉弦数。治疗应首选
A. 丹栀逍遥散
B. 清肝引经汤
C. 清热固经汤
D. 清肝止淋汤
E. 顺经汤

66. 患儿，6岁。梦中遗尿，寐不安宁，烦躁叫扰，白天多动少静，难以自制，五心烦热，形体较瘦，舌质红，苔薄少津，脉沉细而数。治疗宜选
A. 黄连阿胶汤
B. 桂枝龙骨牡蛎汤
C. 交泰丸合导赤散
D. 补中益气汤合缩泉丸
E. 金匮肾气丸

67. 患者，男，38岁。患急性子痈2天，睾丸肿大疼痛，阴囊皮肤红肿，焮热疼痛，少腹抽痛，局部触痛明显，伴恶寒发热，苔黄腻，脉滑数。治疗应首选
A. 透脓散
B. 滋阴除湿汤
C. 萆薢化毒汤
D. 橘核丸
E. 枸橘汤

68. 患者，女，28岁，已婚。产后小腹隐隐作痛数日不止，喜按喜揉，恶露量少，色淡红，质稀无块，面色苍白，头晕眼花，心悸怔忡，大便干结，舌质淡，苔薄白，脉细弱。治疗应首选
A. 肠宁汤
B. 生化汤
C. 十全大补汤
D. 人参养荣汤
E. 八珍汤

69. 张某，女，52岁。左乳癌晚期，肿块扩大，溃后愈坚，渗流血水，剧痛，精神萎靡，面色晦暗，饮食少进，心悸失眠，舌紫有瘀斑，苔黄，脉弱无力。其治法是
A. 疏肝解郁，化痰散结
B. 调摄冲任，理气散结
C. 调补气血，清热解毒
D. 补益气血，宁心安神
E. 健脾和胃，消食止呕

70. 患儿，1岁。昨起舌上溃破，色红疼痛，进食哭闹，心烦不安，口干欲饮，小便短赤，舌尖红，苔薄黄，指纹紫。治疗应首选
A. 凉膈散
B. 泻心导赤散
C. 清胃散
D. 泻心汤
E. 六味地黄丸

71. 患者，女，30岁。婚后3年不孕，月经2～3个月一行，性欲淡漠，小腹冷，带下量多，清稀如水，腰膝酸软，夜尿多，眼眶暗，面部暗斑，舌质淡暗，苔白，脉沉细迟弱。治疗应首选
A. 大补元煎
B. 固阴煎
C. 补肾固冲丸
D. 毓麟珠
E. 温胞饮

72. 患者，女，32岁，已婚。现停经45天，尿妊娠试验阳性。2小时前因与爱人吵架出现左下腹撕裂样剧痛，伴肛门坠胀，面色苍白。查体：血压80/50mmHg，左下腹压痛、反跳痛明显，有移动性浊音，阴道有少量出血。应首先考虑的是
A. 小产
B. 堕胎
C. 胎动不安
D. 异位妊娠
E. 妊娠腹痛

73. 患者，女，22岁，未婚。经期延后，量少、色暗、有血块，腹冷痛拒按，得热痛减，畏寒肢冷，舌质淡暗，苔白，脉沉紧。其治法是
A. 暖宫止痛调经
B. 理气止痛调经
C. 活血行气调经
D. 扶阳祛寒调经
E. 温经散寒调经

74. 患者，女，27岁，未婚。月经周期33天，经期持续8～10天，量少、色红，质稠，伴经行腹痛隐隐，平时乳房胀痛

应首先考虑的是
A. 经行乳房胀痛
B. 月经后期
C. 经期延长
D. 痛经
E. 漏下

75. 患者，男，33岁。患白疕，发病较久，皮疹多呈斑片状，颜色淡红，鳞屑减少，干燥皲裂，自觉瘙痒，伴口干，舌质淡红，苔少，脉沉细。其治法是
A. 清热泻火，凉血解毒
B. 清利湿热，解毒通络
C. 活血化瘀，解毒通络
D. 养血滋阴，润肤息风
E. 清热凉血，解毒消斑

76. 患者，女，20岁。结喉两侧弥漫性肿大，边界不清，皮色如常，无疼痛，诊为气瘿。治疗应首选
A. 海藻玉壶汤
B. 四海舒郁丸
C. 柴胡清肝汤
D. 逍遥散
E. 十全流气饮

77. 患儿，女，5个月。入夜则突作啼哭，时时惊惕，作不安状，紧偎母怀，面色乍青乍白，哭声时急时缓，舌苔正常，指纹色紫。治疗应首选的方剂是
A. 导赤散
B. 乌药散
C. 镇惊丸
D. 远志丸
E. 大定风珠

78. 患儿，3岁。体重14kg，身长86cm。该患儿的生长发育状况为
A. 体重正常，身长偏高
B. 体重正常，身长偏低
C. 体重偏高，身长正常
D. 体重偏高，身长偏低
E. 体重偏低，身长正常

79. 患者，男，48岁。突发头面部皮肤焮红灼热，肿胀疼痛，眼胞肿胀难睁，伴恶寒，发热，头痛，舌质红，苔薄黄，脉浮数。治疗应首选
A. 化斑解毒汤
B. 普济消毒饮
C. 龙胆泻肝汤
D. 五神汤
E. 仙方活命饮

80. 患儿，2岁。咳嗽2周，日轻夜重，咳后伴有深吸气样鸡鸣声，吐出痰涎、食物后暂时缓解，不久又复发作，昼夜达十余次，舌红，苔薄黄，指纹紫达气关。治疗应首选
A. 桑白皮汤合葶苈大枣泻肺汤
B. 苏子降气汤合黛蛤散
C. 麻杏石甘汤合苏葶丸
D. 麻黄汤合葶苈大枣泻肺汤
E. 泻白散合黛蛤散

81. 患儿，女，6岁。左颈旁结肿疼痛3天，初起色白濡肿，形如鸡卵，灼热疼痛，逐渐红肿化脓，伴恶寒发热，头痛，项强，咽痛，口干，溲赤便秘，苔薄腻，脉滑数。内治应首选
A. 仙方活命饮
B. 牛蒡解肌汤
C. 桑菊饮
D. 五味消毒饮
E. 五神汤

82. 患者，男，38岁。两手出现皮下小水疱，疱壁破裂，叠起白皮，中心已愈，四周

续起疱疹。诊断为鹅掌风，外治应首选
A. 雄黄膏
B. 皮脂膏
C. 疯油膏
D. 青黛膏
E. 复方土槿皮酊

83. 患儿，6岁。小便频数日久，淋沥不尽，尿液不清，神倦乏力，面色萎黄，食欲不振，畏寒怕冷，舌淡苔薄腻，脉细弱。治疗应首选
A. 八正散
B. 缩泉丸
C. 菟丝子散
D. 补中益气汤
E. 金匮肾气丸

84. 患儿，男，6岁。皱眉眨眼、摇头耸肩，嘴角抽动，时伴异常发声，病情时轻时重，抽动能受意志遏制，可暂时不发作。查脑电图未见异常。其诊断是
A. 习惯性抽搐
B. 抽动障碍
C. 癫痫
D. 注意力缺陷多动障碍
E. 风湿性舞蹈病

85. 患者，男，27岁。颈项部皮肤增厚，瘙痒反复发作1年余，局部皮肤苔藓化。其诊断是
A. 风热疮
B. 风瘙痒
C. 牛皮癣
D. 白屑风
E. 慢性湿疮

86. 患儿，女，7岁。结喉处红肿绕喉，肿势局限，按之中软应指，舌红，苔黄，脉数。治疗应首选

A. 内服普济消毒饮
B. 外治以菊花汁调制玉露散箍围束毒
C. 半流质饮食
D. 切开排脓
E. 药线引流

87. 患者，男，38岁。左额面部疔疮，根深坚硬，形如钉丁状，红肿高突，根脚收束，发热头痛，舌红，苔黄，脉数。其治法是
A. 清热消肿
B. 和营消肿
C. 清热凉血
D. 清热解毒
E. 和营托毒

88. 患儿，11个月。早产，生后一直人工喂养，经常泄泻。近4个月来食欲不振，面色㿠白，唇舌爪甲苍白，毛发稀黄，精神萎靡，手足欠温，舌淡苔白，指纹淡。检查：血红蛋白60g/L。治疗应首选
A. 金匮肾气丸
B. 六味地黄丸
C. 右归丸
D. 理中丸
E. 小建中汤

89. 患者，男，30岁。便后肛门疼痛、出血反复发作10年。检查：肛门外观截石位6点有结缔组织外痔，并有梭形裂口通向肛内，边缘不齐，创面较深。术中见肛管狭窄明显。应首选的治疗措施是
A. 注射疗法
B. 扩肛疗法
C. 切除疗法
D. 纵切横缝
E. 肛裂切开

90. 患者，女，49岁。近3年来心烦失眠，

心悸易惊，月经周期紊乱，量或少或多，经色鲜红，头晕健忘，腰酸乏力，舌红，苔少，脉细数。其治法为
A. 阴阳双补
B. 温肾扶阳
C. 滋阴补血，养心安神
D. 滋肾益阴，佐以潜阳
E. 清热化痰，宁心安神

91. 患儿，8岁。大便干结，艰涩难下，面白无华，唇甲色淡，心悸目眩，舌质淡嫩，苔薄白，脉细弱。其选方最宜
A. 麻子仁丸
B. 枳实导滞丸
C. 六磨汤
D. 黄芪汤
E. 润肠丸

92. 患者，女，35岁，已婚。产后半月余，全身关节疼痛，肢体酸楚麻木，头晕心悸，舌淡苔薄，脉细弱。治疗应首选
A. 黄芪桂枝五物汤
B. 养荣壮肾汤
C. 独活寄生汤
D. 八珍汤
E. 黄芪汤

93. 患者，男，30岁。肛门部有物反复脱出近10年。检查：脱出物呈圆锥状，长约7cm，上可见沟纹。其诊断是
A. 混合痔
B. 内痔三期
C. 一度直肠脱垂
D. 二度直肠脱垂
E. 三度直肠脱垂

94. 患儿，2岁。形体极度消瘦，面呈老人貌，皮包骨头，腹凹如舟，精神萎靡，大便溏薄，舌淡嫩，苔少。其证候是

A. 疳肿胀
B. 疳气
C. 疳积
D. 干疳
E. 心疳

95. 患儿，女，7岁。癫痫发作时突然仆倒，神志不清，颈项强直，四肢抽搐，两目上视，牙关紧闭，口吐白沫，口唇及面部色青，舌苔白，脉弦滑。治疗应首选
A. 镇惊丸
B. 涤痰汤
C. 定痫丸
D. 通窍活血汤
E. 六君子汤

96. 患儿，3岁。诊断为麻疹，持续壮热5天，起伏如潮，肤有微汗，烦躁不安，目赤眵多，皮疹布发，疹点由细小稀少而逐渐稠密，疹色先红后暗，皮疹凸起，触之碍手，压之褪色，大便干结，小便短少，舌质红赤，舌苔黄腻，脉数有力。治疗应首选
A. 宣毒发表汤
B. 清解透表汤
C. 沙参麦冬汤
D. 麻杏石甘汤
E. 羚角钩藤汤

97. 患者，女，19岁，未婚。经来先期，量少，色红，质稠，手足心热，咽干口燥，舌质红，苔少，脉细数。治疗应首选
A. 清经散
B. 丹栀逍遥散
C. 两地汤
D. 固阴煎
E. 归肾丸

98. 患者，女，30岁，已婚。怀孕3个月，

近3天尿频、尿急、尿道灼热刺痛,午后潮热,手足心热,大便干结,颧赤唇红,舌红少苔,脉细滑而数。治疗应首选
A. 五皮饮
B. 加味五苓散
C. 知柏地黄丸
D. 六味地黄丸
E. 导赤散

99. 患者,女,20岁,未婚。月事非时而下,量多如崩,色鲜,质稠,伴心烦、口渴欲饮,便干溲黄,面部痤疮,舌红苔薄黄,脉细数。根据治崩三法,首要任务为
A. 塞流
B. 澄源
C. 复旧
D. 调经为本
E. 塞流澄源并进

100. 患者半小时前被热气灼伤双上肢,现局部疼痛剧烈,有散在水疱,个别破溃,基底部呈均匀红色、潮湿。其诊断是
A. 面积约为18%的浅Ⅱ度烧伤
B. 面积约为9%的浅Ⅱ度烧伤
C. 面积约为9%的Ⅲ度烧伤
D. 面积约为9%的深Ⅱ度烧伤
E. 面积约为18%的深Ⅱ度烧伤

101. 患者,女,27岁,已婚。产后恶露1个月未止,量多色淡,无臭气,面色㿠白,神疲懒言,四肢无力,小腹空坠,舌淡苔薄白,脉细弱。治疗应首选
A. 举元煎
B. 固本止崩汤
C. 生化汤
D. 八珍汤
E. 补中益气扬

102. 患儿,3岁。发育迟缓,坐、立、行走、牙齿的发育都迟于同龄小儿,颈项痿软,天柱骨倒,头型方大,不能行走,舌质淡,舌苔少,脉沉细无力。其证候是
A. 脾肾气虚证
B. 气血虚弱证
C. 肝肾亏损证
D. 心血不足证
E. 肾阳亏虚证

103. 患者,女,32岁。每逢经期午后潮热,月经量少、色红,两颧潮红,五心烦热,烦躁少寐,舌红而干,脉细数。治疗首选
A. 蒿芩地丹四物汤
B. 黄芪桂枝五物汤
C. 当归补血汤
D. 补中益气汤
E. 六味地黄丸

104. 患者,女,36岁。颈前喉结一侧结块,柔韧而圆,如肉之团,随吞咽动作而上下移动,发展缓慢。外治应首选
A. 冲和膏
B. 金黄膏
C. 八宝丹
D. 生肌玉红膏
E. 阳和解凝膏

105. 患儿,7岁。突然腹部绞痛,弯腰曲背,辗转不宁,肢冷汗出,呕吐蛔虫1条。治疗应首选
A. 使君子散
B. 加味温胆汤
C. 丁萸理中汤
D. 乌梅丸
E. 定吐丸

106. 患者，男，46岁。2小时前突发腰痛及小腹疼痛，尿频、尿急、尿痛，小便浑赤，口干欲饮，舌红，苔黄腻，脉弦数。腹部X线平片诊断为输尿管结石。治疗首选
    A. 金铃子散合石韦散
    B. 济生肾气丸
    C. 三金排石汤
    D. 龙胆泻肝汤
    E. 补中益气汤

107. 患儿，6岁。2个月来常自汗，汗出遍身而抚之不温，畏寒恶风，伴低热，精神疲倦，胃纳不振，舌质淡红，苔薄白，脉缓。治疗应首选
    A. 玉屏风散
    B. 牡蛎散
    C. 生脉散
    D. 黄芪桂枝五物汤
    E. 当归六黄汤

108. 患儿，10岁。昨天受凉后，见喷嚏、鼻塞、流清涕。今晨起喘咳，喉间痰鸣，咳痰黄稠，口渴欲饮，大便干燥。查体：鼻扇，口周发绀，咽红，双肺满布哮鸣音，舌质红，苔薄白，脉滑数。其证候是
    A. 寒性哮喘
    B. 热性哮喘
    C. 外寒内热证
    D. 肺实肾虚证
    E. 肺肾阴虚证

109. 患儿，女，6岁。2周前感冒。近日心悸不宁，活动后尤甚，少气懒言，神疲倦怠，头晕目眩，烦热口渴，夜寐不安，舌光红少苔，脉细数。治疗应首选
    A. 炙甘草汤合生脉散
    B. 桂枝甘草龙骨牡蛎汤
    C. 当归六黄汤
    D. 黄芪桂枝五物汤
    E. 六君子汤

110. 患者，女，29岁，已婚。妊娠6个月，肢体肿胀，始于两足，渐延于腿，皮色不变，随按随起，胸闷胁胀，头晕胀痛，苔薄腻，脉弦滑。治疗应首选
    A. 镇肝熄风汤
    B. 杞菊地黄丸
    C. 天仙藤散
    D. 羚角钩藤汤
    E. 半夏白术天麻汤

111. 患者，男，24岁。转移性右下腹痛6小时，临床诊为肠痈。现除轻度腹痛外，尚有恶心纳差，有轻度发热，苔白腻，脉弦滑。其治法为
    A. 理气行瘀，疏化导滞
    B. 行气活血，通腑泄热
    C. 理气透脓，通腑泄热
    D. 通腑排脓，养阴清热
    E. 通腑泄热，解毒利湿透脓

112. 患者，女，30岁，已婚。2年前因产后大失血，月经逐渐后延，量少、色淡、质稀，现停经6月余，神疲肢倦，头晕眼花，心悸气短，面色萎黄；舌淡，苔薄，脉沉缓。治疗应首选
    A. 人参养荣汤
    B. 归脾汤
    C. 加减一阴煎
    D. 举元煎
    E. 归肾丸

113. 患者，女，48岁。颈前肿物，生长迅速，质地较硬，轻度疼痛，表面不平，推之不动，声音嘶哑，随吞咽活动减弱，同位素I扫描显示为冷结节。应首

选的治疗措施是

A. 中药外敷

B. 中药内服

C. 中药内服、外敷

D. 内服、外敷、熏洗

E. 手术治疗

114. 患者，男，12岁。夏秋之间发生流注，初起恶寒发热，头胀，胸闷，呕恶，周身骨节酸痛，胸部满布白痦，舌苔白腻，脉滑数。内治应首选

A. 阳和汤

B. 参苓白术散

C. 清骨散

D. 人参养荣汤

E. 清暑汤

115. 患儿，4岁。腹部疼痛拘急，得温则舒，遇寒痛甚，痛处喜暖，面色苍白，唇色紫暗，肢冷不温，小便清长，舌淡，苔白滑，脉沉弦紧。其选方最宜

A. 小建中汤

B. 大建中汤

C. 大承气汤

D. 养脏汤

E. 桃花汤

116. 患者，女，30岁，已婚。月经25天一行，经来量多，色深红，质稠，有血块，口渴心烦，尿黄便结，舌红，苔黄，脉滑数。治疗应首选

A. 安冲汤

B. 保阴煎

C. 两地汤

D. 解毒四物汤

E. 清热固经汤

117. 患儿，9岁。水肿从眼睑开始，迅速波及全身，皮肤光亮，按之凹陷即起，尿少色赤，伴发热恶风，咽红肿痛，苔薄白，脉浮。其治法是

A. 疏风宣肺，利水消肿

B. 清热利湿，凉血止血

C. 清热解毒，淡渗利湿

D. 温运中阳，行气利水

E. 滋阴补肾，淡渗利水

118. 患者，女，18岁。因牙龈肿痛，服用消炎止痛片，引发全身丘疹、红斑、风团，伴灼热剧痒，口干，大便燥结，小便黄赤，舌红，苔薄白，脉滑。治疗应首选

A. 增液汤合益胃汤

B. 银翘散

C. 黄连解毒汤

D. 萆薢渗湿汤

E. 清营汤

119. 患儿，6岁。泄泻1天，大便水样，泻下急迫，量多次频，气味臭秽，夹有少量黏液，腹部时感疼痛，食欲减退，恶心欲吐，口渴引饮，舌红苔黄腻，脉滑数。其证候是

A. 脾肾阳虚泻

B. 伤食泻

C. 风寒泻

D. 湿热泻

E. 脾虚泻

120. 患者，女，30岁，已婚。孕50天，呕吐酸水苦水，恶闻油腻，烦渴，口干口苦，头胀而晕，胸满胁痛，嗳气叹息，舌淡红，苔微黄，脉弦滑。治疗应首选

A. 小半夏加茯苓汤

B. 香砂六君子汤

C. 四君子汤

D. 青竹茹汤

E. 橘皮竹茹汤

121. 患儿，10个月。发热烦躁，咳嗽喘促，气急鼻扇，喉间痰鸣，口唇发绀，咽红肿，面色红赤，口渴欲饮，大便干结，小便短黄，舌质红，苔黄，指纹紫滞，显于气关。肺部听诊可闻及固定的中细湿啰音。其治法是
A. 清热涤痰，开肺定喘
B. 清热解毒，止咳化痰
C. 辛凉开肺，清热化痰
D. 清热活血，泻肺化痰
E. 泻肺镇咳，清热化痰

122. 患者，女，35岁，已婚，G4P0。前3次妊娠均于90天左右自然流产。现妊娠68天，腰酸膝软，头晕耳鸣，夜尿频多，面色晦暗，舌质淡，苔薄白，脉细滑尺脉沉弱。B超检查：宫内早孕。治疗应首选
A. 胎元饮
B. 寿胎丸
C. 保阴煎
D. 圣愈汤
E. 补肾固冲丸

123. 患者，女，45岁。月经不规律8个月，现阴道出血40天，淋漓日久不净，色淡暗，质清稀，面色晦暗，眼眶暗，小腹空坠，腰脊酸软，舌淡暗，苔白润，脉沉弱。治疗应首选
A. 举元煎
B. 补中益气汤
C. 固本止崩汤
D. 加减苁蓉菟丝子丸
E. 金匮肾气丸

124. 张某，女，23岁。患尖锐湿疣，外生殖器及肛门出现疣状赘生物，色灰，质柔软，表面秽浊潮湿，触之易出血，恶臭，小便色黄，不畅，舌苔黄腻，脉弦数。治疗应首选
A. 黄连解毒汤
B. 萆薢化毒汤
C. 龙胆泻肝汤
D. 知柏地黄丸
E. 土茯苓合剂

125. 患儿，7岁。发热1天，恶寒，无汗，头痛，鼻塞流清涕，喷嚏咳嗽，口不渴，咽不红，舌苔薄白，脉浮紧。其证候是
A. 风寒感冒
B. 风热感冒
C. 暑邪感冒
D. 感冒夹滞
E. 感冒夹痰

126. 患者，女，25岁，已婚。有盆腔炎病史，下腹部疼痛结块，缠绵日久，痛连腰骶，经行加重，经血量多有块，带下量多，精神不振，纳少乏力，舌质紫暗有瘀点，苔白，脉弦涩无力。治疗应首选
A. 理冲汤
B. 膈下逐瘀汤
C. 少腹逐瘀汤
D. 血府逐瘀汤
E. 银甲丸

127. 患者，女，36岁。阴部瘙痒难忍3天，坐卧不安，带下量多，色黄如脓，味腥臭，伴心烦易怒，胸胁满痛，口苦口腻，食欲不振，小便黄赤，舌体胖大，色红，苔黄腻，脉弦滑。治疗应首选
A. 知柏地黄汤
B. 止带方
C. 龙胆泻肝汤
D. 六味地黄丸
E. 五味消毒饮

128. 患儿,5岁。臀部及下肢紫癜1天,呈对称性,色鲜红,瘙痒,发热,舌红,苔薄黄,脉浮数。治疗应首选
   A. 犀角地黄汤
   B. 银翘散
   C. 归脾汤
   D. 化斑汤
   E. 大补阴丸

129. 患者,女,58岁。左侧腰周出现绿豆大水疱,簇集成群,累累如串珠,排列成带状,疼痛较重,舌苔薄黄,脉弦数。其诊断是
   A. 接触性皮炎
   B. 药物性皮炎
   C. 蛇串疮
   D. 热疮
   E. 湿疮

A3 型题

答题说明

以下提供若干个案例,每个案例下设若干道试题。请根据案例所提供的信息,在每一道试题下面的 A、B、C、D、E 五个备选答案中选择一个最佳答案,并在答题卡上将相应题号的相应字母所属的方框涂黑。

(130～132题共用题干)

患儿,女,1岁。口腔满布白屑,周围黏膜红赤较甚,面赤,唇红,伴发热、烦躁、多啼,口干,大便干结,小便黄赤,舌红,苔薄白,指纹青紫。

130. 中医辨证为
   A. 虚火上浮证
   B. 风热乘脾证
   C. 脾肾气虚证
   D. 心脾积热证
   E. 肝经湿热证

131. 其治法为
   A. 清心凉血
   B. 滋阴降火
   C. 清心泻脾
   D. 疏风清热
   E. 泻火解毒

132. 治疗应首选
   A. 清胃散
   B. 清热泻脾散

   C. 六味地黄丸
   D. 泻心导赤汤
   E. 凉膈散

(133～135题共用题干)

张某,男,35岁。无高血压、糖尿病病史。近2年患趾酸胀疼痛加重,夜难入寐,步履艰难,患趾皮色暗红,下垂更甚,皮肤发凉干燥,肌肉萎缩,趺阳脉搏动消失,舌暗红有瘀斑,苔薄白,脉弦涩。

133. 中医诊断为
   A. 股肿
   B. 青蛇毒
   C. 脱疽
   D. 筋瘤
   E. 冻疮

134. 中医辨证为
   A. 寒湿阻络证
   B. 血脉瘀阻证
   C. 湿热毒盛证

D. 热毒伤阴证
E. 气阴两虚证

135. 治疗应首选
A. 阳和汤
B. 顾步汤
C. 四妙勇安汤
D. 桃红四物汤
E. 独活寄生汤

（136～138题共用题干）

患者，女，45岁，已婚。下腹积块，固定不移，小腹胀满，平素月经先后不定，经血量多有块，经行难净，经色暗，精神抑郁，胸闷不舒，面色晦暗，肌肤甲错，舌质紫暗，有瘀斑，脉沉弦涩。

136. 应首先考虑的诊断为

A. 慢性盆腔炎
B. 癥瘕
C. 月经先后不定期
D. 绝经前后诸证
E. 痛经

137. 中医治法为
A. 行气活血，化瘀消癥
B. 清热利湿，化瘀消癥
C. 理气行滞，化瘀止痛
D. 理气活血，祛瘀通经
E. 活血化瘀，理气止痛

138. 治疗应首选
A. 桂枝茯苓丸
B. 逍遥散
C. 乌药汤
D. 香棱丸
E. 益肾调经汤

B型题

答题说明

两道试题共用A、B、C、D、E五个备选答案，备选答案在上，题干在下。每题请从中选择一个最佳答案，并在答题卡上将相应题号的相应字母所属的方框涂黑。每个备选答案可能被选择一次、两次或不被选择。

（139～140题共用备选答案）
A. 知柏地黄汤
B. 济生肾气丸
C. 真武汤
D. 附桂八味丸
E. 调元肾气丸

139. 治疗精浊阴虚火旺证，应首选
140. 治疗精癃肾阳不足证，应首选

（141～142题共用备选答案）
A. 拔发法
B. 挑治法
C. 挂线法
D. 结扎法
E. 熏法

141. 下列外治法，可用于治疗白秃疮、肥疮的是
142. 下列外治法，可用于治疗鼠乳的是

（143～144题共用备选答案）
A. 膈下逐瘀汤
B. 桃红四物汤
C. 血府逐瘀汤
D. 逐瘀止血汤
E. 失笑散

143. 治疗月经过少血瘀证，应首选

144. 治疗月经过多血瘀证，应首选

（145～146题共用备选答案）
A. 8个月
B. 10个月
C. 12个月
D. 16个月
E. 18个月

145. 小儿能独走的时间一般是
146. 小儿会爬的时间一般是

（147～148题共用备选答案）
A. 宣毒发表汤
B. 清瘟败毒饮
C. 透疹凉解汤
D. 新加香薷饮
E. 凉营清气汤

147. 治疗丹痧毒炽气营证，应首选
148. 治疗皮肤黏膜淋巴结综合征气营两燔证，应首选

（149～150题共用备选答案）
A. 子淋
B. 子烦
C. 子满
D. 子气
E. 子晕

149. 患者，女，29岁，已婚。妊娠中期出现腹大异常，胸膈满闷，呼吸急促，神疲肢软，舌淡胖，苔白腻，脉沉滑。应首先考虑的是

150. 患者，女，24岁，已婚。妊娠中期出现肢体面目肿胀，自膝至足肿，伴小便清长。应首先考虑的是

试卷标识码：

中医执业医师资格考试
最后成功四套胜卷（四）

（医学综合考试部分）

第一单元

考生姓名：_____

准考证号：_____

考　　点：_____

考　场　号：_____

A1 型题

答题说明

每一道试题下面有 A、B、C、D、E 五个备选答案，请从中选择一个最佳答案，并在答题卡上将相应题号的相应字母所属的方框涂黑。

1. 既能治寒湿困脾证，又能治湿浊中阻之呕吐的药物是
   A. 广藿香
   B. 苍术
   C. 草果
   D. 厚朴
   E. 佩兰

2. 既能治心悸失眠、惊痫癫狂，又能治湿疮痒疹、疮疡久溃不敛的是
   A. 滑石
   B. 琥珀
   C. 龙骨
   D. 磁石
   E. 朱砂

3. 小儿食指络脉出现透关射甲主
   A. 外感风寒
   B. 气血不足
   C. 饮食积滞
   D. 小儿疳积
   E. 病情危重

4. 黄滑苔的临床意义是
   A. 湿热浊邪内蕴，食积化腐
   B. 阳虚寒湿内盛，痰饮内停
   C. 阳虚寒湿之体，痰饮化热
   D. 素有湿浊宿食，阻滞气机
   E. 气血亏虚之体，痰饮食积

5. 下列不宜用肾气丸治疗的是
   A. 小便频数
   B. 小便清长
   C. 小便量多
   D. 小便涩痛
   E. 小便不利

6. 主治病机为"水虚火不实"的方剂是
   A. 导赤散
   B. 泻白散
   C. 左金丸
   D. 六一散
   E. 百合固金汤

7. 治疗风热咳嗽、痰热咳嗽均适宜的药组是
   A. 前胡、浙贝母
   B. 海藻、昆布
   C. 竹茹、桔梗
   D. 白前、荆芥
   E. 旋覆花、半夏

8. 根据情志相胜法，可制约大喜的情志是
   A. 喜
   B. 思
   C. 悲
   D. 恐
   E. 忧

9. 精概念的产生源于
   A. 三因学说
   B. 水地说
   C. 云气说
   D. 五元说
   E. 水云说

10. 乌梅的功效是

A. 敛肺，涩肠，止遗，安蛔
B. 敛肺，止带，止遗，安蛔
C. 敛肺，涩肠，生津，安蛔
D. 敛肺，涩肠，止带，安蛔
E. 敛肺，止带，止血，安蛔

11. 麻黄汤中体现"一宣一降"的药物组合是
    A. 麻黄与杏仁
    B. 麻黄与炙甘草
    C. 麻黄与桂枝
    D. 麻黄与芍药
    E. 麻黄与桔梗

12. 下列不属于目眩病因的是
    A. 气虚
    B. 血虚
    C. 阴虚
    D. 阳虚
    E. 肝阳上亢

13. 以下对鉴别痰热壅肺证与燥邪犯肺证最有意义的是
    A. 痰液的性状
    B. 口渴的轻重
    C. 胸痛的有无
    D. 病程的长短
    E. 大便的溏结

14. 以下不属于白喉临床特点的是
    A. 伪膜坚韧
    B. 重剥出血
    C. 剥去后不复生
    D. 属于烈性传染病
    E. 肺胃热毒伤阴而成

15. "大实有羸状"是指
    A. 阳盛阴虚
    B. 阴盛阳虚
    C. 阴阳两虚
    D. 真实假虚
    E. 真虚假实

16. 下列各项中，用药方法错误的是
    A. 砂仁后下
    B. 阿胶包煎
    C. 生石膏先煎
    D. 人参另煎
    E. 番泻叶泡服

17. 下列乙类传染病中依法采取甲类传染病的预防控制措施的是
    A. 病毒性肝炎
    B. 伤寒和副伤寒
    C. 淋病、梅毒
    D. 淋病、艾滋病
    E. 肺炭疽、传染性非典型性肺炎

18. 下列不属于紫草功效的是
    A. 清热
    B. 凉血
    C. 解毒透疹
    D. 活血消斑
    E. 清心安神

19. 温脾汤的功效是
    A. 攻逐冷积，温脾暖肝
    B. 内泻热结，温肾暖脾
    C. 攻逐冷积，温补心肾
    D. 荡涤胃肠，温补脾阳
    E. 攻下寒积，温补脾阳

20. 医疗机构委托配制中药制剂需要向哪个部门申请
    A. 省级中医药管理局
    B. 国家卫生部门
    C. 当地卫生部门
    D. 所在地省级药品监督管理部门
    E. 所在地人民政府

21. 下列属于医生的义务的是
    A. 获取工资报酬和津贴
    B. 接受医学继续教育
    C. 根据病情开具诊断证明
    D. 宣传卫生保健知识
    E. 人格尊严、人身安全不受侵犯

22. 既能治疗痛经闭经、癥瘕积聚，又能治疗热病烦躁神昏、心悸失眠的药物是
    A. 大蓟
    B. 川芎
    C. 丹参
    D. 郁金
    E. 当归

23. 受吊销医师执业证书行政处罚，自处罚决定之日起至申请注册之日止不满多长时间的不给予注册
    A. 6个月
    B. 12个月
    C. 18个月
    D. 24个月
    E. 36个月

24. 由省级人民代表大会制定颁布的规范性文件是
    A. 卫生标准
    B. 卫生法规
    C. 卫生法律
    D. 卫生规章
    E. 地方性卫生法规

25. 下列"十九畏"的配伍药对，错误的是
    A. 巴豆畏牵牛
    B. 硫黄畏朴硝
    C. 官桂畏赤石脂
    D. 沙参畏五灵脂
    E. 草乌畏犀角

26. 五苓散中桂枝的作用是
    A. 助卫阳，通经络，解肌发表而祛在表之风邪
    B. 温中阳而祛虚寒
    C. 温经散寒，养血通脉
    D. 外解太阳之表，内助膀胱气化
    E. 温通血脉，行滞消瘀

27. 下列属于正治的是
    A. 以补开塞
    B. 塞因塞用
    C. 寒者热之
    D. 热因热用
    E. 以寒治寒

28. 按目的五轮分属，肉轮是指
    A. 白睛
    B. 黑珠
    C. 瞳仁
    D. 眼胞
    E. 目眦

29. 既能补血，又能止血的药是
    A. 当归
    B. 三七
    C. 小蓟
    D. 丹参
    E. 阿胶

30. 被称为"决渎之官"的是
    A. 胆
    B. 胃
    C. 三焦
    D. 小肠
    E. 膀胱

31. 清营汤中能体现"入营犹可透热转气"的药物组合是
    A. 丹参、麦冬

B. 水牛角、生地黄
C. 丹皮、莲子心
D. 金银花、连翘
E. 麦冬、玄参

32. 既能收敛止血,又能治疗痈肿疮毒、阴痒带下、脱力劳伤的药物是
    A. 白及
    B. 三七
    C. 仙鹤草
    D. 棕榈炭
    E. 血余炭

33. 下列哪项不是栀子的主治病证
    A. 湿热黄疸
    B. 热淋涩痛
    C. 肠燥便秘
    D. 血热吐衄
    E. 火毒疮疡

34. 嗳气、呃逆、呕吐的共同病机是
    A. 肺气上逆
    B. 肝气上逆
    C. 胃气上逆
    D. 肝郁气滞
    E. 脾失健运

35. 少阴头痛的特征是
    A. 前额连眉棱骨痛
    B. 两侧太阳穴处痛
    C. 后头部连项痛
    D. 头痛连齿
    E. 颠顶头痛

36. 疠气致病多为
    A. 伏而后发
    B. 徐发
    C. 继发
    D. 感邪即发

E. 复发

37. 首创三焦辨证的医家是
    A. 吴又可
    B. 叶天士
    C. 薛生白
    D. 吴鞠通
    E. 王清任

38. 能够滋补肝肾、明目乌发的药物是
    A. 龟甲
    B. 墨旱莲
    C. 女贞子
    D. 枸杞子
    E. 沙苑子

39. 津伤化燥,产生"内燥"病变,以哪些脏腑多见
    A. 肺、胃、三焦
    B. 肺、肾、三焦
    C. 肝、胃、大肠
    D. 肺、胃、大肠
    E. 肺、肾、小肠

40. 治疗骨蒸潮热、疳积发热,为治虚热要药的药物是
    A. 防己
    B. 蕲蛇
    C. 川乌
    D. 秦艽
    E. 威灵仙

41. 气机升降出入的枢纽是
    A. 肝、肺
    B. 肺、肾
    C. 脾、胃
    D. 肝、胆
    E. 心、肾

42. 炙甘草汤的功用是
    A. 滋阴养血，生津润燥，息风止痉
    B. 滋阴养血，益气安神
    C. 滋阴养血，益气温阳，复脉定悸
    D. 益气温阳，安神定悸
    E. 益气温阳，养血安神，镇惊止悸

43. 下列各脏中，其生理特性以升为主的是
    A. 肺与脾
    B. 肺与肝
    C. 肝与心
    D. 心与肾
    E. 肝与脾

44. 肝主藏血的生理功能是指肝能
    A. 贮藏血液
    B. 调节血量
    C. 统摄血液
    D. 贮藏血液，调节血量，防止出血
    E. 化生血液与统摄血液

45. 适用于"益火之源，以消阴翳"的证候是
    A. 实寒证
    B. 实热证
    C. 虚寒证
    D. 虚热证
    E. 阴阳两虚证

46. 清气化痰丸的功效是
    A. 清热化痰，宽胸散结
    B. 清热泻火，攻逐老痰
    C. 清热化痰，理气止咳
    D. 燥湿化痰，理气和中
    E. 清热润燥，理气化痰

47. 下列不属于甘草功效的是
    A. 补脾益气
    B. 祛痰止咳
    C. 清热解毒
    D. 缓急止痛
    E. 养血安神

48. 既能治疗惊风、癫痫，又能治疗热病神昏、口噤、痰鸣的药物是
    A. 僵蚕
    B. 羚羊角
    C. 牛黄
    D. 天麻
    E. 钩藤

49. "动极者，镇之以静；阴亢者，胜之以阳"反映了
    A. 阴阳对立制约
    B. 阴阳互根互用
    C. 阴阳消长平衡
    D. 阴阳相互转化
    E. 阴阳相互交感

50. 对维持呼吸深度起重要作用的脏是
    A. 肝
    B. 心
    C. 脾
    D. 肺
    E. 肾

51. 下列不属于肺主治节的是
    A. 调节气机
    B. 调节津液代谢
    C. 调节神志
    D. 调节血液运行
    E. 调节呼吸

52. 下列不属于瘀血致病特点的是
    A. 易于阻滞气机
    B. 影响新血生成
    C. 影响血脉运行
    D. 病位较为固定

E. 易于蒙蔽神明

53. 温经汤的君药是
   A. 当归、川芎
   B. 当归、肉桂
   C. 当归、吴茱萸
   D. 吴茱萸、桂枝
   E. 当归、桂枝

54. 下列不能通窍、治疗鼻渊的药物是
   A. 白芷
   B. 辛夷
   C. 苍耳子
   D. 紫苏叶
   E. 细辛

55. 可导致身热烦渴、四肢倦怠、胸闷呕恶、大便不爽的邪气是
   A. 火热
   B. 燥热
   C. 暑热
   D. 暑湿
   E. 风热

56. 六腑共同的生理特点为
   A. 藏而不泻
   B. 满而不能实
   C. 受盛传导化物
   D. 贮藏精气
   E. 化生精气

57. 木火刑金，体现的关系是
   A. 母病及子
   B. 子病及母
   C. 相乘传变
   D. 相侮传变
   E. 母子同病

58. 下列组成中无茯苓的方剂是
   A. 参苓白术散
   B. 健脾丸
   C. 补中益气汤
   D. 四君子汤
   E. 八珍汤

59. 能补肾阳、祛风湿的药物组是
   A. 杜仲与续断
   B. 鹿茸与紫河车
   C. 补骨脂与益智
   D. 锁阳与肉苁蓉
   E. 巴戟天与淫羊藿

60. 突然出现片状脱发者为
   A. 血热化燥
   B. 血虚受风
   C. 气滞血瘀
   D. 肝经风热
   E. 津液亏损

61. 生姜配伍生南星，可降低生南星的毒性，属于
   A. 相反
   B. 相杀
   C. 相须
   D. 相畏
   E. 相使

62. 桂枝汤、小建中汤和当归四逆汤中均含有的药物是
   A. 桂枝、芍药、甘草、大枣
   B. 桂枝、芍药、甘草、生姜
   C. 桂枝、芍药、生姜、大枣
   D. 芍药、甘草、生姜、大枣
   E. 桂枝、甘草、生姜、大枣

63. 乌梅丸的药物组成不含有
   A. 附子、桂枝

B. 黄连、黄柏
C. 细辛、干姜
D. 当归、人参
E. 使君子、槟榔

64. 善行大肠之滞气，为治湿热泻痢、里急后重之要药的药物是
   A. 薤白
   B. 柿蒂
   C. 乌药
   D. 木香
   E. 香附

65. "瘦人多火"表现为
   A. 形盛气虚
   B. 形瘦食少
   C. 形瘦食多
   D. 胸廓狭窄
   E. 神旺有力

66. 生、熟地黄同用的方剂有
   A. 天王补心丹
   B. 血府逐瘀汤
   C. 大补阴丸
   D. 当归六黄汤
   E. 炙甘草汤

67. 消风散中体现"治风先治血，血行风自灭"的药物是
   A. 牛蒡子
   B. 苍术
   C. 苦参
   D. 当归
   E. 川芎

68. 午后或入夜发热，似有热发自骨内之感，伴颧红、盗汗等症，属于
   A. 日晡潮热
   B. 湿温潮热

C. 气虚发热
D. 阴虚潮热
E. 瘀血潮热

69. 脾胃气虚的患者面色多见
   A. 苍白
   B. 嫩红
   C. 淡黄
   D. 青黑
   E. 黧黑

70. 对消食剂的认识，不正确的是
   A. 消食剂治疗各类饮食积滞
   B. 消食剂可长期服用，助运消化
   C. 消食剂以渐消缓散饮食积滞为主
   D. 实证以消食为主，虚证以消补为主
   E. 消食剂的适应证多发病较缓，病情较轻

71. 谵语的具体表现为
   A. 语无伦次，笑骂不定
   B. 语无伦次，声高有力
   C. 语言重复，声音低微
   D. 语言错乱，说后自知
   E. 自言自语，见人则止

72. 既善治风寒湿痹之寒邪偏盛者，又能治跌打损伤、瘀肿疼痛的药物是
   A. 威灵仙
   B. 狗脊
   C. 蕲蛇
   D. 豨莶草
   E. 川乌

73. 饭后嗜睡，兼神疲肢倦者，属于
   A. 脾气虚弱
   B. 心肾阳衰
   C. 痰湿困脾
   D. 心脾两虚

E. 心胆气虚

74. 肝胆湿热而致呕吐的特点是
   A. 呕吐物清稀
   B. 呕吐物酸臭
   C. 伴暗红色血
   D. 伴食物残渣
   E. 呕吐黄绿苦水

75. 能利小便实大便，治疗暑湿泄泻及小便不利之水泻的药物是
   A. 金钱草
   B. 滑石
   C. 地肤子
   D. 木通
   E. 车前子

76. 外感风湿之头痛，治疗最宜
   A. 羌活胜湿汤
   B. 川芎茶调散
   C. 麻黄汤
   D. 九味羌活汤
   E. 败毒散

77. 苦味药的作用是
   A. 能和能缓
   B. 能下能软
   C. 能燥能泄
   D. 能收能涩
   E. 能渗能利

78. 与人体之气生成最密切相关的脏是
   A. 心、脾、肝
   B. 肺、脾、心
   C. 脾、肾、肺
   D. 肺、肝、肾
   E. 肺、心、肾

79. 医疗用毒性药品、第二类精神药品处方保存期限
   A. 1个月
   B. 6个月
   C. 1年
   D. 2年
   E. 5年

80. 膝部肿大，股胫消瘦的病机是
   A. 风湿郁久化热
   B. 肝风内动，筋脉拘急
   C. 寒湿内侵，气血亏虚
   D. 先天不足，肾气亏虚
   E. 热毒壅盛，络脉瘀阻

81. 天王补心丹中的"三参"是指
   A. 人参、丹参、玄参
   B. 人参、丹参、沙参
   C. 党参、丹参、玄参
   D. 玄参、沙参、太子参
   E. 苦参、玄参、党参

82. 下列不属于痛泻要方的组成药物的是
   A. 炒陈皮
   B. 黄连
   C. 炒白术
   D. 炒白芍
   E. 防风

83. 安宫牛黄丸的功用是
   A. 清热解毒，豁痰开窍
   B. 清热开窍，豁痰解毒
   C. 清热开窍，镇痉安神
   D. 阴阳并补，开窍化痰
   E. 芳香开窍，行气止痛

84. 既能泻水通便，又能攻积杀虫的药物是
   A. 牵牛子
   B. 槟榔

C. 番泻叶

D. 巴豆霜

E. 京大戟

85. 下列关于五脏外合五体的叙述，错误的是
    A. 心合脉
    B. 肝合爪
    C. 脾合肉
    D. 肺合皮
    E. 肾合骨

86. 温病、伤寒欲作汗时，可见
    A. 口张
    B. 口噤
    C. 口动
    D. 口振
    E. 口撮

87. 儿童正常舌象的特点是
    A. 舌胖大苔厚腻
    B. 舌暗红苔少
    C. 舌瘦薄而色淡
    D. 舌淡嫩苔少
    E. 舌苍老色暗

88. 下列症状中，与表证无关的是
    A. 发热恶寒
    B. 苔薄白
    C. 头身疼痛
    D. 脉浮缓
    E. 尿清便溏

89. 脾为气血生化之源的理论基础是
    A. 气能生血
    B. 人以水谷为本
    C. 脾主升清
    D. 脾能运化水谷精微
    E. 脾为后天之本

90. 《金匮要略心典》说"吐下之余，定无完气"的病机是
    A. 气不固津
    B. 气随津脱
    C. 脾胃气虚
    D. 中气下陷
    E. 气不生津

91. 与血液的生成和运行关系最密切的两脏是
    A. 肺与脾
    B. 心与脾
    C. 肺与肝
    D. 肝与肾
    E. 心与肾

92. 清暑益气汤的君药是
    A. 竹叶、西洋参
    B. 石斛、知母
    C. 麦冬、黄连
    D. 西瓜翠衣、西洋参
    E. 麦冬、西洋参

93. 医疗卫生机构对外出租、承包医疗科室，对直接负责的主管人员处以
    A. 没收违法所得，并处违法所得一倍以上二倍以下罚款
    B. 没收违法所得，并处违法所得一倍以上五倍以下罚款
    C. 没收违法所得，并处违法所得二倍以上五倍以下罚款
    D. 没收违法所得，并处违法所得二倍以上十倍以下罚款
    E. 没收违法所得，并处违法所得五倍以上十倍以下罚款

94. 患者汗出沾衣，色如黄柏汁，病机属
    A. 肝胆湿热
    B. 气郁化热

C. 脾虚湿盛
D. 风湿热邪交蒸
E. 风痰阻络

95. 百合固金汤的主治脏腑是
A. 肝、肾
B. 肺、心
C. 肺、肾
D. 脾、心
E. 肝、心

96. 七情致病，最易损伤哪些脏
A. 心、肺、脾
B. 心、肝、脾
C. 心、肝、肾
D. 心、肺、肝
E. 肝、脾、肾

97. 舌中部点刺者多为
A. 肝胆火盛
B. 心火亢盛
C. 肺热炽盛
D. 胃肠热盛
E. 肺胃热盛

98. 凉膈散的功用是
A. 泻火通便，清上泄下
B. 清热泻火，除烦止渴
C. 清热燥湿，凉血止痢
D. 清热解毒，活血祛瘀
E. 清热解毒，疏风散邪

99. 判断邪气在表在里，主要观察的是
A. 舌苔的润燥
B. 舌苔的腐腻
C. 舌苔的颜色
D. 舌苔的偏全
E. 舌苔的薄厚

100. 以四季分阴阳，秋季为
A. 阴中之阴
B. 阴中之阳
C. 阴中之至阴
D. 阳中之阳
E. 阳中之阴

101. 以下脉象中都具有"脉细"特征的是
A. 微脉、弱脉、散脉、细脉
B. 微脉、弱脉、濡脉、细脉
C. 濡脉、弱脉、细脉、虚脉
D. 濡脉、弱脉、伏脉、细脉
E. 伏脉、细脉、弱脉、牢脉

102. 既能治风热感冒，又能治疗急慢惊风、小儿夜啼不安的药物是
A. 薄荷
B. 桑叶
C. 菊花
D. 蝉蜕
E. 牛蒡子

103. 关于小柴胡汤的配伍意义，下列描述不正确的是
A. 柴胡透邪，舒畅气机
B. 黄芩清少阳胆热
C. 炙甘草扶正，调和诸药
D. 半夏配生姜，化痰燥湿
E. 人参、大枣益胃气，助祛邪

104. 舌红胖大多见于
A. 脾肾阳虚
B. 心脾热盛
C. 水湿内停
D. 脾胃湿热
E. 阴虚火旺

105. 下列不适合用下法治疗的是
A. 燥屎

B. 冷积
C. 瘀血
D. 停水
E. 气滞

106. 旋覆代赭汤中用量最重的药物是
    A. 生姜
    B. 旋覆花
    C. 代赭石
    D. 大枣
    E. 人参

107. 既能清热解毒，又能疏散风热的药组是
    A. 土茯苓与鱼腥草
    B. 薄荷与蝉蜕
    C. 紫花地丁与蒲公英
    D. 金银花与连翘
    E. 大青叶与板蓝根

108. 发汗力强，为发汗解表之要药。适用于外感风寒表实证
    A. 秦艽
    B. 薄荷
    C. 荆芥
    D. 石膏
    E. 麻黄

109. 脉象八要素不包括
    A. 脉位
    B. 脉率
    C. 脉伏
    D. 脉长
    E. 脉势

110. "阳胜则阴病"的病机是指
    A. 阳热偏盛，阴寒内生
    B. 阳热亢盛，损伤阴液
    C. 阳热亢盛，热极生寒
    D. 阴液亏虚，阳气上逆
    E. 阳热亢盛，外感寒邪

111. 龙骨入汤剂应当
    A. 另煎
    B. 烊化
    C. 包煎
    D. 先煎
    E. 后下

112. 奇经八脉中，其循行多次与手、足三阳经及阳维脉交会的是
    A. 冲脉
    B. 任脉
    C. 督脉
    D. 阴维脉
    E. 阳跷脉

113. 小青龙汤的君药是
    A. 麻黄、桂枝
    B. 桂枝、白芍
    C. 干姜、细辛
    D. 桂枝、干姜
    E. 干姜、半夏

114. 对人体内外各种出血，无论有无瘀滞，均可应用；凡跌打损伤，筋骨折伤，瘀血肿痛，皆为首选的药物是
    A. 茜草
    B. 三七
    C. 艾叶
    D. 大蓟
    E. 棕榈炭

115. 可与金石、贝壳类药物同用，以助其消化的药物是
    A. 谷芽
    B. 麦芽
    C. 神曲
    D. 鸡内金

E. 山楂

116. 医务人员应在抢救结束后多少小时内补记病历
   A. 2 小时
   B. 4 小时
   C. 6 小时
   D. 8 小时
   E. 12 小时

117. 能调节十二经脉气血，与奇恒之腑间关系密切的是
   A. 正经
   B. 经别
   C. 皮部
   D. 奇经
   E. 别络

118. 在养生防病时，对于阳盛体质的宜忌是
   A. 宜润忌腻
   B. 宜凉忌热
   C. 宜平忌消
   D. 宜泻忌补
   E. 宜温忌寒

119. 下列哪项属于中医学的基本特点
   A. 阴阳五行
   B. 整体观念
   C. 审因论治
   D. 望闻问切

E. 辨证求因

120. 左金丸中吴茱萸与黄连的用量比例是
   A. 6∶1
   B. 3∶1
   C. 4∶1
   D. 1∶4
   E. 1∶6

121. 具有散风寒、通鼻窍功效的药组是
   A. 桂枝与麻黄
   B. 羌活与藁本
   C. 防风与荆芥
   D. 辛夷与苍耳子
   E. 紫苏叶与生姜

122. 越鞠丸中治疗火郁的药物是
   A. 苍术
   B. 栀子
   C. 石膏
   D. 川芎
   E. 黄连

123. 天麻钩藤饮的功效是
   A. 镇肝息风，滋阴潜阳，凉血止痉
   B. 滋阴养血，息风止痉，平肝清热
   C. 平肝息风，清热活血，补益肝肾
   D. 燥湿化痰，平肝潜阳，息风止痛
   E. 平肝潜阳，息风止眩，养血活血

A2 型题

答题说明

每道考题由两个以上相关因素组成或以一个简要病历形式出现，其下面有 A、B、C、D、E 五个备选答案，请从中选择一个最佳答案，并在答题卡上将相应题号的相应字母所属的方框涂黑。

124. 患者症见头晕眼花，两目干涩，视力减退，胁肋隐痛，面部烘热，潮热盗汗，舌红少苔乏津，脉弦细数。其证候是
   A. 心阴虚证

B. 肝阴虚证
C. 肾阴虚证
D. 肝火炽盛证
E. 肝肾阴虚证

125. 治疗气血虚寒，痈肿脓成不溃，或溃后久不收口，肾阳不足，畏寒肢冷，脘腹冷痛。应首选
    A. 吴茱萸
    B. 小茴香
    C. 干姜
    D. 肉桂
    E. 丁香

126. 老年肾虚患者，大便秘结，小便清长，头目眩晕，腰膝酸软。治疗应首选
    A. 肾气丸
    B. 济川煎
    C. 真武汤
    D. 地黄饮子
    E. 六味地黄丸

127. 患者午后身热，肢体倦怠，身重胸闷，苔白，脉弦细而濡。治宜选用
    A. 青蒿鳖甲汤
    B. 清营汤
    C. 三仁汤
    D. 六味地黄丸
    E. 大补阴丸

128. 患者眩晕耳鸣，头目胀痛，面红目赤，急躁易怒，腰膝酸软，头重足轻，舌红，脉弦细数。其证候是
    A. 肝火炽盛证
    B. 肝阳上亢证
    C. 肝阴不足证
    D. 肝气郁结证
    E. 肝阳化风证

129. 患者意识模糊，反应迟钝，面色无华，晦暗暴露，眼球呆滞，呼吸微弱。属于
    A. 得神
    B. 少神
    C. 失神
    D. 假神
    E. 神乱

130. 患者，女，68岁。患"冠心病"10年余。今突然心痛剧作，冷汗淋漓，四肢厥冷，面色苍白，呼吸微弱，神志模糊，口唇青紫，脉微欲绝。其证候是
    A. 瘀阻心脉证
    B. 心阳虚脱证
    C. 心阳虚证
    D. 痰阻心脉证
    E. 寒凝心脉证

131. 患者皮肤上出现淡红色风团，大小形态各异，瘙痒，搔之融合成片，高出皮肤，时隐时现者，称为
    A. 瘀斑
    B. 瘀点
    C. 麻疹
    D. 风疹
    E. 瘾疹

132. 患者大便秘结，腹满硬痛而拒按，潮热，声高吸粗，但又兼见倦怠懒言，身体羸瘦，精神委顿，脉沉细有力。其病机是
    A. 虚中夹实
    B. 真实假虚
    C. 由实转虚
    D. 真虚假实
    E. 实中夹虚

B 型题

答题说明

两道试题共用 A、B、C、D、E 五个备选答案，备选答案在上，题干在下。每题请从中选择一个最佳答案，并在答题卡上将相应题号的相应字母所属的方框涂黑。每个备选答案可能被选择一次、两次或不被选择。

（133～134题共用备选答案）
  A. 气上的症状
  B. 气下的症状
  C. 气乱的症状
  D. 气结的症状
  E. 气消的症状
133. 因恐惧过度而出现二便失禁，摄纳不住的表现是
134. 突然受惊后出现精神不安，惊慌失措的表现为

（135～136题共用备选答案）
  A. 痰热互结之痞满腹胀
  B. 肝火犯胃之呕吐吞酸
  C. 肝胆湿热之口苦黄疸
  D. 胃肠湿热之泻痢腹痛
  E. 湿热下注之水肿脚气
135. 黄柏配苍术，可治疗
136. 黄连配木香，可治疗

（137～138题共用备选答案）
  A. 3日用量
  B. 4日用量
  C. 5日用量
  D. 6日用量
  E. 7日用量
137. 急诊处方一般不得超过
138. 普通处方一般不得超过

（139～140题共用备选答案）
  A. 滋阴潜阳，软坚散结
  B. 补气养阴，润肺益肾
  C. 滋阴潜阳，益肾健骨
  D. 补气健脾，滋阴补精
  E. 活血滋阴，补气益精
139. 黄精具有的功效是
140. 鳖甲具有的功效是

（141～142题共用备选答案）
  A. 戴眼反折
  B. 瞪目直视
  C. 昏睡露睛
  D. 双睑下垂
  E. 横目斜视
141. 脾气虚弱的目态是
142. 脾肾两亏的目态是

（143～144题共用备选答案）
  A. 小建中汤
  B. 小陷胸汤
  C. 暖肝煎
  D. 理中汤
  E. 天台乌药散
143. 患者腹中拘急疼痛，时发时止，喜温喜按，心中悸动，虚烦不宁，面色无华，兼见手足烦热，咽干口燥，舌淡苔白，脉细弦。治疗首选
144. 患者睾丸冷痛，小腹疼痛，畏寒喜暖，舌淡苔白，脉沉迟。治疗首选

（145～146题共用备选答案）
  A. 阴跷脉、阳跷脉
  B. 阴维脉、阳维脉
  C. 督脉、任脉

D. 冲脉、任脉

E. 阴跷脉、阴维脉

145. 患者曾因流产而失血过多，导致月经不调，久不怀孕，其病在哪经

146. 患者久病，眼睑开阖失司，下肢运动不利，其病在哪经

（147～148题共用备选答案）

A. 半夏、生姜

B. 黄连、干姜

C. 柴胡、黄连

D. 人参、枳实

E. 大枣、陈皮

147. 半夏泻心汤的组成中包括

148. 小柴胡汤的组成中包括

（149～150题共用备选答案）

A. 心肾阳衰

B. 痰湿困脾

C. 心肾不交

D. 胆郁痰扰

E. 脾失健运

149. 不易入睡，甚至彻夜不眠，见于

150. 睡眠时时惊醒，不易安卧者，见于

试卷标识码:

中医执业医师资格考试
最后成功四套胜卷（四）

（医学综合考试部分）

第二单元

考生姓名：_____

准考证号：_____

考　　点：_____

考　场　号：_____

A1 型题

答题说明

每一道试题下面有 A、B、C、D、E 五个备选答案，请从中选择一个最佳答案，并在答题卡上将相应题号的相应字母所属的方框涂黑。

1. 关于流行性感冒病毒，下列哪项是正确的
   A. 流行性感冒病毒属副黏病毒
   B. 分甲、乙、丙、丁四型
   C. 甲型不易变异
   D. 乙型及丙型可感染人类及多种动物
   E. 丙型主要侵犯婴幼儿和免疫力低下的人群

2. 乙型脑炎极期三大严重表现是
   A. 高热、抽搐和昏迷
   B. 高热、昏迷和呼吸衰竭
   C. 高热、脑膜刺激征和呼吸衰竭
   D. 高热、抽搐和呼吸衰竭
   E. 高热、失语和呼吸衰竭

3. 正常人体不会出现的叩诊音是
   A. 清音
   B. 过清音
   C. 鼓音
   D. 浊音
   E. 实音

4. 梨形心脏常见于
   A. 主动脉瓣关闭不全
   B. 主动脉瓣狭窄
   C. 二尖瓣狭窄
   D. 二尖瓣关闭不全
   E. 心包积液

5. 评价和衡量医务人员医疗行为是否符合道德及道德水平高低的重要标志是
   A. 疗效标准
   B. 社会标准
   C. 经济标准
   D. 科学标准
   E. 行为标准

6. 下列不属于飞沫隔离技术的是
   A. 将患者安置在单独隔离室
   B. 相同病原体感染的患者同用一隔离室时，每床间距应不少于 1 米，不需要专用的空气处理设备，房间门可以保持开放
   C. 可重复使用的物品，应彻底清洁和适当地消毒灭菌
   D. 近距离接触患者时应戴口罩
   E. 限制患者的活动和外出，如果必须外出，患者必须戴口罩

7. 为预防狂犬病，强调在被咬伤后及时处理伤处，下列说法错误的是
   A. 局部挤压、针刺使其尽量出血
   B. 可用 20% 肥皂水充分冲洗创口
   C. 尽快缝合或包扎伤口
   D. 伤口周围局部浸润注射免疫血清
   E. 可用 5% 碘酊反复涂拭创口

8. Ⅰ型呼吸衰竭是指
   A. $PaO_2 < 60mmHg$，$PaCO_2$ 降低或正常
   B. $PaO_2 > 60mmHg$，$PaCO_2$ 降低或正常
   C. $PaO_2 > 60mmHg$，$PaCO_2$ 升高
   D. $PaO_2 < 60mmHg$，$PaCO_2 > 50mmHg$
   E. 以上都不正确

9. 引起霍乱泻吐的原因是
   A. 内毒素

B. 肠毒素
C. 细菌的侵袭力
D. 菌群失调
E. 细菌的直接作用

10. 消瘦，两眼球突出，兴奋不安，呈惊恐貌，多见于
    A. 苦笑面容
    B. 伤寒面容
    C. 甲亢面容
    D. 二尖瓣面容
    E. 慢性病面容

11. 下列对急性肝炎的早期诊断最有意义的指标是
    A. 血清丙氨酸氨基转移酶
    B. 血清天门冬氨酸氨基转移酶
    C. 血清白蛋白
    D. 血清球蛋白
    E. 血清 A/G 比值

12. 下列哪项不是采录"既往史"所要求的内容
    A. 是否到过传染病流行地区
    B. 过去手术史
    C. 预防接种情况
    D. 传染病史
    E. 过敏史

13. 提示类风湿关节炎处于活动期的表现是
    A. 关节肿胀
    B. 类风湿结节
    C. 抗角蛋白抗体阳性
    D. 贫血
    E. 干燥综合征

14. 站立位 X 线检查可见外侧肋膈角变钝的疾病考虑为
    A. 包裹性胸腔积液

B. 游离性胸腔积液
C. 气胸
D. 液气胸
E. 胸膜肥厚

15. 叶天士提出的"救阴""通阳"是指
    A. 救阴不在津，而在血与汗；通阳不在温，而在利小便
    B. 救阴不在津，而在血与汗；通阳当用温，不在利小便
    C. 救阴不在血，而在津与汗；通阳当用温，不在利小便
    D. 救阴不在血，而在津与汗；通阳当用温，亦在利小便
    E. 救阴不在血，而在津与汗；通阳不在温，而在利小便

16. 属于乙类传染病按甲类管理的是
    A. SARS、肺炭疽
    B. 黑热病、艾滋病
    C. 人感染高致病性禽流感、天花
    D. 鼠疫、霍乱
    E. 伤寒、流行性出血热

17. 霍乱患者静脉补液，下列哪项是不适宜的
    A. 早期，快速，足量
    B. 先盐后糖
    C. 先快后慢
    D. 积极补钾
    E. 纠酸补钙

18. 吴氏指出了三焦分证在治疗上的主要特点，其中治中焦如
    A. 权
    B. 羽
    C. 衡
    D. 雾
    E. 渎

19. 原文"寸口关上微，尺中小紧，外证身体不仁，如风痹状"选方最宜
    A. 麻黄加术汤
    B. 麻杏苡甘汤
    C. 桂枝附子汤
    D. 黄芪桂枝五物汤
    E. 桂枝芍药知母汤

20. 胸痹心痛的病机为
    A. 上焦寒凝
    B. 经脉闭阻
    C. 痰涎壅盛
    D. 中焦阳虚
    E. 阳微阴弦

21. 太阳病，关节疼痛而烦，脉沉而细，此名
    A. 风痹
    B. 痛痹
    C. 血痹
    D. 湿痹
    E. 历节

22. 胃肠道穿孔的主要X线表现是
    A. 高低不平的液平
    B. 膈下游离气体
    C. 肠管扩张
    D. 肠道积气
    E. 肠道积气伴液平

23. U波高大多见于
    A. 高血压
    B. 高血钙
    C. 低血糖
    D. 低血钾
    E. 冠心病

24. 桂枝汤中桂枝与芍药配伍比例是
    A. 1:1
    B. 1:2
    C. 2:1
    D. 1:3
    E. 3:1

25. 腹痛呈阵发性绞痛的疾病是
    A. 急性腹膜炎
    B. 胆道结石
    C. 急性胃肠穿孔
    D. 急性肝炎
    E. 肝癌

26. 能使伤寒不断传播或流行的传染源是
    A. 极期患者
    B. 潜伏期末的患者
    C. 恢复期患者
    D. 缓解期患者
    E. 慢性带菌者

27. 目前感染人类的禽流感病毒亚型中，病情重，死亡率高的是
    A. H5N1
    B. H9N2
    C. H7N7
    D. H7N3
    E. H7N2

28. 鉴别原发性甲亢与继发性甲亢的敏感指标是
    A. TT_3、TT_4
    B. FT_3、FT_4
    C. TSH
    D. 甲状腺摄^{131}I率
    E. 甲状腺超声改变

29. 成人及8岁以上儿童布鲁菌病首选的治疗方案是
    A. 多西环素联合复方新诺明
    B. 多西环素联合利福平

C. 利福平联合复方新诺明
D. 头孢曲松联合复方新诺明
E. 多西环素联合头孢曲松

30. 下列哪项不是肾综合征出血热外周血象的表现
    A. 白细胞计数增高
    B. 有中毒颗粒
    C. 嗜酸性粒细胞减少甚至消失
    D. 异型淋巴细胞增多
    E. 血小板减少

31. 根据致病性，禽流感病毒分为
    A. 甲、乙、丙三类
    B. 高致病性和低致病性两类
    C. 有致病性和无致病性两类
    D. 高致病性、低致病性和非致病性三类
    E. 高致病性、中致病性和低致病性三类

32. 全腹紧张呈揉面感，常见于
    A. 急性腹膜炎
    B. 结核性腹膜炎
    C. 肝硬化腹水
    D. 胃下垂
    E. 肠梗阻

33. "三偏征"提示病变在
    A. 内囊
    B. 脑桥
    C. 中脑
    D. 小脑
    E. 延髓

34. 肝硬化有明显出血倾向的主要原因是
    A. 维生素缺乏
    B. 血小板功能不良
    C. 凝血因子合成减少
    D. 毛细血管脆性增加
    E. 肝脏解毒功能下降

35. 慢性右心衰竭典型的临床表现是
    A. 劳力性呼吸困难
    B. 咳嗽
    C. 咯血
    D. 低垂部位可压陷性水肿
    E. 端坐呼吸

36. 伤寒的主要病变部位在
    A. 肝、胆囊
    B. 肠系膜淋巴结
    C. 结肠
    D. 回肠下段集合淋巴结与孤立淋巴滤泡
    E. 乙状结肠和直肠

37. 治疗重型再生障碍性贫血的主要药物是
    A. 叶酸
    B. 维生素 B_{12}
    C. 硫酸亚铁
    D. 雄激素
    E. 免疫抑制剂

38. 预防HBsAg阳性母亲所生的新生儿HBV感染最有效的接种方案是
    A. 丙种球蛋白
    B. 高效价乙肝免疫球蛋白
    C. 乙肝疫苗
    D. 高效价乙肝免疫球蛋白加乙肝疫苗
    E. 感染率低，不需要预防

39. 对急症患者，医生沟通的方式是
    A. 重点沟通
    B. 深入沟通
    C. 全面沟通
    D. 细致沟通
    E. 快速沟通

40. 慢性肾衰竭的主要有效治疗方法是
    A. 透析和肾移植
    B. 营养治疗

C. 诱因治疗
D. 控制血糖
E. 控制血压

41. 下列不符合痛风临床特点的是
    A. 痛风石出现的典型部位为耳郭
    B. 急性关节炎是首发症状
    C. 双侧第一跖趾关节疼痛最常见
    D. 尿酸结石可引起肾绞痛和血尿
    E. 发作多于数天或两周内自行缓解

42. 冠心病心绞痛与心肌梗死时胸痛的主要鉴别点是
    A. 疼痛的持续时间及对含服硝酸甘油的反应不同
    B. 疼痛的诱因不同
    C. 疼痛的性质不同
    D. 疼痛的部位不同
    E. 疼痛时是否伴发恶心

43. 流行性脑脊髓膜炎脑膜炎期的病变部位主要为
    A. 软脑膜和蛛网膜
    B. 硬脑膜和软脑膜
    C. 脑神经和脑实质
    D. 脑实质和蛛网膜
    E. 蛛网膜和硬脑膜

44. 下列哪项不是乙脑的病理特点
    A. 脑实质中性粒细胞浸润
    B. 神经细胞变性与坏死
    C. 胶质细胞弥漫性增生
    D. 神经组织出现局灶性坏死，形成软化灶
    E. 以大脑皮质、间脑和中脑病变最为严重

45. TIA的临床特点不包括
    A. 好发于中老年人

B. 发病突然，迅速出现局部脑功能或视网膜功能障碍
C. 持续时间短，24小时内完全恢复
D. 颈内动脉系统TIA多见，且易反复发作
E. 发病2～7天是发生卒中的高风险期

46. 结核病的最主要传播途径是
    A. 呼吸道传播
    B. 消化道传播
    C. 垂直传播
    D. 上呼吸道直接接种
    E. 直接接触传播

47. 据《灵枢·决气》，血脱的主要表现是
    A. 色白，夭然不泽
    B. 耳聋
    C. 目不明
    D. 腠理开、汗大泄
    E. 骨属屈伸不利

48. 《素问·经脉别论》中"毛脉合精"的含义是
    A. 皮毛与脉中精气相合
    B. 脉中精气滋养皮毛
    C. 皮毛开阖正常，脉中精气不泄
    D. 气血相合
    E. 经脉行于皮肤

49. 检测肾小球滤过功能最常用的指标是
    A. 血清尿素氮测定
    B. 血清肌酐测定
    C. 内生肌酐清除率测定
    D. 酚红排泄率测定
    E. 二氧化碳结合力测定

50. 对确诊或高度怀疑的人禽流感患者，具有较高预防疾病恶化价值的药物是
    A. 金刚烷胺

B. 金刚乙胺

C. 奥司他韦

D. 阿司匹林

E. 甲基金刚烷胺

51. 消化性溃疡最主要的症状是
    A. 嗳气，反酸
    B. 恶心，呕吐
    C. 呕吐，黑便
    D. 上腹疼痛
    E. 食欲减退

52. 慢性胃炎的病因治疗中，以根除 Hp 为主要手段，目前多采用的四联疗法指的是
    A. 2 种 PPI+1 种抗生素 +1 种铋剂
    B. 1 种铋剂 +3 种抗生素
    C. 1 种 PPI+1 种铋剂 +2 种抗生素
    D. 1 种 PPI+2 种铋剂 +1 种抗生素
    E. 1 种 PPI+3 种抗生素

53. 胃癌最常见于
    A. 胃窦
    B. 胃小弯
    C. 贲门
    D. 胃体
    E. 胃底

54. 中医四诊的道德要求是
    A. 合理配伍，细致观察
    B. 目的明确，诊治需要
    C. 全面系统，认真细致
    D. 安神定志，实事求是
    E. 争分夺秒，全力抢救

55. 乙脑与流脑的临床鉴别，最重要的是
    A. 意识障碍的出现与程度
    B. 生理反射异常及出现病理反射
    C. 抽搐发作的程度

D. 皮肤瘀点及瘀斑

E. 颅内压升高程度，呼吸衰竭的出现

56. 混合性呼吸困难见于
    A. 气管异物
    B. 慢性支气管炎
    C. 重症肺炎
    D. 急性喉炎
    E. 支气管哮喘

57. 关于胆囊结石的 B 超诊断，描述错误的是
    A. 胆囊内见一个或数个强光团、光斑
    B. 光斑后方伴声影或彗星尾
    C. 强光团或光斑可随体位改变而依重力方向移动
    D. 当结石嵌顿在胆囊颈部，看不到光团或光斑随体位改变
    E. 充填型胆结石，胆囊回声清晰，其内充满大小不等的结石

58. 医学人道主义的核心内容包括
    A. 尊重病人的生命、人格、权利
    B. 尊重病人的生命、自由、意愿
    C. 尊重病人的人格、尊严、权利
    D. 尊重病人的生命、意愿、尊严
    E. 尊重病人的权利、人格、自由

59. 黄连阿胶汤证与栀子豉汤证比较，错误的是
    A. 两者都有心烦不得眠
    B. 两者都有热象
    C. 前者为心火亢旺，肾水不足，后者为无形热邪扰于胸膈
    D. 前者滋阴泻火，后者清宣郁热
    E. 前者多见苔黄、舌红绛，后者则苔多薄腻微黄

60. 有助于人感染高致病性禽流感回顾性诊

断的指标是
A. 血清抗体检测
B. 病毒抗原检测
C. 病毒基因检测
D. 病毒分离
E. 骨髓穿刺检测

61. 胸痛伴进行性加重的吞咽困难见于
A. 食管炎
B. 食管癌
C. 支气管肺癌
D. 肺结核
E. 结核性心包炎

62. 道德是人们在社会生活实践中形成，由
A. 经济基础决定的
B. 文化发展决定的
C. 意识形态决定的
D. 社会进步决定的
E. 科技发展决定的

63. 《素问·至真要大论》认为"皆属于下"的病证为
A. 诸湿肿满
B. 诸厥固泄
C. 诸胀腹大
D. 诸呕吐酸，暴注下迫
E. 诸躁狂越

64. 肝浊音界消失，代之以鼓音，多见于
A. 急性胆囊炎
B. 慢性阻塞性肺疾病
C. 急性胃肠穿孔
D. 急性胰腺炎
E. 急性胃炎

65. 先出现意识障碍，后出现的发热常见于
A. 流行性脑膜炎
B. 败血症

C. 流行性出血热
D. 脑出血
E. 休克性肺炎

66. 引起太阴病的主要病机是
A. 脾阳亏虚，饮食内停
B. 脾气下陷，阴血不足
C. 湿邪内盛，脾胃不和
D. 脾运失职，清阳不升
E. 脾阳亏虚，寒湿内盛

67. 头面部阵发性电击样疼痛多见于
A. 脑供血不足
B. 紧张性头痛
C. 三叉神经痛
D. 血管性头痛
E. 鼻窦炎

68. 舟状腹常见于
A. 腹水
B. 胃扩张
C. 恶性肿瘤
D. 早期妊娠
E. 气腹

69. 血清中常规检查检测不到的 HBV 标志物是
A. HBsAg
B. HBeAg
C. HBcAg
D. 抗 –HBe
E. 抗 –HBc

70. 下列可出现奇脉的是
A. 主动脉瓣关闭不全
B. 二尖瓣狭窄
C. 扩张型心肌病
D. 左心功能不全
E. 心包积液

71. 空腹听诊出现振水音，可见于
    A. 肝硬化腹水
    B. 肾病综合征
    C. 结核性腹膜炎
    D. 幽门梗阻
    E. 急性肠炎

72. 流感的预防措施中，下列哪项是错误的
    A. 对流感患者进行隔离及治疗
    B. 流感流行前，给所有易感人群使用金刚烷胺进行预防性治疗
    C. 流感流行前接种流感疫苗
    D. 减少公众集会活动
    E. 流感患者的用品要彻底消毒

73. 弓背向上的ST段抬高多见于
    A. 急性心肌梗死
    B. 陈旧性心肌梗死
    C. 急性心包炎
    D. 慢性心包炎
    E. 左室肥大

74. 杀虫剂中毒引起的休克类型是
    A. 感染性休克
    B. 细胞性休克
    C. 心源性休克
    D. 过敏性休克
    E. 神经源性休克

75. 叶天士说"急急透斑为要"，"透斑"是指
    A. 提透升散
    B. 宣肺达邪
    C. 清热凉血
    D. 清热化湿
    E. 活血化瘀

76. 下列疾病，蜘蛛痣有诊断意义的是
    A. 肝硬化
    B. 麻疹
    C. 猩红热
    D. 伤寒
    E. 药物过敏

77. 药物治疗的道德要求是
    A. 全面系统，认真细致
    B. 目的明确，诊治需要
    C. 合理配伍，细致观察
    D. 安神定志，实事求是
    E. 争分夺秒，全力抢救

78. 关于布鲁菌病下列哪项描述是错误的
    A. 仅少数患者出现典型波状热
    B. 布鲁菌属是一组革兰阴性短小杆菌
    C. 布鲁菌在自然环境中生存力较强，对常用化学消毒剂较敏感
    D. 发病高峰为冬春季
    E. 病后可获较强免疫力，再次感染者很少

79. 国家卫健委关于《人类辅助生殖技术和人类精子库伦理原则》制定的时间是
    A. 1902年
    B. 1994年
    C. 2000年
    D. 2003年
    E. 2005年

80. 不属于乙肝传播途径的是
    A. 性传播
    B. 消化道传播
    C. 血液传播
    D. 日常生活密切接触传播
    E. 母婴传播

81. 诊断白细胞减少症的标准是
    A. 周围血白细胞持续低于 $5 \times 10^9/L$
    B. 周围血白细胞持续低于 $4.5 \times 10^9/L$

C. 周围血白细胞持续低于 $4×10^9/L$
D. 周围血白细胞持续低于 $3×10^9/L$
E. 周围血白细胞持续低于 $2.5×10^9/L$

82. 上消化道出血者，有黑便提示出血量
    A. 20mL 以上
    B. 60mL 以上
    C. 300mL 以上
    D. 400mL 以上
    E. 800mL 以上

83. 血性脑脊液多见于
    A. 蛛网膜下腔出血
    B. 脑血栓形成
    C. 脑栓塞
    D. 脑肿瘤
    E. 脑脓肿

84. 玫瑰疹多见于
    A. 头皮
    B. 颜面
    C. 颈部
    D. 胸腹
    E. 下肢

85. 患者排出的新鲜尿液呈氨味可提示
    A. 糖尿病酮症酸中毒
    B. 有机磷中毒
    C. 肝性脑病
    D. 慢性膀胱炎
    E. 肾病综合征

86. 有助于再障与急性白血病鉴别的是
    A. 感染发热
    B. 皮肤黏膜出血
    C. 贫血苍白
    D. 胸骨压痛
    E. 网织红细胞减少

87. 建立人工循环的主要方法是
    A. 脑复苏
    B. 除颤
    C. 人工呼吸
    D. 胸外心脏按压
    E. 补充血容量

88. 溃疡性结肠炎的常见病位是
    A. 回肠末端
    B. 直肠和乙状结肠
    C. 降结肠
    D. 横结肠
    E. 全结肠

89. 把人比作机器，疾病是机器某部分零件失灵，用机械观解释一切人体现象的医学模式是
    A. 神灵主义医学模式
    B. 自然哲学医学模式
    C. 机械论医学模式
    D. 生物医学模式
    E. 生物－心理－社会医学模式

90. 扑翼样震颤见于
    A. 甲状腺功能亢进症
    B. 帕金森病
    C. 小脑肿瘤
    D. 肝性脑病
    E. 脑动脉硬化

91. 《灵枢·决气》"两神相搏，合而成形，常先身生"中的"两神"是指
    A. 气血
    B. 营卫
    C. 津液
    D. 阴阳之脉
    E. 男女生殖之精

92. 下列恶性肿瘤，常能转移到左锁骨上淋

巴结的是
- A. 甲状腺癌
- B. 肺癌
- C. 乳腺癌
- D. 胃癌
- E. 鼻咽癌

93. 终末消毒不包括
   - A. 打开病室抽屉、柜门，紧闭门窗，用紫外线灯照射
   - B. 患者遗体用消毒液浸湿的尸单包裹
   - C. 病房被服放入污物袋，消毒后再清洗
   - D. 病房消毒后打开门窗通风，用消毒液擦拭家居、墙面和地面
   - E. 医生接触患者前后洗手

94. 下列疾病，引起双侧瞳孔缩小的是
   - A. 阿托品中毒
   - B. 吗啡中毒
   - C. 视神经萎缩
   - D. 脑癌
   - E. 青光眼

95. 急性心肌梗死再灌注治疗的最晚时限是
   - A. 3 小时内
   - B. 6 小时内
   - C. 9 小时内
   - D. 12 小时内
   - E. 15 小时内

96. 在胸骨左缘第3、4肋间触及收缩期震颤，应考虑为
   - A. 主动脉瓣关闭不全
   - B. 室间隔缺损
   - C. 二尖瓣狭窄
   - D. 三尖瓣狭窄
   - E. 肺动脉瓣狭窄

97. 下列情况，不出现尿酮体阳性的是

- A. 饥饿状态
- B. 暴饮暴食
- C. 妊娠剧烈呕吐
- D. 糖尿病酮症酸中毒
- E. 厌食症

98. 治疗伤寒应首选的药物是
   - A. 头孢唑啉
   - B. 氯霉素
   - C. 链霉素
   - D. 环丙沙星
   - E. 庆大霉素

99. 布鲁氏菌属中对人类致病的是
   - A. 犬种、沙林鼠种、绵羊附睾种、羊种
   - B. 绵羊附睾种、犬种、羊种、牛种
   - C. 沙林鼠种、犬种、羊种、猪种
   - D. 牛种、羊种、犬种、沙林鼠种
   - E. 牛种、羊种、猪种、犬种

100. 胸腔积液患者，常采取的体位是
   - A. 健侧卧位
   - B. 患侧卧位
   - C. 自动体位
   - D. 端坐位
   - E. 被动体位

101. 《素问·阴阳应象大论》中"治病必求于本"的"本"是指
   - A. 病因
   - B. 病机
   - C. 病性
   - D. 病位
   - E. 阴阳

102. 感染性疾病造成组织损伤的发生机制包括
   - A. 直接损伤
   - B. 内毒素作用

C. 外毒素作用

D. 免疫反应

E. 以上都是

103. 甲型、戊型肝炎的主要传播途径是

A. 母婴

B. 呼吸道

C. 血液

D. 土壤

E. 粪-口

104. 可以引起淋巴细胞增多的是

A. 支气管哮喘

B. 湿疹

C. 免疫缺陷性疾病

D. 流行性腮腺炎

E. 阑尾炎

105. 流行性出血热病程中，出现"三痛""三红"的时期是

A. 发热期

B. 低血压休克期

C. 少尿期

D. 多尿期

E. 恢复期

106. 下列关于血尿素氮的改变及临床意义的叙述，正确的是

A. 上消化道出血时，血尿素氮减少

B. 大面积烧伤时，血尿素氮减少

C. 严重的肾盂肾炎，血尿素氮减少

D. 血尿素氮对早期肾功能损害的敏感性差

E. 血尿素氮对早期肾功能损害的敏感性强

107. 下列疾病，一般不会引起出血时间延长的是

A. 维生素C缺乏症

B. 血小板减少症

C. 血管性血友病

D. 缺铁性贫血

E. 弥散性血管内凝血

108. 关于霍乱弧菌的描述，正确的是

A. 革兰染色阳性，有芽孢、荚膜和鞭毛

B. 革兰染色阴性，有鞭毛，运动极为活跃

C. 需氧，耐酸不耐碱

D. 古典生物型比埃尔托生物型的抵抗力强

E. 产生的内毒素是重要的致病因子

109. 下列哪种消毒措施对HIV不敏感

A. 高压蒸汽消毒法

B. 75% 乙醇

C. 0.2% 次氯酸钠

D. 焚烧

E. 紫外线

110. 下列关于艾滋病分期的表述，错误的是

A. 急性感染期以发热最为常见

B. 前驱期无明显症状

C. 无症状感染期血中可检测出病毒及抗体

D. 艾滋病期可并发各种机会性感染和恶性肿瘤

E. 艾滋病期部分患者可表现为神经精神症状

111. 风温、温热、温疫、冬温初起，如恶风寒较明显者，选方最宜

A. 银翘散

B. 桑菊饮

C. 桂枝汤

D. 理中汤

E. 正柴胡饮

112. 能明显减轻胰岛素抵抗的胰岛素增敏剂是
    A. 双胍类
    B. 磺脲类
    C. 格列酮类
    D. 格列奈类
    E. α-葡萄糖苷酶抑制剂

113. 急性肾盂肾炎最易发生于
    A. 女性婴幼儿
    B. 50岁以上男性
    C. 育龄妇女
    D. 老年妇女
    E. 青年男性

114. 支气管哮喘的诊断标准不包括
    A. 反复发作喘息
    B. 残气量增加
    C. 症状可缓解
    D. 支气管舒张试验阳性
    E. 发作时闻及以呼气相为主的哮鸣音

A2型题

答题说明

每道考题由两个以上相关因素组成或以一个简要病历形式出现,其下面有A、B、C、D、E五个备选答案,请从中选择一个最佳答案,并在答题卡上将相应题号的相应字母所属的方框涂黑。

115. 患者慢性肝炎病史5年,近1个月加重,经检查诊断为早期肝癌,最有效的治疗方法是
    A. 手术
    B. 化疗
    C. 放疗
    D. 介入治疗
    E. 微波治疗

116. 患者,男,29岁。发热7天,食欲减退,乏力,腹泻,腹胀。起病后曾先后自服氨苄西林及喹诺酮类药,发热仍不退。查体:腹部胀气,脾肋下1cm。血白细胞 2.6×10^9/L。高度怀疑伤寒,为进一步确诊应进行
    A. 血培养
    B. 骨髓培养
    C. 粪便培养
    D. 尿培养
    E. 肥达反应

117. 肾综合征出血热低血压休克期,患者经补液、纠酸后,升高的血红蛋白已恢复正常,但血压仍不稳定者,宜用
    A. 平衡盐
    B. 碳酸氢钠
    C. 低分子右旋糖酐
    D. 血管活性药物
    E. 高渗葡萄糖

118. 患者,男,30岁。发热伴游走性关节痛,体温逐渐升高达39℃以上,数天后逐渐下降至正常水平,数天后再逐渐升高,如此反复。其发热的热型应是
    A. 波状热
    B. 弛张热
    C. 间歇热
    D. 稽留热
    E. 不规则热

119. 关节肿痛,好发于腕关节、掌指关节、近端指间关节,有明显晨僵,关节畸

形、肿胀，属
  A. 风湿性关节炎
  B. 类风湿关节炎
  C. 化脓性关节炎
  D. 狼疮性关节炎
  E. 痛风性关节炎

120. 患者见心动悸，少气乏力，头晕，面色少华，舌质淡红，脉结代。选方最宜
  A. 瓜蒌桂枝汤
  B. 枳实薤白汤
  C. 桂枝甘草龙骨牡蛎汤
  D. 炙甘草汤
  E. 瓜蒌薤白半夏汤

121. 患者，男，40岁。确诊高血压病3年。无自觉症状。检查：血压160/95mmHg，尿常规无异常，心电图及X线显示左心室肥大。应诊断为
  A. 高血压病1级
  B. 高血压病2级
  C. 高血压病3级
  D. 高血压危象
  E. 高血压脑病

122. 患者，男，46岁。慢性肾炎病史6年。近1年来病情明显加重，实验室检查：GFR 18mL/（min·1.73m^2）。其分期诊断是
  A. GFR正常或增加
  B. GFR轻度下降
  C. GFR轻到中度下降
  D. GFR中到重度下降
  E. GFR重度下降

123. 患者，男，50岁。咳嗽2个月，痰中带血，不发热，抗感染治疗效果不明显，3次X线检查均显示右肺中叶炎症。为确诊，下列哪项检查最重要

  A. 血常规
  B. 血生化
  C. 结核菌素试验
  D. 痰结核菌培养
  E. 支气管镜检查

124. 患者，20岁。发热恶寒，无汗，呕恶、咳喘，痰白清稀，口渴，小便不利，少腹满，脉浮紧，苔白滑。选方为
  A. 苓桂术甘汤
  B. 小青龙汤
  C. 大青龙汤
  D. 桂枝汤
  E. 五苓散

125. 妇人妊娠，小腹拘急，绵绵作痛，急躁易怒，身体浮肿，胃纳欠佳。选方最宜
  A. 胶艾汤
  B. 当归芍药散
  C. 温经汤
  D. 四物汤
  E. 桂枝茯苓丸

126. 患者，女，30岁。半小时前家人发现其神志不清。既往无特殊病史。检查发现呕吐物有大蒜味，双侧瞳孔明显缩小。应首先考虑的是
  A. 有机磷杀虫药中毒
  B. 阿托品中毒
  C. 糖尿病酮症酸中毒
  D. 尿毒症
  E. 肝昏迷

127. 患者，女，33岁。昨晚吃街边烧烤后于今晨3时突然畏寒、高热、呕吐、腹痛、腹泻，腹泻共4次，开始为稀水样便，继之便中带有黏液和脓血。在未做实验室检查的情况下，该患者可能的诊断是

A. 急性轻型细菌性痢疾
B. 急性典型细菌性痢疾
C. 中毒型细菌性痢疾
D. 慢性细菌性痢疾急性发作
E. 慢性迁延型细菌性痢疾

128. 患儿，男，12岁。2年前诊断为1型糖尿病。今日在家中用胰岛素治疗后，突然发生昏迷。应首选的抢救措施是
A. 小剂量胰岛素静滴
B. 静脉补充氯化钾
C. 快速补充生理盐水
D. 静脉补充高渗葡萄糖
E. 静脉补充碳酸氢钠

A3 型题

答题说明

以下提供若干个案例，每个案例下设若干道试题。请根据案例所提供的信息，在每一道试题下面的 A、B、C、D、E 五个备选答案中选择一个最佳答案，并在答题卡上将相应题号的相应字母所属的方框涂黑。

（129～131题共用题干）

患者，男，36岁。形体肥胖，近日出现多饮、多食、多尿，尿糖阳性，空腹血糖 7.5mmol/L。诊断为2型糖尿病。

129. 该患者初诊宜选择的治疗方法是
A. 单纯饮食运动控制
B. 格列苯脲口服
C. 那格列奈口服
D. 阿卡波糖口服
E. 胰岛素皮下注射

130. 经上述治疗后，尿糖依旧阳性，空腹血糖 7.2mmol/L，首选加用
A. 格列苯脲
B. 二甲双胍
C. 瑞格列奈
D. 长效胰岛素
E. 阿卡波糖

131. 在患者可能发生的糖尿病慢性并发症中，属微血管病变的是
A. 糖尿病性冠心病
B. 糖尿病性脑血管病
C. 糖尿病肾病
D. 糖尿病足
E. 青光眼

（132～134题共用题干）

患者，男，30岁。酗酒后突起上腹剧痛，伴恶心、呕吐、腹胀，并出现手足抽搐。查体：体温39℃，血压 70/50mmHg，神志清楚，心率 126 次/分，腹稍膨隆，腹软，肠鸣音减弱。

132. 该患者最可能的诊断是
A. 急性胃肠炎
B. 消化性溃疡急性穿孔
C. 急性胆囊炎
D. 急性胰腺炎
E. 急性心肌梗死

133. 为进一步明确诊断应进行的检查是
A. 腹部X线平片
B. 淀粉酶测定
C. 结肠镜检查
D. 粪便检查
E. 血生化检查

134. 下列治疗原则，错误的是
    A. 禁食，抑制胃酸分泌
    B. 应用奥曲肽
    C. 抑制胰酶活性
    D. 尽早手术治疗
    E. 必要时可加用抗菌药物

B 型题

答题说明

两道试题共用 A、B、C、D、E 五个备选答案，备选答案在上，题干在下。每题请从中选择一个最佳答案，并在答题卡上将相应题号的相应字母所属的方框涂黑。每个备选答案可能被选择一次、两次或不被选择。

（135～136 题共用备选答案）
    A. 抗组蛋白抗体
    B. 抗核糖体 P 蛋白抗体
    C. 抗磷脂抗体
    D. 抗 Sm 抗体
    E. 抗核抗体

135. 诊断系统性红斑狼疮，阳性率高，但特异性差的指标是

136. 特异性强，可作为系统性红斑狼疮回顾性诊断依据的指标是

（137～138 题共用备选答案）
    A. 隐性感染
    B. 首发感染
    C. 重复感染
    D. 混合感染
    E. 重叠感染

137. 在感染某种病原体的基础上再次感染同一病原体，称为

138. 同时感染两种或两种以上的病原体，称为

（139～140 题共用备选答案）
    A. 知情同意原则
    B. 尊重原则
    C. 效用原则
    D. 禁止商业化原则
    E. 保密原则

139. 恪守不伤害原则，使接受治疗者所获利益必须远大于风险，获得新生机会，体现了

140. 从事人体器官移植的医疗机构及其医务人员履行对捐献者知情同意，不损害活体器官捐献人正常生理功能，尊重死者捐献者的尊严等，符合

（141～142 题共用备选答案）
    A. 米泔样
    B. 冻状
    C. 柏油样
    D. 灰白色
    E. 果酱样

141. 霍乱的大便性状为

142. 阿米巴痢疾大便的形状为

（143～144 题共用备选答案）
    A. 人结核分枝杆菌
    B. 牛结核分枝杆菌
    C. 非洲分枝杆菌
    D. 亚洲分枝杆菌
    E. 田鼠分枝杆菌

143. 人类结核病的病原体是

144. 卡介苗的来源是

（145～146 题共用备选答案）
    A. 脾阳不足，水湿泛滥
    B. 肺失宣降，水湿停滞
    C. 肾阳不足，水湿停滞

D. 肾阳衰微，阴寒凝结

E. 水湿郁表，继而湿郁化热

145. 风水的病机为

146. 正水的病机为

（147～148题共用备选答案）

A. 普罗布考

B. 阿托伐他汀

C. 非诺贝特

D. 依折麦布

E. 烟酸

147. 可减少胆固醇合成的药物是

148. 可抑制肠道对胆固醇和植物固醇吸收的药物是

（149～150题共用备选答案）

A. T波

B. QT间期

C. P波

D. QRS波群

E. ST段

149. 代表心室除极和复极总时间的是

150. 反映心室早期缓慢复极的电位和时间变化的是

中医执业医师资格考试
最后成功四套胜卷（四）

（医学综合考试部分）

第三单元

考生姓名：_____

准考证号：_____

考　　点：_____

考 场 号：_____

A1 型题

答题说明

每一道试题下面有 A、B、C、D、E 五个备选答案，请从中选择一个最佳答案，并在答题卡上将相应题号的相应字母所属的方框涂黑。

1. 十四经穴总数为
   A. 354 个
   B. 349 个
   C. 362 个
   D. 363 个
   E. 364 个

2. 以下哪条经脉"贯脊"
   A. 督脉
   B. 带脉
   C. 足少阴肾经
   D. 足太阳膀胱经
   E. 足少阳胆经

3. 在手指，小指末节桡侧，指甲根角侧上方 0.1 寸的腧穴是
   A. 少冲
   B. 少府
   C. 少泽
   D. 少商
   E. 中冲

4. 以下哪项不属于《四总穴歌》的内容
   A. 腰背委中求
   B. 肚腹三里留
   C. 胸胁内关谋
   D. 面口合谷收
   E. 头项寻列缺

5. "一夫法"是将食、中、无名、小指四指并拢，四横指的间距为 3 寸，其量取标准应按
   A. 食指远端指节横纹
   B. 中指远端指节横纹
   C. 无名指远端指节横纹
   D. 小指近端指节横纹
   E. 以上都不是

6. 下列选项中，既是输穴又是原穴，还是八会穴的穴位是
   A. 太溪
   B. 太渊
   C. 大陵
   D. 神门
   E. 太冲

7. 黄疸辨证以何为纲
   A. 阴阳
   B. 寒热
   C. 虚实
   D. 气血
   E. 表里

8. 下列哪项不属于内伤发热的诊断要点
   A. 起病缓慢，病程长
   B. 多为低热
   C. 多为高热
   D. 自觉发热，体温并不高
   E. 有反复发热史

9. 下列腧穴中，治疗高血压之头痛、眩晕首选
   A. 曲泽
   B. 尺泽
   C. 曲池
   D. 偏历

E. 扶突

10. 有关扭伤的针灸辨证论治，叙述不正确的是
    A. 扭伤多为关节伤筋，属经筋病
    B. 以受伤局部腧穴为主
    C. 可配合循经远部取穴
    D. 可在扭伤部位上下循经邻近取穴
    E. 陈旧性损伤不宜用灸法

11. 带脉的功能是
    A. 涵蓄十二经气血
    B. 调节全身阳经之气
    C. 主管一身之表里
    D. 约束纵行诸经
    E. 以上皆是

12. 治疗落枕的主穴是
    A. 天柱、肩井、天髎、肩贞
    B. 养老、后溪、合谷、阳池
    C. 阿是穴、外关、合谷、肩井
    D. 阿是穴、外劳宫、后溪、悬钟
    E. 后溪、外关、束骨、昆仑

13. 三焦的下合穴是
    A. 委中
    B. 上巨虚
    C. 委阳
    D. 下巨虚
    E. 合阳

14. 眩晕常见的病理因素不包括
    A. 风
    B. 火
    C. 湿
    D. 痰
    E. 瘀

15. 治疗月经过多、崩漏的首选穴是
    A. 隐白
    B. 太白
    C. 公孙
    D. 地机
    E. 三阴交

16. 下列十二经脉表里关系错误的是
    A. 手少阴——手太阳
    B. 足厥阴——足少阳
    C. 手阳明——手太阴
    D. 手少阳——手厥阴
    E. 足太阳——足厥阴

17. 下列各项，属着痹特点的是
    A. 疼痛游走不定
    B. 痛势较剧，痛有定处
    C. 关节酸痛、重着、漫肿
    D. 关节肿胀局限，见皮下结节
    E. 关节肿胀僵硬，疼痛不移

18. 时行感冒与感冒风热证的区别点，关键在于
    A. 恶寒的轻与重
    B. 发热的轻与重
    C. 咽喉肿痛与否
    D. 有无传染性
    E. 脉数与否

19. 耻骨联合上缘至髌底的骨度折量寸是
    A. 18寸
    B. 19寸
    C. 20寸
    D. 21寸
    E. 22寸

20. 下列腧穴中，治疗虚劳诸疾首选
    A. 中脘
    B. 膏肓

C. 百会
D. 膈俞
E. 血海

21. 太阳头痛的"引经药"应首选
    A. 葛根、白芷、知母
    B. 羌活、川芎、蔓荆子
    C. 柴胡、黄芩、川芎
    D. 藁本、吴茱萸、钩藤
    E. 细辛、白芷、羌活

22. 有关面瘫的针灸辨证论治，下列叙述不正确的是
    A. 以祛风通络、疏调经筋为法
    B. 取手足阳明经穴为主
    C. 急性期病属实证，面部腧穴应重刺、深刺
    D. 恢复期气血受损，可取足三里施予补法
    E. 属风寒证者，可加用风池

23. 根据本经子母补泻法，心经虚证应选用
    A. 神门
    B. 少冲
    C. 太白
    D. 太冲
    E. 大敦

24. 除近治作用、远治作用外，腧穴的主治特点还包括
    A. 调和作用
    B. 特殊作用
    C. 平衡作用
    D. 疏通作用
    E. 扶正作用

25. 手太阴肺经与手阳明大肠经的循行交接部位是
    A. 拇指

B. 食指
C. 中指
D. 无名指
E. 小指

26. 下列哪项不属于同名经配穴法
    A. 耳鸣取中渚、足临泣
    B. 头痛取外关、阳陵泉
    C. 失眠取神门、三阴交
    D. 牙痛取合谷、内庭
    E. 便秘取天枢、曲池

27. 下列各组腧穴中，相距不是1寸的是
    A. 中极－关元
    B. 下脘－中脘
    C. 中脘－上脘
    D. 内关－间使
    E. 外关－支沟

28. 治疗痔疾常取的腧穴是
    A. 天枢
    B. 承山
    C. 委阳
    D. 昆仑
    E. 申脉

29. 下列脏腑与募穴对应关系不正确的是
    A. 肺－中府
    B. 大肠－天枢
    C. 膀胱－中极
    D. 肝－期门
    E. 心－鸠尾

30. 听宫穴归属
    A. 膀胱经
    B. 胃经
    C. 小肠经
    D. 大肠经
    E. 胆经

31. 与不寐关系密切的经脉是
    A. 任脉、冲脉
    B. 督脉、任脉
    C. 阳维脉、阴维脉
    D. 阳跷脉、阴跷脉
    E. 心经、阴维脉

32. 治疗遗尿肾气不足证，除主穴外，还应选取的配穴是
    A. 肾俞、命门
    B. 肺俞、脾俞
    C. 气海、足三里
    D. 百会、神门
    E. 行间、阳陵泉

33. 有关妊娠妇女针刺时的注意事项，叙述不正确的是
    A. 孕期不可以针刺三阴交、合谷
    B. 怀孕3个月以内者，不宜针刺小腹部的腧穴
    C. 怀孕3个月以上者，腹部腧穴不宜针刺
    D. 怀孕3个月以上者，腰骶部腧穴不宜针刺
    E. 可用昆仑、至阴保胎

34. 阳痿的病位是
    A. 心
    B. 宗筋
    C. 脾
    D. 肾与膀胱
    E. 肺

35. 治疗眩晕实证的主穴是
    A. 风池、百会、太阳、列缺
    B. 风池、头维、太阳、百会
    C. 风池、百会、内关、太冲
    D. 风池、百会、肝俞、肾俞
    E. 百会、内关、后溪、水沟

36. 用背俞穴治疗耳聋，应首选
    A. 肺俞
    B. 三焦俞
    C. 肝俞
    D. 肾俞
    E. 脾俞

37. 下列哪项不是照海穴的主治病证
    A. 失眠，癫痫
    B. 呕吐涎沫，吐舌
    C. 月经不调，赤白带下
    D. 小便频数，癃闭
    E. 咽喉干痛，目赤肿痛

38. 在腹部，横平脐中，前正中线旁开2寸的腧穴是
    A. 神阙
    B. 大横
    C. 天枢
    D. 大巨
    E. 胃俞

39. 内关穴的定位是
    A. 腕横纹上5寸，掌长肌腱与桡侧腕屈肌腱之间
    B. 腕横纹上3寸，掌长肌腱与桡侧腕屈肌腱之间
    C. 腕横纹上2寸，掌长肌腱与桡侧腕屈肌腱之间
    D. 腕横纹上1寸，掌长肌腱与桡侧腕屈肌腱之间
    E. 腕横纹中央，掌长肌腱与桡侧腕屈肌腱之间

40. 黄疸形成的最关键病理因素是
    A. 热邪
    B. 寒邪
    C. 疫毒
    D. 瘀血

E. 湿邪

41. 治疗中风后遗症气虚络瘀证，应选用
    A. 天麻钩藤饮
    B. 半夏白术天麻汤
    C. 镇肝熄风汤
    D. 补阳还五汤
    E. 局方至宝丹

42. 治疗腰痛的穴组是
    A. 后溪、太渊
    B. 委中、后溪
    C. 人中、鱼际
    D. 委中、合谷
    E. 后溪、三间

43. 小腹胀满较明显，小便艰涩疼痛，尿后余沥不尽是何种淋证的临床特点
    A. 热淋
    B. 石淋
    C. 气淋
    D. 膏淋
    E. 血淋

44. 用于镇静、止痛、缓解肌肉痉挛宜选用
    A. 疏密波
    B. 断续波
    C. 锯齿波
    D. 疏波
    E. 密波

45. 足太阴脾经的起止穴是
    A. 隐白、大敦
    B. 隐白、大包
    C. 隐白、鸠尾
    D. 大包、陷谷
    E. 隐白、厉兑

46. 下合穴中可治疗肠痈、腹中切痛的是
    A. 上巨虚
    B. 天枢
    C. 下巨虚
    D. 委中
    E. 阳陵泉

47. 与瘿病相关的脏腑是
    A. 肝、胃、肾
    B. 脾、肺、肾
    C. 心、肝、脾
    D. 心、肝、肾
    E. 脾、胃、肾

48. 在肘横纹中，肱二头肌肌腱桡侧凹陷处的腧穴是
    A. 小海
    B. 少海
    C. 曲泽
    D. 尺泽
    E. 曲池

49. 下列腧穴中，不属于督脉的腧穴是
    A. 腰阳关
    B. 哑门
    C. 水沟
    D. 承浆
    E. 百会

50. 厥证的基本病机是
    A. 气虚下陷，清阳不升
    B. 气机逆乱，升降乖戾
    C. 痰随气升，上蒙清窍
    D. 失血过多，气随血脱
    E. 气血凝滞，脉络瘀阻

51. 迎香穴位于
    A. 鼻孔外缘，旁开0.5寸
    B. 鼻翼外缘，旁开0.5寸

C. 鼻翼外缘中点旁,鼻唇沟中
D. 鼻翼上缘中点,旁开 0.5 寸
E. 平鼻孔,当鼻唇沟中

52. 面瘫伴舌麻、味觉减退,除主穴外,还应选取的配穴是
    A. 承浆
    B. 水沟
    C. 廉泉
    D. 翳风
    E. 风池

53. 攒竹穴位于
    A. 目内眦内上方眶内侧壁凹陷中
    B. 眉梢凹陷处
    C. 目外眦外侧 0.5 寸凹陷中
    D. 两眉毛内侧端中间的凹陷中
    E. 眉头凹陷中,额切迹处

54. 内伤咳嗽的病理因素,主要是
    A. 痰与湿
    B. 痰与饮
    C. 痰与火
    D. 湿与虚
    E. 痰与瘀

55. 常用于治疗盗汗的是
    A. 极泉
    B. 少海
    C. 通里
    D. 阴郄
    E. 神门

56. 直立垂手,掌心贴于大腿时,中指尖所指凹陷中,髂胫束后缘,其穴位是
    A. 伏兔
    B. 风市
    C. 梁丘
    D. 髀关
    E. 承扶

57. 捻转补泻法的泻法操作是
    A. 捻转角度小,频率快,用力轻
    B. 捻转角度大,频率慢,用力轻
    C. 捻转角度大,频率快,用力重
    D. 捻转角度小,频率快,用力重
    E. 捻转角度大,频率快,用力轻

58. 痫病的主要病位在
    A. 心
    B. 肾
    C. 脑
    D. 肝
    E. 三焦

59. 隔蒜灸多用于治疗
    A. 阳痿早泄
    B. 呕吐腹痛
    C. 未溃疮疡
    D. 腹痛泄泻
    E. 疮疡久溃

60. 针刺治疗感冒的主穴是
    A. 列缺、合谷、肺俞、太渊、大椎
    B. 太渊、肺俞、合谷、鱼际、三阴交
    C. 列缺、合谷、大椎、太阳、风池
    D. 鱼际、尺泽、膻中、肺俞、定喘
    E. 尺泽、肺俞、膏肓、太溪、足三里

A2 型题

答题说明

每道考题由两个以上相关因素组成或以一个简要病历形式出现，其下面有 A、B、C、D、E 五个备选答案，请从中选择一个最佳答案，并在答题卡上将相应题号的相应字母所属的方框涂黑。

61. 患者有跌仆闪挫病史，现腰痛如刺，痛有定处，痛处拒按，日轻夜重，轻则俯仰不便，重则不能转侧，舌质暗紫，有瘀斑，脉涩。治疗首选方剂为
    A. 少腹逐瘀汤
    B. 当归活血汤
    C. 丹参饮
    D. 通窍活血汤
    E. 身痛逐瘀汤

62. 患者腹胀，按之不坚，胁下胀满疼痛，饮食减少，食后胀甚，得嗳气、矢气稍减，小便短少，舌苔薄白腻，脉弦。治疗首选方剂为
    A. 逍遥散
    B. 萆薢渗湿汤
    C. 柴胡疏肝散合胃苓汤
    D. 济生肾气丸
    E. 中满分消丸合茵陈蒿汤

63. 患者疟疾热甚寒微，头痛，肢体烦疼，面红目赤，胸闷呕吐，烦渴饮冷，大便秘结，小便热赤，神昏谵语，舌质红绛，苔黄腻，脉洪数。治疗首选方剂为
    A. 何人饮
    B. 清瘴汤
    C. 加味不换金正气散
    D. 柴胡桂枝干姜汤
    E. 白虎加桂枝汤

64. 患者，男，78岁，肺痨8年。现突然出现咳吐浊唾涎沫，其质较黏稠，咳痰带血，咳声不扬，音哑，气急喘促，口渴咽燥，午后潮热，形体消瘦，皮毛干枯，舌红而干，脉虚数。治疗首选方剂为
    A. 麦门冬汤合清燥救肺汤
    B. 千金苇茎汤合如金解毒散
    C. 桑白皮汤
    D. 加味泻白散
    E. 甘草干姜汤

65. 患者，女，30岁。干咳，咳声短促，痰少黏白，痰中带血丝，声音逐渐嘶哑，口干咽燥，午后潮热，颧红，盗汗，日渐消瘦，神疲，舌质红，少苔，脉细数。治疗应首选
    A. 三拗汤
    B. 桑菊饮
    C. 沙参麦冬汤
    D. 桑杏汤
    E. 清金化痰丸

66. 患者小便点滴而下，甚则阻塞不通，小腹胀满疼痛，舌紫暗，有瘀点，脉涩。治疗首选方剂为
    A. 济生肾气丸
    B. 沉香散
    C. 春泽汤
    D. 清肺饮
    E. 代抵当丸

67. 患者反复发生肌衄，久病不愈，神疲乏力，头晕目眩，面色苍白，食欲不振，舌质淡，脉细弱。治疗首选方剂为

A. 补中益气汤
B. 八珍汤
C. 桑菊饮
D. 黄土汤
E. 归脾汤

A. 三阴交、中极、次髎、太冲
B. 三阴交、归来、次髎、地机
C. 三阴交、中极、次髎、内关
D. 三阴交、气海、太溪、肝俞
E. 三阴交、气海、脾俞、胃俞

68. 患者，女，65岁。身体素弱，饮食稍有不慎即呕吐未消化食物，面色白，倦怠乏力，四肢不温，便溏，舌淡苔白，脉濡弱。治疗应首选
    A. 吴茱萸汤
    B. 理中汤
    C. 黄芪建中汤
    D. 苓桂术甘汤
    E. 四君子汤

72. 患者，女，20岁。每因情志不畅而呕吐，伴有嗳气吞酸，胸胁胀满，平时多烦善怒，舌苔薄白，脉弦。取穴除内关、足三里、中脘外，应加用
    A. 上脘、胃俞
    B. 合谷、内庭
    C. 梁门、天枢
    D. 期门、太冲
    E. 脾俞、胃俞

69. 患者，男，53岁。长期咽喉有不适感，隐痛，入夜尤甚，咽喉稍肿，色暗红，手足心热，舌红少苔，脉细数。针灸治疗宜选
    A. 少商、合谷、尺泽、关冲
    B. 少商、合谷、列缺、外关
    C. 太溪、鱼际、照海、列缺
    D. 少商、合谷、中渚、太冲
    E. 太渊、合谷、太冲、少冲

73. 患者夜寐盗汗，自汗，五心烦热，兼午后潮热，两颧色红，口渴，舌红少苔，脉细数。治疗首选方剂为
    A. 金匮肾气丸
    B. 当归六黄汤
    C. 知柏地黄丸
    D. 六味地黄丸
    E. 玉屏风散

70. 患者发热后出现肢体痿软不用，皮肤枯燥，心烦口渴，咳呛少痰，咽干不利，小便短赤，舌红苔黄，脉细数。其证候是
    A. 肺热津伤证
    B. 脾胃虚弱证
    C. 湿热浸淫证
    D. 肝肾亏损证
    E. 气血不足证

74. 患者寒热往来，身热起伏，汗少，有汗而热不解，咳嗽，痰少，气急，胸胁刺痛，呼吸、转侧疼痛加重，心下痞硬，干呕，口苦，咽干，舌苔薄白，脉弦数。治疗首选方剂为
    A. 沙参麦冬汤合泻白散
    B. 小半夏加茯苓汤
    C. 苓桂术甘汤
    D. 柴枳半夏汤
    E. 香附旋覆花汤

71. 患者，女，18岁。经期下腹部疼痛剧烈，经色紫黑，有血块，经前伴乳房胀痛，舌有瘀斑，脉细弦。治疗宜选取

75. 患者双下肢关节游走性疼痛，时有寒热，舌淡苔薄白，脉浮。治疗除主穴外，还可配取

A. 肾俞、关元
B. 膈俞、血海
C. 商丘、足三里
D. 大椎、曲池
E. 膝眼、太溪

A. 五皮饮合胃苓汤
B. 疏凿饮子合丹参饮
C. 桃红四物汤合五苓散
D. 济生肾气丸合真武汤
E. 实脾饮合通窍活血汤

76. 患者腹痛肠鸣，泻下粪便臭如败卵，泻后痛减，脘腹胀满，舌苔厚腻，脉滑。治疗应首选
    A. 保和丸
    B. 藿香正气散
    C. 葛根芩连汤
    D. 参苓白术汤
    E. 龙胆泻肝汤

77. 患者，男，55岁。3个月前因胸胁部撞伤后，胁肋刺痛，痛有定处，痛处拒按，入夜痛甚，舌质紫暗，脉沉涩。治疗首选方剂为
    A. 复元活血汤
    B. 少腹逐瘀汤
    C. 膈下逐瘀汤
    D. 调营饮
    E. 香附旋覆花汤

78. 患者，女，45岁。失眠2年，经常多梦少寐，入睡迟，易惊醒，平常遇事惊怕，多疑善感，舌淡苔薄，脉弦细。治疗除取主穴外，还应加取
    A. 心俞、脾俞
    B. 心俞、太溪
    C. 心俞、胆俞
    D. 肝俞、太冲
    E. 足三里、内关

79. 患者水肿延久不退，肿势轻重不一，四肢浮肿，以下肢为主，皮肤瘀斑，腰部刺痛，伴血尿，舌紫暗，苔白，脉沉细涩。治疗首选方剂为

80. 患者小便不通，情志抑郁，多烦善怒，胁腹胀满，舌红，苔薄黄，脉弦。治疗首选方剂为
    A. 六磨汤
    B. 沉香散
    C. 春泽汤
    D. 清肺饮
    E. 柴胡疏肝散

81. 患者脘腹满闷，时轻时重，纳呆便溏，神疲乏力，少气懒言，语声低微，舌质淡，苔薄白，脉细弱。治疗首选方剂为
    A. 二陈平胃散
    B. 香砂六君子汤
    C. 益胃汤
    D. 补中益气汤
    E. 归脾汤

82. 呃逆连声，常因情志不畅而诱发，胸胁满闷，脘腹胀满，嗳气纳减，肠鸣矢气，苔薄白，脉弦。治疗应首选
    A. 丁香散加减
    B. 竹叶石膏汤加减
    C. 五磨饮子加减
    D. 六磨汤加减
    E. 益胃汤加减

83. 患者腰部冷痛重着，转侧不利，逐渐加重，静卧病痛不减，寒冷和阴雨天则加重，舌质淡，苔白腻，脉沉而迟缓。治疗首选方剂为
    A. 左归丸
    B. 右归丸

第47页

C. 金匮肾气丸
D. 甘姜苓术汤
E. 附子理中汤

84. 患者眩晕时作，头痛如刺，健忘失眠，舌质暗、有瘀斑，脉涩。治疗应首选
    A. 加味四物汤
    B. 桃仁红花煎
    C. 血府逐瘀汤
    D. 补阳还五汤
    E. 通窍活血汤

85. 患者，男，42岁。胸闷且痛，心悸盗汗，头晕目眩，心烦不寐，腰酸膝软，舌红少津，脉细数。其治法是
    A. 益气养血，宁心和络
    B. 补气活血，通络止痛
    C. 益气温阳，活血通络
    D. 滋阴清火，养心和络
    E. 行气活血，温经止痛

86. 患者，男，呛咳气急，吐痰黄稠量多，时时咯血，血色鲜红，混有泡沫痰涎，午后潮热，骨蒸颧红，五心烦热，盗汗量多，口渴心烦，失眠，性情急躁易怒，胸肋掣痛，遗精，形体日益消瘦，近期曾有与肺痨患者的接触史，舌干而红，苔薄黄而剥，脉细数。治疗首选方剂为
    A. 月华丸
    B. 百合固金汤合秦艽鳖甲散
    C. 保真汤
    D. 补天大造丸
    E. 千金苇茎汤

87. 患者喘逆剧甚，张口抬肩，鼻扇气促，端坐不能平卧，稍动则咳喘欲绝，心慌动悸，烦躁不安，面青唇紫，汗出如珠，肢冷，脉浮大无根。治疗首选方剂为
    A. 生脉散合补肺汤

B. 参附汤送服黑锡丹，配合蛤蚧粉
C. 二陈汤合三子养亲汤
D. 人参养荣汤合止嗽散
E. 金匮肾气丸合参蛤散

88. 患者慢性心脏病史10年，面色晦暗，喘悸不休，烦躁不安，额汗如油，四肢厥冷，尿少肢肿，舌淡苔白，脉微细欲绝。治疗首选方剂为
    A. 生脉散合血府逐瘀汤
    B. 真武汤合葶苈大枣泻肺汤
    C. 保元汤合血府逐瘀汤
    D. 参附龙骨牡蛎汤
    E. 参附汤

89. 患者心悸不安，胸闷不舒，心痛时作，痛如针刺，唇甲青紫，舌质紫暗，有瘀斑，脉涩。治疗首选方剂为
    A. 血府逐瘀汤
    B. 苓桂术甘汤
    C. 通窍活血汤
    D. 少腹逐瘀汤
    E. 桃仁红花煎

90. 患者脘腹痞闷，嘈杂不舒，恶心呕吐，口干不欲饮，口苦，纳少，舌红苔黄腻，脉滑数。治疗首选方剂为
    A. 清中汤
    B. 龙胆泻肝汤
    C. 益胃汤
    D. 柴胡疏肝散
    E. 连朴饮

91. 患者心下坚满，自利，利后反快，虽利心下续坚满，水走肠间，沥沥有声，腹满，便秘，口舌干燥，舌苔腻色白，脉沉弦。治疗应首选
    A. 苓桂术甘汤
    B. 甘遂半夏汤

C. 沙参麦冬汤
D. 小青龙汤
E. 十枣汤

92. 患者腹部阵痛，有黏液脓血便，里急后重，肛门灼热，尿黄，时有发热，恶心、胸闷，口干口苦，心烦易怒，舌质红，苔黄腻，脉滑数。腹部可触及肿块，表面高低不平，质地坚硬。治疗首选方剂为
    A. 槐角丸
    B. 黄连解毒汤
    C. 龙胆泻肝汤合五味消毒饮
    D. 白头翁汤
    E. 柴胡疏肝散

93. 患者，男，40岁。胃脘灼热疼痛，痛势急迫，烦怒，口苦，泛吐酸水，舌红苔黄，脉弦。治疗应首选
    A. 化肝煎
    B. 黛蛤散
    C. 小柴胡汤
    D. 柴胡疏肝散
    E. 龙胆泻肝汤

94. 患者心悸，眩晕气急，胸闷痞满，渴不欲饮，小便短少，下肢浮肿，形寒肢冷，伴恶心、欲吐、流涎，舌淡胖，苔白滑，脉沉细而滑。治疗首选方剂为
    A. 黄连温胆汤
    B. 苓桂术甘汤
    C. 龙胆泻肝汤
    D. 涤痰汤
    E. 真武汤

95. 患者胸部膨满，喘咳不能平卧，咳痰清稀，心悸，面浮，下肢浮肿，腹部胀满有水，脘痞，纳差，尿少，怕冷，面唇青紫，苔白滑，舌体胖质暗，脉沉细。

治疗首选方剂为
    A. 苓桂术甘汤
    B. 平喘固本汤合补肺汤
    C. 越婢加半夏汤
    D. 真武汤合五苓散
    E. 苏子降气汤合三子养亲汤

96. 患者，男，60岁。久患胁痛，悠悠不休，遇劳加重，头晕目眩，口干咽燥，舌红少苔，脉弦细。治疗应首选
    A. 柴胡疏肝散
    B. 逍遥散
    C. 杞菊地黄丸
    D. 一贯煎
    E. 二阴煎

97. 患者口渴引饮，能食与便溏并见，精神不振，四肢乏力，体瘦，舌质淡红，苔白而干，脉弱。治疗首选方剂为
    A. 金匮肾气丸
    B. 消渴方
    C. 玉女煎
    D. 六味地黄丸
    E. 七味白术散

98. 患者大便干结，如羊屎状，形体消瘦，头晕耳鸣，两颧红赤，心烦少眠，潮热盗汗，腰膝酸软，舌红少苔，脉细数。治疗首选方剂为
    A. 济川煎
    B. 麦门冬汤
    C. 半硫丸
    D. 温脾汤
    E. 增液汤

99. 位于肩胛冈中点与肩胛下角连线的上1/3与下2/3交点凹陷中的腧穴是
    A. 肩贞
    B. 臑俞

C. 天宗
D. 秉风
E. 曲垣

100. 患者小便频数短涩，灼热刺痛，尿中夹沙石，排尿时突然中断，尿道窘迫疼痛，尿中带血。治疗应首选
    A. 八正散
    B. 石韦散
    C. 小蓟饮子
    D. 沉香散
    E. 无比山药丸

101. 患者大便艰涩，腹痛拘急，胀满拒按，胁下偏痛，手足不温，呃逆呕吐，舌苔白腻，脉弦紧。治疗应首选
    A. 麻仁丸
    B. 六磨汤
    C. 温脾汤
    D. 济川煎
    E. 更衣丸

102. 患者，女，18岁。痫病发作后来诊，发病前有眩晕，胸闷，现痰多，舌淡，苔白腻，脉弦滑。针灸治疗除印堂、鸠尾、间使、太冲、丰隆外，应加用
    A. 曲池、神门、内庭
    B. 合谷、阴陵泉、风池
    C. 心俞、脾俞、足三里
    D. 肝俞、肾俞、太溪
    E. 血海、膈俞、内关

103. 患者痢下赤白，日久不愈，脓血黏稠，脐下灼痛，虚坐努责，食少，心烦口干，至夜转剧，舌红绛少津，苔少，脉细数。治疗首选方剂为
    A. 白头翁汤
    B. 芍药汤
    C. 连理汤

D. 驻车丸
E. 不换金正气散

104. 患者，女，42岁。全身水肿，下肢明显，按之没指，小便短少，身体困重，胸闷，纳呆，泛恶，舌苔白腻，脉沉缓。治疗应首选
    A. 五皮饮合胃苓汤
    B. 麻黄连翘赤小豆汤
    C. 越婢加术汤
    D. 实脾饮
    E. 疏凿饮子

105. 患者头摇不止，肢麻震颤，重则手不能持物，头晕目眩，胸脘痞闷，口苦口黏，口吐痰涎，舌体胖大，有齿痕，舌质红，舌苔黄腻，脉弦滑数。治疗首选方剂为
    A. 天麻钩藤饮合镇肝熄风汤
    B. 导痰汤合羚角钩藤汤
    C. 桑白皮汤
    D. 龟鹿二仙膏合大定风珠
    E. 地黄饮子

106. 患者腹胀痛，腹部时有条索状物聚起，按之胀痛更甚，便秘，纳呆，舌苔腻，脉弦滑。治疗首选方剂为
    A. 逍遥散
    B. 六磨汤
    C. 五磨饮子
    D. 大七气汤
    E. 保和丸

107. 患者，女，35岁。胃脘部隐痛，痛处喜按，伴胃脘灼热，似饥而不欲食，咽干口燥，大便干结，舌红少津，脉细数。针刺应选择的处方是
    A. 内关、天枢、中脘、膈俞、三阴交
    B. 内关、足三里、中脘、期门、太冲

C. 内关、天枢、中脘、太冲、合谷
D. 内关、足三里、中脘、下脘、梁门
E. 足三里、中脘、内关、三阴交、内庭

108. 患者喘促动则为甚，心悸，气短，咳而气怯，痰多，食少，胸闷，怯寒肢冷，神疲，少腹拘急不仁，脐下动悸，小便不利，足跗浮肿，吐涎沫而头目昏眩，舌体胖大，质淡，苔白腻，脉沉细而滑。治法为
    A. 滋阴清热
    B. 和解宣利
    C. 温脾补肾，以化水饮
    D. 泻肺祛饮
    E. 温中化痰

109. 患者突然昏仆，不省人事，牙关紧闭，口噤不开，两手握固，大小便闭，肢体偏瘫、拘急、抽搐，兼见面白唇暗，静卧不烦，四肢不温，痰涎壅盛，苔白腻，脉沉滑。治疗首选方剂为
    A. 镇肝熄风汤合小青龙汤
    B. 桃仁承气汤合导痰汤
    C. 羚角钩藤汤合至宝丹
    D. 涤痰汤合用苏合香丸
    E. 羚羊角汤合安宫牛黄丸

110. 患者发病急骤，黄疸迅速加深，其色如金，皮肤瘙痒，高热口渴，胁痛腹满，神昏谵语，烦躁抽搐，见衄血、便血，肌肤瘀斑，舌质红绛，苔黄而燥，脉弦滑。治疗首选方剂为
    A. 大承气汤
    B. 龙胆泻肝汤
    C. 柴胡疏肝散
    D. 《千金》犀角散
    E. 大柴胡汤

111. 患者，男，72岁。头摇肢颤，持物不稳，腰膝酸软，失眠心烦，头晕，耳鸣，善忘，兼有神呆、痴傻，舌质红，舌苔薄白，脉象细数。治疗首选方剂为
    A. 七福饮
    B. 十全大补汤
    C. 人参养荣汤
    D. 龟鹿二仙膏合大定风珠
    E. 地黄饮子

112. 患者头痛而晕，心悸不宁，神疲乏力，面色无华，舌淡苔薄白，脉细弱。治疗应首选
    A. 半夏白术天麻汤
    B. 加味四物汤
    C. 大定风珠
    D. 大补元煎
    E. 六君子汤

113. 患者小便短赤带血，头晕耳鸣，神疲，颧红潮热，腰膝酸软，舌质红，苔少，脉细数。治疗首选方剂为
    A. 左归丸
    B. 济生肾气丸
    C. 知柏地黄丸
    D. 百合固金汤
    E. 六味地黄丸

114. 患者腹大胀满，形似蛙腹，朝宽暮急，面色苍黄，脘闷纳呆，神倦怯寒，肢冷浮肿，小便短少不利，舌体胖，质紫，苔白滑，脉沉细无力。治疗首选方剂为
    A. 理中汤
    B. 金匮肾气丸
    C. 柴胡疏肝散合胃苓汤
    D. 济生肾气丸
    E. 中满分消丸合茵陈蒿汤

115. 患者吐血色红，夹有食物残渣，脘腹胀闷，嘈杂不适，甚则作痛，口臭，便

秘，大便色黑，舌质红，苔黄腻，脉滑数。治疗首选方剂为
A. 泻心汤合十灰散
B. 茜根散
C. 清中汤
D. 加味清胃散合泻心汤
E. 玉女煎

116. 患者，男，50岁。胸痛剧烈，痛无休止，伴身寒肢冷，气短喘促，苔薄白，脉沉紧。治疗应选用的方剂是
A. 乌头赤石脂丸
B. 四逆加人参汤
C. 瓜蒌桂枝汤
D. 当归四逆汤合枳实薤白桂枝汤
E. 参附汤

117. 患者，女，50岁。心烦不寐，头重目眩，胸闷痰多，恶心口苦，嗳气吞酸，舌红苔黄腻，脉滑数。治疗应首选
A. 顺气导痰汤
B. 蒿芩清胆汤
C. 黄连温胆汤
D. 丹栀逍遥散
E. 朱砂安神丸

118. 患者，男，25岁。3日来头痛如裹，痛无休止，肢体困重，苔白腻，脉濡。针灸治疗除阿是穴、百会、合谷、风池外，还宜选取
A. 风门
B. 曲池
C. 丰隆
D. 阴陵泉
E. 足临泣

119. 患者胃脘刺痛，痛有定处而拒按，食后痛甚，舌质紫暗，脉涩。其证候是
A. 气机阻滞证

B. 食积气阻证
C. 瘀血停胃证
D. 血瘀血虚证
E. 气虚血瘀证

120. 患者颈前喉结两旁结块肿大，按之较硬，肿块经久未消，胸闷，纳差，舌质暗，苔白腻，脉弦。治疗首选方剂为
A. 天王补心丹
B. 四海舒郁丸
C. 海藻玉壶汤
D. 柴胡疏肝散
E. 逍遥散

121. 患者，男，60岁。疟疾迁延日久，每遇劳累辄易发作，发时寒热较轻，面色萎黄，倦怠乏力，短气懒言，纳少自汗，舌质淡，脉细弱。治疗首选方剂为
A. 加味不换金正气散
B. 柴胡桂枝干姜汤
C. 何人饮
D. 柴胡截疟饮
E. 截疟七宝饮

122. 患者，女，62岁。喘咳，喉中哮鸣8年。近半年来，短气息促，呼多吸少，动则尤甚，腰膝酸软，舌淡苔白，脉沉细。治疗应首选
A. 生脉地黄汤合金水六君煎
B. 生脉散
C. 补肺汤
D. 苏子降气汤
E. 参苏饮

123. 患者腹部积块质软不坚，固定不移，胁肋疼痛，脘腹痞满，舌暗苔薄白，脉弦。治疗首选方剂为
A. 逍遥散
B. 六磨汤合丹参饮

C. 柴胡疏肝散合失笑散

D. 大七气汤

E. 八珍汤合化积丸

C. 补中益气汤

D. 柴胡疏肝散

E. 龙胆泻肝汤

124. 患者，男，40岁。咳嗽，痰稠带血，心烦易怒，胸胁胀痛，口苦，舌红苔黄，脉弦数。治疗应首选

A. 十灰散

B. 四生丸

C. 泻白散合黛蛤散

D. 百合固金汤

E. 养阴清肺汤

125. 患者素有咳喘宿痰，多湿多痰，恼怒后突然昏厥，喉有痰声，呕吐涎沫，呼吸气粗，舌苔白腻，脉沉滑。治疗首选方剂为

A. 清金化痰汤

B. 桑白皮汤

C. 羚角钩藤汤

D. 导痰汤

E. 五磨饮子

126. 患者，女，65岁。痹证日久，肌肉关节刺痛，固定不移，关节僵硬变形，屈伸不利，有硬结、瘀斑，面色暗黧，眼睑浮肿，胸闷痰多，舌质紫暗有瘀斑，舌苔白腻，脉弦涩。治疗首选方剂为

A. 防风汤

B. 双合汤

C. 乌头汤

D. 宣痹汤

E. 疏凿饮子

127. 患者阳事不起，起而不坚，心情抑郁，胸胁胀痛，脘闷不适，食少便溏，苔薄白，脉弦。治疗首选方剂为

A. 逍遥散

B. 五磨饮子

128. 患者水饮不下，泛吐多量黏液白沫，面浮足肿，面色㿠白，形寒气短，精神疲惫，腹胀，舌质淡，苔白，脉细弱。治疗首选方剂为

A. 补中益气汤

B. 玉枢丹

C. 补气运脾汤

D. 沙参麦冬汤

E. 通幽汤

129. 患者低热，午后热甚，心内烦热，胸闷脘痞，不思饮食，渴不欲饮，呕恶，大便黏滞不爽，舌苔黄腻，脉濡数。治疗首选方剂为

A. 三仁汤

B. 血府逐瘀汤

C. 丹栀逍遥散

D. 蒿芩清胆汤

E. 涤痰汤

130. 患者便血色红黏稠，大便不畅，腹痛，口苦，舌质红，苔黄腻，脉濡数。治疗首选方剂为

A. 萆薢渗湿汤

B. 丹栀逍遥散

C. 泻白散合黛蛤散

D. 地榆散合槐角丸

E. 龙胆泻肝汤

131. 患者神思恍惚，魂梦颠倒，心悸易惊，善悲欲哭，肢体困乏，饮食锐减，言语无序，舌淡，苔薄白，脉沉细无力。治疗首选方剂为

A. 养心汤合越鞠丸

B. 逍遥散合顺气导痰汤

C. 癫狂梦醒汤
D. 二阴煎合琥珀养心丹
E. 生铁落饮

132. 患者右上腹痛，阵发性加剧，并向右肩部放射，伴有恶心、呕吐。针灸取穴除阳陵泉、日月外，还可用
    A. 胆囊穴、胆俞
    B. 阑尾穴、中脘
    C. 胆囊穴、京门
    D. 中脘、天枢
    E. 梁丘、太冲

133. 患者反复发痫不愈，神疲乏力，心悸气短，失眠多梦，面色苍白，体瘦纳呆，大便溏薄，舌质淡，苔白腻，脉沉细而弱。治疗首选方剂为
    A. 当归补血汤
    B. 八珍汤
    C. 补中益气汤
    D. 通窍活血汤
    E. 六君子汤合归脾汤

134. 患者智能减退，记忆力、计算力、定向力、判断力均明显减退，神情呆钝，词不达意，头晕耳鸣，怠惰思卧，齿枯发焦，腰酸骨软，步履艰难，舌瘦色淡，苔薄白，脉沉细弱。治疗首选方剂为
    A. 还少丹
    B. 七福饮
    C. 涤痰汤
    D. 天王补心丹
    E. 四君子汤

135. 虚劳患者，短气自汗，声音低怯，时寒时热，平素易于感冒，舌质淡，脉弱。其证候是
    A. 肺气虚证
    B. 脾气虚证
    C. 肺阴虚证
    D. 脾阳虚证
    E. 肾气虚证

136. 患者呕吐吞酸，嗳气频繁，胸胁胀痛，舌淡红，苔薄，脉弦。治疗首选方剂为
    A. 柴胡疏肝散
    B. 蒿芩清胆汤
    C. 香苏散
    D. 四七汤
    E. 藿香正气散

A3型题

答题说明

以下提供若干个案例，每个案例下设若干道试题。请根据案例所提供的信息，在每一道试题下面的A、B、C、D、E五个备选答案中选择一个最佳答案，并在答题卡上将相应题号的相应字母所属的方框涂黑。

（137～139题共用题干）
患者，女，55岁。不寐多梦5年，有时甚至彻夜不眠，急躁易怒，伴头晕头胀，目赤耳鸣，口干而苦，不思饮食，便秘溲赤，舌红苔黄，脉弦数。

137. 其辨证为
    A. 肝火扰心证
    B. 心脾两虚证
    C. 痰热扰心证
    D. 心肾不交证
    E. 心胆气虚证

138. 治疗首选方剂是
    A. 黄连温胆汤
    B. 六味地黄丸
    C. 龙胆泻肝汤
    D. 安神定志丸
    E. 酸枣仁汤

139. 若患者出现头晕目眩、头痛欲裂、不寐躁怒、大便秘结，可用
    A. 大承气汤
    B. 当归龙荟丸
    C. 枳实导滞汤
    D. 济川煎
    E. 麻子仁丸

（140～142题共用题干）

患者，女，65岁。久病体虚，四肢痿弱，肌肉瘦削，手足麻木不仁，四肢青筋显露，肌肉活动时隐痛不适，舌痿不能伸缩，舌质暗淡有瘀点、瘀斑，脉细涩。

140. 其辨证为
    A. 痿证，脉络瘀阻证
    B. 颤证，肝肾亏损证
    C. 颤证，肺热津伤证
    D. 痿证，湿热浸淫证
    E. 痿证，脾胃虚弱证

141. 其治法为
    A. 补益肝肾，滋阴清热
    B. 补中益气，健脾升清
    C. 清热利湿，通利经脉
    D. 益气养营，活血行瘀
    E. 清热润燥，养阴生津

142. 治疗首选方剂为
    A. 虎潜丸
    B. 参苓白术散合补中益气汤
    C. 加味二妙散
    D. 清燥救肺汤
    E. 圣愈汤合补阳还五汤

B 型题

答题说明

两道试题共用 A、B、C、D、E 五个备选答案，备选答案在上，题干在下。每题请从中选择一个最佳答案，并在答题卡上将相应题号的相应字母所属的方框涂黑。每个备选答案可能被选择一次、两次或不被选择。

（143～144题共用备选答案）
    A. 玉女煎
    B. 泻心汤合十灰散
    C. 龙胆泻肝汤
    D. 加味清胃散合泻心汤
    E. 泻白散合黛蛤散

143. 治疗吐血肝火犯胃证，应首选
144. 治疗鼻衄胃热炽盛证，应首选

（145～146题共用备选答案）
    A. 晕针
    B. 滞针
    C. 弯针
    D. 断针
    E. 血肿

145. 行针时医者感觉针下涩滞，捻转、提插、出针均感困难，称为
146. 行针时医者用力过猛，改变了留针时针身的角度和方向，称为

（147～148题共用备选答案）
    A. 痿证

B. 痉证
C. 痹证
D. 厥证
E. 痫病

147. 以突然昏仆，不省人事，口吐白沫，两目上视，四肢抽搐为主要表现的病证是
148. 以肢体筋脉弛缓，软弱无力，日久因不能随意运动而致肌肉萎缩为主要表现的病证是

（149～150题共用备选答案）
A. 扶正祛邪
B. 调和阴阳
C. 清热温寒
D. 疏通经络
E. 补虚泻实

149. 针刺背俞穴治疗五脏病，体现了针灸治疗的何种作用
150. 三棱针刺络放血治疗足扭伤，体现了针灸治疗的何种作用

试卷标识码：

中医执业医师资格考试
最后成功四套胜卷（四）

（医学综合考试部分）

第四单元

考生姓名：_____
准考证号：_____
考　　点：_____
考 场 号：_____

A1 型题

答题说明

每一道试题下面有 A、B、C、D、E 五个备选答案，请从中选择一个最佳答案，并在答题卡上将相应题号的相应字母所属的方框涂黑。

1. 婴儿大便呈果酱色，伴阵阵哭闹，多为
   A. 痢疾
   B. 伤食
   C. 肠套叠
   D. 消化道溃疡
   E. 肠痉挛

2. 我国现存第一部产科专著为
   A.《颅囟经》
   B.《经效产宝》
   C.《邯郸遗稿》
   D.《女科要旨》
   E.《傅青主女科》

3. 小儿开始出乳牙的年龄是生后
   A. 2～3 个月
   B. 3～6 个月
   C. 4～10 个月
   D. 7～11 个月
   E. 9～12 个月

4. 可引发走黄的疾病是
   A. 痈
   B. 瘰疬
   C. 流痰
   D. 有头疽
   E. 红丝疔

5. 脓液位于组织深部的检查方法
   A. 按触法
   B. 透光法
   C. 点压法
   D. 穿刺法
   E. B 超法

6. 治疗经行发热瘀热壅阻证，治疗首选
   A. 上下相资汤
   B. 蒿芩地丹四物汤
   C. 血府逐瘀汤
   D. 六味地黄丸
   E. 逍遥散

7. 治疗青蛇毒湿热瘀阻证，应首选的方剂是
   A. 五神汤合四妙勇安汤
   B. 萆薢渗湿汤合五神汤
   C. 二妙散合茵陈赤豆汤
   D. 四妙散合五神汤
   E. 六味地黄丸合四妙散

8. 疥疮的特异性皮损是
   A. 丘疹
   B. 丘疱疹
   C. 小水疱
   D. 隧道
   E. 结节

9. 下列对产后"三审"描述正确的一项是
   A. 审小腹痛与不痛，以辨有无恶露停滞
   B. 审大便通与不通，以察胃气的强弱
   C. 审乳汁的行与不行，以辨有无恶露停滞
   D. 审饮食多少，以验津液的盛衰
   E. 审小腹痛与不痛，以辨有无气血亏虚

10. 异位妊娠破裂致休克，内出血量多时，紧急处理办法是

第 59 页

A. 缩宫止血术
B. 服用参附汤
C. 立即手术
D. 清宫止血
E. 予米非司酮杀胚

11. 容易发生意外伤害，如溺水、烫伤、坠床、误服药物中毒的时期是
    A. 新生儿期
    B. 婴儿期
    C. 青春期
    D. 学龄前期
    E. 学龄期

12. 传染性单核细胞增多症最严重的并发症为
    A. 肺炎
    B. 黄疸
    C. 心肌炎
    D. 溶血性贫血
    E. 脾破裂

13. 治疗绝经前后诸证肾阴阳俱虚证，应首选的方剂是
    A. 知柏地黄丸
    B. 左归丸
    C. 右归丸
    D. 二仙汤
    E. 归肾丸

14. 营养性缺铁性贫血是一种
    A. 大细胞性贫血
    B. 正细胞性贫血
    C. 单纯小细胞性贫血
    D. 小细胞低色素性贫血
    E. 正细胞正色素性贫血

15. 妇女一生中能发育至成熟而排卵的卵细胞的个数
    A. 100～200个
    B. 200～300个
    C. 300～400个
    D. 400～500个
    E. 500～600个

16. 多气多血的经脉是
    A. 少阳经
    B. 阳明经
    C. 太阳经
    D. 少阴经
    E. 太阴经

17. 内痔好发于肛门齿线上
    A. 截石位3、7、11点
    B. 截石位3、9点
    C. 截石位6、12点
    D. 截石位1、8点
    E. 截石位4、10点

18. 关于血管瘤的治疗，描述错误的是
    A. 多发的血管瘤可手术切除治疗
    B. 血管瘤破裂出血用云南白药外敷
    C. 瘤体大，易切除
    D. 较大者可用放射疗法
    E. 较小者可用冷冻疗法

19. 治疗乳核血瘀痰凝证的选方为
    A. 逍遥蒌贝散
    B. 柴胡疏肝散
    C. 逍遥散合桃红四物汤
    D. 瓜蒌牛蒡汤
    E. 二仙汤

20. 乳痈最常见的病因是
    A. 乳汁郁积
    B. 肝郁痰凝
    C. 肝郁胃热
    D. 感受外邪
    E. 肝气上冲

21. 下列各项中，需用砭镰法治疗的是
    A. 托盘疔
    B. 颜面部疔
    C. 红丝疔
    D. 蛇眼疔
    E. 蛀节疔

22. 新生儿两侧颊部各有一个脂肪垫隆起称
    A. 马牙
    B. 板牙
    C. 螳螂子
    D. 口疮
    E. 鹅口疮

23. 下列各项，属于消法适应证的是
    A. 脓液黄稠的溃疡
    B. 疮疡溃后
    C. 未化脓的初期肿疡
    D. 化脓性肿块
    E. 疮疡内陷

24. 乳癖的治疗要点是
    A. 活血止痛
    B. 理气化痰
    C. 活血化瘀
    D. 消块止痛
    E. 化痰止痛

25. 下列不是泄泻变证阴竭阳脱证临床表现的是
    A. 泻下不止
    B. 面色苍白
    C. 神疲气弱
    D. 四肢厥冷
    E. 唇红舌绛

26. 与夏季热发病关系最密切的因素是
    A. 气候炎热
    B. 乳食积滞
    C. 内蕴湿热
    D. 体质虚弱
    E. 先天畸形

27. 有头疽切开引流常作
    A. 对口引流
    B. 一字形切口
    C. 十字形切口
    D. 梭形切口
    E. S形切口

28. 神经性尿频的发病特点是
    A. 尿细菌培养阳性
    B. 睡时遗尿，日间尿频而量多
    C. 伴尿痛
    D. 多发生在学龄期
    E. 醒时尿频，次数较多

29. 经间期出血发生的时间是
    A. 黄体期
    B. 基础体温高低温交替时
    C. 每次性生活后
    D. 基础体温低高温交替时
    E. 基础体温浮动时

30. 治疗阴疮热毒证，首选方剂是
    A. 龙胆泻肝汤
    B. 小蓟饮子
    C. 萆薢渗湿汤
    D. 补中益气汤
    E. 大柴胡汤

31. 小儿抽动障碍的治则是
    A. 调和阴阳
    B. 息风止动
    C. 清肝泻火
    D. 清热豁痰
    E. 镇惊息风

32. 下列不属于皮肤黏膜淋巴结综合征临床特征的是
    A. 持续发热
    B. 颈淋巴结肿大
    C. 手足硬肿
    D. 多形红斑
    E. 胁下痞块

33. 肛漏的主要症状是
    A. 便秘、便血、脱出
    B. 肛门肿痛、便秘
    C. 肛门流脓、疼痛、瘙痒
    D. 流脓、疼痛、异物感
    E. 流脓、便血、瘙痒

34. 下述哪项不是特发性血小板减少性紫癜的临床特点
    A. 紫癜可遍及全身
    B. 多呈对称性分布
    C. 不高出皮肤
    D. 瘀点、瘀斑以四肢头面部多见
    E. 血小板计数减低

35. 下列属于痛经肾气亏损证临床表现的是
    A. 经前小腹绞痛喜暖
    B. 经行小腹隐痛空坠
    C. 经前小腹胀痛喜暖
    D. 经后小腹隐痛腰酸
    E. 经前小腹疼痛灼热

36. 关于失荣的说法，错误的是
    A. 发于颈部及耳之前后
    B. 表现为颈部淋巴结肿大
    C. 生长较快，质地坚硬
    D. 多发于青年女性
    E. 相当于西医的颈部淋巴结转移癌和原发性恶性肿瘤

37. 肉瘿气滞痰凝证的治法是

    A. 调摄冲任，理气散结
    B. 益气养阴，软坚散结
    C. 理气解郁，化痰软坚
    D. 清热化湿，和营解毒
    E. 疏风清热，化痰散结

38. 下列不属于股肿临床表现的是
    A. 肢体肿胀
    B. 患肢进行性坏死
    C. 肢体疼痛
    D. 浅静脉曲张
    E. 局部皮温升高

39. 经行乳房胀痛肝肾亏虚证的治法是
    A. 藏肝养血，和胃通络
    B. 温肾养阴，和胃通络
    C. 疏肝理气，和胃通络
    D. 滋肾养肝，和胃通络
    E. 补肾健脾，和胃通络

40. 女性的乳房属
    A. 肝
    B. 胃
    C. 肾
    D. 脾
    E. 心

41. 胸腹腰胯丹毒的首选方是
    A. 补阳还五汤
    B. 五神汤
    C. 普济消毒饮
    D. 仙方活命饮
    E. 龙胆泻肝汤

42. 治疗热疮肺胃热盛证的首选方剂为
    A. 平胃散
    B. 辛夷清肺饮合竹叶石膏汤
    C. 龙胆泻肝汤
    D. 增液汤

E. 除湿胃苓汤

43. 临产先兆包括
    A. 见红
    B. 弄胎
    C. 离经脉
    C. 阵痛
    E. 滑脉

44. 经间期的带下特点是
    A. 带下黄稠
    B. 带下臭秽
    C. 带下清稀如水
    D. 带下透明,可拉长
    E. 带下少

45. 创面边缘整齐,坚硬削直如凿,基底部高低不平,有稀薄臭秽分泌物,其溃疡属于
    A. 麻风性溃疡
    B. 压迫性溃疡
    C. 疮疡性溃疡
    D. 梅毒性溃疡
    E. 岩性溃疡

46. 毒蛇咬伤局部处理,不包括
    A. 早期结扎
    B. 烧灼
    C. 扩创排毒
    D. 给予抗生素
    E. 封闭疗法

47. 以下可诊断为滑胎的是
    A. 停经40余天,阴道下血量少,色淡,曾自然堕胎1次,脉滑
    B. 停经50余天,阴道下血量少,色淡,小腹坠痛,曾自然堕胎2次,脉滑
    C. 停经50余天,阴道下血量少,色淡,曾自然堕胎3次,脉沉滑尺弱,腰痛如折
    D. 停经40余天,阴道下血量少,色暗,小腹胀痛拒按,曾经人流3次,脉沉涩
    E. 停经40余天,阴道下血量少,色淡,小腹痛,脉弱

48. 身体无病而月经3个月来潮1次者称
    A. 季经
    B. 并月
    C. 漏胎
    D. 垢胎
    E. 避年

49. 妊娠病胎元正常者的治疗原则是
    A. 治病与安胎并举
    B. 先治病后安胎
    C. 以安胎为主
    D. 以治病为主
    E. 下胎以益母

50. 鼠乳的好发部位是
    A. 手背、手指
    B. 胸背部
    C. 前臂
    D. 足跗部
    E. 颈周围及眼睑部

51. 鹅口疮的辨证重在辨别
    A. 寒热
    B. 表里
    C. 虚实
    D. 阴阳
    E. 脏腑

52. 脚湿气糜烂型选用的外用药为
    A. 复方土槿皮酊
    B. 雄黄膏
    C. 1号癣药水

D. 密陀僧散

E. 10%水杨酸软膏

53. 油风实证的治疗原则是
   A. 清热凉血
   B. 清热通瘀
   C. 行气活血
   D. 活血化瘀
   E. 清热解毒

54. "攻痛无常，时感抽掣，喜缓怒甚"是为
   A. 热痛
   B. 寒痛
   C. 风痛
   D. 气痛
   E. 湿痛

55. 下列关于病毒性心肌炎的叙述，错误的是
   A. 发病前有感冒、泄泻、风疹等病史
   B. 有明显心悸、胸闷、脉结代等表现
   C. 心脏听诊可有心音低钝、心率加快
   D. X线或超声心动图检查示心脏扩大
   E. 血沉增快、抗链球菌溶血素"O"增高

A2型题

答题说明

每道考题由两个以上相关因素组成或以一个简要病历形式出现，其下面有A、B、C、D、E五个备选答案，请从中选择一个最佳答案，并在答题卡上将相应题号的相应字母所属的方框涂黑。

56. 患者，女，33岁，下腹部包块，热痛起伏，触之痛剧，痛连腰骶，经行量多，经期延长，带下量多，色黄如脓，兼见身热口渴，心烦不宁，大便秘结，小便黄赤，舌暗红，有瘀斑，苔黄，脉弦滑数。治疗首选
   A. 大黄牡丹汤
   B. 桂枝茯苓丸
   C. 清营汤
   D. 血府逐瘀汤
   E. 龙胆泻肝汤

57. 患者，女，32岁。月经周期正常，末次月经持续10天未净，量多，色淡，质稀，倦怠乏力，气短懒言，小腹空坠，面色㿠白，舌淡，苔薄，脉缓弱。治疗首选
   A. 两地汤
   B. 归肾丸
   C. 举元煎
   D. 理冲汤
   E. 一贯煎

58. 患儿，女，6岁。夜间遗尿，日间尿频而量多，经常感冒，面色少华，神疲乏力，食欲不振，大便溏薄，舌质淡红，苔薄白，脉沉无力。治疗首选
   A. 八正散
   B. 参苓白术散
   C. 菟丝子散
   D. 补中益气汤合缩泉丸
   E. 金匮肾气丸

59. 患儿，8岁。身体瘦弱，汗出较多，心烦少寐，寐后汗多，低热，口干，手足心热，唇舌色淡，脉细弱。治疗应首选
   A. 人参五味子汤
   B. 泻黄散
   C. 黄芪桂枝五物汤
   D. 生脉散

E. 玉屏风散

60. 病儿咳嗽 2 个月，干咳无痰，口渴咽干，喉痒声嘶，手足心热，舌红少苔，脉细数。应诊断为
    A. 风寒咳嗽
    B. 风热咳嗽
    C. 肺虚久咳
    D. 阴虚咳嗽
    E. 痰湿咳嗽

61. 患儿，7 岁。反复喘促，喉间痰鸣，气短自汗，咳嗽无力，形体消瘦，神疲懒言，面白少华，纳差，便溏，舌质淡胖，苔薄白，脉细软。治疗应首选
    A. 玉屏风散合人参五味子汤
    B. 六君子汤
    C. 金匮肾气丸
    D. 二陈汤
    E. 参苓白术散

62. 患者经间期出血，量少，色淡，质稀，神疲体倦，气短懒言，食少腹胀，舌淡，苔薄，脉缓弱。治疗首选方剂是
    A. 归脾汤
    B. 滋血汤
    C. 通瘀煎
    D. 保阴煎
    E. 逍遥散

63. 患者服药后出现严重药疹，后期大片脱屑，伴低热，神疲乏力，气短，口干欲饮，舌红，少苔，脉细数。治疗首选
    A. 除湿胃苓汤
    B. 补中益气汤
    C. 增液汤合益胃汤
    D. 防风通圣散
    E. 四物消风散

64. 患者，女，55 岁。带下全无 1 年，阴中干涩，阴痒，面色无华，头晕眼花，心悸失眠，神疲乏力，肌肤甲错，舌质暗，边有瘀点瘀斑，脉细涩。治疗首选
    A. 左归丸
    B. 保阴煎
    C. 小营煎
    D. 归脾汤
    E. 归肾丸

65. 患儿，女，6 岁。口颊、上颚、齿龈、口角溃烂，周围黏膜焮红，疼痛拒食，烦躁不安，口臭，涎多，小便短赤，大便秘结，伴发热，舌红，苔薄黄，脉浮数。治疗首选
    A. 银翘散
    B. 清热泻脾散
    C. 黄连解毒汤
    D. 五味消毒饮
    E. 大黄黄连泻心汤

66. 患者，男，28 岁。突然脱发成片，偶有头皮瘙痒，伴头部烘热，心烦易怒，急躁不安，舌质红，舌苔薄，脉弦。应诊断为
    A. 白秃疮
    B. 白屑风
    C. 油风
    D. 牛皮癣
    E. 白疕

67. 患儿，11 个月。发热 4 天，身热已退，肌肤出现玫瑰红色小丘疹，皮疹始见于躯干部，很快延及全身，肤无痒感，舌质偏红，苔薄少津，指纹淡紫。治疗应首选
    A. 银翘散合养阴清肺汤
    B. 葱豉汤
    C. 清解透表汤

D. 沙参麦冬汤
E. 清营汤

68. 患者，女，35岁。月经周期正常，月经量少、色红、质稠，经期鼻衄，量不多，色暗红，伴手足心热，潮热颧红，舌红少苔，脉细数。其证候是
   A. 肝经郁火证
   B. 阴虚内热证
   C. 心肝火旺证
   D. 阴虚阳亢证
   E. 肺肾阴虚证

69. 患儿，男，4岁。入夏后体温渐高，发热持续，气温越高，体温越高，皮肤灼热，汗少，口渴欲饮，小便频数，烦躁，口唇干燥，舌质稍红，苔薄黄，脉数。治疗应首选
   A. 王氏清暑益气汤
   B. 温下清上汤
   C. 白虎汤
   D. 竹叶石膏汤
   E. 新加香薷饮

70. 患者症见肛缘肿物突起，其色紫暗，疼痛剧烈难忍，肛门坠胀，伴口渴便秘，舌紫，苔薄黄，脉弦涩。选方最宜
   A. 止痛如神汤合活血散瘀汤
   B. 补中益气汤合龙胆泻肝汤
   C. 凉血地黄汤合活血散瘀汤
   D. 龙胆泻肝汤合凉血地黄汤
   E. 脏连丸合凉血地黄汤

71. 患者排尿困难、排尿费力，呈点滴状，偶出现尿流中断及急性尿潴留，排尿时疼痛明显，可放射至阴茎头部。首先考虑为
   A. 尿道结石
   B. 膀胱结石
   C. 肾结石
   D. 输尿管结石
   E. 胆囊炎

72. 病儿盛夏外出游玩，现高热无汗，头痛胸闷，身重困倦，纳呆，鼻塞流涕，苔黄腻，脉数。治疗首选
   A. 荆防败毒散
   B. 银翘散
   C. 新加香薷饮
   D. 杏苏散
   E. 桑菊饮

73. 患者，女，27岁。婚久不孕，月经周期正常，经来腹痛，呈进行性加剧，经量多少不一，经色紫暗，有血块，块下痛减，肛门坠胀不适，性交痛，舌紫暗，边有瘀点，苔薄白，脉弦细涩。治疗首选
   A. 少腹逐瘀汤
   B. 血府逐瘀汤
   C. 生化汤
   D. 桂枝茯苓丸
   E. 启宫丸

74. 患者，男，16岁。头面多发圆形肿块，边界清楚，表皮中央有黑点，咽喉如有梅核堵塞，胸膈痞闷，急躁易怒，舌淡，苔腻，脉滑。首选方剂为
   A. 二陈汤合四七汤
   B. 海藻玉壶汤
   C. 柴胡清肝汤
   D. 四海舒郁丸
   E. 逍遥散

75. 患者孕6个月，尿频尿急尿痛，尿意不尽，小腹坠胀，胸闷纳少，带下量多黄稠，舌红，苔黄腻，脉弦滑数。其治法是

A. 滋阴清热，润燥通淋
B. 清心泻火，利湿通淋
C. 清热利湿，润燥通淋
D. 清热利湿，泻火通淋
E. 清心泻火，润燥通淋

76. 患者，女，29岁。每次经行期间，发热恶寒，无汗，鼻塞流涕，咽喉痒痛，咳嗽痰稀，头痛身痛，舌淡红，苔薄白，脉浮紧，经净诸证渐愈。首选的治疗方剂是
A. 荆穗四物汤
B. 荆防败毒散
C. 趁痛散
D. 当归补血汤
E. 黄芪建中汤

77. 患者，女，38岁。经乱无期，停闭数月后突然崩漏下血不止，经色鲜红，质稍稠，头晕耳鸣，腰膝酸软，五心烦热，夜寐不宁，舌红，苔少，脉细数。治疗首选
A. 左归丸合二至丸
B. 知柏地黄丸
C. 右归丸
D. 清热固经汤
E. 上下相资汤

78. 患者，女，27岁。全身红斑、风团伴瘙痒2天，红斑、风团面积较大，伴脘腹疼痛，恶心呕吐，神疲纳呆，大便秘结，舌质红，苔黄腻，脉弦滑数。其治法为
A. 疏风解表，通腑泄热
B. 益气养阴，清解余热
C. 清热凉血，通腑泄热
D. 清热利湿，解毒止痒
E. 疏风清热，凉血止痒

79. 患儿，4岁。喉核赤肿明显，吞咽困难，

壮热不退，口干口臭，大便干结，小便黄少，舌红，苔黄，脉数。选方最宜
A. 银翘马勃散
B. 桑菊饮
C. 牛蒡甘桔汤
D. 养阴清肺汤
E. 桑杏汤

80. 患者，女，22岁。产后焦虑，忧郁，心神不宁，常悲伤欲哭，情绪低落，失眠多梦，健忘，精神萎靡，伴神疲乏力，面色萎黄，纳少便溏，脘闷腹胀，舌淡，苔薄白，脉细弱。治疗首选
A. 归脾汤
B. 养心汤
C. 芎归泻心汤
D. 逍遥散
E. 补中益气汤

81. 患儿，4岁。尿频、尿痛、尿急3天，伴发热、烦躁、口渴，舌质红，苔黄腻，脉数有力。治疗首选
A. 桑螵蛸散
B. 导赤散
C. 八正散
D. 缩泉丸
E. 六一散

82. 患儿，女，10岁。发热，皮肤突然出现瘀点瘀斑，压之不褪色，色泽鲜红，伴鼻衄，血色鲜红，心烦、口渴、便秘，伴腹痛，舌红，苔黄燥，脉数有力。首选方剂是
A. 清瘟败毒饮
B. 大补阴丸
C. 犀角地黄汤
D. 连翘败毒散
E. 五味消毒饮

83. 早产儿，出生时2.3kg，现体短形瘦，头大囟张，头发稀黄，耳壳软，哭声低微，肌肉瘠薄，四肢欠温，指甲软短，骨弱肢柔，指纹淡。诊断为胎怯，其辨证为
   A. 肾精薄弱证
   B. 肾气亏虚证
   C. 肾阴不足证
   D. 肾阳虚衰证
   E. 肝肾阴虚证

84. 患者，男，45岁。1个月前背部突发肿胀，光软无头，1周前脓肿破溃，脓水稀薄，疮面新肉不生，疮色淡红不鲜，愈合缓慢，伴面色无华，神疲乏力，纳少，舌质淡胖，苔少，脉沉细无力。治疗首选
   A. 透脓散
   B. 阳毒内托散
   C. 阴毒内托散
   D. 参苓白术散
   E. 托里消毒散

85. 患者，男，25岁。头皮瘙痒，头屑多，头发干枯脱落，头面部皮肤干燥脱屑，并见淡红色斑片，伴口干便秘，舌红，苔薄白，脉细数。其证候是
   A. 肠胃湿热证
   B. 热毒蕴结证
   C. 气血两虚证
   D. 气滞血瘀证
   E. 风热血燥证

86. 患儿，4岁。发热1天出疹，皮疹初起细小淡红，现转为鲜红，疹点稠密，伴壮热口渴，烦躁哭闹，耳后及枕部淋巴结肿大，舌质红赤，苔黄糙，脉洪数。治疗首选
   A. 解肌透痧汤
   B. 透疹凉解汤
   C. 清解透表汤
   D. 清瘟败毒饮
   E. 竹叶石膏汤

87. 患者，女，32岁。经行风疹频发，瘙痒难忍，入夜尤甚，月经多推迟，量少色淡，面色不华，肌肤枯燥，舌淡红，苔薄，脉虚数。治疗首选
   A. 消风散
   B. 当归饮子
   C. 地黄饮子
   D. 牵正散
   E. 归脾汤

88. 患者，女，35岁，已婚。妊娠试验阳性，劳累后阴道少量出血，腹部有下坠感，腰酸，心悸气短，神疲乏力，舌淡，脉细弱滑。治法为
   A. 活血化瘀，补肾安胎
   B. 补气养血，固肾安胎
   C. 清热凉血，养血安胎
   D. 补肾健脾，益气安胎
   E. 健脾益气，养血安胎

89. 患者患湿疮，发病较缓，皮损潮红，有丘疹，瘙痒，抓后糜烂渗出，可见鳞屑，伴纳少，腹胀便溏，易疲乏，舌淡胖，苔白腻，脉濡缓。治疗首选
   A. 除湿胃苓汤
   B. 龙胆泻肝汤
   C. 麻黄桂枝各半汤
   D. 萆薢渗湿汤合三妙丸
   E. 防风通圣散

90. 患者，颜面患处红肿高突，根脚收束，状如钉丁，发热头痛，舌红，苔黄，脉数。选方最宜
   A. 黄连解毒汤
   B. 仙方活命饮
   C. 牛蒡解肌汤

D. 五神汤

E. 普济消毒饮

91. 患儿，男，28天。面目皮肤发黄，色泽鲜明如橘，哭声响亮，不欲吮乳，口渴唇干，大便秘结，小便深黄，舌质红，苔黄腻。治疗首选方剂是
   A. 茵陈理中汤
   B. 越婢加半夏汤
   C. 茵陈四苓散
   D. 大柴胡汤
   E. 茵陈蒿汤

92. 患者，男，慢性睾丸炎1年，轻微触痛，牵引少腹不适，无全身症状，舌淡有瘀斑，苔薄腻，脉弦滑。治疗首选
   A. 橘核丸
   B. 滋阴除湿汤
   C. 萆薢化毒汤
   D. 五味消毒饮
   E. 枸橘汤

93. 患儿肢体面部浮肿，头痛眩晕，烦躁不安，视物模糊，口苦，恶心呕吐，甚至抽搐、昏迷，尿短赤，舌质红，苔黄燥，脉弦。治疗应首选
   A. 麻黄连翘赤小豆汤
   B. 五味消毒饮
   C. 六味地黄丸
   D. 龙胆泻肝汤合羚角钩藤汤
   E. 温胆汤合附子泻心汤

94. 患儿，男，4岁。头颅方大，肋串珠，鸡胸，X形腿，出牙、坐立、行走均迟缓，面白虚烦，多汗肢软，舌淡苔少，脉细无力。治疗应首选
   A. 左归丸
   B. 右归丸
   C. 金匮肾气丸

D. 补肾地黄丸

E. 十全大补汤

95. 患者肛门刺痛明显，便时便后尤甚，肛门紧缩，裂口色紫暗，便秘，舌紫暗，脉涩。治疗应首选的方剂是
   A. 麻仁丸
   B. 润肠汤
   C. 六磨汤
   D. 当归芍药汤
   E. 大承气汤

96. 患儿，女，8岁。壮热3天不退，烦躁不安，口渴欲饮，面红目赤，皮疹呈向心性分布，躯干部多，斑、丘、疱疹和结痂同时存在，皮疹分布较密，疹色紫暗，疱浆浑浊，大便干结，小便短黄，舌质红，苔黄糙而干，脉数有力。治疗首选
   A. 生脉散
   B. 银翘散
   C. 清胃解毒汤
   D. 增液承气汤
   E. 养阴清胃汤

97. 患者，女，49岁。绝经3年，近3个月经水复来，色深红，质稠，带下增多，色黄，有臭味，口苦口干，小便短赤，大便秘结，舌红，苔黄，脉弦滑。治疗首选
   A. 五味消毒饮
   B. 易黄汤
   C. 萆薢渗湿汤
   D. 益阴煎
   E. 安老汤

98. 患者，男，45岁。肛周肿痛剧烈，持续数日，痛如鸡啄，肛周红肿，按之有波动感。治疗首选方法为

A. 切开法
B. 挑治法
C. 结扎法
D. 激光法
E. 冷冻法

99. 患者，女，35岁。近3个月月经提前，约20日一行，量或多或少，经色深红，质稠，经行不畅，少腹胀痛，乳房胀痛，烦躁易怒，口苦咽干，舌红，苔薄黄，脉弦数。治疗首选
A. 丹栀逍遥散
B. 保阴煎
C. 清经散
D. 乌药汤
E. 龙胆泻肝汤

100. 患者产后乳汁甚少，质地稀薄，乳房柔软无胀感，面色少华，倦怠乏力，舌淡苔薄白，脉细弱。治疗首选方剂是
A. 通乳丹
B. 下乳涌泉散
C. 苍附导痰汤
D. 漏芦散
E. 调经散

101. 患者，女，18岁，未婚。月经尚未初潮，体质虚弱，腰酸腿软，头晕目眩，倦怠乏力，夜尿频多，舌淡暗，苔薄白，脉沉细。其治法是
A. 温经散寒，活血调经
B. 健脾化痰，活血调经
C. 补肾益气，调理冲任
D. 理气活血，祛瘀通经
E. 养阴清热，益气调经

102. 患者突发腹痛，并逐渐转移至右下，进行性加剧，麦氏点压痛、反跳痛阳性，及至全腹压痛、反跳痛、腹皮挛急，右下腹可触及包块，壮热，纳呆，恶心呕吐，便秘，舌红苔黄腻，脉弦数。中医治法为
A. 行气活血，通腑泄热
B. 通腑泄热，解毒利湿透脓
C. 通腑排脓，养阴清热
D. 和解少阳，内泄热结
E. 清热解毒，消肿溃坚

103. 患者，女，25岁，已婚。近半年来常感小腹部隐痛，拒按，痛连腰骶，劳累时加重，带下量多，色黄，质黏稠，胸闷纳呆，口干便秘，小便黄赤，舌体胖大，色红，苔黄腻，脉滑数。治疗应首选
A. 膈下逐瘀汤
B. 少腹逐瘀汤
C. 银甲丸
D. 理冲汤
E. 止带方

104. 患儿，4岁。身热不退，拒食，烦躁口渴，小便黄赤，大便秘结，手、足、口部及四肢、臀部疱疹，痛痒剧烈，疱疹色泽紫暗，分布稠密，根盘红晕显著，疱液浑浊，舌质红绛，苔黄厚腻，脉滑数。应选用的方剂为
A. 甘露消毒丹
B. 清瘟败毒饮
C. 黄连解毒汤
D. 银翘散
E. 清营汤

105. 患者，男，73岁。左下肢内臁疮，面积5cm×5cm，局部红肿，渗液量较少。外治应首选
A. 红油膏
B. 白玉膏
C. 九一丹

D. 金黄膏

E. 青黛膏

106. 患儿，2岁。语迟，精神呆滞，智力低下，头发生长迟缓，发稀萎黄，四肢萎软，肌肉松弛，口角流涎，纳食欠佳，舌淡胖，苔少，指纹色淡。治疗应首选
   A. 调元散
   B. 肾气丸
   C. 加味六味地黄丸
   D. 保元汤
   E. 资生健脾丸

107. 患儿，男，4岁。不思饮食，嗳腐酸馊，脘腹胀满疼痛，大便酸臭，烦躁啼哭，夜眠不安，手足心热，舌质红，苔黄厚腻，脉象弦滑。治疗首选
   A. 八珍汤
   B. 保和丸
   C. 健脾丸
   D. 异功散
   E. 益胃汤

108. 患儿，男，4岁。麻疹疹点出齐，发热渐退，咳嗽减轻，胃纳增加，皮疹依布发顺序渐回，皮肤可见糠麸样脱屑，并有色素沉着，舌红少津，苔薄净，脉细无力。治疗应首选
   A. 清金化痰汤
   B. 清解透表汤
   C. 沙参麦冬汤
   D. 天麻钩藤饮
   E. 竹叶石膏汤

109. 患者，女，23岁。产后3天，小腹疼痛，拒按，得热痛缓；恶露量少，涩滞不畅，色紫暗有块，块下痛减；面色青白，四肢不温，伴胸胁胀痛；舌质紫暗，脉弦涩。治疗首选

A. 补血定痛汤

B. 生化汤

C. 趁痛散

D. 少腹逐瘀汤

E. 将军斩关汤

110. 患者，女，38岁。月经量少，色暗淡，质稀，腰膝酸软，头晕耳鸣，足跟痛，夜尿多，舌淡，脉沉迟。其治法是
   A. 补肾益精，养血调经
   B. 补肾益精，活血调经
   C. 温肾健脾，养血调经
   D. 温肾健脾，活血调经
   E. 温肾健脾，疏肝调经

111. 患者，女，45岁。乳房肿块月经前加重，经后缓解，伴有腰酸乏力，神疲倦怠，月经失调，量少色淡，舌淡苔白，脉沉细。其治法是
   A. 疏肝散结
   B. 化痰散结
   C. 调摄冲任
   D. 调补气血
   E. 行气活血

112. 病儿头部外伤1个月后，时感头痛，部位固定，继而神智不清，单侧肢体抽搐，反复发作，每次表现大致相同，舌苔少，脉涩。首选方剂是
   A. 血府逐瘀汤
   B. 通窍活血汤
   C. 桃仁承气汤
   D. 失笑散
   E. 桃红四物汤

113. 患儿，10岁。发热持续，缠绵不退，身热不扬，汗出不透，头身重痛，精神困倦，呕恶纳呆，口渴不欲饮，胸腹痞闷，面色苍黄，皮疹色红，大便黏滞不

爽，小便短黄不利，舌偏红，苔黄腻，脉濡数。实验室检查：嗜异性凝集试验阳性，EB病毒特异性抗体阳性。治疗首选

A. 银翘散
B. 普济消毒饮
C. 甘露消毒丹
D. 竹叶石膏汤
E. 清肝化痰丸

114. 患者，女，25岁。经行先后不定，经量或多或少，色紫红有血块，经行不畅，胸胁、乳房、少腹胀痛，脘闷不舒，时叹息，嗳气食少，苔薄白，脉弦。治疗首选

A. 逍遥散
B. 柴胡疏肝散
C. 两地汤
D. 举元煎
E. 定经汤

115. 患儿，男，7岁。常感脐腹部疼痛，轻重不一，时作时止，不思饮食，嗜食异物，大便不调，便下蛔虫，面色黄滞，面部可见白斑，白睛蓝斑，唇内粟状白点，夜寐龂齿，腹部可扪及条索状物，时聚时散，形体消瘦，肚腹胀大，青筋显露，舌苔花剥，舌尖红赤，脉弦滑。治疗首选方剂是

A. 阳和汤
B. 五虎汤
C. 驱蛔承气汤
D. 使君子散
E. 乌梅丸

116. 患者，女，36岁。两大腿内侧出现钱币形红斑2枚，自觉瘙痒，边界清楚，中央有自愈趋向，多在夏季加重。其诊断是

A. 紫白癜风
B. 圆癣
C. 多形性红斑
D. 牛皮癣
E. 肥疮

117. 病儿面色、皮肤黏膜苍白，指甲色白易脆，头晕目涩，潮热盗汗，手足时有震颤，舌红，苔少，脉细数；Hb 70g/L。治疗首选

A. 四君子汤
B. 六君子汤
C. 归脾汤
D. 右归丸
E. 左归丸

118. 患者，女，25岁。近半年来月经错后，平均3～4个月一行，量少，色淡，质黏，头晕体胖，心悸气短，脘闷恶心，带下量多，舌淡胖，苔白腻，脉滑。治疗首选

A. 固阴煎
B. 启宫丸
C. 一阴煎
D. 逍遥散
E. 苍附导痰丸

119. 患儿，5岁。1年来食少饮多，皮肤干燥，大便干结，舌红少津，舌苔光剥，脉细数。治疗应首选

A. 沙参麦冬汤
B. 增液承气汤
C. 养胃增液汤
D. 六味地黄丸
E. 麦门冬汤

120. 患儿高热持续，咳嗽剧烈，气急鼻扇，面赤唇红，涕泪俱无，烦躁口渴，溲赤便秘，舌红少津，舌苔黄腻，脉洪数；

肺部听诊可闻及固定的中细湿啰音。其辨证应为
A. 风热闭肺证
B. 痰热闭肺证
C. 毒热闭肺证
D. 邪陷厥阴证
E. 邪陷心肝证

121. 病儿壮热1天，咽喉肿痛，伴有糜烂白腐，皮疹密布，色红如丹，状如草莓，脉数有力。应诊断为
A. 麻疹，出疹期
B. 风疹，邪入气营证
C. 丹痧，邪侵肺卫证
D. 丹痧，毒炽气营证
E. 麻疹，初热期

122. 患者，女，35岁。妊娠8个月，小便频数不畅，小腹胀满而痛，坐卧不安，腰膝酸软，畏寒肢冷，舌淡，苔薄润，脉沉滑无力。治疗首选
A. 肾气丸
B. 济生肾气丸
C. 益气导溺汤
D. 五苓散
E. 导赤散

123. 患者，女，28岁。妊娠4个月，妊娠腹形明显小于妊娠月份，B超提示胎儿存活，腰膝酸软，纳少便溏、形寒畏冷，手足不温，舌质淡，苔白，脉沉迟。治疗首选
A. 补肾固冲丸
B. 长胎白术散
C. 健脾利水汤
D. 安奠二天汤
E. 寿胎丸合四君子汤

124. 患者，女，29岁。近1年月经周期延后，经量少、色红质稠。半年前月经停闭不行至今，五心烦热，颧红唇干，盗汗，骨蒸劳热，干咳，舌红，苔少，脉细数。治疗首选
A. 加减一阴煎
B. 血府逐瘀汤
C. 人参养荣汤
D. 滋血汤
E. 益肾调经汤

125. 梅毒患者周身起杨梅疮，色如玫瑰，不痛不痒，见丘疹、脓疱、鳞屑，兼见口干咽燥，口舌生疮，大便秘结，舌质红绛，苔薄黄，脉细滑。治疗首选方剂是
A. 龙胆泻肝汤
B. 清营汤合桃红四物汤
C. 清瘟败毒饮
D. 地黄饮子
E. 五虎汤

126. 患者，女，37岁。近半年来经间期出血，量多少不一，色紫黑夹有血块，少腹两侧刺痛，情志抑郁，胸闷烦躁，舌紫暗有瘀点，脉细弦。治疗首选
A. 逐瘀止血汤
B. 血府逐瘀汤
C. 失笑散
D. 桃红四物汤
E. 膈下逐瘀汤

127. 患者人流术后十余天间断出血，夹有黑色血块及烂肉样组织，术后腰酸腹痛下坠感。最有可能是
A. 人流综合征
B. 子宫穿孔
C. 人流不全
D. 宫腔粘连
E. 术后感染

128. 患者，女，70岁。子宫下脱，日久不愈，头晕耳鸣，腰膝酸软冷痛，小腹下坠，小便频数，入夜尤甚，带下清稀，舌淡红，脉沉弱。治疗首选
    A. 六味地黄丸
    B. 金匮肾气丸
    C. 补中益气汤
    D. 大补元煎
    E. 右归丸

129. 患儿，男，2岁。鼻塞流涕，喷嚏咳嗽，且咳嗽日渐加重，日轻夜重，咳后伴有鸡鸣声，咳痰稀白，量不多，咳声不畅，苔薄黄，指纹浮红在风关。治疗应首选
    A. 三拗汤
    B. 桑菊饮
    C. 麻杏石甘汤合苏葶丸
    D. 麻黄汤合葶苈大枣泻肺汤
    E. 桑杏汤

A3型题

> **答题说明**
> 以下提供若干个案例，每个案例下设若干道试题。请根据案例所提供的信息，在每一道试题下面的A、B、C、D、E五个备选答案中选择一个最佳答案，并在答题卡上将相应题号的相应字母所属的方框涂黑。

（130～132题共用题干）

患者，男，37岁。附睾有慢性硬结，逐渐增大形成脓肿日久，脓肿破溃后，脓液稀薄，夹有败絮样物质，疮口凹陷，形成瘘管，反复发作，经久不愈，虚热不退，面色无华，腰膝酸软，舌淡，苔白，脉沉细无力。尿常规检查提示有红细胞、白细胞及脓细胞，红细胞沉降率多增高，脓液培养有结核杆菌生长。

130. 其辨证为
    A. 子痰，浊痰凝结证
    B. 子痈，肾气不足证
    C. 子痰，阴虚内热证
    D. 子痰，气血两亏证
    E. 子痈，气滞血瘀证

131. 治疗首选方剂为
    A. 阳和汤配服小金丹
    B. 青蒿鳖甲汤合三妙丸
    C. 滋阴除湿汤合透脓散
    D. 仙方活命饮

    E. 十全大补汤，兼服小金丹

132. 治疗在辨证论治的同时，还需应用的西药是
    A. 抗结核药
    B. 抗生素
    C. 解热镇痛药
    D. 利尿药
    E. 抗组胺药

（133～135题共用题干）

患者，女，37岁，已婚。近半年来带下量多，绵绵不断，清稀如水，腰酸如折，畏寒肢冷，小腹冷感，面色晦暗，大便溏薄，夜尿多，舌淡，苔白润，脉沉迟。

133. 应辨证为
    A. 带下过多脾虚证
    B. 带下过多肾阴虚证
    C. 带下过多肾阳虚证
    D. 盆腔炎热毒蕴结证

E. 盆腔炎阴虚夹湿证

134. 其治法为
   A. 健脾益气，升阳除湿
   B. 温肾培元，固涩止带
   C. 滋肾益阴，清热利湿
   D. 清热利湿，解毒杀虫
   E. 清热解毒，利湿止带

135. 治疗应首选的方剂是
   A. 内补丸
   B. 止带方
   C. 完带汤
   D. 易黄汤
   E. 五味消毒饮

（136～138题共用题干）

患儿，男，11岁。高热，右侧耳下腮部肿胀疼痛，坚硬拒按，张口咀嚼困难，烦躁不安，口渴欲饮，头痛，咽红肿痛，颌下肿块胀痛，纳少，大便秘结，尿少而黄，舌红苔黄，脉象滑数。

136. 其辨证为
   A. 邪郁肌表证
   B. 湿热蒸盛证
   C. 热毒蕴结证
   D. 邪犯肺脾证
   E. 毒透肌肤证

137. 应采取的治法是
   A. 辛凉宣透，清热利咽
   B. 清热凉营，解毒祛湿
   C. 清热解毒，软坚散结
   D. 宣肺解表，清热化湿
   E. 疏风清热，利湿解毒

138. 首选方剂是
   A. 普济消毒饮
   B. 清瘟败毒饮
   C. 甘露消毒丹
   D. 银翘散
   E. 清胃解毒汤

B 型题

答题说明

两道试题共用 A、B、C、D、E 五个备选答案，备选答案在上，题干在下。每题请从中选择一个最佳答案，并在答题卡上将相应题号的相应字母所属的方框涂黑。每个备选答案可能被选择一次、两次或不被选择。

（139～140题共用备选答案）
   A. 肾虚证
   B. 血虚证
   C. 血寒证
   D. 阳虚证
   E. 气虚证

139. 当归地黄饮治疗月经后期的证是
140. 大补元煎治疗月经后期的证是

（141～142题共用备选答案）
   A. 冬春
   B. 春夏
   C. 春秋
   D. 夏秋
   E. 秋冬

141. 麻疹的好发季节是
142. 奶麻的好发季节是

（143～144题共用备选答案）

A. 脚湿气
B. 白秃疮
C. 鹅掌风
D. 白癜风
E. 肥疮

143. 初起为掌心或指缝水疱或掌部皮肤角化脱屑、水疱，中医诊断为
144. 足部皮下水疱，趾间浸渍糜烂，渗流滋水，角化过度，脱屑，瘙痒，中医诊断为

（145～146题共用备选答案）

A. 调整月经周期，不强调排卵
B. 调整月经周期，强调排卵
C. 防止复发，预防恶性病变
D. 治本调经，分清缓急和先后病
E. 解决调经种子问题

145. 月经病的治疗原则是
146. 更年期崩漏患者，止血后的治则是

（147～148题共用备选答案）

A. 热盛肉腐证
B. 火毒凝结证
C. 气血两虚证
D. 湿热瘀滞证
E. 痰热火毒证

147. 痈的初起阶段中医证型为
148. 痈的成脓期中医证型为

（149～150题共用备选答案）

A. 44cm
B. 46cm
C. 48cm
D. 50cm
E. 52cm

149. 小儿一周岁头围约为
150. 小儿一周岁胸围约为

中医执业医师资格考试最后成功四套胜卷
答案与解析

中医执业医师资格考试最后成功
四套胜卷（一）答案

第一单元

1.A	2.B	3.C	4.B	5.A	6.E	7.E	8.E	9.A	10.D
11.D	12.A	13.E	14.B	15.C	16.E	17.A	18.C	19.D	20.A
21.C	22.B	23.D	24.E	25.D	26.E	27.E	28.A	29.A	30.D
31.C	32.A	33.D	34.D	35.B	36.D	37.B	38.C	39.D	40.C
41.B	42.B	43.C	44.B	45.C	46.E	47.E	48.E	49.D	50.D
51.C	52.B	53.B	54.C	55.C	56.A	57.E	58.A	59.C	60.C
61.C	62.A	63.A	64.E	65.D	66.D	67.D	68.C	69.B	70.D
71.B	72.B	73.C	74.A	75.B	76.E	77.A	78.A	79.A	80.A
81.E	82.E	83.B	84.D	85.A	86.D	87.A	88.B	89.A	90.D
91.A	92.A	93.A	94.C	95.E	96.C	97.A	98.C	99.C	100.D
101.C	102.A	103.A	104.C	105.E	106.A	107.B	108.B	109.B	110.A
111.A	112.E	113.A	114.C	115.B	116.B	117.B	118.B	119.D	120.A
121.C	122.B	123.C	124.B	125.A	126.C	127.D	128.C	129.C	130.D
131.E	132.B	133.C	134.E	135.C	136.C	137.A	138.C	139.A	140.B
141.D	142.B	143.D	144.A	145.E	146.D	147.C	148.A	149.B	150.E

第二单元

1.E	2.C	3.C	4.C	5.D	6.D	7.E	8.E	9.C	10.C
11.A	12.E	13.B	14.A	15.D	16.D	17.B	18.B	19.D	20.B
21.A	22.C	23.D	24.D	25.B	26.E	27.C	28.D	29.E	30.E
31.A	32.A	33.E	34.E	35.A	36.B	37.D	38.A	39.D	40.A
41.B	42.A	43.D	44.D	45.C	46.B	47.A	48.D	49.B	50.D
51.B	52.C	53.B	54.B	55.C	56.C	57.E	58.D	59.D	60.C
61.E	62.D	63.C	64.C	65.D	66.D	67.C	68.A	69.C	70.A
71.C	72.A	73.B	74.A	75.D	76.E	77.B	78.E	79.D	80.C
81.B	82.D	83.E	84.C	85.E	86.A	87.D	88.E	89.A	90.E
91.B	92.E	93.B	94.E	95.B	96.B	97.C	98.A	99.B	100.B
101.D	102.C	103.C	104.C	105.A	106.E	107.C	108.A	109.D	110.D
111.E	112.E	113.D	114.C	115.C	116.C	117.A	118.D	119.B	120.B
121.C	122.C	123.A	124.A	125.D	126.E	127.D	128.B	129.D	130.C

131.C 132.C 133.E 134.D 135.A 136.B 137.A 138.D 139.A 140.C
141.B 142.A 143.A 144.B 145.A 146.C 147.C 148.D 149.B 150.E

第三单元

1.B 2.A 3.C 4.C 5.A 6.B 7.D 8.D 9.D 10.C
11.C 12.C 13.B 14.A 15.C 16.B 17.C 18.C 19.A 20.D
21.C 22.B 23.C 24.A 25.D 26.C 27.B 28.A 29.B 30.E
31.D 32.A 33.B 34.B 35.D 36.A 37.D 38.E 39.C 40.B
41.D 42.C 43.D 44.E 45.D 46.D 47.C 48.C 49.D 50.E
51.A 52.E 53.B 54.B 55.C 56.C 57.A 58.C 59.B 60.C
61.C 62.D 63.A 64.C 65.B 66.D 67.B 68.A 69.C 70.B
71.E 72.B 73.C 74.D 75.D 76.B 77.A 78.D 79.A 80.C
81.E 82.D 83.C 84.E 85.A 86.B 87.C 88.B 89.C 90.B
91.E 92.C 93.E 94.C 95.E 96.D 97.B 98.A 99.B 100.B
101.B 102.D 103.B 104.D 105.C 106.C 107.E 108.A 109.B 110.B
111.B 112.B 113.A 114.A 115.C 116.A 117.D 118.C 119.A 120.E
121.B 122.D 123.C 124.A 125.A 126.A 127.B 128.C 129.A 130.C
131.B 132.E 133.D 134.E 135.E 136.B 137.C 138.B 139.B 140.C
141.E 142.A 143.C 144.B 145.A 146.D 147.C 148.D 149.A 150.B

第四单元

1.D 2.C 3.E 4.A 5.D 6.D 7.A 8.D 9.E 10.C
11.B 12.A 13.B 14.B 15.A 16.D 17.D 18.A 19.B 20.C
21.E 22.D 23.C 24.A 25.D 26.C 27.C 28.C 29.B 30.B
31.C 32.C 33.E 34.E 35.A 36.E 37.A 38.C 39.E 40.B
41.A 42.A 43.D 44.C 45.D 46.C 47.A 48.B 49.C 50.A
51.D 52.B 53.C 54.E 55.C 56.D 57.C 58.C 59.B 60.A
61.C 62.D 63.E 64.B 65.E 66.B 67.C 68.C 69.B 70.A
71.C 72.A 73.A 74.B 75.C 76.C 77.C 78.E 79.D 80.A
81.D 82.C 83.B 84.A 85.E 86.E 87.D 88.C 89.C 90.A
91.E 92.B 93.E 94.B 95.C 96.A 97.D 98.C 99.C 100.C
101.C 102.E 103.A 104.A 105.E 106.E 107.E 108.A 109.B 110.E
111.D 112.D 113.B 114.B 115.B 116.B 117.E 118.A 119.A 120.B
121.D 122.A 123.E 124.C 125.D 126.C 127.C 128.C 129.D 130.C
131.A 132.E 133.B 134.C 135.D 136.E 137.A 138.E 139.B 140.C
141.A 142.B 143.A 144.B 145.A 146.E 147.A 148.C 149.A 150.E

中医执业医师资格考试最后成功四套胜卷（一）解析

第一单元

1. 答案：A　解析：温病学派代表医家首推明代的吴又可，其所著《温疫论》一书，首先提出了"戾气"学说，认为"温疫"的病原是"非风，非寒，非暑，非湿，乃天地间别有一种异气所成"，其传染途径是从口鼻而入，而不是从肌表侵袭。这是对温病（特别是温疫）病因学的很大突破与发展，为温病学说的形成和完善奠定了基础。

2. 答案：B　解析：证，即证候，是疾病过程中的某一阶段或某一类型的病理概括，一般由一组相对固定的、有内在联系的、能揭示疾病某一阶段或某一类型病变本质的症状和体征构成。病，即疾病，指致病邪气作用于人体，人体正气与之抗争而引起的机体阴阳失调、脏腑组织损伤、生理功能失常或心理活动障碍的一个完整的异常生命过程。症，即症状和体征的总称，是疾病过程中表现出的个别、孤立的现象，可以是病人异常的主观感觉或行为表现，也可以是医生检查病人时发现的异常征象。

3. 答案：C　解析：精气是天地万物的中介。

4. 答案：B　解析：四气中，温、热属阳，寒、凉属阴；五味中，辛、甘、淡属阳，酸、苦、咸属阴。

5. 答案：A　解析：阴阳的对立制约，是指属性相反的阴阳双方在一个统一体中的相互斗争、相互制约和相互排斥。阳盛则阴病，阳偏盛的实热导致了阴虚；阴盛则阳病，阴偏盛的实寒导致了阳虚，都体现了阴阳双方的相互斗争、相互制约和相互排斥。

6. 答案：E　解析：肾（水）累及肝（木），属于母病及子。

7. 答案：E　解析：五脏共同的生理特点是化生和贮藏精气；六腑共同的生理特点是受盛和传化水谷；奇恒之腑在形态上中空有腔与六腑相类，功能上贮藏精气与五脏相同，与五脏和六腑都有明显区别。《素问·五脏别论》曰："所谓五脏者，藏精气而不泻也，故满而不能实；六腑者，传化物而不藏，故实而不能满也。"E项为六腑的生理特点，而非五脏。

8. 答案：E　解析：肺的生理特性：①肺为华盖；②肺为娇脏；③肺气宣降。肺朝百脉是肺的生理功能。

9. 答案：A　解析：肝在体合筋，筋依赖肝血的濡养。肝血充足，筋得其养，才能运动灵活而有力，能耐受疲劳，并能较快地解除疲劳。故称肝为"罢极之本"。

10. 答案：D　解析：心与肝的关系，主要表现在行血与藏血，以及精神调节两个方面。

11. 答案：D　解析：肝与肾的关系，主要表现在精血同源、藏泄互用，以及阴阳互滋互制等方面。

12. 答案：A　解析：肝、心、脾、肺、肾——泪、汗、涎、涕、唾。

13. 答案：E　解析：小肠在吸收谷精的同时，吸收了大量的津液。小肠吸收的津液与谷精合为水谷之精，由脾气转输到全身。其中部分津液经三焦下渗膀胱，成为尿液生成之源。如《类经·藏象类》说："小肠居胃之下,受盛胃中水谷而分清浊,水液由此而渗于前,糟粕由此而归于后,脾气化而上升,小肠化而下降,故曰化物出焉。"临床上,以"利小便所以实大便"的方法治疗泄泻,就是"小肠主液"理论的具体应用。

14. 答案:B 解析:女子胞与"天癸",冲、任二脉,心、肝、脾、肾关系最为密切。

15. 答案:C 解析:气的防御作用,即气既能护卫肌表,防御外邪入侵,同时又可以祛除侵入人体内的病邪。《素问·刺法论》有"正气存内,邪不可干"之说。

16. 答案:E 解析:宗气的生理功能:①走息道以行呼吸——与呼吸、语言、发声有关;②贯心脉以行血气——与气血运行、心搏的力量及节律有关;③下蓄丹田以资先天。

17. 答案:A 解析:气能生血,即气能参与、促进血液的化生。血液的化生以营气、津液和肾精作为物质基础,在这些物质本身的生成及转化为血液的过程中,每一个环节都离不开相应脏腑之气的推动和激发作用,这是血液生成的动力。故治疗血虚,常配伍补气药。

18. 答案:C 解析:头为诸阳之会,阳明经分布于面部。其中足阳明经行于额部,少阳经分布于侧头部,手太阳经行于面颊部,足太阳经行于头顶、头后部。总的来说是阳明在前,少阳在侧,太阳在后。

19. 答案:D 解析:经筋的生理功能是约束骨骼、主司关节运动。

20. 答案:A 解析:精、气、血、津液是决定体质特征的重要物质基础,其中精的多少优劣是体质差异的根本。

21. 答案:C 解析:湿邪的性质和致病特点:①湿为阴邪,易伤阳气;②湿性重浊;③湿性黏滞,易阻遏气机;④湿性趋下,易袭阴位。

22. 答案:B 解析:疠气的致病特点:①发病急骤,病情危笃;②传染性强,易于流行;③一气一病,症状相似。

23. 答案:D 解析:《素问·举痛论》云:"劳则气耗。"

24. 答案:E 解析:痰饮可随气流行,或停滞于经脉,或留滞于脏腑。若流注经络,可致经络阻滞,气血运行不畅,出现肢体麻木、屈伸不利,甚则半身不遂等。若结于局部,可形成瘰疬痰核、阴疽流注等。若留滞于脏腑,可致脏腑气机失常。

25. 答案:D 解析:继发,是指在原发疾病基础上,继发新的疾病。其特点是新的疾病与原发病在病理上有密切联系。如小儿食积而发生的疳积。

26. 答案:E 解析:正虚邪恋是指在疾病过程中,正气大虚,余邪未尽;或邪气深伏伤正,正气无力祛除病邪,致使疾病处于缠绵难愈的病理变化。

27. 答案:E 解析:阳盛格阴是指阳气偏盛至极,深伏于里,热盛于内,格阴于外的一种病理变化。热盛于内是疾病的本质,但由于格阴于外,可在原有壮热、面红、气粗、烦躁、舌红、脉数大有力等热盛于内表现的基础上,又现四肢厥冷、脉象沉伏等假寒之象,故称为真热假寒证。

28. 答案:A 解析:热极生风,是指邪热炽盛,燔灼津液,劫伤肝阴,筋脉失养而动风的病理变化。

29. 答案:A 解析:通因通用,即以通治通,是指用通利的药物来治疗具有通泻症状的真实假虚证。如瘀血性崩漏、热结旁流、食积性腹泻等。

30. 答案:D 解析:阴中求阳,即补阳时适当佐以补阴药,所求为阳,补阳是重点,适用于阳虚则寒的虚寒证。

31. 答案:C 解析:疹为皮肤出现红色或紫红色、粟粒状疹点,高出皮肤,抚之碍手,压之褪色。斑为皮肤出现深红色或青紫色片状斑块,平摊于皮肤,抚之不碍手,压之不褪色。二者鉴别的重点在于是否高出皮肤、抚之碍手、压之褪色。

32. 答案：A 解析：战汗是指病人先恶寒战栗，表情痛苦，几经挣扎，而后汗出的症状，提示邪正斗争激烈，为病情变化的转折点。

33. 答案：D 解析：瘀血、气滞、结石、虫积等有形实邪阻闭气机，或寒邪凝滞气机，常导致痛剧如刀绞割之绞痛。

34. 答案：D 解析：味觉减退，口中乏味，甚至无味，属脾胃虚弱。

35. 答案：B 解析：黑色主肾虚、寒证、水饮、瘀血、疼痛。其中面色黧黑、肌肤甲错，多由瘀血日久所致。

36. 答案：D 解析：牙齿干燥如枯骨，为肾阴枯涸，精不上荣，见于温热病的晚期。

37. 答案：B 解析：舌色淡白，舌质嫩，均主虚证。淡白湿润，舌体胖嫩，多为阳虚水湿内停。白滑苔亦是阳虚水停的典型舌象。

38. 答案：C 解析：绛舌主里热亢盛、阴虚火旺。舌绛少苔或无苔，或有裂纹，多属久病阴虚火旺，或热病后期阴液耗损。

39. 答案：D 解析：自言自语，喃喃不休，见人语止，首尾不续，病属独语。多因心气虚弱，神气不足；或气郁痰阻，蒙蔽心神所致，属阴证。常见于癫病和郁病。

40. 答案：C 解析：新病音哑或失音者，多属实证。多因外感风寒或风热袭肺，或痰湿壅肺，肺失清肃，邪闭清窍所致，即所谓"金实不鸣"。

41. 答案：B 解析：濡脉主虚证、湿困。故选B。

42. 答案：B 解析：弦紧脉主寒证、痛证，常见于寒滞肝脉，或肝郁气滞等所致的疼痛。

43. 答案：C 解析：凡肿块推之不移，痛有定处者，为癥积，病属血分；肿块推之可移，或痛无定处，聚散不定者，为瘕聚，

病属气分。

44. 答案：B 解析：肌肤冷而大汗淋漓、面色苍白、脉微欲绝者为亡阳之征象，病属危重。

45. 答案：C 解析：血虚证是指血液亏虚，不能濡养脏腑、经络、组织，是以面、睑、唇、舌色白，脉细为主要表现的虚弱证候。血虚以"色白"为特征而无热象，阴虚以"色赤"为特征而有明显热象，故心烦常出现于阴虚证，而非血虚证。

46. 答案：E 解析：痰湿困阻清窍，常表现为头晕且重，如物裹缠，乃痰湿之邪的特性所致。

47. 答案：E 解析：肝郁气滞证是指肝失疏泄，气机郁滞，多表现为情志抑郁、胸胁或少腹胀痛，而不会出现阴血失养、肝阳上扰、痰蒙清窍等导致的眩晕。

48. 答案：E 解析：粪便中含有较多未消化的食物，称为完谷不化，多见于脾虚、肾虚或食滞胃肠的泄泻；又兼见大便酸腐臭秽，证当属食滞胃肠。

49. 答案：D 解析：阳明经证是指邪热亢盛，充斥阳明之经，弥漫全身，肠中糟粕尚未结成燥屎所表现的证候。阳明腑证是指邪热内炽阳明之腑，并与肠中糟粕相搏，燥屎内结，阻滞肠道所表现的证候。故二者之间的鉴别要点是有无燥屎内结。

50. 答案：D 解析：假神提示脏腑精气耗竭殆尽，正气将绝，阴不敛阳，虚阳外越，阴阳即将离决，属病危。常见于临终之前，为死亡的预兆。古人比喻为回光返照、残灯复明。E项为真寒假热证的病机，注意区分。

51. 答案：C 解析：咸，有软坚散结、泻下通便的作用。泻下或润下通便，以及软化坚结、消散结块的药物多具有咸味，用治大便燥结、痰核、瘰疬、瘿瘤、癥瘕、痞块等证。

52. 答案：B 解析：性温、热，味辛、

甘的多为升浮药。

53. 答案：B 解析：妊娠禁用药物是指毒性较强或药性猛烈的药物，如巴豆霜、牵牛子、大戟、商陆、麝香、三棱、莪术、水蛭、斑蝥、雄黄、砒霜等。

54. 答案：C 解析：包煎多见于黏性强、粉末状、带绒毛的药物，如蛤粉、旋覆花、车前子、蒲黄及灶心土等。

55. 答案：C 解析：防风，祛风解表，胜湿止痛，止痉。可治疗风疹瘙痒。

56. 答案：A 解析：荆芥，解表散风，透疹消疮，止血。蝉蜕，疏散风热，利咽开音，透疹，明目退翳，息风止痉。二者共同功效是透疹。

57. 答案：E 解析：紫苏叶，解表散寒，行气宽中，解鱼蟹毒。

58. 答案：A 解析：巴豆霜，峻下冷积，逐水退肿，豁痰利咽，外用蚀疮。大黄，泻下攻积，清热泻火，凉血解毒，逐瘀通经，除湿退黄。火麻仁，润肠通便。郁李仁，润肠通便，下气利水。松子仁，润肠通便，润肺止咳。

59. 答案：C 解析：威灵仙，祛风湿，通络止痛，消骨鲠。

60. 答案：C 解析：狗脊，祛风湿，补肝肾，强腰膝。

61. 答案：C 解析：天花粉，清热泻火，生津止渴，消肿排脓。

62. 答案：A 解析：金银花，清热解毒，疏散风热。主治病证：①痈肿疔疮，为治一切内痈、外痈的要药；②外感风热，温病初起；③热毒血痢。此外，可治咽喉肿痛、小儿热疮及痱子。

63. 答案：A 解析：生地黄，清热凉血，养阴生津。

64. 答案：E 解析：地骨皮，凉血除蒸，清肺降火。

65. 答案：D 解析：砂仁，化湿开胃，温脾止泻，理气安胎。

66. 答案：D 解析：茯苓，利水渗湿，健脾，宁心。薏苡仁，利水渗湿，健脾止泻，除痹，排脓。二者共同具有的功效是健脾。

67. 答案：D 解析：萆薢，利湿去浊，祛风除痹。

68. 答案：C 解析：干姜，温中散寒，回阳通脉，温肺化饮。主治病证：①脾胃寒证，腹痛吐泻，为温暖中焦之主药；②亡阳证；③寒饮喘咳。

69. 答案：B 解析：青皮，疏肝破气，消积化滞。主治病证：①肝郁气滞证：胸胁胀痛，疝气疼痛，乳癖；②脘腹胀痛，食积气滞；③癥瘕积聚，久疟痞块。

70. 答案：D 解析：莱菔子，消食除胀，降气化痰。主治病证：①食积气滞证：消食化积，尤善行气消胀。②喘咳痰多，胸闷食少。

71. 答案：B 解析：槟榔，杀虫消积，行气，利水，截疟。

72. 答案：B 解析：蒲黄，止血，化瘀，通淋。三七，散瘀止血，消肿定痛。茜草，凉血，祛瘀，止血，通经。白及，收敛止血，消肿生肌。白茅根，凉血止血，清热利尿。

73. 答案：C 解析：郁金，活血止痛，行气解郁，清心凉血，利胆退黄。丹参，活血祛瘀，通经止痛，清心除烦，凉血消痈。

74. 答案：A 解析：牛膝，逐瘀通经，补肝肾，强筋骨，利水通淋，引火（血）下行。眩晕、齿龈肿痛、口舌生疮、衄血属于上部火热证，体现了牛膝的引火（血）下行功效。

75. 答案：B 解析：竹茹，清热化痰，除烦止呕。主治病证：①肺热咳嗽，痰热心烦不寐；②胃热呕吐，妊娠恶阻。

76. 答案：E 解析：琥珀，镇惊安神，活血散瘀，利尿通淋。

77. 答案：A 解析：麝香，开窍醒神，活血通经，消肿止痛。

78．答案：A　解析：黄芪，补气升阳，固表止汗，利水消肿，托疮生肌。

79．答案：A　解析：杜仲，补肝肾，强筋骨，安胎。主治病证：①肝肾不足，腰膝酸痛，筋骨无力，头晕目眩；善治肾虚腰痛；②肝肾亏虚，妊娠漏血，胎动不安。

80．答案：A　解析：龟甲，滋阴潜阳，益肾强骨，养血补心，固经止崩。主治病证：①阴虚潮热，骨蒸盗汗，头晕目眩，虚风内动；②肾虚筋骨痿弱；③阴虚血亏之惊悸、失眠、健忘；④崩漏经多：止血，可治阴虚血热，冲任不固之崩漏、月经过多。

81．答案：E　解析：肉豆蔻，温中行气，涩肠止泻。主治虚寒泻痢、脘腹胀痛、食少呕吐。

82．答案：E　解析：反佐药是指在病重邪甚时，为防止拒药，配用的与君药性质相反而又能在治疗中起相反相成作用的药物。

83．答案：A　解析：逍遥散中柴胡疏肝解郁，为君药。

84．答案：D　解析：小柴胡汤中柴胡透泄少阳半表之邪，为君；黄芩清泄少阳半里之热，为臣。二药一清一散，合而为和解少阳的基本结构。

85．答案：A　解析：白虎汤的功用为清热生津，主治气分热盛证。症见壮热面赤、烦渴引饮、汗出恶热、脉洪大有力。

86．答案：D　解析：小柴胡汤的功用为和解少阳。其配伍特点为透散清泄以和解，升清降浊兼扶正。

87．答案：A　解析：桑菊饮的功用为疏风清热，宣肺止咳。主治风温初起，邪客肺络证。

88．答案：B　解析：参苓白术散的功用为益气健脾，渗湿止泻。主治脾虚湿盛证，症见饮食不化、胸脘痞闷、肠鸣泄泻、四肢乏力、形体消瘦、面色萎黄、舌淡苔白腻、脉虚缓；亦可用于治疗肺脾气虚，痰湿咳嗽。

89．答案：A　解析：四物汤的功用为补血调血。主治营血虚滞证。其配伍特点为阴柔辛甘相伍，补中寓行，补血不滞血，行血不伤血。

90．答案：D　解析：当归补血汤中用黄芪一两、当归二钱，其配伍比例为5∶1。其功用为补气生血。主治血虚发热证。

91．答案：A　解析：八珍汤的功用为益气补血。主治气血两虚证。

92．答案：A　解析：补中益气汤中重用黄芪为君，意在补中益气，升阳固表。

93．答案：A　解析：四神丸的功用为温补脾肾，固肠止泻。主治脾肾阳虚之肾泄证。

94．答案：C　解析：天王补心丹的功用为滋阴养血，补心安神。主治阴虚血少，神志不安证。

95．答案：E　解析：川芎茶调散中羌活偏治太阳经头痛，白芷偏治阳明经头痛，细辛偏治少阴经头痛。

96．答案：C　解析：清营汤的功用为清营解毒，透热养阴。主治热入营分证，症见身热夜甚、神烦少寐、时有谵语、目常喜开或喜闭、口渴或不渴、斑疹隐隐、脉细数、舌绛而干。

97．答案：A　解析：桑杏汤的功用为清宣温燥，润肺止咳。主治外感温燥证。

98．答案：C　解析：麦门冬汤的功用为滋养肺胃，降逆下气。主治虚热肺痿及胃阴不足证。

99．答案：C　解析：五苓散的功用为利水渗湿，温阳化气。主治蓄水证、痰饮及水湿内停证。

100．答案：D　解析：防己黄芪汤的组成包括防己、黄芪、甘草、白术、生姜、大枣。

101．答案：C　解析：四逆散的功用为透邪解郁，疏肝理脾。主治阳郁厥逆证，症见手足不温，或腹痛，或泻痢下重，脉弦；以及肝脾不和证，症见胁肋胀闷，脘腹疼痛，脉弦。

102. 答案：A 解析：真人养脏汤的功用为涩肠固脱，温补脾肾。主治久泻久痢，脾肾虚寒证，症见泻痢无度，滑脱不禁，甚至脱肛坠下，脐腹疼痛，喜温喜按，倦怠食少，舌淡苔白，脉沉迟细。

103. 答案：A 解析：银翘散的组成药物包括连翘、金银花、桔梗、薄荷、竹叶、生甘草、荆芥穗、淡豆豉、牛蒡子、鲜苇根。桑菊饮的组成药物包括桑叶、菊花、杏仁、连翘、薄荷、桔梗、生甘草、苇根。

104. 答案：C 解析：济川煎的功用为温肾益精，润肠通便。主治肾虚便秘，其中泽泻渗利小便而泄肾浊。

105. 答案：E 解析：一贯煎的功用为滋阴疏肝。主治肝肾阴虚，肝气郁滞证。

106. 答案：A 解析：理中丸的功用为温中祛寒，补气健脾。除治疗脾胃虚寒证、阳虚失血证外，还可治疗中阳不足，阴寒上乘所致的胸痹；或脾气虚寒，不能摄津之病后多涎唾；或中阳虚损，土不荣木之小儿慢惊；或清浊相干，升降失常之霍乱等。

107. 答案：B 解析：羚角钩藤汤的功用为凉肝息风，增液舒筋。主治肝热生风证。

108. 答案：B 解析：独活寄生汤的组成药物包括独活、桑寄生、杜仲、牛膝、细辛、秦艽、茯苓、肉桂心、防风、川芎、人参、甘草、当归、芍药、干地黄。

109. 答案：B 解析：仙方活命饮的功用为清热解毒，消肿溃坚，活血止痛。主治痈疡肿毒初起。《医宗金鉴》誉本方为"疮疡之圣药，外科之首方"。

110. 答案：A 解析：半夏泻心汤中以半夏散结除痞，善降逆止呕；干姜温中散寒；又以黄芩、黄连苦寒降下以泄热开痞，体现"辛开苦降"的特点。

111. 答案：A 解析：《传染病防治法》是现行的由全国人民代表大会常务委员会制定的卫生法律。

112. 答案：E 解析：《卫生法》中的法律责任可分为卫生民事责任、卫生行政责任和卫生刑事责任3种。

113. 答案：A 解析：医师在执业活动中不按照规定使用麻醉药品、医疗用毒性药品、精神药品和放射性药品的，由县级以上人民政府卫生健康主管部门给予警告，情节严重的，责令暂停六个月以上一年以下执业活动，直至吊销其医师执业证书。

114. 答案：C 解析：对医疗机构内的甲类传染病患者的密切接触者，在指定场所进行医学观察和采取其他必要的预防措施。

115. 答案：B 解析：有下列情形之一的，为假药：①药品所含成分与国家药品标准规定的成分不符；②以非药品冒充药品或者以他种药品冒充此种药品；③变质的药品；④药品所标明的适应证或者功能主治超出规定范围。

116. 答案：B 解析：普通处方、急诊处方、儿科处方保存期限为1年。

117. 答案：B 解析：医疗机构发生或者发现不明原因的群体性疾病的，应当在2小时内向所在地县级人民政府卫生行政主管部门报告；接到报告的卫生行政主管部门应当在2小时内向本级人民政府报告。

118. 答案：B 解析：患者死亡，医患双方对死因有异议的，应当在患者死亡后48小时内进行尸检；具备尸体冻存条件的，可以延长至7日。

119. 答案：D 解析：暑邪的性质及致病特点：①暑为阳邪，其性炎热。暑邪伤人多表现为一系列阳热症状，如高热、心烦、面赤、脉洪大等。②暑性升散，易扰心神，易伤津耗气。暑为阳邪，易升发上犯，故易上扰心神，头目，出现心胸烦闷不宁、头昏、目眩、面赤等。暑邪伤人，可致腠理开泄而多汗。且汗出过多，不仅伤津，而且气随津泄则易耗气，故临床除常见口渴喜饮、尿赤短少等津伤之症外，往往可见气短、乏力。③暑多夹湿。临床见症除发热、烦渴外，还伴有四肢困重、纳差、胸闷呕恶、大便溏滞不爽、舌苔厚腻等湿阻症状。

120．答案：A 解析：题干患者一派肾阳虚衰之象，虚寒内生，水湿不化，多表现为白滑苔。

121．答案：C 解析：患者胸腹灼热，口臭息粗，口渴引饮，便秘溲赤，舌红苔黄而干，脉有力，本是一派邪热内盛之象，但又见神志昏沉、面色紫暗、手足逆冷、脉沉迟等类似阴证的假寒表现，乃是邪热内盛，气血不畅，阳气郁闭于内而不能布达于外所致，故为"热极似寒"的真热假寒证，而非表里同病，证候错杂。胸腹的冷热是辨别寒热真假的关键。胸腹灼热者为热证；胸腹冷而不灼热者为寒证。

122．答案：B 解析：题干属表里同病，虚实性质相同，但寒热性质相反，为表实寒里实热之证，即"寒包火"证。

123．答案：C 解析：暑淫证是指感受暑热之邪，耗气伤津，以发热口渴、神疲气短、心烦头晕、汗出、小便短黄、舌红苔黄干等为主要表现的证候，具有暑性炎热升散、耗气伤津、易夹湿邪等致病特点。

124．答案：B 解析：气逆证是指气机失调，气上冲逆。主要是指肺胃之气不降而上逆，或肝气升发太过而上逆。导致气逆的原因，可有外邪侵袭、痰饮瘀血内停、寒热刺激、情志过激等。临床可表现为咳嗽频作，呼吸喘促；呃逆、嗳气不止，或恶心、呕吐、呕血；头痛、眩晕，甚至昏厥、咯血等。

125．答案：A 解析：题干为大泻后，体内津液耗损过多所致的津液亏虚证。体内津液亏少，脏腑、组织、官窍失其滋润、濡养、充盈，以口渴尿少，口、鼻、唇、舌、皮肤、大便干燥等为主要表现。

126．答案：C 解析：肺肾气虚证以久病咳喘、呼多吸少，动则尤甚，兼见气虚症状为辨证的主要依据。

127．答案：D 解析：湿热蕴脾证以腹胀、纳呆、便溏不爽、身重、发热、苔黄腻等为辨证的主要依据，湿热内蕴的表现突出。

128．答案：B 解析：胃阴虚证以胃脘嘈杂、灼痛，饥不欲食，兼见虚热症状为辨证的主要依据。

129．答案：C 解析：心肾阳虚证以心悸、水肿，兼见虚寒症状为辨证的主要依据。

130．答案：D 解析：少阴热化证是指病邪深入少阴，心肾阴虚，从阳化热所表现的虚热证候。以心烦失眠、口燥咽干、舌尖红、脉细数为辨证要点。

131．答案：E 解析：大建中汤的功用为温中补虚，缓急止痛。主治中阳衰弱，阴寒内盛之脘腹疼痛。症见心胸中大寒痛，呕不能食，腹中寒，上冲皮起，出见有头足，上下痛而不可触近，舌苔白滑，脉细沉紧，甚则肢厥、脉伏。

132．答案：B 解析：保和丸的功用为消食化滞，理气和胃。主治食积证，症见脘腹痞满胀痛，嗳腐吞酸，恶食呕逆，或大便泄泻、舌苔厚腻、脉滑。

133~134．答案：C、E 解析：脾主运化，即消化吸收饮食物中的水谷精微并将其转输至全身。肾的生理功能包括肾藏精，主生长发育、生殖与脏腑气化，主水，主纳气。

135~136．答案：C、D 解析：气能行血是指血液的正常运行必须依靠气的推动作用。血属阴主静，血不能自行，必须依赖气的推动作用，气行则血行。病理情况下，可出现气虚则血瘀、气滞则血瘀、血随气逆、血随气陷等。治疗血运失常的疾病，常配用补气、行气、降气的药物,是对气能行血理论的应用。血能载气是指气存于血中,依附于血而不致散失,赖血之运载而运行全身。大失血的病人,气亦随之发生大量丧失,导致气的涣散不收、漂浮无根的气脱病变,称为"气随血脱"。

137～138.答案:A、C 解析:需特别注意肝风内动四证的鉴别。血虚生风证以眩晕、肢麻、震颤、瘙痒、拘急、䏲动,兼见血虚症状为辨证的主要依据。阴虚动风证以眩晕、手足震颤、蠕动等,兼见虚热症状为辨证的主要依据。热极生风证则见高热、神昏、抽搐。肝阳化风证以眩晕、肢麻震颤、头胀痛、面赤,甚至突然昏仆、口眼㖞斜、半身不遂为辨证要点。

139～140.答案:A、B 解析:一般来说,食指络脉色深暗者,多属实证,是邪气有余;色浅淡者,多属虚证,是正气不足。红紫辨寒热:食指络脉鲜红属外感表证;紫红属里热证;色青主疼痛、惊风;淡白属脾虚、疳积;紫黑为血络郁闭,病属危重。

141～142.答案:D、B 解析:赭石,平肝潜阳,重镇降逆,凉血止血。羚羊角,平肝息风,清肝明目,散血解毒。

143～144.答案:D、A 解析:蟾酥,解毒,止痛,开窍醒神。炉甘石,解毒明目退翳,收湿止痒敛疮。

145～146.答案:E、D 解析:芍药汤所治证候由湿热壅滞肠中,气血失调所致。经曰:"泻而便脓血,气行而血止,行血则便脓自愈,调气则后重自除。"犀角地黄汤治证由热毒炽盛于血分,动血耗血所致,治疗应如叶天士所谓"入血就恐耗血动血,直须凉血散血"。

147～148.答案:C、A 解析:麻黄杏仁甘草石膏汤的功用为辛凉疏表,清肺平喘。主治外感风邪,邪热蕴肺证。银翘散的功用是辛凉透表,清热解毒。主治温病

初起。

149～150.答案:B、E 解析:卫生主管部门应当自收到申请之日起5个工作日内作出是否受理的决定,应当自受理之日起30个工作日内完成调解。

第二单元

1.答案:E 解析:血清病属于抗原-抗体反应,为非感染性发热的疾病。

2.答案:C 解析:鼻窦炎引起的头痛多为上午重下午轻;紧张性头痛多在下午或傍晚出现;颅内占位性病变引起的头痛在早上起床时较明显;丛集性头痛常在夜间发生;药物引起的头痛一般出现在用药后15～30分钟,持续时间与药物半衰期有关。故选择C。

3.答案:C 解析:心绞痛呈压榨样痛,可伴有窒息感;心肌梗死疼痛更为剧烈并有恐惧、濒死感;干性胸膜炎呈尖锐刺痛或撕裂痛,伴呼吸时加重,屏气时消失;原发性肺癌、纵隔肿瘤胸部为闷痛。

4.答案:C 解析:胆石症、泌尿道结石及肠梗阻时呈剧烈绞痛。

5.答案:D 解析:腹痛伴休克,常见于腹腔内脏大出血、急性胃肠穿孔、急性心肌梗死、中毒性菌痢等。

6.答案:D 解析:呼气性呼吸困难是指呼气显著费力,呼气时间延长而缓慢,伴有广泛哮鸣音。常见于支气管哮喘、喘息性慢性支气管炎、慢性阻塞性肺疾病等。

7.答案:E 解析:现病史包括以下几个方面:①起病情况;②主要症状特征;③病因和诱因;④病情发展与演变过程;⑤伴随症状;⑥诊治经过;⑦患者的一般情况。

8.答案:E 解析:脉压增大,见于主动脉瓣关闭不全、动脉导管未闭、动静脉瘘、高热、甲状腺功能亢进症、严重贫血、

动脉硬化等。主动脉瓣狭窄，表现为脉压减小。

9. 答案：C 解析：被动体位，是指患者不能随意调整或变换体位，需别人帮助才能改变体位，见于极度衰弱或意识丧失的患者。

10. 答案：C 解析：慌张步态是指步行时头及躯干前倾，步距较小，起步动作慢，但行走后越走越快，有难以止步之势，见于帕金森病。

11. 答案：A 解析：小颅婴幼儿前囟过早闭合可引起小头畸形，同时伴有智力发育障碍（痴呆）。

12. 答案：E 解析：双侧眼睑闭合不全常见于甲状腺功能亢进症。

13. 答案：B 解析：肺不张、肺硬化、胸膜粘连等，可将气管拉向患侧。大量胸腔积液、气胸或纵隔肿瘤及单侧甲状腺肿大，可将气管推向健侧。

14. 答案：A 解析：浊音或实音可见于肺组织含气量减少或消失，如肺炎、肺结核、肺梗死、肺不张、肺水肿、肺硬化等。肺大疱、肺空洞，一般为鼓音；慢性阻塞性肺疾病、支气管哮喘发作时，一般为过清音。

15. 答案：D 解析：两肺都出现干啰音，见于急慢性支气管炎、支气管哮喘、支气管肺炎、心源性哮喘等。局限性干啰音是由局部支气管狭窄所致，常见于支气管局部结核、肿瘤、异物或黏稠分泌物附着。局部持久的干啰音见于肺癌早期或支气管内膜结核。故两肺满布干啰音，应选D。

16. 答案：D 解析：二尖瓣狭窄震颤特点为心尖部舒张期震颤。

17. 答案：B 解析：舒张早期奔马律的出现，提示心脏有严重的器质性病变，见于各种原因导致的心力衰竭、急性心肌梗死、重症心肌炎等。

18. 答案：B 解析：毛细血管搏动征常见于主动脉瓣关闭不全、发热、贫血及甲亢等。

19. 答案：D 解析：弥漫性肝肿大见于肝炎、脂肪肝、肝淤血、早期肝硬化、白血病、血吸虫病等；局限性肝肿大见于肝脓肿、肝囊肿（包括肝棘球蚴病）、肝肿瘤等。

20. 答案：B 解析：机械性肠梗阻的体征是肠鸣音次数多，且呈响亮、高亢的金属音，称肠鸣音亢进。

21. 答案：A 解析：类风湿关节炎引起的梭形关节最常见。

22. 答案：C 解析：肢体远端对称性完全性感觉缺失，呈手套状、袜子状分布，多见于多发性神经炎。

23. 答案：D 解析：锥体束病变，包括巴宾斯基征、奥本海姆征、戈登征、查多克征、霍夫曼征。拉塞格征为坐骨神经根受刺激的表现，又称坐骨神经刺激征。

24. 答案：D 解析：红细胞相对性增多见于严重腹泻、频繁呕吐、大量出汗、大面积烧伤、糖尿病酮症酸中毒、尿崩症等。绝对性增多：①继发性：病理性见于严重的慢性心、肺疾病，如慢性阻塞性肺疾病、肺源性心脏病、发绀型先天性心脏病等；②原发性：见于真性红细胞增多症。再生障碍性贫血可见红细胞减少，属于红细胞生成减少。

25. 答案：B 解析：急性心肌梗死可见中性粒细胞反应性增多。其余选项均为中性粒细胞减少。

26. 答案：E 解析：中性粒细胞核左移，常见于感染，特别是急性化脓性感染，也可见于急性大出血、急性溶血反应、急性中毒等。巨幼细胞贫血，见于中性粒细胞核右移，常伴有白细胞计数减少，为骨髓造血功能减低或缺乏造血物质所致。

27. 答案：C 解析：血浆凝血酶原时间缩短，主要见于血液高凝状态，如DIC早期、脑血栓形成、心肌梗死、深静脉血栓形成、多发性骨髓瘤等。

28. 答案：D 解析：血清总胆红素、结合胆红素、非结合胆红素均中度增加，考虑为肝细胞性黄疸，见于病毒性肝炎、中毒性肝炎、肝癌、肝硬化等。

29. 答案：E 解析：血糖病理性增高见于：①各型糖尿病；②内分泌疾病，如甲状腺功能亢进症、嗜铬细胞瘤、肾上腺皮质功能亢进症；③应激性因素；④肝脏和胰腺疾病；⑤其他，如呕吐、脱水、缺氧、麻醉等。胰岛β细胞瘤，为胰岛素分泌过多，可见血糖病理性减低。

30. 答案：E 解析：血型不合的输血反应，可见血红蛋白尿，呈浓茶色或酱油色，镜检无红细胞，但潜血试验为阳性。

31. 答案：A 解析：脑脊液蛋白质定量显著提升，首先考虑为化脓性脑膜炎。

32. 答案：A 解析：正常情况下，在任何导联，ST段下移不应超过0.05mV。

33. 答案：E 解析：心肌坏死，心电图改变是面向坏死区的导联出现异常深而宽的Q波。

34. 答案：E 解析：三度房室传导阻滞：①P波和QRS波群无固定关系，PP与RR间距各有其固定的规律；②心房率＞心室率；③QRS波群形态正常或宽大畸形。

35. 答案：A 解析：肠梗阻典型X线表现为：梗阻上段肠管扩张，积气、积液，立位或侧位水平位摄片可见肠管扩张，呈阶梯状气液平。

36. 答案：B 解析：慢性支气管炎，早期X线可无异常发现。典型慢支表现为两肺纹理增多、增粗、紊乱，肺纹理伸展至肺野外带。支气管充气征，见于肺炎链球菌肺炎。

37. 答案：D 解析：COPD稳定期时，患者咳嗽、咳痰、气短等症状稳定或症状较轻，而应用支气管扩张剂是控制症状的主要治疗措施。

38. 答案：A 解析：慢性肺心病是指由慢性支气管、肺、胸廓疾病或肺血管病变引起肺循环阻力增加，继而肺动脉高压形成，引起右心室肥大，甚至发生右心衰竭的一类心脏病。肺动脉高压早期，右心室发生代偿，心室舒张末期压仍正常。随着病情进展，肺动脉高压持续存在且较严重，右心室功能失代偿，排血量下降，右心室收缩终期残余血量增加，舒张末期压增高，发生右心衰竭。

39. 答案：D 解析：典型的支气管哮喘主要表现为发作性伴哮鸣音的呼气性呼吸困难，其发作常与吸入外源性变应原有关，大多呈季节性，春秋易发且日轻夜重。

40. 答案：A 解析：动脉血气分析，$PaO_2 < 60mmHg$，或伴有 $PaCO_2 > 50mmHg$，即可确诊呼吸衰竭。

41. 答案：B 解析：诱发与加重慢性心力衰竭的最主要、最常见病因就是感染，尤其是肺部感染。其他诱因包括心律失常、血容量增加、过度体力活动或情绪激动、洋地黄类强心剂应用不当，以及原有心脏病变加重或并发其他疾病。

42. 答案：A 解析：室性心动过速发作，无显著血流动力学障碍者，宜选用胺碘酮、利多卡因、β受体阻滞剂治疗。预防室速发作，常用胺碘酮等抗心律失常药物。治疗室速通常选用同步直流电复律。

43. 答案：D 解析：典型心绞痛的胸痛部位在胸骨体上段或中段之后，可放射至肩、左臂内侧甚至达无名指和小指，边界模糊，范围约一个手掌大小。

44. 答案：D 解析：ST段抬高、T波倒置等特征性心电图（ECG）改变导联为 V_1、V_2、V_3，可诊断为急性前间壁心肌梗死。

45. 答案：A 解析：对已有冠心病和心肌梗死病史者，应预防再梗死和其他心血管事件发生。二级预防措施包括抗血小板聚集，常用阿司匹林或氯吡格雷等。

46. 答案：B 解析：轻、中度主动脉瓣反流的患者常无心脏相关症状，严重反流时出现明显的主动脉瓣关闭不全及周围血管征的表现，患者常有头部搏动感、心悸及心前区不适。

47. 答案：A　解析：上消化道出血最常见的病因是消化性溃疡，其次是食管-胃底静脉曲张破裂、急性胃黏膜损害及胃癌等。

48. 答案：D　解析：胃镜检查是诊断慢性胃炎最可靠的方法。镜下黏膜活检有助于病变的病理分型和鉴别诊断。

49. 答案：B　解析：胰蛋白酶抑制剂可抗胰血管舒缓素，使缓激肽原不能变为缓激肽，尚可抑制蛋白酶、糜蛋白酶和血清素；加贝酯可抑制蛋白酶、血管舒缓素、凝血酶原、弹力纤维酶等。其可抑制胰酶活性，用于重症急性胰腺炎的早期。

50. 答案：D　解析：尿细菌学检查，取清洁中段尿，必要时导尿或膀胱穿刺取标本，进行培养及药敏试验。如细菌定量培养菌落计数≥10^5/mL，可确诊；如菌落计数为$10^4 \sim 10^5$/mL，结果可疑；如<10^4/mL，多为污染。

51. 答案：B　解析：急性白血病半数以上患者以发热起病。发热程度不同，多因感染引起，感染以咽峡炎、口腔炎最多见，肺部感染、肛周炎及皮肤感染也较常见。

52. 答案：C　解析：原发免疫性血小板减少症，又称特发性血小板减少性紫癜，是一组免疫介导的血小板过度破坏所致的出血性疾病，以广泛皮肤、黏膜及内脏出血，血小板减少，骨髓巨核细胞发育成熟障碍，血小板生存时间缩短及血小板膜糖蛋白特异性自身抗体出现等为特征，是最常见的血小板减少性紫癜。

53. 答案：B　解析：甲亢临床常见高代谢综合征，表现为怕热多汗、皮肤潮湿、低热、多食善饥、体重锐减和疲乏无力。B项少汗显然是错误的。

54. 答案：B　解析：有甲减的症状和体征，血清TSH增高，TT_4、FT_4均降低，即可诊断原发性甲减；血清TSH减低或者正常，TT_4、FT_4降低，应考虑为中枢性甲减，需进一步进行下丘脑和垂体的相关检查，明确下丘脑和垂体病变。

55. 答案：C　解析：尿糖是诊断糖尿病的重要线索，但非诊断依据。血糖则是诊断糖尿病的主要依据，也是长期监控病情和判断疗效的主要指标。

56. 答案：C　解析：测定空腹（禁食12小时以上）血浆或血清血脂四项是诊断血脂异常的主要方法，包括TC、TG、LDL-C和HDL-C。

57. 答案：E　解析：在高尿酸血症基础上，出现特征性关节炎表现、尿路结石，或肾绞痛发作，即应考虑痛风；如在滑囊液及痛风石中找到尿酸盐结晶，即可确诊。

58. 答案：D　解析：癫痫持续状态，迅速控制发作首选安定类药物，成年患者首选地西泮，15分钟后如复发可重复给药。

59. 答案：D　解析：短暂性脑缺血发作（TIA）好发于中老年人，男性多于女性，多有原发性高血压、动脉粥样硬化症、2型糖尿病、血脂异常等病史，多在体位改变、活动过度等情况下发病，症状出现突然，表现为局部脑功能或视网膜功能障碍，持续时间短暂，24小时内完全恢复，不留任何脑功能及视网膜功能缺失后遗症。

60. 答案：C　解析：脑卒中二级预防是针对再次卒中的预防，包括对短暂性脑缺血发作的治疗。预防措施包括控制可调控的易患因素、抗血小板聚集治疗及抗凝治疗。

61. 答案：E　解析：急性有机磷杀虫药中毒，洗胃后给予硫酸镁或硫酸钠，经胃管或口服导泻，但深昏迷患者禁用硫酸镁导泻。禁用油类导泻剂。

62. 答案：D　解析：《中华人民共和国传染病防治法》将传染病分为甲、乙、丙三类，实行分类管理。其中甲类（鼠疫、霍乱）为强制管理传染病。

63. 答案：C 解析：重型肝炎表现为一系列肝衰竭综合征，极度乏力，严重消化道症状，神经、精神症状，有明显出血现象，黄疸加深，胆红素大于正常值10倍，可出现中毒性鼓肠、肝臭、肝肾综合征，可见扑翼样震颤及病理反射，肝浊音界进行性缩小，胆酶分离，血氨升高等。重型肝炎常表现为肝脏缩小，而非肿大。

64. 答案：C 解析：流行性出血热，又称肾综合征出血热，其基本病理变化为全身小血管和毛细血管变性、坏死，而以肾脏病变最明显，其次是心、肝、脑等脏器。

65. 答案：E 解析：流行性出血热可经呼吸道、消化道、接触、母婴垂直、虫媒等多种途径传播。全年散发，但有明显的季节高峰。野鼠型发病以秋、冬季为多；家鼠型发病以春、夏季为多。各年龄组均可发病，以青壮年为主。典型患者有五期经过，非典型和轻型病例可出现越期或不典型表现，而重型患者则可出现发热期、休克期和少尿期之间的重叠。

66. 答案：D 解析：HIV感染人体后，不会对凝血功能有显著影响，因此D项皮肤黏膜出血不是艾滋病的常见临床表现。

67. 答案：C 解析：脑脊液检查是明确流脑诊断的重要方法。初起或休克型患者脑脊液多无改变。其他型可见脑脊液压力升高，外观浑浊，白细胞明显增高，蛋白质增高，糖及氯化物明显降低。

68. 答案：A 解析：乙脑是人畜共患的自然疫源性疾病。猪的感染率高，感染后血中病毒含量多，病毒血症期长；且猪的饲养范围广，更新快，是本病的主要传染源。乙脑主要通过蚊虫叮咬传播。蚊虫是传播途径，而不是传染源，注意明确区分。

69. 答案：C 解析：部分伤寒患者于病程第7～14日，即病程极期，皮肤出现暗红色小斑丘疹，称为玫瑰疹，散在分布于前胸和上腹部，数目不多，分批出现，多在2～4日内消退。

70. 答案：A 解析：根据题干典型的临床表现，应高度怀疑为细菌性痢疾。B项阿米巴痢疾大便呈暗红色果酱样。E项霍乱一般无发热和腹痛，无里急后重，有典型的剧烈腹泻及喷射状呕吐，排出物为米泔水样便或洗肉水样血便。

71. 答案：C 解析：感染的五种表现形式中，隐性感染者最多见，病原携带者次之，显性感染者比率最低，但最易识别。显性感染又称临床感染，感染后不但引起机体免疫应答，还导致组织损伤，引起病理改变和临床表现。

72. 答案：A 解析：细菌培养是确诊伤寒的主要手段。血培养在病程第1周阳性率最高，可达80%～90%，以后阳性率逐渐下降，至第4周常转为阴性，复发或再燃时又可呈阳性。

73. 答案：B 解析：淤胆型肝炎是以肝内胆汁淤积为主要表现的一种特殊类型。起病类似急性黄疸型肝炎，但自觉症状较轻，皮肤瘙痒，大便灰白，血清胆固醇可明显升高，黄疸常持续3周以上。

74. 答案：A 解析：艾滋病（AIDS）是由人免疫缺陷病毒（HIV）引起的以侵犯辅助性T淋巴细胞（CD_4^+T）为主，造成细胞免疫功能缺损为基本特征的传染性疾病。

75. 答案：D 解析：传染病的基本特征包括病原体、传染性、流行病学特征及感染后免疫。发热是传染病的常见临床表现，但不是传染病的基本特征。如典型霍乱则不常见发热表现。

76. 答案：B 解析：典型的中枢神经系统表现，结合皮肤黏膜瘀点、瘀斑，脑膜刺激征阳性，应高度怀疑为流脑，确诊有赖于细菌学检测。

77. 答案：B 解析：霍乱为我国甲类传染病，也是国际检疫传染病，对密切接触者应严密检疫5天，并进行粪便悬滴检查及培养和服药预防。

78．答案：E　解析：伤寒血清凝集试验，即肥达反应，对伤寒有辅助诊断价值，并不具有确诊价值，而伤寒确诊有赖于血或骨髓培养检出伤寒杆菌。有少数伤寒患者肥达反应始终呈阴性，故B项有误。"O"抗体效价增高只能推断为伤寒类感染，不能区别伤寒或副伤寒，诊断时需依鞭毛抗体凝集效价而定，故C项有误。鞭毛"H"抗体出现晚，但维持时间长，故D项有误。检测Vi抗体可用于慢性带菌者的调查及疗效评价。

79．答案：D　解析：中毒性菌痢，可短期使用糖皮质激素，有助于改善病情。

80．答案：C　解析：病原体经过不同途径进入人体就开始了感染过程。感染是否导致疾病取决于病原体的致病力和人体的抗病能力。C项临床上出现相应的症状只是感染过程的五种表现形式之一，即显性感染，其在临床中反而是比率最低的，因此错误。

81．答案：B　解析：感染过程中病原体的作用包括侵袭力、毒力、数量及变异性。B项免疫力属于易感人群的免疫屏障，而不是病原体的作用。

82．答案：D　解析：急性病毒性肝炎多为自限性，一般不需要抗病毒治疗，早期应住院卧床休息，症状或黄疸消退后可起床活动。

83．答案：E　解析：流行性感冒以全身中毒症状为主，发热通常持续3～4日，呼吸道症状轻微或不明显。应注意与普通感冒鉴别。

84．答案：C　解析：艾滋病并发呼吸系统感染，以肺孢子菌肺炎最为常见。

85．答案：E　解析：艾滋病对所有人群普遍易感，与人体免疫力的强弱并无显著关联性。而感染的高危人群包括静脉注射吸毒者、性工作者、同性恋、性乱者、血友病患者、多次接受输血或血制品者。

86．答案：A　解析：流行性出血热在病程的3～7日，由于全身小血管和毛细血管广泛受损，通透性增加，血浆大量外渗使血容量下降，引起低血压休克，称为原发性休克。

87．答案：D　解析：电镜下在肿胀或变性的神经细胞浆中可见到一至数个圆形或卵圆形直径3～10μm的嗜酸性包涵体，即内基小体，是狂犬病特异且具有诊断价值的病变。

88．答案：E　解析：8岁以下儿童患布鲁菌病可采用利福平联合复方新诺明治疗，也可采用利福平联合氨基糖苷类药物治疗。

89．答案：A　解析：目前乙脑临床多用特异性IgM抗体测定进行早期诊断。一般在病后3～4天即可出现，脑脊液中最早在病程第2天测到，2周达高峰。

90．答案：E　解析：一旦高度怀疑流脑，应在30分钟内行抗菌治疗，青霉素为首选药。较大剂量青霉素能使脑脊液内药物达到有效浓度，从而获得满意疗效。

91．答案：B　解析：痰结核分枝杆菌检查是确诊肺结核最特异性的方法。细菌培养的敏感性和特异性均高于涂片检查。涂片阴性或诊断有疑时培养尤其重要。

92．答案：E　解析：高效消毒法能杀灭一切细菌繁殖体（包括分枝杆菌）、病毒、真菌及其孢子，并对细菌芽孢有显著杀灭作用。E项的表述不够准确，应为灭菌法能杀灭一切微生物。

93．答案：B　解析：碘伏对有害细菌及繁殖体等具有较强的杀灭作用，并对创伤具有消炎、止血、加快黏膜再生的功能，对皮肤及黏膜无刺激性，易脱碘，适用于手术前手消毒、手术及注射部位的清洗、伤口的清洗消毒等。

94．答案：E　解析：《素问·阴阳应象大论》原文：其在皮者，汗而发之。

95. 答案：B 解析：脾病而四肢不用。脾病，指脾的运化功能失常，不能为胃行其津液，不能将通过胃腐熟消化而产生的水谷精气转输至四肢，以致四肢失于充养，日久痿而不用。

96. 答案：B 解析：百病生于气。许多疾病的发生都是各种因素导致气机失调所致。

97. 答案：C 解析：劳风治则为巨阳引，即取足太阳经的穴位以引动经气。

98. 答案：A 解析：《灵枢·决气》原文：液脱者，骨属屈伸不利，色夭，脑髓消，胫酸，耳数鸣。

99. 答案：B 解析：生姜泻心汤证的审证要点为心下痞硬，干噫食臭。

100. 答案：B 解析：真武汤的主要病机是肾阳虚衰，水气泛滥。

101. 答案：D 解析：少阴病的辨证纲要为脉微细，但欲寐。

102. 答案：C 解析：白头翁汤证的病机为厥阴肝经湿热下迫大肠。

103. 答案：C 解析：防己黄芪汤服药后，卫阳振奋，祛风湿邪气外达，故皮肤出现虫爬行样的感觉；湿性下行，卫阳尚无力祛邪，故从腰下如冰，此时应坐被上，并加被以围腰中，助阳令其温暖以出汗，则湿去病愈。

104. 答案：C 解析：百合病的病机是心肺阴虚内热。

105. 答案：A 解析：越婢汤可发越水气，清解郁热，治疗风水夹热水肿。

106. 答案：E 解析：呕而肠鸣，心下痞者，半夏泻心汤主之。

107. 答案：C 解析：《温热论》原文：若斑出热不解者，胃津亡也。

108. 答案：A 解析：湿热病后期，湿热大势已解，但余邪未清，余湿困脾，胃气未醒，湿邪蒙绕三焦，气机不畅，故见脘中微闷，虽能知饥但不欲食。

109. 答案：D 解析：伤寒厥证多为寒厥，因阳气虚弱，阴寒内盛所致；温病厥证多为热厥，因邪热内盛，热邪内闭而无出路，阳气内阻不能外达而致厥。寒厥和热厥皆能因阳气不能外达而出现四肢逆冷、脉沉伏，而两者鉴别要点为舌象等。寒厥者，舌多见色淡而胖嫩、有齿印，苔白、灰或黑润；热厥者，舌多见色绛红，苔黄而焦干。

110. 答案：D 解析：《温病条辨》原文：夜热早凉，热退无汗，热自阴来者，青蒿鳖甲汤主之。

111. 答案：E 解析：医学伦理学的理论基础包括生命论、人道论、美德论、功利论、道义论。

112. 答案：E 解析："上以疗君亲之疾，下以救贫贱之厄，中可保身长全"，体现了在医疗服务中要一视同仁，公平地对待每一位患者，公正分配医疗卫生资源，公正对待患者。此为公正原则。

113. 答案：D 解析：医患关系的模式包括主动被动型、指导合作型、共同参与型。

114. 答案：A 解析：体格检查的道德要求：全面系统，认真细致；关心体贴，减少痛苦；尊重病人，心正无私。

115. 答案：D 解析：与患者沟通的方法包括认真、仔细地倾听，有针对性地说明，在沟通中深入分析、及时判断。

116. 答案：E 解析：医学道德教育的方法包括提高医德认识，培养医德情感，养成医德行为和习惯。

117. 答案：A 解析：生命伦理学《吉汉宣言》（2000年）主张科技必须考虑公共利益，意识到生物学与医学的巨大进展，保证人权的迫切需要，滥用这个进展可能给人权带来的危险。

118. 答案：D 解析：中华人民共和国科技部、卫生部《人胚胎干细胞研究伦理指导原则》制定的时间是2003年。

119. 答案：B　解析：肺炎链球菌肺炎典型病例为突起寒战高热，呈急性热病容，呼吸浅速，面颊绯红，皮肤灼热，部分有鼻翼扇动、口唇单纯疱疹等。典型的肺实变体征包括，患侧呼吸运动减弱、触觉语颤增强、叩诊呈浊音、听诊呼吸音减低或消失，并可出现支气管呼吸音。确诊有赖于病原菌检测。

120. 答案：B　解析：长期高血压病史，血压水平控制不佳，出现左心室肥大者，考虑为高血压心脏病，晚期常发生心力衰竭，是慢性左心衰的常见病因。肺心病通常引起右心室肥大。高血压是冠心病的独立危险因素，但高血压不能直接导致冠心病。冠心病是在多重因素的影响下导致冠状动脉粥样硬化病变，管腔狭窄和阻塞，导致心肌缺血缺氧甚至坏死。可以说冠心病是高血压心脏病的进一步发展，并发冠心病者可出现心绞痛、心肌梗死甚至猝死。

121. 答案：C　解析：患者有肝功能减退和门静脉高压的临床表现，腹水征阳性，故首先考虑肝硬化。

122. 答案：C　解析：急性肾盂肾炎常发生于育龄妇女，有全身感染症状，出现膀胱刺激征、肾区叩击痛。尿沉渣镜检白细胞＞5/HP；部分患者可有红细胞，亦可帮助诊断。

123. 答案：A　解析：有导致急性一氧化碳中毒的情况存在，结合临床表现及血碳氧血红蛋白测定＞10%，可以确诊急性一氧化碳中毒。

124. 答案：A　解析：患者起病较缓，病程较短，临床症状较轻，主要表现为乏力、食欲不振、厌油腻、腹胀，体征出现肝大、压痛，ALT升高，没有黄疸，应首先考虑急性无黄疸型肝炎。可根据病原学等检查进一步诊断。

125. 答案：D　解析：沿海国家是霍乱流行的主要疫区，结合典型泻吐表现，高度怀疑为霍乱。将新鲜粪便做悬滴暗视野显微镜检查，可见运动活泼呈穿梭状的弧菌，此为动力试验阳性，常用于霍乱的快速诊断。

126. 答案：E　解析：根据持续咳嗽伴低热、盗汗、乏力等典型临床表现，结合胸部X线片右肺尖云雾状阴影，应考虑为浸润性肺结核。

127. 答案：D　解析：剧烈泻吐，结合米泔水样排泄物，迅速出现脱水、循环衰竭及肌肉痉挛，应诊断为疑似霍乱。而及时足量补液是治疗本病的关键。

128. 答案：B　解析：《金匮要略·水气病脉证并治》原文：皮水，其脉亦浮，外证胕肿，按之没指，不恶风，其腹如鼓，不渴，当发其汗。

129～131. 答案：D、C、C　解析：患者为中年女性，不明原因关节肿痛半年余。开始为手指关节疼痛，后腕关节、掌指关节相继出现疼痛，呈对称性，遇寒或晨起时关节发硬，活动后减轻。综合以上信息，考虑为类风湿关节炎。X线检查对类风湿关节炎的诊断、关节病变分期均很重要，首选双手指及腕关节摄片检查。治疗时非甾体抗炎药能有效改善关节炎症状，但不能控制病情进展，应与改变病情的抗风湿药联合使用，常用塞来昔布、美洛昔康、双氯芬酸。

132～134. 答案：C、E、D　解析：脑出血的诊断要点：50岁以上，有长期高血压病史，尤其有血压控制不良的病史，在活动或情绪激动时突然发病，突然出现剧烈头痛、呕吐，快速出现意识障碍、偏瘫和失语等局灶性神经缺失症状，病程发展迅速；颅脑CT检查可见脑内高密度区。头颅CT可显示血肿的部位和形态，以及是否破入脑室，是脑出血首选的检查方法、确诊的主要依据。血肿灶为高密度影，边界清楚。脑脊液检查不作为脑出血患者的常规检查，以免诱发脑疝，如需排除颅内感染或蛛网膜下腔出血时，应谨慎操作。脑出血表现为脑脊液压力增高，呈均匀血性。

135～136. 答案：A、B 解析：百日咳咳嗽，带有鸡鸣样吼声；犬吠样咳嗽多见于喉头炎症性水肿或气管受压；金属调的咳嗽可由于纵隔肿瘤或支气管癌等直接压迫气管所致；声音嘶哑的咳嗽多见于声带炎、喉炎、喉癌，以及喉返神经受压迫；无声（或无力）咳嗽可见于极度衰弱或声带麻痹。

137～138. 答案：A、D 解析：黏液性水肿面容表现为面色苍白，睑厚面宽，颜面浮肿，目光呆滞，反应迟钝，眉毛、头发稀疏，舌色淡、胖大；见于甲状腺功能减退症。伤寒面容可见表情淡漠，反应迟钝，呈无欲状态；见于伤寒、脑脊髓膜炎、脑炎等。

139～140. 答案：A、C 解析：此题考查溃疡性结肠炎的药物治疗。氨基水杨酸制剂，如柳氮磺吡啶；适用于轻、中型患者及重型经糖皮质激素治疗病情缓解者。糖皮质激素对急性发作期疗效好；适用于重型或暴发型，以及柳氮磺吡啶治疗无效的轻型、中型患者，常用泼尼松口服。

141～142. 答案：B、A 解析：缺铁性贫血典型表现为小细胞低色素性贫血。再生障碍性贫血因骨髓造血功能低下，则表现为全血细胞减少，为正细胞正色素性贫血。

143～144. 答案：A、B 解析：潜伏期是指从病原体侵入人体至开始出现临床症状为止的时期，是临床诊断、追溯传染源、确定检疫期、选择免疫方式的重要依据。恢复期机体免疫力增长到一定程度，体内病理生理过程基本终止，症状及体征基本消失。

145～146. 答案：A、C 解析：流脑患者一般隔离至症状消失后3日；密切接触者应医学观察7日。

147～148. 答案：C、D 解析：温病是由于温邪侵袭人体，温热为阳邪，易伤阴津，初起即见表热证候，传变迅速。温邪侵犯肺卫，此时温邪在表，宜用辛凉轻剂治疗。如温邪在表夹有风邪，可在辛凉轻剂中加薄荷、牛蒡等辛凉散风之药，使风从外解，即所谓"透风于热外"，风不与热相搏，则热易解；如温邪在表夹有湿邪，可在辛凉轻剂中加芦根、滑石等淡渗利湿之药，使湿从下泄，即所谓"渗湿于热下"，湿不与热相搏，则热易清。

149～150. 答案：B、E 解析：中国传统医学中的阴阳五行学说和"六淫""七情"病因学说，古希腊医学家希波克拉底的"四体液"学说，都属于自然哲学医学模式。生物-心理-社会医学模式认为人的心理与生理、精神与躯体、机体内外环境是相互作用的，心理、社会因素与疾病的发生、发展、转化有着密切的联系。

第三单元

1. 答案：B 解析：咳嗽痰热郁肺证可见咳嗽，气息粗促，或喉中有痰声，痰多质黏厚或稠黄，咳吐不爽，或咳血痰。选择B。A考虑为肺阴亏耗；C考虑为痰湿蕴肺；D考虑为风寒袭肺；E考虑为肺痈。

2. 答案：A 解析：咳嗽痰湿蕴肺证选方为二陈平胃散合三子养亲汤加减。

3. 答案：C 解析：实喘在肺，虚喘责之肺、肾。

4. 答案：C 解析：肺痨的主要病位在肺，与脾、肾关系密切，故选C。

5. 答案：A 解析：肺胀外寒里饮证首选小青龙汤。

6. 答案：B 解析：肺痿治疗总以补肺生津为原则。

7. 答案：D 解析：胸痹的主要病机为心脉痹阻；病位在心，涉及肝、肺、脾、肾等脏。其临床主要表现为本虚标实，虚实夹杂。本虚有气虚、气阴两虚及阳气虚衰；标实为血瘀、寒凝、痰浊、气滞，且可相兼为病。

8. 答案：D 解析：太阳头痛，在头后部，下连于项；阳明头痛，在前额部及眉棱骨等处；少阳头痛，在头之两侧，并连及于耳；厥阴头痛则在巅顶部位，或连目系。

9. 答案：D 解析：半夏白术天麻汤，健脾燥湿，化痰降逆，用于痰浊头痛。

10. 答案：C 解析：太阳头痛选用羌活、蔓荆子、川芎；阳明头痛选用葛根、白芷、知母；少阳头痛选用柴胡、黄芩、川芎；厥阴头痛选用吴茱萸、藁本等。故选C。

11. 答案：C 解析：脱证属虚，乃为五脏真阳散脱，阴阳即将离决之候。临床可见神志昏愦无知、目合口开、四肢松懈瘫软、手撒肢冷汗多、二便自遗、鼻息低微等。C属于闭证。

12. 答案：C 解析：实者多痛剧，固定不移，拒按，脉盛；虚者多痛势徐缓，痛处不定，喜按，脉虚。

13. 答案：B 解析：呕吐与噎膈，皆具有呕吐的症状。然呕吐之病，进食顺畅，吐无定时。噎膈之病，进食哽噎不顺或食不得入，或食入即吐，甚则因噎废食。

14. 答案：A 解析：噎膈津亏热结证的选方为沙参麦冬汤。

15. 答案：C 解析：腹痛寒邪内阻证的选方为良附丸合正气天香散。

16. 答案：B 解析：泄泻脾胃虚弱证的选方为参苓白术散。

17. 答案：C 解析：休息痢的首选方剂是连理汤。

18. 答案：C 解析：积证病在血分，多属脏病，病机以痰凝血瘀为主。积证的主症为腹内结块触之有形，固定不移，痛有定处，刺痛为主。聚证病在气分，多属腑病，病机为气机阻滞。聚证的主症为腹内结块聚散无常，痛无定处，胀痛为主。积证病史较长，病情较重。聚证病史较短，病情较轻。

19. 答案：A 解析：鼓胀瘀结水留证，可见脘腹坚满，青筋显露，胁下癥结痛如针刺，面色晦暗黧黑，或见赤丝血缕，面、颈、胸、臂出现血痣或蟹爪纹，口干不欲饮水，或见大便色黑，舌质紫暗或有紫斑，脉细涩。故选A。

20. 答案：D 解析：阳水应以祛邪为主；阴水当以扶正为主；对于虚实夹杂者，则当兼顾，或先攻后补，或攻补兼施。

21. 答案：C 解析：阴水瘀水互结证的首选方剂为桃红四物汤合五苓散。

22. 答案：B 解析：热淋起病多急，或伴发热，小便赤热，尿时灼痛。石淋，小便窘急不能猝出，尿道刺痛，痛引少腹，尿出砂石而痛止。气淋，少腹满闷胀痛，小便艰涩疼痛，或少腹坠胀，尿后余沥不尽。血淋，尿色鲜红或淡红，或夹血块而痛。膏淋，小便涩痛，尿液浑浊如脂膏或米泔水。劳淋，久患淋证，遇劳倦、房事即加重或诱发，小便涩痛不显著，余沥不尽，腰痛缠绵。故选B。

23. 答案：C 解析：气淋的选方为沉香散。

24. 答案：A 解析：紫斑血热妄行证的首选方剂是十灰散。

25. 答案：D 解析：咳血阴虚肺热证的首选方剂为百合固金汤。

26. 答案：C 解析：溢饮表寒里饮证的首选方剂是小青龙汤。

27. 答案：B 解析：癌病气郁痰瘀证的选方为越鞠丸合化积丸。

28. 答案：A 解析：颤证风阳内动证的选方为天麻钩藤饮合镇肝熄风汤。

29. 答案：B 解析：足少阴肾经与手厥阴心包经在胸中交接。

30. 答案：E 解析：阳维脉主一身之表，阴维脉主一身之里，阴、阳维脉具有维系一身阴经和阳经的作用。考试时需注意与督脉主一身之阳，任脉主一身之阴相区分。

31. 答案：D 解析：足三阳经的相同主治包括神志病及热病。

32. 答案：A 解析：阴经五输穴中，荥穴属火；阳经五输穴中，经穴属火。A项少府属手少阴心经荥穴，五行属火，故为正确选项。B项少商为肺经井穴，C项少冲为心经井穴，均属木。D项少海为心经合穴，属水。E项少泽为小肠经井穴，属金。

33. 答案：B 解析：胆的募穴为本经穴日月。十二募穴歌：天枢大肠肺中府，关元小肠巨阙心，中极膀胱京门肾，胆日月肝期门寻，脾募章门胃中脘，气化三焦石门针，心包募穴何处取，胸前膻中觅浅深。

34. 答案：B 解析：下合穴主要用于治疗六腑疾病。《灵枢·邪气脏腑病形》指出"合治内腑"。如足三里治疗胃脘痛，下巨虚治疗泄泻，上巨虚治疗肠痈、痢疾等。

35. 答案：D 解析：胸骨上窝（天突）至剑胸结合中点（歧骨）的骨度折量寸为9寸。

36. 答案：A 解析：肩胛骨内侧缘至后正中线的骨度折量寸为3寸。

37. 答案：D 解析：高频考点。八会穴之脉会太渊，善治疗无脉症。

38. 答案：E 解析：列缺为手太阴肺经络穴，亦是八脉交会穴，通任脉。列缺除主治本经相关肺系病证，以及局部手腕痛之外，还能治疗外感头痛、项强、齿痛、口㖞等头面五官疾患。《四总穴歌》所载"头项寻列缺"，是循经取穴的具体体现。

39. 答案：C 解析：大肠经肩髃，在三角肌区，肩峰外侧缘前端与肱骨大结节两骨间凹陷中。

40. 答案：B 解析：胃经四白穴在面部，眶下孔处。

41. 答案：D 解析：胃经经穴解溪在踝区，踝关节前面中央凹陷中，当𧿹长伸肌腱与趾长伸肌腱之间，定位约在平日系鞋带处。

42. 答案：C 解析：地仓穴在面部，口角旁开0.4寸。下关穴在面部，颧弓下缘中央与下颌切迹之间凹陷中。二者均属于足阳明胃经腧穴。

43. 答案：D 解析：脾经阴陵泉在小腿内侧，胫骨内侧髁下缘与胫骨内侧缘之间的凹陷中。

44. 答案：E 解析：心经少海穴在肘前区，横平肘横纹，肱骨内上髁前缘。

45. 答案：D 解析：阴经郄穴多治疗血证。阴郄属手少阴心经郄穴，善于治疗吐血、衄血等血证。

46. 答案：D 解析：膀胱经膈俞内应横膈，故善治呕吐、呃逆、咳嗽、气喘等气逆之证。

47. 答案：C 解析：肾经照海在踝区，内踝尖下1寸，内踝下缘边际凹陷中。

48. 答案：C 解析：手少阳三焦经，其支者，从耳后入耳中，出走耳前，过客主人，前交颊，至目锐眦。"客主人"指足少阳胆经上关穴。

49. 答案：D 解析：胆经合穴阳陵泉在小腿外侧，腓骨小头前下方凹陷中。

50. 答案：E 解析：肝经荥穴行间在足背，第1、2趾之间，趾蹼缘后方赤白肉际处。

51. 答案：A 解析：督脉穴印堂在头部，两眉毛内侧端中间的凹陷中，可治疗头痛、眩晕、鼻渊、鼻衄、鼻鼽等头面五官病证。

52. 答案：E 解析：任脉穴中脘在上腹部，脐中上4寸，前正中线上。C、D项分别为下脘和建里；B项为天突；A项为神阙。

53. 答案：B 解析：经外奇穴十宣在十指尖端，距指甲游离缘0.1寸，左右共10穴。常点刺出血治疗各种急症，如中风、昏迷、晕厥等神志病，以及中暑、高热、咽喉肿痛等。

54. 答案：B 解析：用押手拇、食二指将欲针刺腧穴部位的皮肤向两侧撑开，使皮肤绷紧，刺手持针，使针从押手拇、食二指的中间刺入，是为舒张进针法，主要用于皮肤松弛部位腧穴的进针。

55. 答案：C 解析：隔附子饼灸属于间接灸，具有温补肾阳等作用，多用于治疗命门火衰而致的阳痿、早泄或疮疡久溃不敛等病证。

56. 答案：C 解析：化脓灸又称瘢痕灸，属于艾炷灸中的直接灸。

57. 答案：A 解析：连续波有密波、疏波两种，频率快的叫密波（或叫高频连续波），一般是50～100次/秒；频率慢的叫疏波（或叫低频连续波），一般是2～5次/秒。

58. 答案：A 解析：表里经配穴法是以脏腑、经脉的阴阳表里配合关系为依据的配穴方法。当某一脏腑经脉发生疾病时，取本经和其相表里经脉的腧穴配合组成处方。原络配穴法是表里经配穴法在临床上的具体运用。A项合谷为大肠经原穴，列缺为肺经络穴，其配合属表里同治的原络配穴法。

59. 答案：D 解析：针灸治疗头痛，常根据头痛部位循经取穴和取阿是穴为主。若头痛连及项背，兼恶风畏寒、苔薄白、脉浮紧者，为风寒头痛，配穴当选风门、列缺。

60. 答案：C 解析：针灸治疗头痛，根据疼痛部位进行经络辨证，额痛或兼眉棱骨、鼻根部痛者，为阳明头痛，除主穴百会、风池、阿是穴、合谷外，还应配选阳白、内庭。

61. 答案：C 解析：关节肌肉疼痛，屈伸不利，疼痛重着，或肿胀麻木，苔白腻，脉濡缓者，为着痹，配穴当选阴陵泉、足三里。

62. 答案：D 解析：中风患者语言謇涩配廉泉、通里、哑门，吞咽困难配廉泉、金津、玉液。

63. 答案：A 解析：发热多汗，热退后突然出现肢体软弱无力，舌红苔黄，脉细数者，为肺热津伤之痿证，配穴当选尺泽、大椎。

64. 答案：B 解析：感冒夹暑者可配委中穴，常用三棱针点刺出血治疗，令其血流自止。

65. 答案：B 解析：微恶风寒，发热重，流浊涕，痰稠或黄，咽喉肿痛，苔薄黄，脉浮数者，为风热感冒，配穴当选曲池、尺泽。

66. 答案：D 解析：胃痛如刺，痛有定处，或有呕血便黑，舌质紫暗或有瘀斑，脉涩者，为瘀血停胃，配穴当选膈俞、三阴交。

67. 答案：B 解析：针灸治疗月经先后无定期，以任脉、足太阴经穴为主，主穴取关元、三阴交、肝俞。

68. 答案：A 解析：绝经前后诸证伴纳少便溏者，宜配中脘、阴陵泉。

69. 答案：C 解析：瘾疹起病急骤，皮肤突发瘙痒不止，可见大小不等、形状各异的风团，风团色红，伴脘腹疼痛、恶心呕吐，舌红，苔黄腻，脉滑数者，为胃肠积热，配穴当选天枢、足三里。

70. 答案：B 解析：治疗目赤肿痛，以局部腧穴及手阳明、足厥阴经穴为主，主穴取睛明、太阳、风池、合谷、太冲。

71. 答案：E 解析：治疗耳鸣耳聋虚证，取局部腧穴及足少阴经穴为主，主穴取听宫、翳风、太溪、肾俞。

72. 答案：B 解析：咽喉部红肿疼痛，吞咽不适，兼发热、汗出、头痛、咳嗽，舌质红，苔薄白或微黄，脉浮数者，属外感风热之实证，治疗取手太阴、手阳明经穴为主，主穴取少商、合谷、尺泽、关冲。

73. 答案：C 解析：突然昏仆，兼面色苍白，四肢厥冷，舌淡，苔薄白，脉细缓无力者，为晕厥虚证，配穴当取气海、关元。

74. 答案：D 解析：心绞痛遇寒诱发，

唇甲青紫，心痛如刺，心痛彻背，舌质紫暗，脉涩者，为寒邪凝滞，配穴当取神阙、至阳。

75. 答案：D　解析：身热，微恶风，汗少，肢体酸重，胸闷脘痞，大便溏，舌苔黄腻，脉濡数，考虑为感冒暑湿伤表证，选方为新加香薷饮加减。

76. 答案：B　解析：咳嗽声重，咳痰稀薄色白，流清涕，无汗，舌苔薄白，脉浮紧，考虑为咳嗽风寒袭肺证，选方为三拗汤合止嗽散加减。

77. 答案：A　解析：患者痰鸣如吼，考虑为哮病；痰黄黏稠，苔黄腻，脉弦滑，考虑为热哮证，选方为定喘汤或越婢加半夏汤加减。

78. 答案：D　解析：哮喘反复发作史，喉中时有轻度哮鸣，考虑为哮病；气短声低，自汗，怕风，易感冒，倦怠无力，食少便溏，舌质淡，苔白，脉细弱，考虑为肺脾气虚证，治以健脾益气、补土生金，选方为六君子汤。

79. 答案：A　解析：恶寒发热，胸痛，舌苔薄黄，脉浮数而滑，考虑为肺痈初期，选方为银翘散。

80. 答案：C　解析：咳痰夹血丝，曾有与肺痨患者的接触史，考虑为肺痨；潮热，自汗，盗汗，肢冷，形寒，考虑为肺痨阴阳两虚证，选方为补天大造丸。

81. 答案：E　解析：平素善惊易恐，因受惊而心悸，考虑为心悸心虚胆怯证，选方为安神定志丸。

82. 答案：D　解析：心悸气短，头晕目眩，失眠健忘，面色无华，舌淡红，脉细弱，考虑为心悸心血不足证，治法为补血养心、益气安神，选方为归脾汤。

83. 答案：C　解析：心悸易惊，五心烦热，舌红，苔少，脉细数，考虑为心悸阴虚火旺证，治法为滋阴清火、养心安神，选方为天王补心丹合朱砂安神丸。

84. 答案：E　解析：心胸隐痛，考虑为胸痹；心悸气短，动则益甚，伴倦怠乏力，声息低微，面白自汗，考虑为气阴两虚证，选方为生脉散合人参养荣汤。

85. 答案：A　解析：慢性心脏病史10年，心悸，喘息不得卧，面浮肢肿，尿少，考虑为心力衰竭；畏寒肢冷，舌淡胖有齿痕，有瘀斑，脉沉细，考虑为阳虚水泛证，选方为真武汤合葶苈大枣泻肺汤。

86. 答案：B　解析：不寐，多梦，心悸，神疲食少，腹胀便溏，考虑为不寐心脾两虚证，治法为补益心脾、养血安神，选方为归脾汤。

87. 答案：A　解析：患者头痛固定不移，痛如锥刺，舌紫暗，脉细涩，考虑为瘀血头痛，治法为活血化瘀、通窍止痛，选方为通窍活血汤。

88. 答案：B　解析：患者头痛连及项背，有拘急收紧感，脉浮紧，考虑为风寒头痛，选方为川芎茶调散。

89. 答案：C　解析：眩晕，胸闷恶心，呕吐痰涎，舌苔白腻，脉濡滑，考虑为眩晕痰浊上蒙证，选方为半夏白术天麻汤。

90. 答案：B　解析：患者眩晕头痛，呕吐痰涎，心烦口苦，苔黄腻，脉弦滑，考虑为眩晕痰郁化火证，选方为黄连温胆汤。

91. 答案：E　解析：突然昏仆，不省人事，牙关紧闭，口噤不开，两手握固，大小便闭，考虑为中风闭证；面红身热，气粗口臭，躁动不安，痰多而黏，舌质红，苔黄腻，脉弦滑，考虑为阳闭证，选方为羚羊角汤合安宫牛黄丸。

92. 答案：C　解析：癫狂日久不愈，躁扰不安，多言不序，恼怒不休，舌质紫暗，有瘀斑，少苔，脉细涩，考虑为狂证痰热瘀结证，选方为癫狂梦醒汤。

93. 答案：E　解析：突发昏仆抽搐，尖叫吐涎，牙关紧闭，考虑为痫病；苔黄腻，脉弦滑数，考虑为痰火扰神证，选方为龙胆泻肝汤合涤痰汤。

94. 答案：C　解析：表情呆纯，智力衰退，考虑为痴呆；头重如裹，舌质淡，苔白腻，脉滑，考虑为痰浊蒙窍证，选方为涤痰汤。

95. 答案：E　解析：患者胃脘疼痛，痛势急迫，脘闷灼热，苔黄腻，脉滑数，考虑为胃痛湿热中阻证，选方为清中汤。

96. 答案：D　解析：患者脘腹痞闷，心烦易怒，善太息，呕恶嗳气，苔薄白，脉弦，考虑为胃痞肝胃不和证，选方为越鞠丸合枳术丸。

97. 答案：B　解析：恶心呕吐，食入难化，舌淡胖，苔薄，脉细，考虑为呕吐脾胃气虚证，选方为香砂六君子汤。

98. 答案：E　解析：呃声低长无力，气不得续，考虑为呃逆；喜温喜按，面色㿠白，手足不温，考虑为脾胃阳虚证，治法为温补脾胃、降逆止呃，选方为理中丸。

99. 答案：B　解析：腹痛拒按，苔黄腻，脉滑数，考虑为腹痛湿热壅滞证，选方为大承气汤。

100. 答案：B　解析：黎明前脐腹作痛，肠鸣即泻，形寒肢冷，腰膝酸软，考虑为泄泻肾阳虚衰证，治法为温肾健脾、固涩止泻，选方为四神丸。

101. 答案：B　解析：痢下鲜紫脓血，伴有壮热口渴，舌红绛，苔黄燥，脉滑数，考虑为疫毒痢，选方为白头翁汤。

102. 答案：D　解析：大便并不干硬，虽有便意，但排便困难，用力努挣则汗出短气，便后乏力，面白神疲，肢倦懒言，考虑为气虚秘，治法为益气润肠，选方为黄芪汤。

103. 答案：B　解析：胁肋灼热疼痛，苔黄腻，脉弦滑数，考虑为胁痛肝胆湿热证，选方为龙胆泻肝汤。

104. 答案：D　解析：胁肋隐痛，绵绵不休，舌红少苔，脉细弦而数，考虑为胁痛肝络失养证，选方为一贯煎。

105. 答案：C　解析：身目俱黄，黄色鲜明，考虑为阳黄；发热口渴，口干而苦，便干溲赤，舌苔黄腻，脉象弦数，考虑为热重于湿证，治法为清热通腑、利湿退黄，选方为茵陈蒿汤。

106. 答案：C　解析：面目及肌肤晦暗不泽，考虑为阴黄；大便溏薄，舌质淡，苔薄，脉濡细，考虑为脾虚湿滞证。

107. 答案：E　解析：身目俱黄，黄色晦暗，考虑为阴黄；神疲畏寒，口淡不渴，舌淡苔腻，脉濡缓，考虑为寒湿阻遏证，选方为茵陈术附汤。

108. 答案：A　解析：考虑为聚证肝气郁结证，选方为逍遥散。

109. 答案：B　解析：颈前喉结两旁结块肿大，考虑为瘿病；胸闷，喜太息，胸胁窜痛，病情常随情志波动，脉弦，考虑为气郁痰阻证，选方为四海舒郁丸。

110. 答案：B　解析：疟疾发作时，热少寒多，舌苔白腻，脉弦紧，考虑为寒疟。

111. 答案：B　解析：身肿日久，腰以下为甚，按之凹陷不易恢复，脘腹胀闷，纳减便溏，舌质淡，苔白腻，脉沉缓，考虑为水肿脾阳虚衰证，治法为健脾温阳利水。

112. 答案：B　解析：小便淋沥不已，略感涩痛，时作时止，伴腰膝酸软，神疲乏力，舌淡，脉细弱，考虑为劳淋，治法为补脾益肾。

113. 答案：A　解析：阳痿不振，心悸易惊，胆怯多疑，夜多噩梦，有被惊吓史，考虑为阳痿惊恐伤肾证，治法为益肾宁神。

114. 答案：A　解析：阳痿不举，心悸失眠多梦，食少纳呆，腹胀便溏，考虑为阳痿心脾亏虚证，选方为归脾汤。

115. 答案：C　解析：平素精神抑郁，咽中如有物梗塞，吞之不下，咳之不出，考虑为梅核气痰气郁结证，选方为半夏厚朴汤。

116. 答案：A　解析：情绪不宁，多思善疑，头晕，心悸失眠，纳差，考虑为心脾两虚证，选方为归脾汤。

117. 答案：D　解析：便血，喜热饮，神倦懒言，便溏，舌质淡，脉细，考虑为便血脾胃虚寒证，选方为黄土汤。

118. 答案：C　解析：口渴多饮，口舌干燥，尿频量多，烦热多汗，舌边尖红，苔薄黄，脉洪数，考虑为上消肺热津伤证，选方为消渴方。

119. 答案：A　解析：小便频数，浑浊如膏，耳轮干枯，腰膝酸软，四肢欠温，畏寒肢冷，舌苔淡白而干，脉沉细无力，考虑为下消阴阳两虚证，选方为金匮肾气丸。

120. 答案：E　解析：患者汗出恶风，稍劳汗出尤甚，易于感冒，体倦乏力，考虑为汗证肺卫不固证，选方为桂枝加黄芪汤或玉屏风散。

121. 答案：B　解析：低热，劳累后发，乏力气短，自汗，易感冒，考虑为气虚发热证，治法为益气健脾、甘温除热。

122. 答案：D　解析：因精神刺激而发作，突然昏倒，四肢厥冷，呼吸气粗，口噤拳握，考虑为气厥实证，治法为开窍、顺气、解郁。

123. 答案：C　解析：乌头汤散寒通络，祛风除湿，侧重温阳，用于寒重的痛痹，排除A；薏苡仁汤除湿通络，祛风散寒，侧重祛湿，用于湿重的着痹，排除B；防风汤祛风通络，散寒除湿，侧重祛风，用于风重的行痹，故选C；白虎加桂枝汤、宣痹汤清热通络，祛风除湿，用于湿热蕴于经络的风湿热痹证，排除D、E。

124. 答案：A　解析：痹证日久不愈，腰膝酸软，畏寒肢冷，阳痿，遗精，考虑为肝肾亏虚证，选方为独活寄生汤。

125. 答案：A　解析：肢体困重，痿软无力，尤以下肢、两足痿弱为甚，考虑为痿证；舌苔黄腻，脉滑数，考虑为湿热浸淫证，选方为加味二妙散。

126. 答案：A　解析：腰部冷痛，缠绵不愈，局部发凉，喜温喜按，遇劳更甚，面色㿠白，肢冷畏寒，考虑为腰痛肾阳虚证，治法为补肾壮阳、温煦经脉。

127. 答案：B　解析：医者针刺胸部、背部和锁骨附近的穴位过深，针具刺穿了胸膜腔且伤及肺组织，气体积聚于胸膜腔，则会引起创伤性气胸。患者常突感胸闷、胸痛、气短、心悸，严重者呼吸困难、发绀、冷汗、烦躁、恐惧，甚则导致血压下降、休克等危象。

128. 答案：C　解析：腰痛起病缓慢，隐隐作痛，反复发作者为肾虚腰痛，配穴当选肾俞、太溪。

129. 答案：A　解析：意识清楚，半身不遂，口角㖞斜，语言不利，兼见面红目赤，眩晕头痛，口苦，舌红或绛，苔黄，脉弦有力者，为中风中经络之肝阳暴亢证，配穴当选太冲、太溪。

130. 答案：C　解析：眩晕久作不已，兼少寐健忘，耳鸣，腰酸膝软，舌红，脉弦细者，为肾精不足之眩晕虚证，主穴选百会、风池、肝俞、肾俞、足三里。

131. 答案：B　解析：喉中哮鸣如水鸡声，痰多色白稀薄或多泡沫，伴风寒表证，苔薄白，脉浮紧者，为风寒外袭之哮喘实证，主穴当选列缺、尺泽、肺俞、中府、定喘。

132. 答案：B　解析：泻下恶臭，腹痛肠鸣，泻后痛减，嗳腐吞酸，脘腹胀满，不思饮食，舌苔垢浊或厚腻，脉滑者为食滞肠胃之泄泻，配穴当选中脘。

133. 答案：D　解析：有便意，但排出不畅，便质不干硬，临厕努挣乏力，舌淡苔薄，脉细弱者，为虚秘，配穴当选足三里、脾俞、气海。

134. 答案：E　解析：睡后遗尿，少气懒言，食欲不振，大便溏薄，自汗出，舌淡，苔薄，脉细无力者，为脾肺气虚，治疗除主穴关元、中极、膀胱俞、三阴交，还应选配穴肺俞、气海、足三里。

135．答案：E　解析：根据题干所述临床特征，应诊断为蛇串疮，针灸治疗以局部阿是穴及相应夹脊穴为主。

136．答案：B　解析：漏肩风疼痛以肩前部为主者为手太阴经证，配穴当选列缺。

137～139．答案：C、B、B　解析：起病多急，常突然寒战高热，咳吐腥臭黄绿色浊痰，胸满作痛，考虑为肺痈成痈期，治法为清肺解毒、化瘀消痈，选方为千金苇茎汤合如金解毒散。

140～142．答案：C、E、A　解析：小便不通，点滴不爽，排出无力，考虑为癃闭；畏寒肢冷，腰膝冷而酸软无力，舌淡胖，苔薄白，脉沉细，考虑为肾阳衰惫证，治法为温补肾阳、化气利水，选方为济生肾气丸。

143～144．答案：C、B　解析：虚哮证首选方剂应为平喘固本汤。喘证肺气虚耗证首选方剂应为生脉散合补肺汤。

145～146．答案：A、D　解析：痰饮，属饮停胃肠。悬饮，属饮流胁下。溢饮，属饮溢肢体。支饮，属饮邪支撑胸肺。

147～148．答案：C、D　解析：腧穴的治疗作用还具有相对的特异性。某些腧穴可相对特异地治疗某些病证，如大椎退热、至阴矫正胎位等。某些腧穴不仅能治局部病证，而且能治本经循行所到达的远隔部位的脏腑、组织、器官的病证。如合谷穴，不仅能治上肢病证，而且能治颈部和头面部病证等。A、B、E均属于腧穴的近治作用。

149～150．答案：A、B　解析：手三阴经的相同主治是胸部病；足三阴经的相同主治是腹部病、妇科病；足厥阴经和足少阴经二经的相同主治是前阴病。

第四单元

1．答案：D　解析：中医外科学中发于下部的疾病病因多为寒湿、湿热。

2．答案：C　解析：风肿发病急骤，漫肿宣浮，或游走无定，不红微热，或轻微疼痛，见于痄腮、大头瘟等。

3．答案：E　解析：湿肿皮肉重垂胀急，深按凹陷，如烂棉不起，浅则光亮如水疱，破流黄水，浸淫皮肤，见于股肿、湿疮。

4．答案：A　解析：风痛痛无定处，忽彼忽此，走注甚速，遇风则剧，见于行痹等。

5．答案：D　解析：岩性溃疡，疮面多呈翻花如岩穴，有的在溃疡底部见有珍珠样结节，内有紫黑坏死组织，渗流血水，伴腥臭味。

6．答案：D　解析：疮疡内治，清血分热的方剂，包括犀角地黄汤、清营汤。

7．答案：A　解析：油膏回阳玉龙膏温经散寒、活血化瘀，适用于阴证。

8．答案：D　解析：垫棉法是用棉花或纱布折叠成块以衬垫疮部的一种辅助疗法。它是借助加压的力量，使溃疡的脓液不致下坠而潴留，或使过大的溃疡空腔皮肤与新肉得以黏合而达到愈合的目的。适用于溃疡脓出不畅有袋脓者；或疮孔窦道形成脓水不易排尽者；或溃疡脓腐已尽，新肉已生，但皮肉一时不能黏合者。

9．答案：E　解析：蛇肚疔发于指腹部，整个患指红肿疼痛，呈圆柱状，形似小红萝卜，关节轻度屈曲，不能伸展，若强行扳直即觉剧痛，7～10天成脓。

10．答案：C　解析：锁喉痈痰热蕴结证，症见红肿绕喉，坚硬疼痛，肿势散漫，壮热口渴，头痛项强，大便燥结，小便短赤，舌红绛，苔黄腻，脉弦滑数或洪数，治法为散风清热、化痰解毒，方选普济消毒饮加减。

11. 答案：B 解析：臀痈气血两虚证，症见溃后腐肉大片脱落，疮口较深，形成空腔，收口缓慢，面色萎黄，神疲乏力，纳谷不香，舌质淡，苔薄白，脉细，治法为调补气血，方选八珍汤加减。

12. 答案：A 解析：有头疽湿热壅滞证，症见局部红肿高突，灼热疼痛，根脚收束，迅速化脓脱腐，脓出黄稠，伴全身壮热，朝轻暮重，胸闷呕恶，舌苔白腻或黄腻，脉濡数，治法为清热化湿、和营托毒，方选仙方活命饮加减。

13. 答案：B 解析：男子乳头属肝，乳房属肾；女子乳头属肝，乳房属胃。

14. 答案：B 解析：乳痈正虚毒恋证，症见溃脓后乳房肿痛虽轻，但疮口脓水不断，脓汁清稀，愈合缓慢或形成乳漏，全身乏力，面色少华，或低热不退，饮食减少。舌淡，苔薄，脉弱无力，治法为益气和营托毒，方选托里消毒散加减。

15. 答案：A 解析：乳癖肝郁痰凝证，多见于青壮年妇女，乳房肿块随喜怒消长，伴有胸闷胁胀，善郁易怒，失眠多梦，心烦口苦，苔薄黄，脉弦滑，治法为疏肝解郁、化痰散结。方选逍遥蒌贝散加减。

16. 答案：D 解析：乳岩气血两亏证，多见于癌肿晚期或手术、放化疗后，患者形体消瘦，面色萎黄或㿠白，头晕目眩，神倦乏力，少气懒言，术后切口皮瓣坏死糜烂，时流渗液，皮肤灰白，腐肉色暗不鲜，舌质淡，苔薄白，脉沉细，治法为补益气血、宁心安神，方选人参养荣汤加味。

17. 答案：D 解析：脂瘤好发于青春期，多见于头面部、臀部、背部等皮脂腺、汗腺丰富的部位，生长缓慢，一般无明显自觉症状，肿块呈圆形或椭圆形，边界清楚，与皮肤无粘连，表皮紧张，中央导管开口处呈青黑色小孔，挤压后可有粉渣样内容物溢出，有臭味。脂瘤染毒后可有局部红肿、增大、疼痛、破溃流脓等。

18. 答案：A 解析：蛇串疮脾虚湿蕴证，症见皮损色淡，疼痛不显，疱壁松弛，口不渴，食少腹胀，大便时溏，舌淡或正常，苔白或白腻，脉沉缓或滑，治法为健脾利湿、解毒止痛，方选除湿胃苓汤加减。

19. 答案：B 解析：花斑癣俗称紫白癜风、汗斑，可在家庭中互相传染，主要发病部位为颈项、躯干，尤其是多汗部位及四肢近心端，好发于多汗体质青年，皮损为大小不一、边界清楚的圆形或不规则的无炎症性斑块，色淡褐、灰褐至深褐色，或轻度色素减退，或附少许糠秕状细鳞屑，常融合成片，有轻微痒感，复发率高。

20. 答案：C 解析：油风气滞血瘀证，病程较长，头发脱落前先有头痛或胸胁疼痛等症，伴夜多噩梦，烦热难眠，舌质暗红，有瘀点、瘀斑，舌苔薄，脉沉细，治法为通窍活血、祛瘀生发，方选通窍活血汤加减。

21. 答案：E 解析：接触性皮炎血虚风燥证，病程长，病情反复发作，皮损肥厚干燥有鳞屑，或呈苔藓样变，瘙痒剧烈，有抓痕及结痂，舌淡红，苔薄，脉弦细，治法为养血润燥、祛风止痒，方选当归饮子合消风散加减。

22. 答案：D 解析：白疕火毒炽盛证，症见全身皮肤潮红、肿胀、灼热痒痛，大量脱皮，或有密集小脓疱，伴壮热、口渴、头痛、畏寒、大便干燥、小便黄赤，舌红绛，苔黄腻，脉弦滑数，治法为清热泻火、凉血解毒，方选清瘟败毒饮加减。

23. 答案：C 解析：一期梅毒主要表现为疳疮（硬下疳）；二期梅毒主要表现为杨梅疮；三期梅毒亦称晚期梅毒，主要表现为杨梅结毒。

24. 答案：A 解析：肛痈火毒炽盛证，症见肛周肿痛剧烈，持续数日，痛如鸡啄，难以入寐，伴恶寒发热，口干便秘，小便困难，肛周红肿，按之有波动感或穿刺有脓，舌红，苔黄，脉弦滑，治法为清热解毒透脓，方选透脓散加减。

25. 答案：E 解析：精癃气滞血瘀证，症见小便不畅，尿线变细或点滴而下，或尿道涩痛，闭塞不通，或小腹胀满隐痛，偶有血尿，舌质暗或有瘀点、瘀斑，苔白或薄黄，脉弦或涩，治法为行气活血、通窍利尿，方选沉香散加减。

26. 答案：B 解析：Ⅱ度冻疮（水疱性冻疮）损伤达真皮层。皮肤红肿更加显著，有水疱或大疱形成，疱内液体色黄或呈血性。疼痛较剧烈，对冷、热、针刺感觉不敏感。若无感染，2～3周脱痂愈合，一般无瘢痕。

27. 答案：C 解析：深Ⅱ度表现为痛觉消失，有水疱，基底苍白，间有红色斑点，潮湿。

28. 答案：C 解析：肾－天癸－冲任－胞宫生殖轴，以肾气为主导，由天癸来调节，通过冲任的通盛、相资，由胞宫体现经、带、胎、产的生理特点。其中任何一个环节失调都会引起生殖轴功能失调，发生崩漏、闭经、迟发或"早发"绝经、流产、不孕症等妇科疾病。

29. 答案：B 解析：妊娠后出现脉滑，是中医候胎重要依据之一。

30. 答案：B 解析：寒邪致病，有外寒、内寒之分。外寒入侵冲任、子宫，进而发生经行发热、经行身痛、痛经、月经后期、月经过少、闭经、产后身痛、不孕症等病证；内寒，是机体阳气虚衰，命火不足，或阴寒之气不散，故内寒的产生与肾脾阳虚关系最大。内寒致病常导致闭经、多囊卵巢综合征、月经后期、痛经、带下病、子肿、宫寒不孕。

31. 答案：C 解析：月经后期虚者多因肾虚、血虚、虚寒导致精血不足，冲任不充；实者多因血寒、气滞、痰湿等导致血行不畅，冲任受阻。月经过少虚者多因精亏血

少，冲任血海亏虚，经血乏源；实者多由瘀血内停，或痰湿阻滞，冲任壅塞，血行不畅而月经过少。二者皆可因血虚导致。

32. 答案：C 解析：妇科内治法中，若营阴不足，肝血衰少，肝脉乳络失于濡养，治宜养血柔肝，代表方有一贯煎、杞菊地黄丸。

33. 答案：E 解析：直肠导入法，即将栓剂纳入或药液保留灌肠。其作用是润肠通腑、清热解毒、凉血活血、消癥散结。适应证包括盆腔、胞中癥积，慢性盆腔炎，盆腔淤血综合征，产后发热，大便秘结等。月经期、阴道出血时及妊娠期慎用。

34. 答案：E 解析：在治疗月经病的过程中，应顺应月经周期中阴阳气血的变化规律，顺应不同年龄阶段论治的规律，掌握虚实补泻的规律，辨证施治，不可一味重用辛温暖宫之品。

35. 答案：A 解析：月经先期阳盛血热证，症见经来先期，量多，色深红或紫红，质黏稠，或伴心烦，面红口干，小便短黄，大便燥结，舌质红，苔黄，脉数或滑数，治法为清热凉血调经，方选清经散。

36. 答案：E 解析：月经过少痰湿型，症见经行量少，色淡红，质黏腻如痰，形体肥胖，胸闷呕恶，或带多黏腻，舌淡，苔白腻，脉滑，治法为化痰燥湿调经，方选苍附导痰丸。

37. 答案：A 解析：月经量较正常明显增多，而周期基本正常者，称为"月经过多"，又称"经水过多"。一般认为月经量以20～60mL为宜，超过80mL为月经过多。其主要病机是气虚，血失统摄；血热，热扰冲任；血瘀，瘀阻冲任，血不归经，冲任不固，经血失于制约。

38. 答案：C 解析：崩漏是指经血非时暴下不止或淋沥不尽，前者谓之崩中，后者谓之漏下。崩漏的发病是因肾－天癸－冲任－胞宫生殖轴严重失调。其主要病机是冲

任不固，不能制约经血，使子宫藏泻失常。导致崩漏的常见病因有脾虚、肾虚、血热和血瘀。

39. 答案：E　解析：崩漏的治疗原则是"急则治其标，缓则治其本"。

40. 答案：B　解析：闭经的病因病机不外虚实两端。虚者，多为冲任血海空虚，源断其流，无血可下，而致闭经；实者，多为冲任受限，血海阻隔，经血不得下行而成闭经。临床常见有气血虚弱、肾气亏损、阴虚血燥、气滞血瘀、痰湿阻滞、寒凝血瘀或虚实错杂的复合病机。痰湿阻滞属实证。

41. 答案：A　解析：治疗闭经，虚者当补而通之；实者当泻而通之。若因病而致经闭，又当先治原发疾病，待病愈则经可复行；若经仍未复潮者，再辨证治之。

42. 答案：A　解析：经行风疹块风热证，症见经行身发红色风团、疹块，瘙痒不堪，感风遇热，其痒尤甚，月经多提前，量多色红，口干喜饮，尿黄便结，舌红苔黄，脉浮数，治法为疏风清热，方选消风散。

43. 答案：D　解析：经行神志异常痰火上扰证，症见经前或经期精神狂躁，烦乱不安，或语无伦次，头痛失眠，或面红目赤，溲黄便结，或心胸烦闷，不思饮食，月经量或偏少，色红或深红，质稠黏，或夹小血块，舌质红，苔黄腻，脉滑数有力，治法为清热化痰、宁心安神，方选生铁落饮加郁金、川连。

44. 答案：C　解析：经断复来湿热下注证，症见绝经后阴道出血，色红或紫红，量较多，平时带下色黄有臭味，外阴及阴道瘙痒，口苦咽干，疲惫无力，纳谷不馨，大便不爽，小便短赤，舌质偏红，苔黄腻，脉弦细数，治法为清热利湿、止血凉血，方选易黄汤加减。

45. 答案：D　解析：妊娠期间凡峻下、滑利、祛瘀、破血、耗气、散气及一切有毒药品，都应慎用或禁用。行气药作用相对缓

和，辨证明确时可以使用。

46. 答案：C　解析：子晕气血虚弱证，症见妊娠后期头晕目眩，眼前发黑，心悸健忘，少寐多梦，神疲乏力，气短懒言，面色苍白或萎黄，舌淡，脉细弱，治法为调补气血，方选八珍汤。

47. 答案：A　解析：产后三急包括呕吐、盗汗、泄泻。

48. 答案：B　解析：产后身痛外感证，症见产后肢体关节疼痛，屈伸不利，或痛无定处，或冷痛剧烈，宛如针刺，得热则舒，或关节肿胀、麻木、重着，伴有恶寒怕风，舌淡苔薄白，脉濡细，治法为养血祛风、散寒除湿，方选独活寄生汤。

49. 答案：C　解析：癥瘕痰湿瘀结证，症见下腹结块，触之不坚，固定难移，经行量多，淋沥难净，经间带下增多，胸脘痞闷，腰腹疼痛，舌体胖大，紫暗，有瘀斑、瘀点，苔白厚腻，脉弦滑或沉涩，治法为化痰除湿、活血消癥，方选苍附导痰丸合桂枝茯苓丸。

50. 答案：A　解析：急性盆腔炎热毒炽盛证，症见高热腹痛，恶寒或寒战，下腹部疼痛拒按，咽干口苦，大便秘结，小便短赤，带下量多、色黄，或赤白兼杂，质黏稠，如脓血，味臭秽，月经量多或淋漓不净，舌红，苔黄厚，脉滑数，治法为清热解毒、利湿排脓，方选五味消毒饮合大黄牡丹汤。

51. 答案：D　解析：阴痒肝经湿热证，症见阴部瘙痒难忍，坐卧不安，外阴皮肤粗糙增厚，有抓痕，黏膜充血破溃，或带下量多，色黄如脓，或呈泡沫米泔样，或灰白如凝乳，味腥臭，伴心烦易怒，胸胁满痛，口苦口腻，食欲不振，小便黄赤，舌体胖大，色红，苔黄腻，脉弦滑，治法为清热利湿、杀虫止痒，方选龙胆泻肝汤或萆薢渗湿汤，外用蛇床子散。

52. 答案：B　解析：分泌晚期，约在月

经周期的第 24～28 日。此期为月经来潮前期，子宫内膜厚达 10mm，并呈海绵状。此期螺旋小动脉迅速增长超出内膜，厚度也更弯曲，血管管腔也扩张。

53. 答案：C 解析：婴儿期容易发生肺系疾病、脾系疾病及各种传染病。

54. 答案：E 解析：1 岁以上体重（kg）=8+2×年龄。2～12 岁儿童身高（cm）=75+7×年龄。4 岁小儿体重为 16kg，身高为 103cm。

55. 答案：D 解析：前囟应在小儿出生后的 12～18 个月闭合。后囟在部分小儿出生时就已闭合，未闭合者应在生后 2～4 个月内闭合。

56. 答案：D 解析：乳牙为 20 颗；恒牙为 32 颗。

57. 答案：C 解析：收缩压（mmHg）=80+2×年龄；5 岁小儿的收缩压是 90mmHg。

58. 答案：A 解析：7～14 岁小儿脉搏次数为 90～70 次/分。

59. 答案：B 解析：4～5 个月开始能认识母亲，见到奶瓶表示喜悦。

60. 答案：A 解析："纯阳"学说高度概括了小儿在生长发育、阳充阴长的过程中，表现为生机蓬勃，发育迅速。

61. 答案：C 解析：舌体强硬，多为热盛伤津。

62. 答案：D 解析：丹痧见环口苍白和草莓舌。

63. 答案：E 解析：小儿指纹青紫，多为瘀热内结。

64. 答案：B 解析：胸廓前凸，形如鸡胸，可见于佝偻病、哮喘。

65. 答案：E 解析：顿咳的特点是阵发性痉咳，咳嗽末有鸡鸣样吸气性回声，日轻夜重。故选 E。

66. 答案：B 解析：当小儿出现脾胃病时，应特别注意问的是喂养史。

67. 答案：C 解析：新生儿 10～30mL；婴儿 50～100mL；幼儿及学龄前期儿童 120～240mL；学龄期儿童 250～300mL。学龄前儿童应选择 C。

68. 答案：C 解析：新生儿用成人量的 1/6；乳婴儿用成人量的 1/3；幼儿用成人量的 1/2；学龄前期儿童用成人量的 2/3；学龄期儿童接近成人用量。

69. 答案：B 解析：推拿疗法常用于治疗脾系疾病，如泄泻、呕吐、腹痛、疳证、厌食、积滞、口疮等；肺系疾病，如感冒、咳嗽、肺炎喘嗽、哮喘等；杂病，如遗尿、痿证、痹证、惊风、肌性斜颈、五迟、五软等。推拿疗法亦有一些禁忌证，如急性出血性疾病、急性外伤、脊背皮肤感染等。

70. 答案：A 解析：母乳喂养最适合婴儿需要，故大力提倡母乳喂养。

71. 答案：C 解析：胎怯脾肾两虚证的首选方剂为保元汤。

72. 答案：A 解析：新生儿硬肿病寒凝血涩证的治法是温经散寒、活血通络。

73. 答案：A 解析：小儿感冒夹惊为神气怯弱，肝气未盛。感邪之后，热扰心肝，引动肝风，扰乱心神，易致睡卧不宁、惊惕抽风，故考虑病位在肝。

74. 答案：B 解析：乳蛾风热搏结证的首选方剂为银翘马勃散。

75. 答案：C 解析：反复呼吸道感染肺脾阴虚证的首选方剂为生脉散合沙参麦冬汤。

76. 答案：C 解析：小儿泄泻的主要病变的脏腑为脾胃。其基本病机为脾虚湿困。

77. 答案：C 解析：厌食脾胃气虚证的选方为异功散。

78. 答案：E 解析：若脾病及肾，肾精不足，骨失所养，久致骨骼畸形者，为"骨疳"。

79. 答案：D 解析：自汗以气虚、阳虚为主；盗汗以阴虚、血虚为主。

80. 答案：A　解析：小儿病毒性心肌炎湿热侵心证的治法是清热化湿、宁心复脉。

81. 答案：D　解析：小儿水肿脾肾阳虚证的治法是温肾健脾、利水消肿。

82. 答案：C　解析：治疗遗尿肾气不足证，首选菟丝子散。

83. 答案：B　解析：蛔虫病虫积肠道证的疼痛部位是脐周。

84. 答案：A　解析：患者于夏季患疖，症见局部皮肤疖肿色红、灼热疼痛，根脚很浅，范围局限，伴发热、口干、便秘、溲赤，舌苔薄腻，脉滑数。辨为暑热浸淫证，方选清暑汤。

85. 答案：E　解析：患者臀部漫肿不红，结块坚硬，病情进展缓慢，无全身症状，舌苔白腻，脉缓，诊断为臀痈，中医辨证为湿痰凝滞证，其治法为和营活血、利湿化痰，方选桃红四物汤合仙方活命饮加减。

86. 答案：E　解析：患者颈部肿块，红肿绕喉，诊断为锁喉痈；症见肿块溃后脓出稀薄，疮口有空壳，脓从咽喉溃出，收口缓慢，胃纳不香，口干少津，舌光红，脉细，中医辨证为热伤胃阴证，治法为清养胃阴，方选益胃汤加减。

87. 答案：D　解析：患者下肢局部突发红赤肿胀，边界清晰，考虑为下肢丹毒；发热，胃纳不香，舌红，苔黄腻，脉滑数，中医辨证为湿热毒蕴证，治法为利湿清热解毒，方选五神汤合萆薢渗湿汤加减。

88. 答案：C　解析：产妇产后1个月，乳房胀疼，皮肤微红压痛，考虑为乳痈；恶寒发热，周身酸楚，口渴，便秘，苔薄，脉数，中医辨证为气滞热壅证，治法为疏肝清胃、通乳消肿，方选瓜蒌牛蒡汤加减。

89. 答案：C　解析：乳核是发生在乳房部最常见的良性肿瘤，相当于西医的乳腺纤维腺瘤。其特点是好发于20～25岁青年妇女，乳中结核，形如丸卵，边界清楚，表面光滑，推之移动。

90. 答案：A　解析：气瘿常与饮水、食物中含碘不足有关，女性发病率较男性略高，一般多发生在青春期，在流行地区常见于入学年龄的儿童。初起时无明显不适感，甲状腺呈弥漫性肿大，腺体表面较平坦，质软不痛，皮色如常，腺体随吞咽动作而上下移动；肿块进行性增大，可下垂，可压迫气管、食管、血管、神经等而引起各种症状。

91. 答案：E　解析：患者颈前耳后岩肿，考虑为失荣；迁延日久，肿块迅速增大，中央变软，周围坚硬，溃破后渗流血水，状如翻花，并向四周漫肿，范围可波及面部、胸部、肩背等处，伴疼痛、发热、消瘦、头颈活动受限，舌质红，苔黄，脉数，中医辨证为瘀毒化热证，治法为清热解毒、化痰散瘀，方选五味消毒饮合化坚二陈丸加减。

92. 答案：B　解析：患者双小腿皮损潮红，丘疹，糜烂，渗液，瘙痒，考虑为湿疮；伴心烦口渴，身热不扬，便秘，溲赤，舌质红，苔黄，脉滑，中医辨证为湿热蕴肤证，治法为清热利湿止痒，方选龙胆泻肝汤合萆薢渗湿汤加减。

93. 答案：E　解析：患者颈后现一灰白色斑块，肥厚粗糙如牛皮，首先考虑为牛皮癣；剧烈瘙痒，伴心悸，失眠健忘，舌淡，苔白，脉细，中医辨证为血虚风燥证，治法为养血润燥、息风止痒，方选当归饮子加减。

94. 答案：B　解析：患者便血，肛内肿物脱出，可自行还纳，考虑为内痔；便血鲜红量多，肛门灼热，伴大便干，小便短赤，舌红苔黄腻，脉弦数，中医辨证为湿热下注证，治法为清热利湿止血，方选脏连丸加减。

95. 答案：C　解析：一度脱肛为直肠黏膜脱出，脱出物淡红色，长3～5cm，触之柔软，无弹性，不易出血，便后可自行回纳。

96. 答案：A 解析：慢性精浊的临床症状表现不一，患者可出现不同程度的尿频、尿急、尿痛、尿不尽、尿道灼热、腰骶、小腹、会阴及睾丸等处坠胀隐痛，晨起、尿末或大便时尿道偶见少量白色分泌物；部分患者病程长，可出现阳痿、早泄、遗精或射精痛等，或见头晕耳鸣、失眠多梦、腰酸乏力等症状。直肠指检前列腺多为正常大小，或稍大或稍小，质软或软硬不均，轻度压痛。

97. 答案：D 解析：男性患者小便频急，茎中热痛，刺痒不适，尿色黄浊，尿末、大便时有白浊滴出，会阴、腰骶、睾丸有明显的胀痛不适，考虑为精浊；舌红，苔黄腻，脉滑数，中医辨证为湿热蕴结证，治法为清热利湿，方选八正散或龙胆泻肝汤加减。

98. 答案：C 解析：患者出现下肢肿痛、浅静脉曲张、皮温升高等表现，首先考虑为股肿；肿胀日久，朝轻暮重，活动后加重，休息抬高下肢后减轻，皮色略暗，青筋迂曲，倦怠乏力，舌淡边有齿印，苔薄白，脉沉，中医辨证为气虚湿阻证，治法为益气健脾、祛湿通络，方选参苓白术散加味。

99. 答案：C 解析：患者小腿累累青筋，盘屈如蚯蚓，考虑为筋瘤；久站则瘤体增大，下坠不适感加重，气短乏力，脘腹坠胀，腰酸，舌淡苔薄白，脉细缓无力，中医辨证为劳倦伤气证，治法为补中益气、活血舒筋，方选补中益气汤加减。

100. 答案：C 解析：患者经期提前十余天，考虑为月经先期；症见月经量少，色淡暗，质稀，腰膝酸软，头晕耳鸣，舌淡暗，苔白润，脉沉细，中医辨为肾气虚证，治法为补益肾气、固冲调经，方选固阴煎。

101. 答案：C 解析：患者月经2～3月一行，考虑为月经后期；症见量少，色淡红，质清稀，小腹隐痛，喜暖喜按，腰酸无力，小便清长，大便稀溏，舌淡，苔白，脉沉迟，中医辨证为虚寒证，治法为扶阳祛寒调经，方选温经汤（《金匮要略》）。

102. 答案：E 解析：患者经间期出血，症见出血量稍多，色深红，质黏腻，无血块，平时带下量多色黄，时现异味，小腹时痛，神疲乏力，胸闷烦躁，纳呆腹胀，舌质红，苔黄腻，脉滑数，中医辨为湿热证，治法为清利湿热、固冲止血，方选清肝止淋汤。

103. 答案：A 解析：患者经血非时而下，持续月余，诊断为崩漏；症见经色暗，有血块，小腹疼痛或胀痛，舌紫暗或尖边有瘀点，脉弦细或涩，中医辨证为血瘀型，治法为活血化瘀、固冲止血，方选逐瘀止血汤。

104. 答案：A 解析：患者月经停闭1年，诊断为闭经；症见小腹冷痛拒按，得热则痛缓，形寒肢冷，面色青白，舌紫暗，苔白，脉沉紧，中医辨证为寒凝血瘀证，治法为温经散寒、活血调经，方选温经汤（《妇人大全良方》）。

105. 答案：E 解析：患者经期小腹胀痛，诊断为痛经；症见经血量少，行而不畅，色暗有块，块下痛暂减，伴经行情志抑郁，乳房胀痛，舌紫暗，有瘀斑，脉弦，中医辨证为气滞血郁证，治法为理气行滞、化瘀止痛，方选膈下逐瘀汤。

106. 答案：E 解析：患者每逢经前出现小腹灼热胀痛，诊断为痛经；症见小腹灼热胀痛、拒按，经色暗红、质稠有块，平素带下量多色黄，经前低热，小便黄赤，舌红，苔黄腻，脉滑数，中医辨证为湿热瘀阻证，治法为清热除湿、化瘀止痛，方选清热调血汤加减或银甲丸。

107. 答案：E 解析：患者经行面浮肢肿，考虑为经行浮肿；症见按之没指，晨起头面肿甚，月经推迟，经行量多、色淡、质薄，腹胀纳减，腰膝酸软，大便溏薄，舌淡，苔白腻，脉沉缓或濡细，中医辨证为脾肾阳虚证，治法为温肾化气、健脾利水，方选肾气丸合苓桂术甘汤。

108. 答案：A 解析：患者"七七之年"，出现月经紊乱、烘热汗出等症状，考虑为绝经前后诸证；症见烘热汗出，五心烦热，头晕耳鸣，腰酸乏力，舌红少苔，脉细数，考虑为肾阴虚证，治法为滋肾益阴，佐以潜阳，方选左归丸加减。

109. 答案：B 解析：患者近半年来带下量多，考虑为带下过多；症见绵绵不断，清稀如水，腰酸如折，畏寒肢冷，小腹冷感，面色晦暗，大便溏薄，夜尿多，舌淡，苔白润，脉沉迟，中医辨证为肾阳虚证，治法为温肾培元、固涩止带，方选内补丸。

110. 答案：E 解析：早孕患者恶心呕吐，考虑为妊娠恶阻；症见呕吐酸水，恶闻油腻，烦渴，口干口苦，头胀而晕，胸满胁痛，嗳气叹息，舌淡红，苔微黄，脉弦滑，中医辨证为肝胃不和证，治法为清肝和胃、降逆止呕，方选橘皮竹茹汤或苏叶黄连汤。

111. 答案：D 解析：患者屡孕屡堕，诊断为滑胎；症见孕后阴道出血，色深红质稠，腰酸腹痛，面赤唇红，口干咽燥，便结尿黄，舌红苔黄，脉弦滑数，中医辨证为血热证，治法为清热养血、滋肾安胎，方选保阴煎合二至丸加白术。

112. 答案：D 解析：妊娠腹型明显小于妊娠月份，胎儿存活，考虑为胎萎不长；症见身体羸弱，面色萎黄，头晕心悸，少气懒言，舌质淡嫩，苔少，脉细弱无力，中医辨证为气血虚弱证，治法为补气益血养胎，方选胎元饮。

113. 答案：B 解析：患者妊娠30周，小便频数赤痛，诊断为妊娠小便淋痛；症见小便频数，尿短赤、艰涩刺痛，面赤心烦，渴喜冷饮，口舌生疮，舌红欠润，少苔，脉细数，中医辨证为心火偏亢证，治法为清心泻火、润燥通淋，方选导赤散加减。

114. 答案：B 解析：患者产后高热寒战，诊断为产后发热；症见高热寒战，小腹疼痛拒按，恶露量多，气臭秽，伴心烦口渴，大便干，小便黄，舌红，苔黄，脉数有力，中医辨证为感染邪毒证，治法为清热解毒、凉血化瘀，方选五味消毒饮合失笑散加减或解毒活血汤加减。

115. 答案：B 解析：患者剖宫产后郁郁寡欢，考虑为产后抑郁；症见郁郁寡欢，默默不语，失眠多梦，神志恍惚，恶露未净，色紫暗，面色晦暗，有瘀斑，苔白，脉弦，中医辨证为瘀血内阻证，治法为活血逐瘀、镇静安神，方选调经散或芎归泻心汤。

116. 答案：B 解析：患者结婚10年不孕，考虑为不孕症；症见月经先后无定期、量少、色暗，头晕耳鸣，腰膝酸软，舌淡，苔薄，脉沉细，中医辨证为肾虚证，治法为补肾益气、温养冲任，方选毓麟珠。

117. 答案：E 解析：人流术后感染，一般表现为术后2周内出现下腹疼痛，发热，腰痛，阴道分泌物浑浊，白细胞增高，以中性粒细胞为主；妇检示子宫体稍大而软，压痛，双侧附件增厚或有包块，压痛明显。

118. 答案：A 解析：生理性胎黄大多在生后2~3天出现，4~6天达高峰，足月儿在生后2周消退。

119. 答案：A 解析：面、目、皮肤发黄，颜色晦滞，右胁下痞块，舌紫暗，有瘀斑，苔黄，考虑为胎黄气滞血瘀证，选方为血府逐瘀汤。

120. 答案：B 解析：低热，恶寒，无汗，鼻塞流涕，咳嗽较剧，痰多，痰白清稀，考虑为感冒风寒夹痰证，选方为在疏风解表药的基础上加用三拗汤。

121. 答案：D 解析：气喘，喉间哮鸣，持续较久，考虑为哮喘；喘促胸满，动则喘甚，形寒肢冷，神疲倦怠，小便清长，舌质淡，苔薄白，脉细弱，考虑为肺实肾虚证；腰膝酸软，偏于肾虚，故选方为射干麻黄汤合都气丸。

122. 答案：A 解析：小儿口腔内白屑散在，考虑为鹅口疮；颧红，手足心热，口干不渴，舌红，苔少，指纹紫，考虑为虚火上浮证，选方为知柏地黄丸。

123. 答案：E 解析：饮食积滞，面色萎黄，困倦乏力，不思乳食，食则饱胀，呕吐酸馊，大便溏薄酸臭，考虑为积滞脾虚夹积证，治法为健脾助运、消食化滞。

124. 答案：C 解析：腹痛绵绵，时作时止，痛处喜按，得温则舒，面白少华，精神倦怠，手足清冷，考虑为腹痛脾胃虚寒证，治法为温中理脾、缓急止痛。

125. 答案：D 解析：缺铁性贫血，面色萎黄，唇淡甲白，心悸，食欲不振，考虑为心脾两虚证，选方为归脾汤。

126. 答案：C 解析：挤眉弄眼，摇头扭腰，肢体抖动，考虑为抽动障碍；两颧潮红，五心烦热，睡眠不安，大便偏干，舌红少津，苔少，脉细数，考虑为阴虚风动证，选方为大定风珠。

127. 答案：B 解析：面目浮肿，尿黄，有血尿，烦热口渴，皮肤有脓疮，舌红苔黄腻，脉滑数，考虑为水肿湿热内侵证。

128. 答案：A 解析：高热，热退后出现玫瑰红色皮疹，考虑为奶麻；神情正常，饮食减少，咽红，舌质偏红，苔薄黄，指纹浮紫，考虑为邪郁肌表证，选方为银翘散。

129. 答案：D 解析：紫癜时发时止，鼻衄齿衄，血色鲜红，低热盗汗，心烦少寐，大便干燥，小便黄赤，舌光红，苔少，脉细数，考虑为阴虚火旺证。

130～132. 答案：C、A、E 解析：患者脐周疼痛，数小时后腹痛转移并固定在右下腹部，首先考虑为肠痈；高热不退，恶心呕吐，大便不爽，时时汗出，烦渴，舌红绛而干，苔黄燥，脉洪数，中医辨证为热毒证，治法为通腑排脓、养阴清热，方选大黄牡丹汤合透脓散加减。

133～135. 答案：B、C、D 解析：患者妊娠60天，阴道少量出血，腰酸，腹痛下坠，中医诊断为胎动不安；症见出血色淡暗，腰酸，腹痛下坠，头晕耳鸣，夜尿多，眼眶暗黑，舌淡，苔白，脉沉细滑，尺脉弱，中医辨证为肾虚证，治法为补肾健脾、益气安胎，代表方为寿胎丸加减。患者于孕6个月时发生流产，大月份小产者应重视是否存在宫颈功能不全的情况。

136～138. 答案：E、A、E 解析：痰稀色白有泡沫，喷嚏鼻塞，流清涕，唇青，形寒肢冷，无汗，苔白滑，脉浮紧，考虑为寒性哮喘，治法为温肺散寒、涤痰定喘，应首选的方剂是小青龙汤合三子养亲汤。

139～140. 答案：B、C 解析：股肿血脉瘀阻证，症见下肢肿胀，皮色紫暗，固定性压痛，肢体青筋怒张，舌质暗或有瘀斑，苔白，脉弦，治法为活血化瘀、通络止痛，方选活血通脉汤加减。脱疽血脉瘀阻证，症见患趾（指）酸胀疼痛加重，夜难入寐，步履艰难，患趾（指）皮色暗红或紫暗，下垂更甚，皮肤发凉干燥，肌肉萎缩，跌阳脉搏动消失，舌暗红或有瘀斑，苔薄白，脉弦涩，治法为活血化瘀、通络止痛，方选桃红四物汤加减。

141～142. 答案：A、B 解析：有头疖的特点是肿势局限，范围多在3cm左右，突起根浅，色红、灼热、疼痛，易脓、易溃、易敛。颜面部疔疮多发于额前、颧、颊、鼻、口唇等部，初期在颜面部某处皮肤上忽起一粟米样脓头，或痒或麻，以后逐渐红肿热痛，肿势范围3～6cm，但根深坚硬，状如钉丁，重者有恶寒发热等症状。

143～144. 答案：A、B 解析：经行头痛血瘀证，症见每逢经前、经期头痛剧烈，痛如锥刺，经色紫暗有块，伴小腹疼痛拒按，胸闷不舒，舌暗或尖边有瘀点，脉细涩或弦涩，治法为化瘀通络，方选通窍活血汤。产后发热血瘀证，症见产后寒热时作，恶露不下或下亦甚少，色紫暗有块，小腹疼痛拒按，舌质紫暗或有瘀点，脉弦涩，治法为活血化瘀、和营退热，方选生化汤加味或桃红消瘀汤。

145～146.答案：A、E 解析：经行乳房胀痛肝气郁结证，症见经前或经行乳房胀满疼痛，或乳头痒痛，甚则痛不可触衣，经行不畅，血色暗红，小腹胀痛，胸闷胁胀，精神抑郁，时叹息，苔薄白，脉弦，治法为疏肝理气、和胃通络，方选柴胡疏肝散。不孕症肝气郁结证，症见婚久不孕，月经或先或后，经量多少不一，或经来腹痛，或经前烦躁易怒，胸胁乳房胀痛，精神抑郁，善太息，舌暗红或有瘀斑，脉弦细，治法为疏肝解郁、理血调经，方选开郁种玉汤。

147～148.答案：A、C 解析：面呈白色，多为寒证、虚证；面呈红色，多为热证；面呈黄色，多为虚证或湿证；面呈青色，多为寒证、痛证、瘀证、惊痫；面呈黑色，多为寒证、痛证、瘀证、水饮证。

149～150.答案：A、E 解析：麻疹病变部位主要在肺、脾二经。丹痧的病位主要在肺、胃二经。

中医执业医师资格考试最后成功四套胜卷（二）答案

第一单元

1.A	2.C	3.C	4.E	5.B	6.D	7.C	8.A	9.A	10.E
11.C	12.D	13.B	14.D	15.B	16.C	17.C	18.C	19.D	20.C
21.A	22.B	23.D	24.C	25.E	26.B	27.C	28.E	29.D	30.B
31.C	32.D	33.E	34.D	35.B	36.A	37.A	38.B	39.D	40.E
41.C	42.D	43.A	44.B	45.A	46.E	47.D	48.E	49.E	50.E
51.E	52.B	53.B	54.B	55.A	56.A	57.D	58.A	59.D	60.C
61.E	62.A	63.C	64.C	65.B	66.D	67.E	68.C	69.D	70.E
71.D	72.B	73.C	74.A	75.A	76.E	77.D	78.E	79.E	80.D
81.B	82.B	83.D	84.D	85.E	86.A	87.C	88.B	89.B	90.C
91.A	92.C	93.B	94.D	95.C	96.C	97.A	98.C	99.D	100.A
101.B	102.B	103.B	104.A	105.B	106.B	107.D	108.C	109.C	110.B
111.E	112.C	113.D	114.D	115.D	116.C	117.C	118.C	119.D	120.C
121.C	122.A	123.D	124.D	125.E	126.A	127.C	128.E	129.C	130.B
131.C	132.C	133.C	134.D	135.B	136.D	137.B	138.C	139.B	140.E
141.C	142.D	143.D	144.E	145.D	146.B	147.C	148.B	149.B	150.E

第二单元

1.B	2.D	3.D	4.E	5.C	6.E	7.D	8.D	9.A	10.E
11.A	12.E	13.C	14.C	15.B	16.B	17.A	18.E	19.B	20.A
21.A	22.C	23.C	24.D	25.E	26.B	27.B	28.D	29.B	30.B
31.A	32.B	33.C	34.D	35.A	36.E	37.C	38.A	39.C	40.C
41.B	42.C	43.A	44.A	45.C	46.E	47.D	48.D	49.E	50.B
51.B	52.E	53.D	54.C	55.D	56.B	57.B	58.C	59.B	60.C
61.E	62.E	63.C	64.C	65.D	66.E	67.C	68.E	69.E	70.E
71.E	72.D	73.D	74.A	75.A	76.A	77.A	78.E	79.D	80.C
81.D	82.D	83.C	84.B	85.A	86.B	87.B	88.B	89.E	90.D
91.E	92.B	93.A	94.B	95.D	96.E	97.A	98.E	99.C	100.B
101.D	102.D	103.C	104.D	105.C	106.D	107.E	108.C	109.A	110.A
111.E	112.C	113.A	114.E	115.E	116.A	117.B	118.A	119.C	120.D
121.B	122.B	123.B	124.C	125.E	126.C	127.B	128.B	129.D	130.E

131.D 132.E 133.A 134.D 135.C 136.A 137.D 138.C 139.C 140.B
141.A 142.D 143.D 144.B 145.D 146.E 147.C 148.A 149.B 150.A

第三单元

1.A   2.A   3.D   4.E   5.E   6.E   7.B   8.E   9.A   10.A
11.D   12.E   13.C   14.E   15.E   16.B   17.E   18.C   19.C   20.A
21.A   22.E   23.B   24.E   25.A   26.A   27.A   28.D   29.B   30.D
31.E   32.C   33.C   34.D   35.E   36.B   37.B   38.A   39.D   40.A
41.B   42.B   43.B   44.B   45.D   46.C   47.D   48.D   49.A   50.B
51.B   52.B   53.E   54.C   55.D   56.E   57.B   58.C   59.A   60.D
61.C   62.C   63.B   64.E   65.A   66.A   67.B   68.E   69.D   70.B
71.D   72.C   73.E   74.B   75.D   76.E   77.A   78.B   79.C   80.D
81.D   82.E   83.B   84.E   85.C   86.A   87.A   88.A   89.C   90.A
91.E   92.A   93.E   94.C   95.A   96.E   97.E   98.C   99.E   100.B
101.A 102.C 103.C 104.A 105.C 106.B 107.A 108.E 109.E 110.E
111.A 112.C 113.A 114.C 115.E 116.D 117.C 118.B 119.C 120.D
121.C 122.C 123.C 124.A 125.C 126.B 127.A 128.B 129.C 130.A
131.A 132.E 133.C 134.E 135.C 136.E 137.C 138.B 139.D 140.D
141.E 142.B 143.E 144.C 145.D 146.C 147.B 148.A 149.E 150.C

第四单元

1.C   2.E   3.B   4.D   5.C   6.C   7.E   8.A   9.B   10.C
11.C   12.E   13.A   14.C   15.A   16.D   17.B   18.B   19.A   20.D
21.E   22.E   23.B   24.B   25.D   26.C   27.C   28.D   29.A   30.B
31.A   32.D   33.C   34.A   35.C   36.C   37.E   38.D   39.A   40.A
41.A   42.D   43.A   44.D   45.A   46.C   47.E   48.A   49.C   50.C
51.E   52.C   53.A   54.B   55.C   56.B   57.C   58.C   59.D   60.A
61.C   62.C   63.C   64.D   65.B   66.C   67.B   68.A   69.D   70.C
71.B   72.C   73.C   74.D   75.D   76.E   77.C   78.B   79.B   80.A
81.A   82.B   83.A   84.A   85.B   86.A   87.D   88.D   89.B   90.E
91.C   92.A   93.D   94.E   95.B   96.B   97.B   98.C   99.A   100.E
101.C 102.E 103.B 104.B 105.D 106.B 107.D 108.A 109.C 110.B
111.C 112.C 113.B 114.A 115.D 116.D 117.C 118.E 119.C 120.C
121.C 122.E 123.C 124.A 125.E 126.A 127.C 128.E 129.C 130.E
131.C 132.A 133.A 134.D 135.C 136.D 137.C 138.B 139.D 140.E
141.C 142.A 143.A 144.A 145.B 146.A 147.A 148.B 149.A 150.D

中医执业医师资格考试最后成功四套胜卷（二）解析

第一单元

1. 答案：A　解析：此题目旨在考查金元四大家的代表观点。朱震亨提倡"相火论"，谓"阳常有余，阴常不足"，主张滋阴降火，被称为"滋阴派"。

2. 答案：C　解析：同病异治是指同一种病（感冒），由于发病的时间、地域不同，或疾病所处的阶段或类型不同，或病人的体质有异，故反映出的证候不同，因而治疗也就有异（辛温解表或辛凉解表），即"证异则治异"。

3. 答案：C　解析：《素问·阴阳应象大论》曰："天地者，万物之上下也；阴阳者，气血之男女也；左右者，阴阳之道路也；水火者，阴阳之征兆也；阴阳者，万物之能始也。"故水火为阴阳之征兆，正确选项为C。

4. 答案：E　解析："重阴必阳"是指阴气积累到一定程度必然转化为阳。"重阳必阴"是指阳气积累到一定程度必然转化为阴。说明了阴阳的相互转化。

5. 答案：B　解析：阴偏衰导致的虚热证，采用阳病治阴法——壮水之主，以制阳光。

6. 答案：D　解析：相克关系即相乘或相侮。相乘是按五行的相克次序发生过强的克制，从而形成五行间相克关系的异常，又称倍克。木克土，故为相乘。

7. 答案：C　解析：依据五行相生规律制定的治法，常用的有滋水涵木法、益火补土法、培土生金法和金水相生法四种。依据五行相克规律制定的治法，常用的有抑木扶土法、培土制水法、佐金平木法和泻南补北法四种。

8. 答案：A　解析：藏象学说的主要特点是以五脏为中心的整体观，主要体现在以五脏为中心的人体自身的整体性及五脏与自然环境的统一性两个方面。

9. 答案：A　解析：一般说来，病理上"脏病多虚"，"腑病多实"；治疗上"五脏宜补"，"六腑宜泻"。

10. 答案：E　解析：肺的宣发肃降是肺气运动的基本形式；肺的其他各种生理功能也有赖于肺的宣发肃降。肺通过宣发肃降布散水谷精微和津液。

11. 答案：C　解析：肾主生长发育与生殖，是肾精及其所化肾气的生理作用。人体的生、长、壮、老、已的生命过程，以及在生命过程中的生殖能力，都取决于肾精及肾气的盛衰。

12. 答案：D　解析：肝主疏泄及藏血；脾主运化及统血。肝主藏血，是指肝脏具有贮藏血液、调节血量及防止出血的功能。脾主统血，是指脾能统摄、控制血液正常地循行于脉内，而不溢出于脉外的功能。

13. 答案：B　解析：肝开窍于目，肝贮藏充足的血液，可濡养肝脏及其形体官窍，使其发挥正常的生理功能。

14. 答案：D　解析：胆汁的分泌和排泄主要取决于肝疏泄气机。

15. 答案：B　解析：奇恒之腑乃脑、髓、骨、脉、胆、女子胞。五体指肢体的筋、脉、肉、皮、骨。

16. 答案：C　解析：血具有濡养作用和

化神作用。

17. 答案：C 解析：宗气的生成，一是脾胃运化的水谷之精所化生的水谷之气；二是肺从自然界中吸入的清气。二者相结合生成宗气。

18. 答案：C 解析：明·张景岳《景岳全书》载："命门为元气之根，水火之宅。五脏之阴气，非此不能滋，五脏之阳气，非此不能发。"故水火之宅为命门，正确选项为C。

19. 答案：D 解析：神的盛衰是生命力盛衰的综合体现，因此神是人体生理活动和心理活动的主宰。神是机体生命存在的根本标志，形离开神则形亡，形与神俱，神为主宰。

20. 答案：C 解析：十二经别的循行分布可用离（多为肘膝以上部位别出）、入（走入体腔脏腑深部，呈向心性循行）、出（浅出颈项而上头面）、合（阴经的经别合入相为表里的阳经的经别后分别注入六阳经脉）来概括。

21. 答案：A 解析：由于体质的特殊性，不同的体质类型有其潜在的、相对稳定的倾向性，可称之为"质势"。

22. 答案：B 解析：风邪的特点：风为阳邪，轻扬开泄，易袭阳位；风性善行而数变；风性主动；风为百病之长。

23. 答案：D 解析：根据五行——木火土金水，五脏——肝心脾肺肾，五味——酸苦甘辛咸及五行相克关系，可依次推出：甘（脾）克咸（肾），肾主色黑。

24. 答案：C 解析：感邪后并不立即发病，病邪在体内潜伏一段时间，或在诱因作用下，过时而发病，称为伏而后发。温病是感受温邪引起的以发热为主症的疾病。温病之因有"新感""伏邪"。《黄帝内经》之"冬伤于寒，春必温病"乃伏邪为病也。

25. 答案：E 解析：邪去正虚，是指在疾病过程中，正气抗御邪气，邪气退却而正

气大伤的病理变化。

26. 答案：B 解析：薄厥是指由于精神刺激，可使阳气亢亢，血随气逆，致使血液郁积于头部，发生猝然昏厥的病证。《素问·生气通天论》："阳气者，大怒则形气绝，而血菀于上，使人薄厥。"故正确选项为B。

27. 答案:C 解析：内寒形成主要与心、脾、肾阳气虚衰，尤其是肾阳虚衰有关。

28. 答案：E 解析：正虚邪实，正气过于虚弱，若兼以攻邪，则反而更伤正气，应采用先扶正后祛邪的方法。

29. 答案：D 解析：虚则补之，是指虚损性病证出现虚象，用具有补益作用的方药来治疗，即以补益药治虚证。

30. 答案：B 解析：养生的方法主要包括：适应自然，避其邪气；调养精神，内养真气；饮食有节，谨合五味；劳逸结合，不可过劳；合于术数，适当调补。

31. 答案：C 解析：滑脉属实脉类，表现为往来流利，应指圆滑，单独出现并无脉率快的特征。数、疾、促、动脉均属数脉类，脉率都在一息五至以上。

32. 答案：D 解析：短气是指自觉呼吸短促而不相接续，气短不足以息的轻度呼吸困难。其表现似喘而不抬肩，气急而无痰声。即只自觉短促，他觉征象不明显。

33. 答案:E 解析：口渴多饮是指口干，欲饮水，饮水则舒的症状。燥邪伤津、外感温热病初期、里实热证、消渴病、阴虚证等均可出现口渴多饮。E项湿热证，因体内津液本不亏，乃津液输布失常，故表现为渴不多饮。

34. 答案：D 解析：阴水多因久病，脾肾阳气虚衰所致，表现为足胫、下肢先肿，渐至全身，腰以下肿甚，按之凹陷难复，小便短少，兼脾肾阳虚的表现，具有发病缓、病程长的特点。D项属阳水的特征，注意鉴别。

35. 答案：B 解析：咳声如犬吠，伴声音嘶哑，吸气困难，是肺肾阴虚，疫毒攻喉所致，多见于白喉。咳声短促，呈阵发性、痉挛性，连续不断，咳后有鸡鸣样回声，并反复发作者，称为顿咳（百日咳），多因风邪与痰热搏结所致，常见于小儿。注意白喉与百日咳的鉴别。

36. 答案：A 解析：心血虚与心阴虚均可见心悸、失眠、多梦等症，但血虚以"色白"为特征而无热象，阴虚以"色赤"为特征而有明显热象。

37. 答案：A 解析：寒滞胃肠证见胃脘冷痛，痛势暴急，遇寒加剧，得温则减，恶心呕吐，吐后痛缓，口淡不渴，或口泛清水，腹泻清稀，或腹胀便秘，面白或青，恶寒肢冷，舌苔白润，脉弦紧或沉紧。

38. 答案：B 解析：气不固证以疲乏、气短、脉虚及自汗，或二便、经、精等不固为主要表现。全身瘫软常见于气脱证。

39. 答案：D 解析：由于风邪侵袭的部位及兼夹的邪气不同，风淫证可见多种证候。A为风邪袭表证；B为风邪犯肺证；C为风客肌肤证；E为风胜行痹证。还有表现为突起面、睑、肢体浮肿的风水相搏证。

40. 答案：E 解析：寒证化热示阳气旺盛；热证转寒示阳气衰惫。

41. 答案：C 解析：亡阴证以汗热味咸而黏，如珠如油，身灼肢温，虚烦躁扰，恶热，口渴饮冷，皮肤皱瘪，小便极少，面赤颧红，呼吸急促，唇舌干燥，脉细数疾而无力为证候特点。

42. 答案：D 解析：腹中结块，按之起伏聚散，往来不定，或按之形如条索状，久按转移不定，或按之手下如蚯蚓蠕动者，多为虫积。

43. 答案：A 解析：沉涩脉多见于血瘀，尤常见于阳虚而寒凝血瘀者。

44. 答案：B 解析：真脏脉又称"败脉""绝脉""死脉""怪脉"。

45. 答案：A 解析：弱脉沉细无力而软，主阳气虚衰、气血俱虚。

46. 答案：E 解析：大便时干时稀的症状，称为溏结不调，多因肝脾不调所致。大便先干后溏为脾虚所致。

47. 答案：D 解析：饥不欲食是指患者虽然有饥饿感，但不想进食或进食不多。饥不欲食，兼脘痞，胃中嘈杂、灼热感，舌红少苔，脉细数者，是因胃阴不足，虚火内扰所致。

48. 答案：E 解析：根据头痛的不同性质，可辨识病性的寒热虚实：①头痛连项，遇风加重者，属风寒头痛。②头痛怕热，面红目赤者，属风热头痛。③头痛如裹，肢体困重者，属风湿头痛。④头痛绵绵，过劳则甚者，属气虚头痛。⑤头痛眩晕，面色苍白者，属血虚头痛。⑥头脑空痛，腰膝酸软者，属肾虚头痛。

49. 答案：E 解析：手足心汗可因阴经郁热熏蒸，或阳明燥热内结，或阴虚阳亢，或中焦湿热郁蒸，或阳气内郁所致。阴汗多因下焦湿热郁蒸所致。

50. 答案：E 解析：日晡潮热的特点是热势较高，日晡热甚，兼见腹胀、便秘等。见于阳明腑实证。日晡指下午3～5时。

51. 答案：E 解析：口气臭秽难闻，牙龈腐烂者，为牙疳。

52. 答案：B 解析：淡白舌黄腻苔者，其舌淡白多主虚寒，而苔黄腻主湿热，故脾胃虚寒而感受湿热之邪可见上述舌象，表明本虚标实，寒热夹杂的病变特征。

53. 答案：B 解析：短缩舌多属危重证候。舌短缩，色淡白或青紫而湿润，多属寒凝筋脉。舌短缩，色淡白而胖嫩，多属气血俱虚。舌短缩，体胖而苔滑腻，多属痰浊内蕴。舌短缩，色红绛而干，多属热盛伤津。

54. 答案：B 解析：皮肤突然鲜红成片，色如涂丹，边缘清楚，灼热肿胀者，称为丹毒。发于头面者，为抱头火丹；发于小腿足部者,名流火;发于全身,游走不定者,名赤游丹。

55. 答案:A 解析:齿缝出血,痛而红肿,多为胃热伤络;若不痛不红微肿者,多为气虚,或肾火伤络。

56. 答案:A 解析:小儿发结如穗,枯黄无泽,伴见面黄肌瘦,多为疳积。

57. 答案:D 解析:甘有补益、和中、调和药性和缓急止痛的作用。

58. 答案:A 解析:药物炮制可转变其升降浮沉的性能,如酒制则升、姜炒则散、醋炒则收敛、盐炒下行。

59. 答案:D 解析:相须,就是两种功效相似的药物配合应用,可以增强原有药物的疗效。麻黄与桂枝的配伍属于相须。

60. 答案:C 解析:"十八反",即乌头反贝母、瓜蒌、半夏、白蔹、白及,甘草反甘遂、大戟、海藻、芫花,藜芦反人参、西洋参、党参、沙参、丹参、玄参、细辛、芍药。

61. 答案:E 解析:荆芥解表散风,透疹消疮,止血;无论风寒、风热或寒热不明显者,均可用。防风祛风解表、胜湿止痛、止痉;无论外感风寒、风湿、风热表证均可用。

62. 答案:A 解析:桂枝发汗解肌,温经通脉,助阳化气,平冲降气。

63. 答案:C 解析:葛根主治表证发热,善治颈项强痛;麻疹不透;热病口渴,阴虚消渴;热泻热痢,脾虚泄泻。

64. 答案:C 解析:牛蒡子疏散风热,宣肺祛痰,利咽透疹,解毒散肿,可治疗痈肿疮毒、丹毒、痄腮、喉痹。本品性寒,滑肠通便,脾虚便溏者慎用。

65. 答案:E 解析:细辛解表散寒,祛风止痛,通窍,温肺化饮。主治风寒感冒,阳虚外感;头痛、牙痛、风湿痹痛、鼻渊;肺寒痰饮咳喘。

66. 答案:D 解析:夏枯草清热泻火,明目,散结消肿。主治目赤肿痛,头痛眩晕,目珠夜痛;瘰疬、瘿瘤;乳痈肿痛。

67. 答案:E 解析:青蒿功效为清透虚热,凉血除蒸,解暑,截疟。

68. 答案:C 解析:大黄主治积滞便秘;血热吐衄,目赤咽肿,牙龈肿痛;热毒疮疡、肠痈、烧烫伤;瘀血诸证;湿热痢疾,黄疸,淋证。

69. 答案:D 解析:乌梢蛇祛风,通络,止痉。主治风湿顽痹,中风半身不遂;小儿惊风,破伤风;麻风、疥癣。此外,又可治瘰疬、恶疮。

70. 答案:E 解析:厚朴燥湿消痰,下气除满,为消除胀满的要药。

71. 答案:D 解析:虎杖利湿退黄,清热解毒,散瘀止痛,化痰止咳。主治湿热黄疸,淋浊,带下;水火烫伤,痈肿疮毒,毒蛇咬伤;经闭,癥瘕,跌打损伤;肺热咳嗽;热结便秘。

72. 答案:B 解析:附子上助心阳,中温脾阳,下补肾阳,为"回阳救逆第一品药"。

73. 答案:C 解析:香附疏肝解郁,调经止痛,理气宽中。治疗肝郁气滞痛证,为疏肝解郁、行气止痛的要药;月经不调、痛经、乳房胀痛,为妇科调经之要药;气滞腹痛。

74. 答案:A 解析:鸡内金消食健胃,固精止遗,通淋化石。主治饮食积滞、小儿疳积,广泛用于各种食积证。

75. 答案:A 解析:选项中只有小蓟和大蓟的性能甘、苦、凉,能凉血止血,散瘀解毒消痈。临床上用于治疗血热出血证和热毒痈肿。

76. 答案:E 解析:白及收敛止血,善治各种出血证,尤多用于肺胃出血;又能消肿生肌,对于痈肿疮疡、水火烫伤、皮肤皲裂皆宜。

77. 答案:D 解析:桃仁活血祛瘀,润肠通便，止咳平喘。主治瘀血阻滞诸证，肺痈、肠痈、肠燥便秘、咳嗽气喘。

78. 答案：E　解析：半夏与天南星内服均能燥湿化痰，均可治疗湿痰、寒痰证。半夏兼有降逆止呕、消痞散结之功，故可治疗呕吐、心下痞、胸痹、梅核气。天南星兼有息风解痉之功，故可治疗中风、癫痫、破伤风。

79. 答案：E　解析：磁石镇惊安神，平肝潜阳，聪耳明目，纳气平喘。主治心神不宁，惊悸失眠，癫痫；肝阳上亢，头晕目眩；耳鸣耳聋，视物昏花；肾虚气喘。

80. 答案：D　解析：石决明与决明子的共同点：清肝明目，治目赤肿痛、翳障等偏于肝热者。不同点：石决明咸寒质重，凉肝镇肝，滋养肝阴，无论实证、虚证之目疾均可用，多用于血虚肝热之羞明、目暗、雀盲；平肝潜阳，治肝阳上亢证。决明子苦寒，偏清泻肝火而明目，治肝经实火目赤肿痛；润肠，治肠燥便秘。

81. 答案：B　解析：冰片开窍醒神，清热止痛。

82. 答案：B　解析：山药补脾养胃，生津益肺，补肾涩精。

83. 答案：D　解析：补骨脂补肾助阳，纳气平喘，温脾止泻，外用消风祛斑。

84. 答案：D　解析：白芍养血调经，敛阴止汗，柔肝止痛，平抑肝阳。

85. 答案：E　解析：麦冬养阴生津，润肺清心。主治津伤口渴，内热消渴，肠燥便秘；肺燥干咳，阴虚劳嗽，喉痹咽痛；心烦失眠。

86. 答案：A　解析：山茱萸补益肝肾，收敛固涩，为平补阴阳、固精止遗、防元气虚脱的要药。

87. 答案：C　解析：丸剂吸收缓慢，药力持久，节省药材，便于服用与携带，适用于慢性、虚弱性疾病；也有因药性峻猛、不宜作汤剂煎服而为丸药者。

88. 答案：B　解析：桂枝汤中炙甘草益气和中，合桂枝辛甘化阳以助卫，合芍药酸甘化阴以益营，兼调和诸药为使。

89. 答案：B　解析：败毒散组成药物包括柴胡、前胡、川芎、枳壳、羌活、独活、茯苓、桔梗、人参、甘草（生姜、薄荷）。

90. 答案：C　解析：麻子仁丸主治脾约证。"大便秘结，小便频数"为其辨证要点。

91. 答案：A　解析：十枣汤于清晨空腹服用。

92. 答案：C　解析：四逆散中柴胡与枳实相配，一升一降，疏畅气机，升清降浊。

93. 答案：B　解析：犀角地黄汤中用苦微寒之赤芍与辛苦微寒之丹皮共为佐药，清热凉血，活血散瘀，可收化斑之功。

94. 答案：D　解析：普济消毒饮主治大头瘟，症见恶寒发热、头面红肿焮痛、目不能开、咽喉不利、烦躁口渴、舌红苔白兼黄、脉浮数有力者。

95. 答案：C　解析：龙胆泻肝汤中泽泻、木通、车前子导湿热从水道而去。

96. 答案：C　解析：白头翁汤功用为清热解毒，凉血止痢。

97. 答案：A　解析：小建中汤方中饴糖甘温质润，重用为君，温补中焦，缓急止痛；芍药酸甘，养营阴，缓肝急，止腹痛。

98. 答案：C　解析：防风通圣散功可疏风解表，泄热通便；主治风热壅盛，表里俱实证。

99. 答案：D　解析：当归补血汤主治血虚发热证，症见肌热面赤、烦渴欲饮、脉洪大而虚、重按无力；亦治妇人经期、产后血虚发热头痛；或疮疡溃后，久不愈合者。

100. 答案：A　解析：苏合香丸的功效为温通开窍，行气止痛。

101. 答案：B　解析：瓜蒌薤白白酒汤功可通阳散结，行气祛痰；主治胸痹，胸阳不振，痰气互结证。

102. 答案：B　解析：苏子降气汤的功

效为降气平喘，祛痰止咳；主治上实下虚之喘咳证，证由痰涎壅盛在肺，肾阳不足所致。

103. 答案：B 解析：定喘汤中白果的功效是敛肺定喘祛痰。

104. 答案：A 解析：桃核承气汤的功用为逐瘀泄热。主治下焦蓄血证，症见少腹急结，小便自利，甚则烦躁谵语，神志如狂，至夜发热；以及血瘀经闭，痛经，脉沉实而涩者。

105. 答案：B 解析：九味羌活汤中羌活偏治太阳经头痛；白芷偏治阳明经头痛；细辛偏治少阴经头痛。

106. 答案：B 解析：镇肝熄风汤的功效为镇肝息风，滋阴潜阳；主治类中风，症见头目眩晕，目胀耳鸣，脑部热痛，面色如醉，心中烦热，或时常噫气，或肢体渐觉不利，口眼渐形㖞斜，甚或眩晕跌仆，昏不知人，移时始醒，或醒后不能复原，脉弦长有力。

107. 答案：D 解析：杏苏散的功效为轻宣凉燥，理肺化痰；主治外感凉燥证。

108. 答案：C 解析：藿香正气散的功效为解表化湿，理气和中；主治外感风寒，内伤湿滞证。

109. 答案：C 解析：连朴饮功效为清热化湿，理气和中；主治湿热霍乱。

110. 答案：B 解析：苓桂术甘汤的功效为温阳化饮，健脾利水；主治中阳不足之痰饮，体现了"病痰饮者，当以温药和之"之法。

111. 答案：E 解析：二陈汤的组成药物有半夏、橘红、茯苓、炙甘草、（生姜、乌梅）。

112. 答案：C 解析：贝母瓜蒌散的功效为润肺清热，理气化痰；主治燥痰咳嗽证。

113. 答案：D 解析：保和丸中连翘可清热散结。

114. 答案：D 解析：卫生健康委员会单独或者与国务院有关部门联合制定发布的规范性文件，称为卫生规章。规章不得与《宪法》、法律、行政法规相抵触。

115. 答案：D 解析：行政处分的种类主要有警告、记过、记大过、降级、撤职、开除等形式。选项D属于行政处罚的种类。

116. 答案：C 解析：取得医师资格的，可以向所在地县级以上人民政府卫生健康主管部门申请注册。

117. 答案：C 解析：具有高等学校医学专业本科以上学历，在执业医师指导下，在医疗、预防、保健机构中试用期满一年的，可以申请参加执业医师资格考试。

118. 答案：B 解析：损害赔偿是民事责任的承担方式。

119. 答案：D 解析：有下列情形之一的，为劣药：①药品成分的含量不符合国家药品标准；②被污染的药品；③未标明或者更改有效期的药品；④未注明或者更改产品批号的药品；⑤超过有效期的药品；⑥擅自添加防腐剂、辅料的药品；⑦其他不符合药品标准的药品。选项D为假药。

120. 答案：C 解析：医师的权利包括：①在注册的执业范围内，进行医学诊查、疾病调查、医学处置、出具相应的医学证明文件，选择合理的医疗、预防、保健方案；②按照国务院卫生行政部门规定的标准，获得与本人执业活动相当的医疗设备基本条件；③从事医学研究、学术交流，参加专业学术团体；④参加专业培训，接受医学继续教育；⑤获取工资报酬和津贴，享受国家规定的福利待遇；⑥对所在机构的医疗、预防、保健工作和卫生行政部门的工作提出意见和建议，依法参加所在机构的民主管理；⑦法律、法规规定的其他权利。

121. 答案：C 解析：对可能导致甲类传染病传播的及国务院卫生行政部门规定的菌种、毒种和传染病检测样本，确需采集、保藏、携带、运输和使用的，须经省级以上人民政府卫生行政部门批准。

122. 答案：A　解析：怒则气上，是指郁怒、暴怒可致肝气上逆或肝阳上亢，出现头痛头晕、面红目赤甚至呕血等症。

123. 答案：D　解析：肝脾不调证是指肝失疏泄，脾失健运，以胁胀作痛、情志抑郁、腹胀、便溏等为主要表现的证候，又称肝郁脾虚证。注意与E选项鉴别。肝胃不和证除肝郁气滞表现之外，还会出现嗳气、吞酸等胃失和降的表现。

124. 答案：D　解析：饮停胸胁证以胸廓饱满、胸胁胀闷或痛等为辨证依据。

125. 答案：E　解析：瘀阻脑络证的临床表现为头痛、头晕，伴瘀血证候（刺痛，固定不移，面色晦暗，舌质紫黯或有斑点，脉细涩）。

126. 答案：A　解析：气虚血瘀证以面色淡白无华或面色紫暗，倦怠乏力，少气懒言，局部疼痛如刺，痛处固定不移、拒按，舌淡紫或有斑点，脉涩等为辨证依据。

127. 答案：C　解析：虚实真假的辨别，关键在于脉象的有力无力、有神无神，其中尤以沉取之象为真谛；其次是舌质的嫩胖与苍老，言语呼吸的高亢粗壮与低怯微弱。脏腑虚衰，气血不足，运化无力，气机不畅，故可出现类似实证的假象，但其本质仍为虚。

128. 答案：E　解析：患者热、渴、汗出、脉洪大，为白虎汤证表现，当用石膏、知母。

129. 答案：C　解析：一贯煎主治阴虚肝郁证，肝气郁滞证，症见胸脘胁痛，吞酸吐苦，咽干口燥，舌红少津，脉细弱或虚弦；亦治疝气、瘕聚。

130. 答案：B　解析：牡蛎散主治自汗、盗汗证，症见常自汗出，夜卧尤甚，心悸惊惕，短气烦倦，舌淡红，脉细弱。

131. 答案：C　解析：酸枣仁汤主治肝血不足，虚热内扰之虚烦不眠证，症见虚烦失眠，心悸盗汗，头目眩晕，咽干口燥，脉弦细。

132. 答案：C　解析：苇茎汤主治肺痈，热毒壅滞，痰瘀互结证，症见身有微热，咳嗽痰多，甚则咳吐腥臭脓血，胸中隐隐作痛，舌红苔黄腻，脉滑数。

133～134. 答案：C、D　解析：所谓正治、反治就所用药物性质的寒热、补泻效用与疾病的本质、现象之间的从逆关系而言。"逆者正治，从者反治"。正治又称逆治，是逆其症状性质而治疗的方法；适用于疾病本质与表现一致的病证，如寒病见寒象。反治又称从治，是顺从临床假象而治的方法；适用于疾病本质与表现不一致的病证，如寒病见热象。

135～136. 答案：B、D　解析：气的温煦作用是指气能温暖全身，是人体热量的来源。气的温煦作用是通过阳气的作用体现出来的。气的运动而产生的各种变化，称为气化。诸如体内精微物质的化生及输布，精微物质之间、精微物质与能量之间的互相转化，以及废物的排泄等都属于气化。在中医学中，气化实际上是指由人体之气的运动而引起的精气血津液等物质与能量的新陈代谢过程，是生命最基本的特征之一。

137～138. 答案：B、E　解析：病室有烂苹果样气味（酮体气味），多为消渴并发症患者，属危重病症。病室尸臭，多为脏腑衰败，病情重笃。

139～140. 答案：B、E　解析：正常脉象的特点包括胃、神、根三个方面。脉有胃气的特点是从容、和缓、流利的感觉。脉之有根关系到肾，主要表现在尺脉有力、沉取不绝两个方面。A项是脉象有神的表现，即有力柔和、节律整齐。

141～142. 答案：C、D　解析：附子回阳救逆，补火助阳，散寒止痛。干姜温中散寒，回阳通脉，温肺化饮。故附子、干姜都具有的功效是既能散寒，又能回阳。肉桂补火助阳，散寒止痛，温通经脉，引火归原。丁香温中降逆，散寒止痛，温肾助阳。故肉桂、丁香都具有的功效是既能散寒，又能助阳。

143～144.答案：D、E　解析：金樱子固精缩尿，固崩止带，涩肠止泻。海螵蛸收敛止血，涩精止带，制酸止痛，收湿敛疮。

145～146.答案：D、B　解析：左金丸的功效为清肝泻火，降逆止呕。泻白散的功效为清泻肺热，止咳平喘。

147～148.答案：C、B　解析：参苓白术散中桔梗开宣肺气，通调水道，又载药上行，与补脾诸药合用，收"培土生金"之效。补中益气汤为补气升阳，甘温除热的代表方。

149～150.答案：B、E　解析：县级以上人民政府应当加强对医疗纠纷预防和处理工作的领导、协调，将其纳入社会治安综合治理体系，建立部门分工协作机制，督促部门依法履行职责。司法行政部门负责指导医疗纠纷人民调解工作。

第二单元

1.答案：B　解析：酸碱平衡失调及电解质紊乱是慢性肺源性心脏病最常见的并发症，其中以呼吸性酸中毒常见，合并感染时并发代谢性酸中毒，大量应用利尿剂可并发代谢性碱中毒。

2.答案：D　解析：慢性阻塞性肺疾病是导致慢性呼吸衰竭的最常见病因，以Ⅱ型呼吸衰竭为主，应采取控制性氧疗。氧疗原则为低浓度持续给氧，吸入氧浓度低于35%。

3.答案：D　解析：房性早搏心电图诊断：①提前出现的P'波与窦性P波形态各异；P'R间期≥0.12秒；②提前出现的QRS波群形态通常正常；③代偿间歇常不完全。

4.答案：E　解析：心脏骤停表现：①突然意识丧失；②心音或大动脉（颈动脉、股动脉）搏动消失；③心电图呈现心室颤动、室性自主心律（即心肌电–机械分离）或心室停搏（心电完全消失而呈一条直线或偶有P波）。兼伴有：①双侧瞳孔散大、固定、对光反射消失；②自主呼吸完全消失，或先呈叹息或点头状呼吸，随后自主呼吸消失；③口唇、甲床等末梢部位出现发绀。

5.答案：C　解析：重症急性胰腺炎体征表现包括：上腹压痛明显，伴腹肌紧张及反跳痛；若脐周皮肤出现青紫，称Cullen征；两腰部皮肤呈暗灰蓝色，称Grey-Turner征。Ewart征为心包积液征，故错误项为C。

6.答案：E　解析：慢性肾炎患者尿蛋白<1g/d时，血压应控制在<130/80mmHg；尿蛋白≥1g/d时，血压应控制在<125/75mmHg。

7.答案：D　解析：尿路感染最常见的致病菌是革兰阴性杆菌，其中大肠埃希菌占80%～90%。

8.答案：D　解析：中枢神经系统白血病（CNL）以儿童急淋最常见。

9.答案：A　解析：骨髓增生异常综合征（MDS）是一组起源于造血干细胞，以病态造血及高风险向急性白血病转化为特征的血液病。约80%患者超过60岁，男女均可发病。

10.答案：E　解析：抑制尿酸生成的药物包括别嘌醇及非布司他。苯溴马隆属于促尿酸排泄药。碳酸氢钠可以碱化尿液。秋水仙碱和糖皮质激素可有效抗炎镇痛。

11.答案：A　解析：丙戊酸钠为广谱抗癫痫药，是全面性强直-阵挛发作合并典型失神发作的首选药物。

12.答案：E　解析：脑出血患者如血压

显著升高，超过200/110mmHg时，在降颅压同时可慎重平稳降血压治疗，一般应用静脉给药降压。血压过低者应升压治疗，以保护脑灌注压。

13. 答案：C 解析：估计出血量，成人每天消化道出血量达5～10mL，粪便潜血试验阳性；每天出血量>50mL，出现黑便；胃内积血量达250～300mL，可引起呕血；一次性出血量>400mL，可引起全身症状，如烦躁、心悸、头晕、出汗等；数小时内出血量>1000mL（循环血容量20%），可出现周围循环衰竭表现；数小时内出血量>1500mL（循环血容量30%），发生失代偿性休克。

14. 答案：C 解析：急性酒精中毒分为兴奋期、共济失调期、昏迷期。其中共济失调期可表现为：动作不协调，步态不稳，动作笨拙，言语含糊不清，可伴有眼球震颤、复视、躁动、精神错乱等表现；消化系统症状表现为恶心、呕吐、肝区疼痛等。

15. 答案：B 解析：慢性呼吸衰竭患者因缺氧及高碳酸血症出现的精神神经功能障碍综合征，称为肺性脑病，是导致死亡的首要原因。

16. 答案：B 解析：根据NYHA心功能分级，心脏病患者的体力活动受到轻度的限制，休息时无自觉症状，但平时一般活动可出现疲乏、心悸、呼吸困难或心绞痛，属于心功能Ⅱ级。

17. 答案：A 解析：三种降压药合理的联合治疗方案，除有禁忌证外必须包含利尿剂。

18. 答案：E 解析：黏液血便是溃疡性结肠炎活动期的重要表现。

19. 答案：B 解析：慢性肾衰竭患者肾脏分泌促红素（EPO）减少，为贫血的主要原因。

20. 答案：A 解析：有甲减的症状和体征，血清TSH增高，TT_4、FT_4均降低，即可诊断原发性甲减。

21. 答案：A 解析：糖皮质激素是治疗系统性红斑狼疮的基础药物。

22. 答案：C 解析：室性心动过速心电图诊断：①出现3个或3个以上连续室性早搏；②心室率在100～250次/分，节律略不规则；③QRS波群宽大畸形，时限>0.12秒，ST-T波方向与QRS波群主波方向相反；④P波、QRS波群间无固定关系，形成房室分离；⑤可出现心室夺获与室性融合波，为室性心动过速的特征性表现。

23. 答案：C 解析：肺尖部肺癌又称为肺上沟瘤（Pancoast瘤），易压迫颈部交感神经引起Horner综合征，出现同侧眼睑下垂、眼球内陷、瞳孔缩小、额部少汗等。

24. 答案：D 解析：狼疮肾炎是SLE最常见、最严重的临床表现，几乎见于所有SLE患者，表现为无症状性蛋白尿和（或）血尿、高血压，甚至肾病综合征、急进性肾炎综合征等，可逐渐进展发生尿毒症，是SLE常见的死亡原因。

25. 答案：E 解析：感染性发热，临床最多见，各种病原体所引起的急、慢性感染均能引起感染性发热，包括细菌、病毒、支原体、立克次体、螺旋体、真菌、寄生虫等。流行性出血热是一种由病毒所致的经鼠传播的急性病毒性传染病，临床表现以发热、出血倾向及肾脏损害为主要特征。

26. 答案：B 解析：弛张热是指体温在39℃以上，但波动幅度大，24小时内体温差达2℃以上，最低时仍高于正常水平。常见于败血症、风湿热、重症肺结核、化脓性炎症等。

27. 答案：B 解析：剑突下钻顶样痛是胆道蛔虫病的特征。

28. 答案：D 解析：颅内高压呕吐的特点是呈喷射状。

29. 答案：B 解析：意识障碍的临床表现：嗜睡、昏睡、昏迷、意识模糊、谵妄。

30. 答案：B　解析：抽搐的内源性中毒因素，如尿毒症、肝性脑病等。

31. 答案：A　解析：金属音调咳嗽可由于纵隔肿瘤或支气管癌等直接压迫气管所致。

32. 答案：B　解析：右上腹痛、黄疸、寒战高热者，见于急性梗阻性化脓性胆管炎。

33. 答案：C　解析：上消化道出血前四位的病因是消化性溃疡、食管－胃底静脉曲张破裂、急性胃黏膜病变及胃癌。

34. 答案：D　解析：既往史包括既往史、外伤手术、预防接种、过敏史。个人史包括社会经历、职业和工作条件、习惯与嗜好、冶游史。

35. 答案：A　解析：将气管拉向患侧常见于肺不张、肺硬化、胸膜粘连。

36. 答案：E　解析：骨髓异常增生时，常有胸骨压痛或叩击痛，见于白血病患者。

37. 答案：C　解析：心包摩擦音听诊在心前区或胸骨左缘3、4肋间较易听到。

38. 答案：A　解析：窦性P波在aVR导联的形态是倒置。

39. 答案：C　解析：鼓音见于正常左下胸的胃泡区及腹部的叩诊音。

40. 答案：C　解析：急性腹膜炎的体位为强迫仰卧位。

41. 答案：B　解析：左锁骨上窝淋巴结肿大，多为腹腔脏器癌肿（胃癌、肝癌、结肠癌等）转移。右锁骨上窝淋巴结肿大，多为胸腔脏器癌肿（肺癌等）转移。鼻咽癌易转移到颈部淋巴结。乳腺癌最早经胸大肌外侧缘淋巴管侵入同侧腋下淋巴结。

42. 答案：C　解析：草莓舌，舌乳头肿胀、发红如同草莓，见于猩红热或长期发热的患者。

43. 答案：A　解析：左心室增大时，心尖搏动向左向下移位，心尖区抬举性搏动。

44. 答案：A　解析：触痛并有波动感见于肛门、直肠周围脓肿。

45. 答案：C　解析：移动性浊音：当腹腔内有1000mL以上游离液体时，患者仰卧位叩诊，腹中部呈鼓音，腹部两侧呈浊音；侧卧位时，叩诊上侧腹部转为鼓音，下侧腹部呈浊音。这种因体位不同而出现浊音区变动的现象称为移动性浊音阳性，见于肝硬化门静脉高压症、右心衰竭、肾病综合征、严重营养不良及渗出性腹膜炎（如结核性或自发性）等引起的腹水。

46. 答案：E　解析：脑干型的特点是同侧面部感觉缺失和对侧躯干及肢体感觉缺失，见于炎症、肿瘤和血管病变。

47. 答案：B　解析：手足搐搦常见于低钙血症和碱中毒。

48. 答案：D　解析：双颧紫红，口唇发绀，多为二尖瓣面容。

49. 答案：E　解析：病理性蛋白尿见于：①肾小球性蛋白尿：见于肾小球肾炎、肾病综合征等。②肾小管性蛋白尿：见于肾盂肾炎、间质性肾炎等。③混合性蛋白尿：见于肾小球肾炎或肾盂肾炎后期、糖尿病、系统性红斑狼疮等。④溢出性蛋白尿：见于多发性骨髓瘤、巨球蛋白血症、严重骨骼肌创伤、急性血管内溶血等。⑤组织性蛋白尿：肾组织破坏或肾小管分泌蛋白增多所致的蛋白尿，多为低分子量蛋白尿。肾脏炎症、中毒时排出量增多。

50. 答案：B　解析：粪便中查到巨噬细胞见于细菌性痢疾和溃疡性结肠炎。

51. 答案：B　解析：血沉病理性增快，见于：①各种炎症，如细菌性急性炎症、结核病和风湿热活动期。②组织损伤及坏死，如较大的组织损伤或手术创伤时血沉增快。急性心肌梗死时血沉增快，而心绞痛时血沉则正常。③恶性肿瘤血沉增快，良性肿瘤血沉多正常。④各种原因导致的高球蛋白血症，如慢性肾炎、多发性骨髓瘤、肝硬化、感染性心内膜炎、系统性红斑狼疮等。⑤贫血和高胆固醇血症时血沉可增快。

52．答案：E 解析：BUN增高肾后性因素，见于尿路结石、前列腺增生、泌尿系肿瘤等引起的尿路梗阻。

53．答案：D 解析：结核性脑膜炎脑脊液为微浊，毛玻璃样，静置后有薄膜形成。

54．答案：C 解析：抗链球菌溶血素"O"（ASO）参考值：乳胶凝集法（LAT）<500U。

55．答案：D 解析：蛋白代谢是肝脏代偿能力的重要表现，是肝脏慢性疾病损害后的反映。肝炎、肝硬化、肝癌等慢性肝病常出现白蛋白减少、球蛋白增加、血清总蛋白和白蛋白/球蛋白（A/G）比值减低或倒置。

56．答案：B 解析：左心房肥大的心电图改变为P波增宽，时间>0.11秒，双峰间距≥0.04秒，Ⅰ、Ⅱ、aVL导联明显。

57．答案：B 解析：室性早搏的心电图表现：①提前出现宽大畸形的QRS波群，其前无相关的P波或P'波。②QRS波群时限常≥0.12秒。③T波方向与QRS波群主波方向相反。④常有完全性代偿间歇。

58．答案：C 解析：原发性支气管肺癌（肺癌）周围型：X线表现为密度增高、轮廓模糊的结节状或球形病灶，逐渐发展可形成分叶状肿块；发生于肺尖的癌称为肺沟癌。HRCT有利于显示结节或肿块的形态、边缘、周围状况及内部结构等，可见分叶征、毛刺征、胸膜凹陷征、空泡征或支气管充气征（直径小于3cm以下的癌，肿块内见到的小圆形或管状低密度影），同时发现肺门或纵隔淋巴结肿大更有助于肺癌的诊断。增强CT能更早发现肺门、纵隔淋巴结转移。

59．答案：B 解析：胃肠道穿孔最多见于胃或十二指肠穿孔，立位X线透视或腹部平片可见两侧膈下有弧形或半月形透亮气体影。

60．答案：C 解析：心包积液300mL

以下者，X线难以发现。中等量积液时，后前位可见心脏形态呈烧瓶形，上腔静脉增宽，心缘搏动减弱或消失等。

61．答案：E 解析：病原体侵入人体能否发病，取决于病原体的致病作用、宿主的免疫功能和外环境三个因素。尤其强调前两者。

62．答案：E 解析：潜伏性感染，是指病原体侵入人体某些部位后，机体免疫系统将病原体局限化，但又不能清除病原体，机体免疫功能下降时潜伏的病原体才引起显性感染。潜伏性感染，病原体被免疫系统局限化，故没有传染性。

63．答案：C 解析：非特异性免疫包括天然屏障、吞噬作用和体液因子，不存在二次免疫应答。特异性免疫指宿主对抗原具有特异性识别能力，并产生免疫应答反应，包括细胞免疫和体液免疫。

64．答案：C 解析：戊肝的潜伏期为2～9周，平均为6周。

65．答案：D 解析：HBV DNA是HBV存在和复制最可靠的直接证据。抗-HBc为感染HBV后最早出现的抗体，是HBV感染的标志，可能为现症感染或既往感染。

66．答案：E 解析：流感主要以全身中毒症状为主，呼吸道症状轻微或不明显。肺炎型流感较少见，多发生在2岁以下的小儿、老人、孕妇，或原有慢性基础疾病者。少数单纯型流感患者有恶心、呕吐等消化道症状。

67．答案：E 解析：流感的传染源为患者和隐性感染者，经呼吸道-空气飞沫传播，也可通过直接接触或病毒污染物品间接接触传播，一般散发，多发于冬、春季。潜伏期即有传染性，发病3日内传染性最强，病毒各型及亚型之间无交叉免疫。

68．答案：E 解析：儿童忌用阿司匹林制剂，以免诱发致命的瑞氏（Reye）综合征。

69. 答案：E　解析：人感染高致病性禽流感，急性起病，早期表现类似流感，主要为发热，体温大多持续在39℃以上，可伴有眼结膜炎、流涕、鼻塞、咳嗽、咽痛、头痛和全身不适。部分患者可有恶心、腹痛、腹泻、稀水样便等消化道症状。重症患者病情发展迅速，可出现肺炎、ARDS、肺出血、胸腔积液、全血细胞减少、肾衰竭、休克及Reye综合征等多种并发症。

70. 答案：E　解析：艾滋病的传播途径为性接触传播、血源传播（通过输血、器官移植、药瘾者共用针具等方式传播）、母婴传播等。

71. 答案：E　解析：患者进入艾滋病期可出现持续性全身性淋巴结肿大。

72. 答案：D　解析：乙脑极期的临床表现包括：①高热；②意识障碍；③惊厥或抽搐；④呼吸衰竭；⑤颅内高压及脑膜刺激征；⑥其他神经系统症状和体征：昏迷者可有肢体强直性瘫痪、偏瘫或全瘫，伴肌张力增高。

73. 答案：D　解析：伤寒的病理改变主要为全身单核-吞噬细胞系统的炎性增生反应。

74. 答案：A　解析：肥达反应常在病程第1周末出现阳性，其效价随病程的演变而递增，第4~5周达到高峰，至恢复期应有4倍以上升高。

75. 答案：A　解析：伤寒多起病缓慢，发热是最早出现的症状，呈弛张热型。

76. 答案：A　解析：痢疾志贺菌的主要致病物质是内毒素。

77. 答案：A　解析：霍乱多数以无痛性剧烈腹泻开始，继而呕吐，一般无发热和腹痛，无里急后重。

78. 答案：E　解析：霍乱的病理特点主要是严重脱水导致的一系列功能性改变，而组织器官器质性损害轻微。

79. 答案：D　解析：痰结核分枝杆菌检查是确诊肺结核最特异的方法。

80. 答案：C　解析：布鲁菌病几乎全部病例都有乏力症状。

81. 答案：D　解析：灭菌法可以杀灭包括细菌芽孢在内的一切微生物。A指中效消毒法；B指低效消毒法；C指高效消毒法；E指消毒。

82. 答案：D　解析：传染病患者的隔离期限是根据传染病的最长传染期而确定的，同时尚应根据临床表现和微生物检验结果来决定是否可以解除隔离。

83. 答案：C　解析：医院感染的诊断标准：①无明显潜伏期的感染，规定入院48小时后发生的感染为医院感染；有明确潜伏期的感染，自入院起超过平均潜伏期后发生的感染为医院感染。②本次感染直接与上次住院有关。③在原有感染基础上出现其他部位新的感染（除外脓毒血症迁徙灶），或在原感染已知病原体基础上又分离出新的病原体（排除污染和原来的混合感染）的感染。④新生儿在分娩过程中和产后获得的感染。⑤由于诊疗措施激活的潜在性感染，如疱疹病毒、结核杆菌等的感染。⑥医务人员在医院工作期间获得的感染。

84. 答案：B　解析：严重影响患者医疗安全、有措施可以控制的常见医院感染主要包括四种：①中心导管相关血流感染；②呼吸机相关肺炎；③导尿管相关尿路感染；④手术部位感染。

85. 答案：A　解析：传染病流行过程的基本条件，即三环节，为传染源、传播途径和易感人群。

86. 答案：B　解析：丙氨酸氨基转移酶（ALT）主要存在于肝细胞浆中，易于释出，为目前诊断肝炎最有价值的酶活力测定。急性肝炎在潜伏期末ALT即有升高，出现临床症状后即明显升高，于病程的第4~6周可降至正常。

87. 答案：B　解析：人禽流感确诊病例

是指临床诊断病例呼吸道分泌物标本中分离出特定病毒或采用 RT-PCR 检测到禽流感病毒基因,且发病初期和恢复期双份血清抗禽流感病毒抗体滴度 4 倍或以上升高。A 项为医学观察病例;C 项为疑似病例;D 项为临床诊断病例。

88. 答案:B 解析:艾滋病无症状感染期,有流行病学史,HIV 抗体阳性即可诊断,或仅实验室检查 HIV 抗体阳性即可诊断。

89. 答案:E 解析:流行性出血热少尿期多发生于第 5~8 病日,24 小时尿量少于 400mL 为少尿,少于 50mL 为无尿。

90. 答案:D 解析:肝脏为多种凝血因子合成的场所,如果肝实质广泛而严重损伤时,凝血因子缺乏,PT 明显延长,PTA 下降,则有明显出血现象,常见于重型肝炎。

91. 答案:E 解析:细菌性痢疾的主要病变部位是乙状结肠和直肠,严重者可以波及整个结肠甚至回肠末端。

92. 答案:D 解析:布鲁菌病的主要传播途径包括经皮肤及黏膜接触传染,消化道传染,呼吸道传染。苍蝇携带、蜱虫叮咬也可传播本病。人与人之间罕有传播。

93. 答案:A 解析:普通型约占流脑全部病例的 90%。

94. 答案:B 解析:医学道德对人民健康和医疗质量具有保障作用,对医疗卫生事业具有促进作用,对社会文明具有推动作用。

95. 答案:D 解析:医德品质的内容是:①仁爱:以人道主义的精神关心爱护患者,尊重患者的权利,同情患者的痛苦,全身心地为患者服务。②严谨:严肃认真的工作作风,精勤不倦的科学精神。③诚挚:忠诚医学科学,潜心医学事业,对患者讲诚信,具有宽厚、诚挚的人格品德。④公正:对待患者一视同仁,在医疗资源分配等问题上做到公平公正。⑤奉献:以患者和社会的利益为重。为维护患者和社会利益,敢于牺牲自身利益。

96. 答案:E 解析:审慎,指医务人员在医疗行为之前的周密思考和医疗过程中的谨慎认真。医务人员在医疗实践的各个环节,自觉地做到认真负责、谨慎小心、一丝不苟;不断提高业务水平,在技术上做到精益求精。

97. 答案:A 解析:医学道德原则包括尊重、无伤、公正原则。

98. 答案:E 解析:人体器官移植的伦理原则包括知情同意原则、尊重原则、效用原则、禁止商业化原则、保密原则、伦理审查原则。

99. 答案:C 解析:医学人道主义的核心内容:尊重病人的生命;尊重病人的人格;尊重病人的权利。

100. 答案:B 解析:社会标准,指医疗行为是否有利于人类生存环境的保护和改善。

101. 答案:D 解析:《突发公共卫生事件应急条例》制定的时间是 2003 年。

102. 答案:D 解析:《素问·四气调神大论》曰:"夫四时阴阳者,万物之根本也。所以圣人春夏养阳,秋冬养阴,以从其根,故与万物沉浮于生长之门。逆其根,则伐其本,坏其真矣。"原文以"四时阴阳者,万物之根本"为理论依据,论述了顺应四时阴阳变化来养生的重要性;如果违背了四时养生原则,就会导致疾病发生。

103. 答案:C 解析:《素问·举痛论》曰:"怒则气上,喜则气缓,悲则气消,恐则气下,寒则气收,炅则气泄,惊则气乱,劳则气耗,思则气结。"故选 C。

104. 答案:D 解析:《素问·汤液醪醴论》曰:"平治于权衡,去宛陈莝,微动四极,温衣,缪刺其处,以复其形。开鬼门,洁净府,精以时服,五阳已布,疏涤五脏。"水肿的治则是"平治于权衡""去宛陈莝",即平调阴阳,祛除水邪,体现了扶正祛邪的治疗原则。水肿的具体治法有四:一为"开鬼门,洁净府",即发汗、利小便之法,以祛除水邪。二为"缪刺其处",即用针刺之法使经络疏通以祛除水邪。三为"微动四极",即轻微活动四肢,以疏通气血,振奋阳气。四为"温衣",即添衣保暖,以保护阳气,有利于消散水饮之邪。四种方法也体现了扶正祛邪的思想,综合并用,使水邪得以消散。

105. 答案:C 解析:《素问·痹论》所述"脾痹"的症状是"四肢解堕,发咳呕汁,上为大塞"。

106. 答案:D 解析:精脱者,耳聋。肾藏精,开窍于耳。《灵枢·脉度》云:"肾气通于耳,肾和则耳能闻五音矣。"故肾精充足则耳的听觉灵敏。如果肾精不足,耳失所养,就会出现耳鸣、耳聋等症。临床治疗宜补肾填精,用六味地黄丸、左归丸等。

107. 答案:E 解析:两者均属水气内停证,均有小便不利、脉浮、发热、口渴的证候,均用利水之法,均用茯苓、猪苓、泽泻利水渗湿。但五苓散之水气内停是太阳病,膀胱气化不利所致,其脉浮、发热是太阳表证;其口渴是膀胱气化不利,津不上承所致。其与猪苓汤的鉴别要点是舌质淡、苔薄白而润。治疗用桂枝配茯苓、白术,重在通阳化气解表。猪苓汤证之水气内停是因阴液亏虚,阴虚化热,阴虚水热互结所致。其脉浮、发热、渴欲饮水是因津液受伤,小便不利是因水气内停,故当用猪苓汤育阴清热利水。其与五苓散证的鉴别要点在于舌质红、苔薄黄。故治疗用阿胶育阴清热,加滑石利水泄热。

108. 答案:C 解析:伤寒论第326条:"厥阴之为病,消渴,气上撞心,心中疼热,饥而不欲食,食则吐蛔,下之利不止。"本条为厥阴病的辨证纲要。

109. 答案:A 解析:本证属阴阳两虚之证,虚阳上浮,阴精下泄。故用桂枝汤既能调和营卫以固表,还能调和阴阳以补虚;加龙骨、牡蛎潜镇固涩,潜阳入阴,阴阳相济,使虚阳不致上浮,阴精不致下泄。

110. 答案:A 解析:胃湿指湿热偏重于胃,热重于湿。素体阳盛者,湿邪多从热化而归于阳明胃,病见热重于湿。

111. 答案:E 解析:薛生白在自注中说"阴湿伤表之候",此时湿邪在表,尚未化热,里湿不显著,故宜用芳香辛散、透表化湿之法治疗。"阳湿伤表之候",是与"阴湿伤表之候"相对而言的,此时湿邪伤表,且湿已化热,宜用利湿泄热、芳香化湿透表之法治疗。薛氏在自注中又谓"此条外候与上条同,惟汗出独异",可见汗之有无是区别阴湿和阳湿的关键。一般认为,阴湿者无汗,阳湿者有汗。

112. 答案:C 解析:温病始于上焦手太阴。两寸脉为肺心脉,寸脉大,可知心肺上焦有热,此为上焦温病常见脉。舌绛而干,舌绛红为热入营分之征象。温病热邪伤阴本渴,今反而不渴,此谓热入营分,热邪蒸腾营气上注口咽,故令人不渴。舌绛红而干提示邪热伤及营阴,故用清营汤去黄连。

113. 答案:A 解析:糖皮质激素为治疗特发性血小板减少性紫癜之首选药物,适用于急性型和慢性型发作期。

114. 答案:E 解析:口服铁剂是治疗缺铁性贫血的首选方法,常用硫酸亚铁片,一般2个月可恢复正常,贫血纠正后仍需继续用药3～6个月以补充体内应有的贮存铁。

115. 答案:C 解析:该患者仅有总胆固醇增高,治疗高胆固醇血症,他汀类是首选药物;可配合生活方式干预,如控制饮食、有氧运动、控制体重、戒烟酒等。

116. 答案:A 解析:急性淋巴细胞白血病可见出血、淋巴结及肝脾肿大,多数骨髓细胞增生活跃或明显活跃,骨髓细胞分类可见到≥30%原始淋巴细胞,并有部分幼稚淋巴细胞，白细胞计数增高。结合题干中信息，考虑为急性淋巴细胞白血病。

117. 答案：B 解析：抗甲状腺药物用于孕妇、高龄或不适宜手术者。手术治疗的禁忌证包括妊娠初3个月和第6个月以后。^{131}碘放射治疗同样不宜用于妊娠及哺乳期妇女。

118. 答案：A 解析：患者基础体重过重，突然体重减轻，FPG≥7.0mmol/L，或OGTT 2hPG，或随机血糖≥11.1mmol/L，即可诊断为糖尿病。

119. 答案：C 解析：体检中发现HBsAg阳性，无症状及体征，表示为乙肝病毒携带者。次年出现抗-HAV IgM（+），提示甲肝急性感染。结合突然出现乏力、恶心、厌食、皮肤黄染、尿黄等临床症状及实验室检查结果，不难诊断为急性甲型黄疸型肝炎。

120. 答案：D 解析：艾滋病的艾滋病期，可并发各种机会性感染及恶性肿瘤（以卡波西肉瘤最为常见）。

121. 答案：B 解析：1份痰标本直接涂片抗酸杆菌镜检阳性加肺部影像学检查符合活动性肺结核影像学表现，即可确诊为涂阳肺结核病例。

122. 答案：B 解析：此证为太阳病误下，表邪不解，邪气内迫阳明大肠，导致热利。太阳病桂枝汤证，不发汗反误下，表邪不解，化热内迫大肠。脉促者，指脉来急促，代表误治之后，正阳未伤，抗邪有力，且表证仍在。治疗用葛根黄芩黄连汤清热止利，兼以解表。这里需注意葛根黄芩黄连汤与葛根汤的证治异同。两者均治疗表里同病的下利。不同点是：葛根黄芩黄连汤治疗里热为主的热利；葛根汤治疗表寒为主的寒利。

123. 答案：B 解析：此证的病机为阳明湿热黄疸，兼腑气壅滞证发黄。治法为泄热利湿退黄，方用茵陈蒿汤。此处需要注意阳明湿热发黄三汤证的证治异同：此三方证均因湿热内郁肝胆，疏泄失常，胆汁外溢所致，均属阳黄，均有身黄、目黄、小便黄、黄色鲜明、汗出不畅、小便不利等主症。治疗均用清热利湿之法。所不同的是：茵陈蒿汤证兼有腑气壅滞，病势偏里，故症见腹微满、大便不畅或秘结，故治疗用大黄，攻逐瘀滞，用茵陈、栀子清利湿热；栀子柏皮汤证既不偏表，亦不偏里，以湿热弥漫三焦，热盛为主，故症见心中懊憹、发热、舌红较明显，治疗重在苦寒清热，故用栀子配黄柏、炙甘草，加强清泄湿热之功；麻黄连翘赤小豆汤证兼表邪郁遏，病势偏表，症见发热恶寒、身痒等，治疗用麻黄、杏仁、连翘、生姜等药宣散表邪，用赤小豆、生梓白皮、甘草等清利湿热。

124. 答案：C 解析：此证为脾虚气滞腹胀满。这里需注意太阴理中汤证腹满与厚朴生姜半夏甘草人参汤证腹满的鉴别。两者均属脾虚气滞腹胀满。但理中汤证以脾虚为主，其腹满属太阴脾虚，寒湿内阻，气滞腹满，一般伴有腹泻便溏，时腹自痛，手足不温，口不渴，脉沉缓而弱，苔薄白；治疗重在温脾祛寒，兼燥湿除满。厚朴生姜半夏甘草人参汤证以气滞为主，其腹满因发汗太过，损伤脾阳，或素有脾虚，以致运化失职，气滞于腹，壅而作满，伴有噫气或肠鸣，或嗳气胀痞等症，属虚少实多之证；治疗重在行气导滞消胀满，兼补脾气。

125. 答案：E 解析：此证为风湿历节。由于肝肾不足，风湿内侵，浸淫关节筋骨而出现周身肢体关节肿胀疼痛的疾病。风湿日久，气血不畅，郁久化热，消津烁液，则身体消瘦；湿性重浊，向下流注足部筋骨关节，则足部关节肿大、麻木不仁；风夹湿邪上蒙清窍，则头晕目眩、胸闷短气；湿阻中焦，胃失和降，则呕恶。仲景治以桂枝芍药知母汤祛风除湿，温经散寒，佐以滋阴清热。

126. 答案：C　解析："男子消渴，小便反多，以饮一斗，小便一斗，肾气丸主之"。患者肾气虚弱，开阖固摄失权，则水谷精微直趋下泄，随小便而排出体外，故小便反多；肾阳虚衰，不能蒸腾气化水液于口，故口渴多饮。治以肾气丸温补肾阳。

127. 答案：B　解析：阳明温病分为经证和腑证，两者有相同的症状也有相异的脉证。两者均因热邪循阳明经脉上蒸而面目俱赤、舌苔老黄；热邪袭肺，肺失宣降而语声重浊、呼吸俱粗；热血伤津而小便涩，里热炽盛，故但恶热、不恶寒、日晡益甚。而相异的脉证是经证脉为脉浮洪躁；腑证脉为脉沉数有力，甚则脉体反小而实者。这种小脉反映的是邪结于内，而非虚脉。阳明经证治宜辛寒清热透邪，代表方为白虎汤。

128. 答案：B　解析：此病为温病后期真阴耗伤。温热之邪久留阳明，热势炽盛，或热邪伤及少阴，使真阴受灼，均会出现身热面红、口干舌燥，甚则齿黑唇裂等症状。吴鞠通以脉证辨析病位所在，如出现脉虚大无根，手足心热甚于手足背，午后热甚，舌红光滑无苔，腹中无燥屎者，则邪热少，虚热多；如再下之，则竭其真阴，使病情加重。治疗上应予加减复脉汤滋养真阴，以防阴衰阳脱的危重证候。

129～131. 答案：D、E、D　解析：V_1～V_6导联ECG特征性改变见于急性广泛前壁心肌梗死。肌酸激酶同工酶（CK-MB）起病后4小时内增高，16～24小时达高峰，3～4天恢复正常，其增高的程度能较准确地反映梗死的范围，高峰出现时间是否提前有助于判断溶栓治疗是否成功。心梗急性期治疗包括：①监护和常规治疗，如休息、吸氧、监测、护理、建立静脉通道；②解除疼痛，可用哌替啶或吗啡、硝酸甘油或硝酸异山梨酯；③再灌注治疗，如介入治疗、溶栓治疗、紧急主动脉-冠状动脉旁路移植术；④消除心律失常；⑤控制休克；⑥治疗心力衰竭；⑦恢复期及并发症的处理等。梗死后24小时内宜尽量避免使用洋地黄制剂，避免导致或加重心衰。

132～134. 答案：E、A、D　解析：急性上消化道出血，当数小时内出血量＞1500mL（循环血容量的30%）时，发生失代偿性休克。除心源性休克外，补充血容量是提高心输出量和改善组织灌注的根本措施，输液强调及时和尽早。临床上出现下列情况应考虑继续出血：①反复呕血或黑便次数增多，甚至呕血转为鲜红色，黑便转为暗红色，伴肠鸣音亢进；②虽经补液、输血，周围循环衰竭的表现未见明显改善，或暂时好转后又恶化；③血红蛋白浓度、红细胞计数与血细胞比容继续下降，网织细胞计数持续升高；④在体液与尿量足够的情况下，血尿素氮持续或再次增高。D项网织红细胞计数持续下降有误，溶血性贫血和急性失血性贫血时网织红细胞应明显增多。

135～136. 答案：C、A　解析：中暑根据病因及发病机制不同，分为热痉挛、热衰竭、热（日）射病。热射病又称为中暑高热，其典型的临床表现是高热（体温常＞41℃）、无汗和意识障碍（中暑高热三联征）。热痉挛常发生在高温环境中强体力劳动后，常先有大量出汗，随后四肢肌肉、腹壁肌肉甚至胃肠道平滑肌发生阵发性痉挛和疼痛。热衰竭则先有头痛、头晕、恶心，继之口渴、胸闷、面色苍白、冷汗淋漓、脉搏细弱或缓慢、血压偏低，严重者出现晕厥、手足抽搐。三种类型的中暑可顺序发展，也可交叉并存，其中热（日）射病病情多危重，病死率较高。

137～138. 答案：D、C　解析：此题考查特殊类型溃疡的临床特点。发生于幽门孔2cm以内的溃疡称为幽门管溃疡，男性多见，一般呈高胃酸分泌，常缺乏典型的周期性和节律性疼痛而表现为餐后立即出现的中上腹剧烈疼痛，应用抗酸药可部分缓解，易并发幽门痉挛、幽门狭窄及出血,内科治疗效果较差。球后溃疡发生于十二指肠球部以下,多位于十二指肠乳头近端,夜间痛及背部放射痛常见,易并发出血,内科治疗效果差,X线及胃镜检查易漏诊。

139~140.答案:C、B 解析:抽搐伴肢体瘫痪者,见于脑血管疾病及颅内占位性病变。抽搐伴苦笑面容见于破伤风。

141~142.答案:A、D 解析:心电图对应心梗部位如下:V_1、V_2、V_3——前间壁;V_3、V_4、V_5——前壁;V_1~V_6——广泛前壁;Ⅱ、Ⅲ、aVF——下壁;V_3R~V_7R——右室。

143~144.答案:D、B 解析:流脑患者若高度怀疑有DIC宜尽早应用肝素,并注意凝血时间监测,多数患者应用1~2次即可见效而停用。脑膜脑炎型患者,可用20%甘露醇及时脱水以减轻脑水肿;重症患者可用高渗葡萄糖与甘露醇交替应用,直至颅内高压症状好转为止,亦可同时应用糖皮质激素。

145~146.答案:D、E 解析:典型霍乱一般无发热和腹痛,而O_{139}型霍乱的特征为发热、腹痛较常见,且可并发菌血症等肠道外感染。O_1群霍乱弧菌为霍乱的主要致病菌,依其生物学性状可分为古典生物型和埃尔托生物型,前者引起症状较重,后者则多为轻症或无症状者。

147~148.答案:C、A 解析:对门诊初诊患者,要通过全面沟通,对患者病情做出准确的判断、制定治疗方案。对复诊患者要重点沟通治疗效果,掌握病情变化,及时调整治疗方案。对住院患者要在系统检查中深入沟通。患者出院,要以叮嘱的方式沟通。回访患者,要以关切的问候方式沟通。对重症患者更要细致沟通,及时对患者家属讲清危险,研究、协商救治方案。对急症患者要快沟通,忙而不乱,快速把握疾病的症状和性质。

149~150.答案:B、A 解析:因新产妇人本就耗血伤津,气血不足,复感风邪,化燥伤阴,筋脉失于濡养,易中风,好发痉病。产后血虚多汗,腠理开泄,自体阳气虚故感寒,寒邪闭表,阳郁上冲,胃失和降则郁冒,临床表现为郁闷不舒、但头汗出、呕而不能食、脉微弱。

第三单元

1.答案:A 解析:咳嗽的辨证首先辨外感、内伤。

2.答案:A 解析:咳嗽病变主脏在肺,与肝、脾有关,久则及肾。

3.答案:D 解析:不寐的辨证首要辨虚实。

4.答案:E 解析:中脏腑闭证属实,因邪气内闭清窍所致。症见突然昏仆,不省人事,牙关紧闭,口噤不开,两手握固,大小便闭,肢体偏瘫、拘急、抽搐。E项属于脱证。

5.答案:E 解析:癫狂的病理因素以气、痰、火、瘀为主。

6.答案:E 解析:痫病的基本病机是脏腑失调,痰浊阻滞,气机逆乱,风痰内动,蒙蔽清窍。

7.答案:B 解析:胃痛胃阴亏耗证的主症是胃脘隐隐灼痛,似饥而不欲食,口燥咽干,五心烦热,消瘦乏力,口渴思饮,大便干结,舌红少津,脉细数。

8.答案:E 解析:痢疾以腹痛,里急后重,大便次数增多,泻下赤白脓血便为主症。

9.答案:A 解析:黄疸是以目黄、身黄、小便黄为主症的一种病证,其中目睛黄染尤为本病的重要特征。

10.答案:A 解析:聚证的病机主要是气机阻滞。

11.答案:D 解析:淋证的病位在膀胱

与肾。

12. 答案：E　解析：十二经脉循行走向的规律：手三阴经从胸走手，手三阳经从手走头，足三阳经从头走足，足三阴经从足走腹胸。

13. 答案：C　解析：十五络脉是由十二经脉和任、督二脉的别络及脾之大络组成的。

14. 答案：E　解析：阿是穴又称天应穴、不定穴等，是以压痛点或其他反应点作为刺灸部位，既不是经穴，又不是奇穴，而是按压痛点取穴。这类穴既无具体名称，又无固定位置，多位于病变附近，也可在与病变距离较远处。阿是穴无一定数目。

15. 答案：E　解析：足三阴经腧穴的相同主治是腹部病、妇科病。

16. 答案：B　解析：郄门是心包经的郄穴，而心经的郄穴是阴郄。

17. 答案：E　解析：井穴多位于手足之端；荥穴多位于掌指或跖趾关节之前；输穴多位于掌指或跖趾关节之后；经穴多位于腕踝关节以上；合穴多位于肘膝关节附近。

18. 答案：C　解析：肝经实证"泻其子"，肝属"木"，"木生火"，"火"为"木"之子，因此应选本经属"火"的五输穴，即行间。若用他经子母补泻法，则应泻子经手少阴心经之少府。

19. 答案：C　解析：背腰部穴的主要取穴标志有肩胛冈平第3胸椎棘突，肩胛骨下角平第7胸椎棘突，髂嵴最高点平第4腰椎棘突。

20. 答案：A　解析：肘横纹至腕横纹12寸；脐中至耻骨联合上缘（曲骨）5寸；股骨大转子至腘横纹19寸；臀沟至腘横纹14寸；腘横纹至外踝尖16寸。

21. 答案：A　解析：孔最为手太阴肺经郄穴，阴经郄穴善治血证，孔最善治咯血、咳嗽、气喘、咽喉肿痛等肺系病证。

22. 答案：E　解析：肺经合穴尺泽主治咳嗽、气喘、咯血、咽喉肿痛等肺系病证，以及小儿惊风、急性腹痛、吐泻等急症。

23. 答案：B　解析：手阳明大肠经"其支者，从缺盆上颈，贯颊，入下齿中"。

24. 答案：E　解析：迎香主治鼻塞、鼻衄、鼻渊等鼻病，口㖞、面痒等口面部病证及胆道蛔虫病。

25. 答案：A　解析：胃经下关穴位于面部，颧弓下缘中央与下颌切迹之间凹陷中。

26. 答案：A　解析：丰隆是足阳明胃经之络穴，为治痰要穴，可用于咳嗽、哮喘、痰多等肺系病证。

27. 答案：A　解析：地机穴在小腿内侧，阴陵泉下3寸，胫骨内侧缘后际。

28. 答案：D　解析：心经极泉穴在腋区，腋窝正中，腋动脉搏动处。

29. 答案：B　解析：膀胱经次髎穴主治月经不调、痛经、阴挺、带下等妇科病证，遗精、阳痿等男科病证，小便不利、癃闭、遗尿、疝气等前阴病证，以及腰骶痛、下肢痿痹。次髎为治疗痛经的经验穴。

30. 答案：D　解析：膀胱经秩边穴在骶区，横平第4骶后孔，骶正中嵴旁开3寸。

31. 答案：E　解析：足少阴肾经，属肾，络膀胱，上贯肝，入肺中。其支者，从肺出，络心，注胸中。

32. 答案：C　解析：心包经曲泽穴主治心痛、心悸、善惊等心疾，胃痛、呕吐、泄泻等胃腑热性病证，热病，中暑，以及肘臂挛痛、上肢颤动。

33. 答案：C　解析：三焦经经穴支沟宣通三焦，行气导滞，为通便之经验效穴。

34. 答案：D　解析：耳门穴属手少阳三焦经。

35. 答案：E　解析：胆经风池穴既能治疗中风、头痛、眩晕、不寐、癫痫等内风所致病证，也能治疗恶寒发热、口眼㖞斜等外风所致证。

36. 答案：B　解析：足少阳胆经起于瞳

子髎，止于足窍阴。

37.答案：B 解析：足厥阴肝经上入阴毛中，环绕阴器。其井穴大敦主治疝气、少腹痛、遗尿、癃闭、淋证等泌尿系统病证，月经不调、经闭、崩漏、阴挺等妇科病证，以及癫痫。

38.答案：A 解析：肝足厥阴之脉，循喉咙之后，上入颃颡（鼻咽部），连目系，上出额，与督脉会于巅。

39.答案：D 解析：督脉与足三阳经交于大椎，主治恶寒发热、疟疾等外感病证，热病，骨蒸潮热、咳嗽、气喘等肺气失于宣降证，癫狂痫、小儿惊风等神志病证，风疹、痤疮等皮肤疾病，项强、脊痛等脊柱病证。

40.答案：D 解析：任脉，起于小腹内，下出于会阴部，向前上行于阴毛部，循腹沿前正中线上行，经关元等穴至咽喉，再上行环绕口唇，经面部进入目眶下，联系于目。

41.答案：B 解析：脏会章门，腑会中脘，气会膻中，血会膈俞，筋会阳陵泉，脉会太渊，骨会大杼，髓会绝骨，此为八会穴。

42.答案：B 解析：夹持进针法或称骈指进针法，即用押手拇、食二指持捏无菌干棉球，夹住针身下端，将针尖固定在所刺腧穴的皮肤表面位置，刺手捻动针柄，将针刺入腧穴，此法适用于长针的进针。

43.答案：B 解析：患者晕针时应立即停止针刺，将针全部起出，让患者仰卧，注意保暖，饮温开水或糖水，轻者即可恢复。重者在上述处理基础上，针刺水沟、素髎、内关、足三里，灸百会、关元、气海等穴，即可恢复。仍不省人事、呼吸细微、脉细弱者，应及时采用西医急救措施。B项不利于脑部血液循环，不利于眩晕的缓解，故说法有误。

44.答案：B 解析：针下得气后，先浅后深，重插轻提，提插幅度小，频率慢，操作时间短者为提插补法。

45.答案：D 解析：隔盐灸有回阳、救逆、固脱的作用，多用于治疗伤寒阴证或吐泻并作、中风脱证等病证。

46.答案：C 解析：瘢痕灸又名化脓灸。施灸时先将所灸腧穴部位涂以少量大蒜汁，然后将大小适宜的艾炷置于腧穴上，用火点燃艾炷施灸。每壮艾炷必须燃尽，除去灰烬后，方可继续易炷再灸，待规定壮数灸完为止。施灸时由于艾火烧灼皮肤可产生剧痛，此时可用手在施灸腧穴四周轻轻拍打以减轻疼痛。灸毕，在施灸穴位上贴敷消炎药膏，大约1周可化脓形成灸疮，灸疮5～6周愈合，留有瘢痕。常用于治疗哮喘、肺痨、瘰疬等慢性顽疾。

47.答案：D 解析：刺血拔罐法，又称刺络拔罐法，多用于热证、实证、瘀血证及某些皮肤病，如神经性皮炎、痤疮、丹毒，以及扭伤、乳痈等。

48.答案：D 解析：三棱针的针刺方法一般分为点刺法、散刺法、刺络法、挑刺法四种。

49.答案：A 解析：前后配穴法是指将人体前部和后部的腧穴配合应用的方法，主要指将胸腹部和背腰部的腧穴配合应用。俞募配穴法是其典型代表，如膻中配厥阴俞治疗心包疾病。

50.答案：B 解析：脾位于耳甲13区。

51.答案：B 解析：面痛，其痛处有灼热感，舌红，苔薄黄，脉浮数者，为外感风热证，配穴应选曲池、外关。

52.答案：B 解析：郁证治以调神解郁，疏利气机，主穴取百会、印堂、水沟、内关、神门、太冲。

53.答案：E 解析：呕吐治以和胃理气，降逆止呕，主穴取中脘、足三里、内关。

54.答案：C 解析：瘾疹取神阙穴，选

用大号玻璃罐，先留罐 5 分钟，起罐后再拔 5 分钟，如此反复拔 3 次；也可用闪罐法拔至穴位局部充血。

55. 答案：D　解析：落枕治疗以取局部阿是穴和手太阳、足少阳经穴为主。基本刺灸方法为毫针泻法。先刺远端外劳宫、后溪、悬钟，持续捻转，嘱患者慢慢活动颈部，一般颈项疼痛立即缓解，再针刺局部腧穴。风寒袭络者可局部配合艾灸；气滞血瘀者可局部配合三棱针点刺放血。

56. 答案：E　解析：起病急，牙痛甚而龈肿，伴形寒身热、脉浮数者，为风火牙痛，配穴当选外关、风池，以疏风降火。

57. 答案：B　解析：肾绞痛治以清利湿热，通淋止痛，主穴取肾俞、膀胱俞、中极、三阴交、阴陵泉。

58. 答案：C　解析：患者恶寒较甚，发热，无汗，头痛身楚，咳嗽，痰白，咳痰无力，平素神疲体弱，气短懒言，反复易感，舌淡苔白，脉浮而无力，考虑为气虚感冒，应首选参苏饮。

59. 答案：A　解析：每逢生气即咳逆阵作，口苦咽干，胸胁胀痛，考虑为咳嗽肝火犯肺证，选方为黛蛤散合黄芩泻白散加减。

60. 答案：D　解析：患者喉中哮鸣有声，胸膈烦闷，呼吸急促，喘咳气逆，咳痰不爽，痰黏色黄或黄白相兼，烦躁，发热，恶寒，无汗，身痛，口干欲饮，大便偏干，舌苔白腻，舌尖边红，脉弦紧，考虑为哮病寒包热哮证，治宜解表散寒、清化痰热，选方为小青龙加石膏汤或厚朴麻黄汤加减。

61. 答案：C　解析：喘促气涌，胸部胀痛，考虑为喘证；咳嗽痰多，质黏色黄，身热，有汗，口渴而喜冷饮，舌苔黄腻，脉滑数，考虑为痰热郁肺证，选方为桑白皮汤。

62. 答案：C　解析：咳嗽夹血，血色淡红，午后潮热，面白颧红，近期曾有与肺痨患者的接触史，考虑为肺痨；咳嗽无力，气短声低，畏风怕冷，自汗盗汗并见，舌质光

淡，边有齿印，苔薄，脉细弱而数，考虑为气阴耗伤证，选方为保真汤。

63. 答案：B　解析：久患肺病，胸部膨满，呼吸浅短难续，考虑为肺胀；声低气怯，张口抬肩，倚息不能平卧，咳嗽，腰膝酸软，小便清长，舌淡，脉沉细数无力，考虑为肺肾气虚证，选方为平喘固本汤合补肺汤。

64. 答案：E　解析：咳吐涎沫，考虑为肺痿；涎沫清稀量多，形寒，遗尿，舌质淡，脉虚弱，考虑为虚寒证，选方为甘草干姜汤。

65. 答案：A　解析：心悸时发时止，受惊易作，胸闷烦躁，失眠多梦，口干苦，大便秘结，小便短赤，舌红，苔黄腻，脉弦滑，考虑为心悸痰火扰心证，选方为黄连温胆汤。

66. 答案：A　解析：心胸满闷，隐痛阵发，考虑为胸痹；遇情志不遂时容易诱发，兼有胃脘胀闷，得嗳气、矢气则舒，苔薄腻，脉细弦，考虑为气滞心胸证，选方为柴胡疏肝散。

67. 答案：B　解析：患者因骤感风寒而猝然心痛如绞，心痛彻背，考虑为胸痹；因骤感风寒而猝然心痛如绞，心痛彻背，喘不得卧，伴形寒，手足不温，冷汗自出，胸闷气短，心悸，面色苍白，苔薄白，脉沉紧，考虑为寒凝心脉证，选方为枳实薤白桂枝汤合当归四逆汤。

68. 答案：A　解析：慢性心脏病史8年，胸闷气短，心悸，尿少肢肿，考虑为心衰；神疲乏力，五心烦热，两颧潮红，伴腰膝酸软，舌暗红少苔，脉细数无力，考虑为气阴两虚证，选方为生脉散合血府逐瘀汤。

69. 答案：D　解析：不寐多梦，易惊，胆怯心悸，考虑为不寐心胆气虚证，治宜益气镇惊、安神定志，选方为安神定志丸合酸枣仁汤。

70. 答案：B　解析：患者头痛而胀，发

热，恶风，舌尖红，苔薄黄，脉浮数，考虑为风热头痛，应首选芎芷石膏汤加减。

71. 答案：D 解析：患者头痛且空，眩晕耳鸣，腰膝酸软，考虑为肾虚头痛，选方为大补元煎。

72. 答案：C 解析：眩晕耳鸣，每因烦劳或恼怒而增剧，脉弦数，考虑为眩晕肝阳上亢证，选方为天麻钩藤饮加减。

73. 答案：E 解析：患者眩晕，动则加剧，劳则即发，面色㿠白，唇甲不华，考虑为眩晕气血亏虚证，治宜补益气血、调养心脾。

74. 答案：B 解析：中经络之风阳上扰证表现为平素头晕头痛，耳鸣目眩，突然发生口舌㖞斜，舌强语謇，或手足重滞，甚则半身不遂等症，舌质红苔黄，脉弦，治宜平肝潜阳、活血通络，选方为天麻钩藤饮加减。

75. 答案：D 解析：癫狂久延，时作时止，势已较缓，妄言妄为，疲惫，寝不安寐，烦惋焦躁，形瘦，面红而秽，口干便难，舌尖红无苔，有剥裂，脉细数，考虑为狂证火盛阴伤证，选方为二阴煎合琥珀养心丹。

76. 答案：E 解析：颅脑外伤史，平素头晕头痛，痛有定处，单侧肢体抽搐，一侧面部抽动，颜面口唇青紫，舌质暗红，有瘀斑，舌苔薄白，脉涩，考虑为痫病瘀阻脑络证，选方为通窍活血汤。

77. 答案：A 解析：表情呆滞，沉默寡言，记忆减退，失认失算，口齿含糊，词不达意，伴腰膝酸软，肌肉萎缩，食少纳呆，腹痛喜按，鸡鸣泄泻，舌质淡白，舌体胖大，苔白，脉沉细弱，双尺尤甚，考虑为痴呆脾肾两虚证，选方为还少丹。

78. 答案：B 解析：胃脘胀痛，痛连两胁，遇烦恼则痛作或痛甚，嗳气、矢气则痛舒，胸闷嗳气，喜长叹息，大便不畅，舌苔薄白，脉弦，考虑为胃痛肝气犯胃证，方用柴胡疏肝散。

79. 答案：C 解析：胃痞是指以自觉心下痞塞，胸膈胀满，触之无形，按之柔软，压之无痛为主要症状的病证。

80. 答案：B 解析：脘腹痞闷而胀，考虑为胃痞；嗳腐吞酸，恶食呕吐，味臭如败卵，舌苔厚腻，脉滑，考虑为饮食内停证，选方为保和丸。

81. 答案：D 解析：外感后突发呕吐，恶寒头痛，考虑为呕吐外邪犯胃证，选方为藿香正气散加减。

82. 答案：E 解析：患者呕吐反复发作，时作干呕，似饥而不欲食，口燥咽干，舌红少津，脉细数，考虑为呕吐胃阴不足证，选方为麦门冬汤。

83. 答案：B 解析：吞咽梗涩而痛，食入而复出，甚则水饮难进，考虑为噎膈；心烦口干，胃脘灼热，大便干结如羊屎，形体消瘦，皮肤干枯，小便短赤，舌质光红，干裂少津，脉细数，考虑为津亏热结证，治法为滋养津液、泄热散结。

84. 答案：E 解析：呃声沉缓有力，胸膈及胃脘不舒，得热则减，遇寒更甚，进食减少，喜食热饮，口淡不渴，舌苔白润，脉迟缓，考虑为呃逆胃寒气逆证，选方为丁香散。

85. 答案：C 解析：患者大便时溏时泄，水谷不化，稍进油腻之物，则排便次数增多，脘腹胀闷，考虑为泄泻脾胃虚弱证，选方为参苓白术散加减。

86. 答案：A 解析：痢下赤白脓血，黏稠如胶冻，腥臭，肛门灼热，小便短赤，舌苔黄腻，脉滑数，考虑为湿热痢，选方为芍药汤。

87. 答案：A 解析：患者大便干结，排解困难数月，伴身热心烦，口干，小便短赤，苔黄燥，脉滑数，考虑为热秘，方用麻子仁丸。

88. 答案：A 解析：大便干，排出困

难，小便清长，面色㿠白，四肢不温，腹中冷痛，腰膝酸冷，舌淡苔白，脉沉迟，考虑为阳虚秘，选方为济川煎。

89. 答案：C　解析：患者胸胁胀痛，情绪不佳则加重，胸闷气短，嗳气频作，考虑为胁痛肝郁气滞的表现。

90. 答案：A　解析：身目俱黄，黄色不鲜明，头重身困，胸脘痞满，食欲减退，恶心呕吐，腹胀，大便溏垢，舌苔厚腻微黄，脉濡数，考虑为黄疸阳黄湿重于热证，选方为茵陈五苓散合甘露消毒丹。

91. 答案：E　解析：身目发黄，黄色鲜明，上腹、右胁胀闷疼痛，牵引肩背，舌红苔黄，脉弦滑数，考虑为胆腑郁热证，选方为大柴胡汤。

92. 答案：A　解析：黄疸消退后，胁下结块，隐痛、刺痛不适，胸胁胀闷，面颈部有赤丝红纹，舌有紫斑，脉涩，考虑为气滞血瘀证，选方为逍遥散合鳖甲煎丸。

93. 答案：E　解析：久病体弱，积块坚硬，隐痛，饮食大减，肌肉瘦削，神倦乏力，面色黧黑，面肢浮肿，舌质淡紫，光剥无苔，脉细数，考虑为积证正虚瘀结证，选方为八珍汤合化积丸。

94. 答案：C　解析：患者腹大坚满，脘腹绷急，烦热口苦，渴不欲饮，舌红苔黄腻，脉弦数，考虑为鼓胀水热蕴结证。

95. 答案：A　解析：腹大胀满，青筋暴露，考虑为鼓胀；口干而燥，舌质红绛苔少，脉弦细数，考虑为鼓胀阴虚水停证，选方为六味地黄丸合一贯煎。

96. 答案：E　解析：颈前喉结两旁中度肿大，考虑为瘿病；烦热，容易出汗，性情急躁易怒，眼球突出，手指颤抖，面部烘热，口苦，舌质红，苔薄黄，脉弦数，考虑为肝火旺盛证，选方为栀子清肝汤合消瘰丸。

97. 答案：E　解析：疟疾发作时热多寒少，汗出不畅，头痛，骨节酸痛，口渴引

饮，便秘尿赤，舌红苔黄，脉弦数，考虑为温疟，选方为白虎加桂枝汤。

98. 答案：C　解析：疟疾寒甚热微，呕吐腹泻，嗜睡不语，神志昏蒙，舌苔厚腻色白，脉弦，考虑为冷瘴，选方为加味不换金正气散。

99. 答案：E　解析：浮肿3月余，下肢为甚，按之凹陷不易恢复，腰部冷痛，尿少，四肢厥冷，考虑为水肿肾阳衰微证。

100. 答案：B　解析：遍体浮肿，皮肤绷急光亮，舌红，苔黄腻，脉濡数，考虑为水肿湿热壅盛证，选方为疏凿饮子。

101. 答案：A　解析：淋雨后突发小便频急短数，刺痛灼热，尿色黄赤，苔黄腻，脉滑数，考虑为热淋，选方为八正散加减。

102. 答案：C　解析：小腹坠胀，时欲小便而不得出，量少而不畅，考虑为癃闭；神疲乏力，食欲不振，气短而语声低微，舌淡，苔薄，脉细，考虑为脾气不升证，选方为补中益气汤合春泽汤。

103. 答案：C　解析：发热咳嗽，而出现小便点滴不通，咽干，烦渴欲饮，呼吸急促，咳嗽，舌红，苔薄黄，脉数，考虑为癃闭肺热壅盛证，治法为清泄肺热、通利水道。

104. 答案：A　解析：患者阳事不举，精薄清冷，神疲倦怠，畏寒肢冷，面色㿠白，头晕耳鸣，腰膝酸软，夜尿清长，舌淡胖，苔薄白，脉沉细，考虑为阳痿命门火衰证。

105. 答案：C　解析：阴茎痿软，考虑为阳痿；阴囊潮湿，瘙痒腥臭，舌红苔黄腻，脉滑数，考虑为湿热下注证，选方为龙胆泻肝汤。

106. 答案：B　解析：情绪不宁6个月，伴急躁易怒，胸胁胀满，口苦而干，头痛，目赤，耳鸣，吞酸嘈杂，大便秘结，舌质红，苔黄，脉弦数，考虑为郁证气郁化火证，选方为丹栀逍遥散。

107. 答案：A 解析：精神抑郁，情绪不宁，胸部满闷，胁肋胀痛，痛无定处，脘闷嗳气，舌质淡红，苔薄腻，脉弦，考虑为郁证肝气郁结证，选方为柴胡疏肝散。

108. 答案：E 解析：情绪不宁，多思善疑，头晕神疲，心悸胆怯，失眠健忘，纳差，面色不华，舌质淡，苔薄白，脉细弱，考虑为郁证心脾两虚证，选方为归脾汤。

109. 答案：E 解析：近来时常鼻衄，血色鲜红，牙龈红肿疼痛，口臭便秘，考虑为鼻衄胃热炽盛证，治宜清胃泻火、凉血止血。

110. 答案：E 解析：吐血色红，口苦胁痛，心烦易怒，寐少梦多，舌质红绛，脉弦数，考虑为吐血肝火犯胃证，选方为龙胆泻肝汤。

111. 答案：A 解析：患者皮肤有青紫点，时发时止，手足烦热，午后潮热，舌红少苔，脉细数，考虑为紫斑阴虚火旺证。

112. 答案：C 解析：患者胸胁支满，心下痞闷，胃中有振水音，脘腹喜温畏冷，背寒，呕吐清水痰涎，考虑为痰饮脾阳虚弱证，治宜温脾化饮。

113. 答案：A 解析：胸胁胀满，咳呛时作，咳吐少量黏痰，胸胁闷痛，考虑为悬饮；口干咽燥，午后潮热，颧红，心烦，手足心热，盗汗，形体消瘦，舌质偏红，少苔，脉细数，考虑为悬饮阴虚内热证，选方为沙参麦冬汤合泻白散。

114. 答案：C 解析：多食易饥，口渴，尿多，形体消瘦，大便干燥，苔黄，脉滑实有力，考虑为消渴中消胃热炽盛证，选方为玉女煎。

115. 答案：E 解析：蒸蒸汗出，汗黏，汗液易使衣服黄染，面赤烘热，烦躁，口苦，小便色黄，舌苔薄黄，脉弦数，考虑为汗证邪热郁蒸证，选方为龙胆泻肝汤。

116. 答案：D 解析：午后潮热，不欲近衣，手足心热，烦躁，少寐多梦，盗汗，口干咽燥，舌质红，有裂纹，苔少，脉细数，考虑为内伤发热阴虚发热证，选方为清骨散。

117. 答案：C 解析：患者肢体麻木，筋脉拘急，或筋惕肉瞤，面色不华，考虑为虚劳肝血虚证，方用四物汤。

118. 答案：B 解析：热势壮盛，久稽不退，咳嗽少痰，痰中带血，甚则咳血不止，胸痛；胸部CT示：近右肺门处类圆形阴影，边缘毛糙，有分叶，考虑为肺癌。小便短赤，便溏泄泻，舌质红，舌苔黄腻，脉弦细数，考虑为癌病热毒炽盛证。治法为清热凉血、解毒散结。

119. 答案：C 解析：因急躁恼怒而突然昏倒，不知人事，面赤唇紫，舌暗红，考虑为血厥实证，治宜平肝潜阳、理气通瘀。

120. 答案：D 解析：关节游走性疼痛，局部灼热红肿，痛不可触，得冷则舒，舌苔黄腻，脉滑数，考虑为痹证风湿热痹，选方为白虎加桂枝汤。

121. 答案：C 解析：肢体软弱无力，食少便溏，腹胀，考虑为痿证脾胃虚弱证，选方为参苓白术散合补中益气汤加减。

122. 答案：C 解析：肢体痿软无力，尤以下肢明显，考虑为痿证；腰膝酸软，不能久立，甚至步履全废，腿胫大肉渐脱，伴有眩晕耳鸣，舌咽干燥，遗精遗尿，舌红少苔，脉细数，考虑为肝肾亏损证，选方为虎潜丸。

123. 答案：C 解析：头摇肢颤，面色淡白，表情淡漠，神疲乏力，动则气短，心悸健忘，眩晕，纳呆，舌体胖大，舌质淡红，舌苔薄白滑，脉沉濡无力，考虑为颤证气血亏虚证，选方为人参养荣汤。

124. 答案：A 解析：肢体颤动粗大，程度较重，不能自制，眩晕耳鸣，面赤烦躁，易激动，紧张时颤动加重，伴有肢体麻木，苔黄，脉弦，考虑为颤证风阳内动证，治法为镇肝息风、舒筋止颤。

125. 答案：C　解析：腰部疼痛，重着而热，暑湿阴雨天气症状加重，活动后减轻，身体困重，小便短赤，苔黄腻，脉弦数，考虑为湿热腰痛，选方为四妙丸。

126. 答案：B　解析：腰部冷痛，缠绵不愈，局部发凉，喜温喜按，遇劳更甚，少腹拘急，面色㿠白，肢冷畏寒，舌质淡，脉沉细无力，考虑为腰痛肾阳虚证，选方为右归丸。

127. 答案：A　解析：该病例属于小儿疳积，可选用经外奇穴四缝治疗。

128. 答案：B　解析：患者有劳伤史，腰痛久坐加重，病处刺痛固定不移，考虑为瘀血腰痛，治疗除取主穴外，还应选用的穴位是膈俞、次髎。

129. 答案：C　解析：患者膝关节得热痛减，遇冷则加剧，考虑为痛痹，应选取肾俞、关元、犊鼻、梁丘。

130. 答案：A　解析：患者恶寒重，发热轻，无汗，鼻塞声重，肢体酸楚，舌淡苔薄白，脉浮紧，考虑为风寒感冒，配穴当选风门、肺俞。

131. 答案：A　解析：患者癃闭兼见面色白，腰膝酸软，畏寒乏力，考虑为肾气亏虚证，配穴当选太溪、命门。

132. 答案：E　解析：患者平素情志抑郁，每逢忧思烦恼之际腹泻加剧，泻后痛减，胸胁胀闷，舌淡，脉弦，考虑为肝气乘脾之泄泻，配穴当选肝俞、太冲。

133. 答案：C　解析：患者崩漏，经血色红，气味臭秽，口干喜饮，考虑为崩漏血热证。崩漏实证主穴为关元、三阴交、隐白，血热证配穴取中极、血海，故C项最佳。

134. 答案：E　解析：缺乳治宜调理气血，疏通乳络，治宜选取局部腧穴、足阳明经穴为主。

135. 答案：C　解析：该患者为绝经前后诸证，宜滋补肝肾，调理冲任，治疗取任脉、足太阴经穴及相应背俞穴为主。

136. 答案：E　解析：患者除蛇串疮表现外，兼见皮肤色暗，心烦不寐，舌紫暗，考虑为蛇串疮瘀血阻络证。治疗主穴取阿是穴、夹脊穴，瘀血阻络证配穴为血海、三阴交，心烦可配神门。

137～139. 答案：C、B、D　解析：患者干咳，连声作呛，喉痒，咽喉干痛，唇鼻干燥，痰少，不易咳出，口干，初起伴鼻塞、头痛、微寒、身热等表证，舌质红干而少津，苔薄白，脉浮数，考虑为咳嗽风燥伤肺证，治宜疏风清肺、润燥止咳，选方为桑杏汤。

140～142. 答案：D、E、B　解析：患者咳逆喘满不得卧，痰吐白沫量多，平素伏而不作，遇寒即发，发则寒热、背痛、腰痛、目泣自出、身体振振瞤动，甚至引起面浮跗肿，舌苔白腻，脉弦紧，考虑为支饮寒饮伏肺证，治宜宣肺化饮，选方为小青龙汤。

143～144. 答案：E、C　解析：针灸的治疗原则包括补虚泻实、清热温寒、治病求本及三因制宜。其中，清热温寒又可分为热则疾之、寒则留之两个具体治则。热则疾之，即热性病证的治疗原则是浅刺疾出或点刺出血，手法宜轻而快，可以不留针或短暂留针，以清泄热毒；如有咽喉肿痛者，可用三棱针在少商穴点刺出血，以加强泄热、消肿、止痛的作用。三因制宜，是指因时、因地、因人制宜，即根据季节（包括时辰）、地理环境和治疗对象等具体情况，制订适宜的治疗方法。人体气血流注呈现出与时辰变化相应的规律，针灸治疗注重取穴与时辰的关系，强调择时选穴，即根据不同的时辰选取不同的腧穴进行治疗，这就是时间针法，乃因时制宜原则的具体体现。

145～146. 答案：D、C　解析：膀胱经睛明穴可治疗急性腰痛、坐骨神经痛；本经的攒竹穴善治呃逆，亦对急性腰扭伤有治疗作用。

147~148. 答案：B、A 解析：狂病以精神亢奋，狂躁不安，喧扰不宁，骂詈毁物，动而多怒为特征。癫病以精神抑郁，表情淡漠，沉默痴呆，语无伦次，静而多喜为特征。

149~150. 答案：E、C 解析：痢疾病位在肠，与脾、胃、肾相关。郁证的发病与肝的关系最为密切，其次涉及心、脾。

第四单元

1. 答案：C 解析：火邪致病，多为阳证，发病迅速，来势猛急，患部焮红灼热，肿势皮薄光泽，疼痛剧烈，易化脓腐烂，或有皮下瘀斑，常伴口渴喜饮、小便短赤、大便干结等症状。

2. 答案：E 解析：虚肿肿势平坦，根盘散漫，见于正虚不能托毒之疮疡。

3. 答案：B 解析：点压法适用于指、趾部，因其脓液很少。用大头针尾或火柴头等小的圆钝物，轻轻点压患部，如有局限性的剧痛点，即为可疑脓肿。

4. 答案：D 解析：阴证疮疡一般隐痛或不痛，脓质稀薄，根脚散漫，肿胀平塌下陷，坚硬如石或柔软如棉。

5. 答案：C 解析：在补脱法中，用于温阳托毒的方剂是神功内托散。

6. 答案：C 解析：发是病变范围较大的急性化脓性疾病，相当于西医的蜂窝组织炎。其特点有：初起无头，红肿蔓延成片；中央明显，四周较淡，边界不清；灼热疼痛，有的3~5日后中央色褐腐溃，周围湿烂；全身症状明显。

7. 答案：E 解析：病理切片检查可作为确诊乳岩的依据。

8. 答案：A 解析：白秃疮可见头皮有圆形或不规则的覆盖灰白色鳞屑的斑片，病损区毛发干枯无泽，常在距头皮0.3~0.8cm处折断而呈参差不齐，头发易于拔落且不疼痛，病发根部包绕有白色鳞屑形成的菌鞘，自觉瘙痒，发病部位以头顶、枕部居多，但发缘处一般不被累及。

9. 答案：B 解析：虫咬皮炎初起红斑、丘疹、风团等皮损，用1%薄荷三黄洗剂（即三黄洗剂加薄荷脑1g）外搽。

10. 答案：C 解析：尖锐湿疣湿热毒蕴证，选方为黄连解毒汤。

11. 答案：C 解析：直肠指检是诊断直肠癌最重要且简易的方法。

12. 答案：E 解析：切开疗法适应于低位单纯性肛瘘和低位复杂性肛瘘；对高位肛瘘切开时，必须配合挂线疗法，以免造成肛门失禁。

13. 答案：A 解析：周期性疼痛是肛裂的主要症状，常因排便时，肛管扩张刺激溃疡面，引发撕裂样疼痛，或灼痛，或刀割样疼痛，持续数分钟后减轻或缓解，称为疼痛间歇期，时间一般在5分钟左右，随后括约肌持续性痉挛收缩而剧烈疼痛，可持续数小时，使患者坐卧不安，十分痛苦，直到括约肌疲劳松弛后，疼痛逐渐缓解，这一过程为肛裂疼痛周期。病情严重时，咳嗽、喷嚏都可以引起疼痛，并向骨盆及下肢放射。

14. 答案：C 解析：浊痰凝结见于子痰初起硬结期，症见肾子处酸胀隐痛，附睾硬结，子系呈条索状肿硬，无明显全身症状，苔薄，脉滑，方用阳和汤，配服小金丹。

15. 答案：A 解析：精浊气滞血瘀证，方用前列腺汤加减。

16. 答案：D 解析：脱疽热毒伤阴证，治宜清热解毒、养阴活血，方选顾步汤加减。

17. 答案：B 解析：筋瘤是以筋脉色紫、盘曲突起，状如蚯蚓，形成团块为主要表现的浅表静脉病变，相当于西医的下肢静脉曲张。

18. 答案：B 解析：根据肢体坏死的范围，将坏疽分为3级：1级坏疽局限于足趾或手指部位；2级坏疽局限于足跖部位；3级坏疽发展至足背、足跟、踝关节及其上方。

19. 答案：A 解析：中小面积Ⅰ、Ⅱ度烧伤可外涂京万红烫伤药膏、清凉膏、紫草膏、万花油等，暴露或包扎；或用地榆粉、大黄粉各等份，麻油调敷后包扎，隔日换药一次。

20. 答案：D 解析：蛇毒属神经毒的毒蛇有银环蛇、金环蛇、海蛇。

21. 答案：E 解析：阴道的功能：①是防御外邪入侵的关口；②是排出月经、分泌带下的通道；③是阴阳交合的器官；④是娩出胎儿的路径。阴道的功能与阴户的功能从文字表述上十分接近，区别在于阴道为通道，而阴户（外阴）是出入关口，且阴户是防御外邪的第一道门户，而阴道虽也有防御外邪的作用但并非第一道门户。

22. 答案：E 解析：正常月经的初潮年龄一般为13～15岁，周期为28～30天，正常经期为3～7天。一般每月经量以20～60mL为适中，经色暗红，经质不稠不稀，不凝固，无血块，无特殊臭气。

23. 答案：B 解析：天癸，男女都有，是肾中精气充盛到一定程度时体内出现的具有促进人体生长、发育、生殖的一种有形精微物质。天癸来源于先天肾气，靠后天水谷精微的不断滋养而逐渐成熟，后又随肾气的虚衰而竭止。

24. 答案：B 解析：现代预产期推算的公式是：从末次月经的第1天算起，月数加9（或减3），日数加7（阴历则加14）。

25. 答案：D 解析：非孕时子宫容量为5mL，至妊娠足月约5000mL，增加1000倍。

26. 答案：D 解析：经期延长虚热型的治法是养阴清热止血，方选两地汤合二至丸。

27. 答案：A 解析：经行泄泻的发生主要责之于脾肾虚弱。

28. 答案：D 解析：崩漏的发病是肾－天癸－冲任－胞宫生殖轴的严重失调。其主要病机是冲任不固，不能制约经血，使子宫藏泻失常。

29. 答案：A 解析：经断复来脾虚肝郁证以经断后阴道出血，量少，色淡，质稀，气短懒言，神疲肢倦，食少腹胀，胁肋胀满，舌苔薄白，脉弦无力为主症。

30. 答案：B 解析：妊娠病的范围：妊娠恶阻、妊娠腹痛（胞阻）、异位妊娠、胎漏、胎动不安、堕胎、小产、滑胎、胎萎不长、胎死不下、子满、子肿、子晕、子痫、子嗽、妊娠小便淋痛、妊娠小便不通（转胞）、妊娠瘙痒症、妊娠贫血、难产等。子痰为外科疾病，相当于西医的附睾结核。

31. 答案：A 解析：凡妊娠12周内，胚胎自然殒堕者，称为"堕胎"。妊娠12～28周内，胎儿已成形而自然殒堕者，称为"小产"，亦称"半产"。妊娠期间阴道少量出血，时出时止，或淋沥不断，而无腰酸、腹痛、小腹下坠者，称为"胎漏"。妊娠期间出现腰酸、腹痛、小腹下坠，或伴有少量阴道出血者，称为"胎动不安"。凡堕胎或小产连续发生3次或3次以上者，称为"滑胎"，又称"数堕胎"。

32. 答案：D 解析：痛经气血虚弱证以经期或经后小腹隐隐作痛，喜按，或小腹及阴部空坠不适；月经量少，色淡，质清稀；面色无华，头晕心悸，神疲乏力，舌质淡，脉细无力为主要表现。腰痛如折为肾虚证的典型表现。

33. 答案：A 解析：产后三冲指产后败血冲心、冲胃、冲肺。

34. 答案：A 解析：子宫从正常位置沿阴道下降，宫颈外口达坐骨棘水平以下，为子宫脱垂，但未超出阴道口，诊断为Ⅰ度子宫脱垂。

35. 答案：C　解析：排卵后7～8天，黄体发育达最盛期，直径1～3cm，色黄，突出于卵巢表面。

36. 答案：A　解析：1～3周岁为幼儿期。

37. 答案：E　解析：学龄期儿童急性疾病的发病率下降，但应注意保护视力，防止近视；养成良好个人卫生习惯，防治龋齿；注意情绪和行为变化，减少精神行为障碍的发病率。

38. 答案：D　解析：头大颌缩，前囟宽大，头缝开解，目睛下垂，见于解颅。

39. 答案：A　解析：断奶时间视母婴情况而定。小儿4～6个月起应逐渐添加辅食，12个月时可以完全断乳。

40. 答案：A　解析：面呈白色，多为寒证、虚证；面呈红色，多为热证，有实热证和虚热证之分。面呈黄色，多为脾虚证或有湿浊。面呈青色，多为寒证、痛证、瘀证、惊痫。面呈黑色，多为寒证、痛证、瘀证、水饮证。

41. 答案：A　解析：硬肿症的临床表现：低体温，硬肿为对称性，可有凹陷性水肿，多脏器功能衰竭。

42. 答案：D　解析：乳蛾的病位在肺、胃，病机为热毒壅结咽喉。

43. 答案：A　解析：小儿夜啼主要因脾寒、心热、惊恐所致，病位在心、脾。

44. 答案：D　解析：病毒性心肌炎发病以3～10岁小儿为多。

45. 答案：A　解析：治疗小儿痫病惊痫证，方用镇惊丸。

46. 答案：C　解析：水肿的病位在肺、脾、肾。

47. 答案：E　解析：环口苍白圈见于猩红热，即烂喉丹痧。

48. 答案：A　解析：手足口病的病位主要责之于肺、脾。

49. 答案：C　解析：痄腮发病的循行经络是足少阳胆经。

50. 答案：C　解析：夏季热多见于6个月至3岁的婴幼儿，5岁以上者少见。

51. 答案：E　解析：夏季热是婴幼儿在暑天发生的特有的季节性疾病，临床以长期发热、口渴多饮、多尿、少汗或汗闭为特征。

52. 答案：C　解析：过敏性紫癜发病前可有上呼吸道感染或服食某些致敏食物、药物等诱因。紫癜多见于下肢伸侧及臀部、关节周围，为高出皮肤的鲜红色至深红色丘疹、红斑或荨麻疹，大小不一，多呈对称性，分批出现，压之不褪色。可伴有腹痛、呕吐、血便等消化道症状，以及游走性大关节肿痛、血尿、蛋白尿等。血小板计数、出凝血时间、血块收缩时间均正常。应注意定期检查尿常规，可有镜下血尿、蛋白尿。

53. 答案：A　解析：川崎病的死亡原因多为心肌炎、动脉瘤破裂及心肌梗死。

54. 答案：B　解析：补法适用于溃疡后期，用补养药物助其新生，使疮口早日愈合。

55. 答案：C　解析：红丝疔是发于四肢，皮肤呈红丝显露，迅速向上走窜的急性感染性疾病。其特点为可伴恶寒发热等全身症状，邪毒重者可内攻脏腑，发生走黄，相当于西医的急性淋巴管炎。

56. 答案：B　解析：痈的火毒凝结证，治宜仙方活命饮清热解毒，行瘀活血。

57. 答案：C　解析：发于指腹部，整个患指红肿疼痛，呈圆柱状，关节轻度屈曲，不能伸展，诊断为蛇肚疔，宜在手指侧面作纵形切口，切口长度不得超过上下指关节面。

58. 答案：C　解析：患者患有头疽，症见肿势平塌，根脚散漫，皮色紫滞，脓腐难化，脓水稀少，疼痛剧烈，伴发热烦躁，口干唇燥，饮食少思，大便燥结，小便短赤，舌质红，苔黄燥，脉细弦数，中医辨证为阴虚火炽证，治法为滋阴生津、清热托毒，方选竹叶黄芪汤加减。

59. 答案：D 解析：疖病好发于项后发际、背部、臀部，几个到几十个，反复发作，缠绵不愈；也可在身体各处散发疖肿，一处将愈，他处续发，或间隔周余、月余再发。患消渴病、习惯性便秘或营养不良者易患本病。

60. 答案：A 解析：该患者辨证为乳痈热毒炽盛证，方用透脓散加减。

61. 答案：C 解析：粉刺性乳痈的特点是多在非哺乳期或非妊娠期发病，常有乳头凹陷或溢液，初起肿块多位于乳晕部，化脓溃破后脓中夹有脂质样物质，易反复发作，形成瘘管，经久难愈，全身炎症反应较轻，因此考虑为粉刺性乳痈。

62. 答案：C 解析：此为石瘿痰瘀内结证，治宜海藻玉壶汤合桃红四物汤加减，以解郁化痰、活血消坚。

63. 答案：C 解析：肉瘿气阴两虚证，症见颈部肿块柔韧而圆，随吞咽动作上下移动，常伴有急躁易怒、汗出心悸、失眠多梦、消谷善饥、形体消瘦、月经不调、手部震颤等，舌红，苔薄，脉弦，治法为益气养阴、软坚散结，方药为生脉散合海藻玉壶汤加减。

64. 答案：D 解析：血瘤的特点是病变局部色泽鲜红或暗紫，或呈局限性柔软肿块，边界不清，触之如海绵状。

65. 答案：B 解析：肉瘤是发于皮里膜外，由脂肪组织过度增生而形成的良性肿瘤，相当于西医的脂肪瘤。其特点是软似棉，肿似馒，皮色不变，不紧不宽，如肉之隆起。

66. 答案：C 解析：患者外阴成群水疱，易破糜烂，灼热痛痒，辨证为热疮湿热下注证，其治法是清热利湿，方选龙胆泻肝汤。

67. 答案：B 解析：患者一侧腰部出现成簇水疱，呈带状分布，考虑为蛇串疮；症见皮损鲜红，灼热刺痛，疱壁紧张，口苦咽干，心烦易怒，大便干燥，小便黄，舌质红，苔薄黄，脉弦滑数，中医辨为肝经湿热证，治法为清泻肝火、解毒止痛，方选龙胆泻肝汤加减。

68. 答案：A 解析：患者突发风团，鲜红热痒，遇热加重，得冷则减，且伴发热恶寒，考虑为瘾疹风热犯表证，方用消风散加减。

69. 答案：D 解析：患者接触性过敏，考虑为接触性皮炎；症见水疱，舌红，苔黄，脉弦滑数，中医辨证为湿热毒蕴证，方用龙胆泻肝汤合化斑解毒汤加减。

70. 答案：C 解析：白疕气血瘀滞证，多见于静止期或消退期，皮损反复不愈，皮疹多呈斑块状，鳞屑较厚，颜色暗红，舌质紫暗有瘀点、瘀斑，脉涩或细缓，治法为活血化瘀、解毒通络，代表方为桃红四物汤加减。

71. 答案：B 解析：患者颈部皮损为多角形的扁平丘疹融合成片，考虑为牛皮癣；症见皮损呈淡褐色片状，粗糙肥厚，剧痒时作，夜间尤甚，舌淡红，苔薄白，脉濡缓，中医辨证为风湿蕴肤证，治法为祛风利湿、清热止痒，方选消风散加减。

72. 答案：C 解析：白疕皮损初起为针头大小的丘疹，逐渐扩大为绿豆、黄豆大小的淡红色或鲜红色丘疹或斑丘疹，可融合成形态不同的斑块，边界清楚，表面覆盖多层干燥银白色鳞屑，刮除鳞屑则露出发亮的半透明的薄膜，为薄膜现象。再刮除薄膜，出现多个筛状出血点，为点状出血现象。

73. 答案：C 解析：Ⅰ期内痔痔核较小，不脱出，以便血为主；Ⅱ期内痔痔核较大，大便时可脱出肛外，便后自行回纳，便血或多或少；Ⅲ期内痔大便时痔核脱出肛外，甚者行走、咳嗽、喷嚏、站立时痔核脱出，不能自行回纳，须用手推或平卧、热敷后才能回纳，便血不多或不出血。

74. 答案：D　解析：肛痈患者，症见肛周肿痛，皮色暗红，成脓时间长，溃后脓出稀薄，疮口难敛，伴有午后潮热，心烦口干，盗汗，舌红苔少，脉细数，中医辨证为阴虚毒恋证，治法为养阴清热、祛湿解毒，方选青蒿鳖甲汤合三妙丸加减。

75. 答案：D　解析：患者脱肛，气短乏力，头晕目眩，纳呆食少，为脾虚气陷证的表现。

76. 答案：E　解析：男性患者，阴茎背侧触及条索状结块，皮色不变，无明显压痛，阴茎勃起时可发生弯曲，舌淡有齿痕，苔薄白，脉滑，应诊断为阴茎痰核。

77. 答案：C　解析：患者月经先后无定期，症见经量或多或少，色暗红有块，经行乳房胀痛，腰膝酸软，精神疲惫，舌淡，苔白，脉弦细，辨证属肝郁肾虚证，治宜补肾疏肝调经，方用定经汤。

78. 答案：B　解析：患者月经约50日一行，考虑为月经后期；症见量正常，色暗红，小腹胀痛，精神抑郁，胸胁乳房胀痛，舌质正常，苔薄白，脉弦，中医辨证为气滞证，治法为理气行滞调经，方选乌药汤。

79. 答案：B　解析：患者近1年来月经量明显增多，考虑为月经过多；症见经色淡红，质清稀，神疲体倦，气短懒言，小腹空坠，面色㿠白，舌淡，苔薄，脉细弱，中医辨证为气虚证，治法为补气摄血固冲，方选举元煎。

80. 答案：A　解析：患者末次月经持续10天未净，考虑为经期延长；症见量或多或少，经色紫暗、有块，经行小腹疼痛、拒按，舌紫暗有瘀点，脉弦涩，中医辨证为血瘀证，治法为活血祛瘀止血，方选桃红四物汤合失笑散加味。

81. 答案：A　解析：患者近半年来经来血量渐少，考虑为月经过少；症见点滴即

净，色淡质稀，伴小腹空坠，头晕眼花，心悸怔忡，面色萎黄，舌淡红，脉细，中医辨证为血虚证，治法为养血益气调经，方选滋血汤。

82. 答案：B　解析：患者经来无期，量少淋漓不尽，考虑为崩漏；症见血色鲜红，面颊潮红，烦热少寐，咽干口燥，便结，舌红，少苔，脉细数，考虑为虚热证，治法为养阴清热、固冲止血，方选上下相资汤。

83. 答案：A　解析：患者经行头痛，症见头部绵绵作痛，月经量少、色淡、质稀，心悸少寐，神疲乏力，舌淡，苔薄，脉虚细，中医辨证为血虚证，治法为养血益气，方选八珍汤加减。

84. 答案：A　解析：患者经行乳房胀痛，症见乳房按之柔软无块，月经量少、色淡，两目干涩，咽干口燥，五心烦热，舌淡，少苔，脉细数，中医辨证为肝肾亏虚证，治法为滋肾养肝、和胃通络，方选一贯煎加减。

85. 答案：B　解析：月经停闭半年，尿妊娠试验阴性，考虑为闭经；症见形体渐胖，胸闷呕恶，倦怠乏力，纳少，痰多，或带下量多、色白，苔腻，脉滑，中医辨证为痰湿阻滞证，治法为健脾燥湿化痰、活血调经，方选苍附导痰丸。

86. 答案：A　解析：患者经期精神恍惚，心神不宁，考虑为经行情志异常；症见无故悲伤，心悸失眠，月经量少、色淡，舌淡，舌薄白，脉细，考虑为心血不足证，治法为补血养心、安神定志，方选甘麦大枣汤合养心汤加减。

87. 答案：D　解析：患者带下过多，症见赤白相兼，质稠，有气味，阴部灼热感，阴部瘙痒，腰酸腿软，头晕耳鸣，五心烦热，咽干口燥，烘热汗出，失眠多梦，舌质红，苔黄腻，脉细数，中医辨证为阴虚夹湿证，治法为滋肾益阴、清热利湿，方选知柏地黄汤。

88. 答案：D　解析：患者妊娠50天，近2天阴道少量下血，伴腰酸，考虑为胎动不安；症见色鲜红质稠，口苦咽干，心烦少寐，溺黄便结，舌质红，苔黄，脉滑数，中医辨证为血热证，治法为清热凉血、养血安胎，方选保阴煎加减。

89. 答案：B　解析：患者尿妊娠试验阳性，下腹一侧隐痛，可触及一侧附件有软性包块，考虑异位妊娠；情况稳定，气短声低、少气懒言，脉弦滑，可判断为未破损期，治法为活血化瘀、消癥杀胚，方用宫外孕Ⅱ号方。

90. 答案：E　解析：患者屡孕屡堕，为滑胎；症见腰酸膝软，足跟痛，头晕耳鸣，手足心热，两颧潮红，大便秘结，舌红，少苔，脉细数，中医辨证为肾精亏虚证，治法为补肾填精、固冲安胎，方选育阴汤。

91. 答案：C　解析：患者曾自然流产3次，考虑为滑胎；症见平素头晕目眩，神疲乏力，面色㿠白，心悸气短，舌质淡，苔薄白，脉细弱，中医辨证为气血两虚证，治法为益气养血、固冲安胎，方选泰山磐石散。

92. 答案：A　解析：经后小腹冷痛，考虑为痛经；症见小腹冷痛，喜按，得热则舒，经量少，经色暗淡，腰腿酸软，小便清长，舌淡胖，苔白润，脉沉，中医辨证为阳虚内寒证，治法为温经扶阳、暖宫止痛，方选温经汤（《金匮要略》）。

93. 答案：D　解析：经行小腹绵绵作痛，考虑为痛经；症见经期或经后1～2天内小腹隐隐作痛，伴腰骶酸痛，经色暗淡，量少，质稀薄，头晕耳鸣，面色晦暗，健忘失眠，舌质淡红，苔薄，脉沉细，中医辨证为肾气亏损证，治法为补肾填精、养血止痛，方选益肾调经汤或调肝汤。

94. 答案：E　解析：患者妊娠5个月，腹形明显小于妊娠月份，胎儿存活，考虑为胎萎不长；症见形寒怕冷，腰腹冷痛，四肢不温，舌淡苔白，脉沉迟滑，考虑为血寒宫冷证，治法为温肾扶阳、养血育胎，方选长胎白术散加减。

95. 答案：A　解析：患者妊娠20周，面、目、四肢浮肿，考虑为子肿；症见四肢浮肿，遍及全身，皮薄光亮，按之凹陷不起，面色㿠白无华，神疲气短懒言，口淡而腻，脘腹胀满，食欲不振，小便短少，大便溏薄，舌淡体胖，边有齿印，苔白润，脉缓滑，中医辨证为脾虚证，治法为健脾利水，方选白术散加减。

96. 答案：A　解析：患者产后2周，恶露不尽，考虑为产后恶露不绝；症见量时多时少，色暗有块，小腹疼痛拒按，舌紫暗边有瘀点，脉沉涩，中医辨证为血瘀证，治法为活血化瘀止血，方选生化汤加减。

97. 答案：B　解析：患者产后缺乳，症见乳房胀硬、疼痛，乳汁稠，伴胸胁胀满，情志抑郁，食欲不振，舌质正常，苔薄黄，脉弦滑，中医辨证为肝气郁滞证，治法为疏肝解郁、通络下乳，方选下乳涌泉散。

98. 答案：C　解析：患者产后1个月，腰膝足跟疼痛，考虑为产后身痛；症见腰膝足跟疼痛，艰于俯仰，头晕耳鸣，夜尿多，舌淡暗，脉沉细弦，中医辨证为肾虚证，治法为补肾养血、强腰壮骨，方选养荣壮肾汤加减。

99. 答案：A　解析：患者产后小便不通，症见清白点滴而下，小腹胀急疼痛，倦怠乏力，少气懒言，语音低微，面色少华，舌质淡，苔薄白，脉缓弱，中医辨证为气虚证，治法为补气升清、化气行水，方选补中益气汤。

100. 答案：E　解析：患者产后小便艰涩而痛，考虑为产后小便淋痛；症见小便艰涩而痛，余沥不尽，尿色红赤，情志抑郁，心烦易怒，小腹胀满，两胁胀痛，口苦而干，大便干结，舌红，苔黄，脉弦数，中医辨证为肝经郁热证，治法为疏肝清热通淋，方选沉香散。

101. 答案：C 解析：患者少腹部刺痛半年，遇劳加重，考虑为慢性盆腔炎；症见经量多有血块，瘀块排出则痛减，带下量多，婚久不孕，经行情志抑郁，乳房胀痛，舌体紫暗，有瘀斑、瘀点，苔薄，脉弦涩，中医辨证为气滞血瘀证，治法为活血化瘀、理气止痛，方选膈下逐瘀汤。

102. 答案：E 解析：患者婚久不孕，症见月经先后不定，经量多少不一，经来腹痛，经前烦躁易怒，胸胁乳房胀痛，精神抑郁，善太息，舌暗红有瘀斑，脉弦细，中医辨证为肝气郁结证，治法为疏肝解郁、理血调经，方选开郁种玉汤。

103. 答案：B 解析：阴部肌肤肿溃，触之坚硬，考虑为阴疽；症见色晦暗不泽，日久不愈，脓水淋沥，疼痛绵绵，伴面色㿠白，精神不振，疲乏无力，畏寒肢冷，食少纳呆，舌淡苔白腻，脉沉细缓，中医辨证为寒湿证，治法为温经散寒、除湿消疽，方选阳和汤或托里消毒散。

104. 答案：B 解析：人流综合征的诊断要点包括：头晕、恶心、呕吐、面色苍白、出冷汗甚至晕厥，心率减慢，小于60次/分，心律不齐，血压下降。

105. 答案：D 解析：病儿起病急骤，全身症状重，高热，恶寒，无汗或汗出热不解，头痛，心烦，目赤咽红，肌肉酸痛，腹痛，或有恶心、呕吐，舌质红，苔黄，脉数，考虑为时邪感冒。

106. 答案：B 解析：患儿咳嗽不爽，痰黄黏稠，不易咳出，口渴咽痛，鼻流浊涕，伴有发热恶风，头痛，微汗出，舌质红，苔薄黄，脉浮数或指纹浮紫，考虑为风热咳嗽，治法为疏风解热、宣肺止咳，选方为桑菊饮。

107. 答案：D 解析：患儿面色苍白，口唇发绀，呼吸浅促、困难，四肢不温，多汗，胁下痞块，心悸动数，虚烦不安，神萎淡漠，小便减少，舌质淡紫，脉细弱疾数，苔薄白，指纹紫滞，可达命关，考虑为肺炎喘嗽心阳虚衰证，治法为温补心阳、救逆固脱，选方为参附龙牡救逆汤。

108. 答案：A 解析：患儿气喘，声高息涌，喉间哮鸣，咳嗽痰壅，痰黏色黄难咳，胸闷，呼吸困难，鼻塞，流涕黄稠，身热，面红唇干，夜卧不安，烦躁不宁，口渴，小便黄赤，大便干，咽红，舌质红，苔薄黄或黄腻，脉滑数，考虑为哮喘热哮，治法为清肺涤痰、止咳平喘，选方为麻杏石甘汤合苏葶丸。

109. 答案：C 解析：患儿泻下过度，质稀如水，精神萎靡或心烦不安，目眶及囟门凹陷，皮肤干燥或枯瘪，啼哭无泪，口渴引饮，小便短少，甚至无尿，唇红而干，舌红少津，苔少或无苔，脉细数，考虑为泄泻气阴两伤证，治法为益气养阴。

110. 答案：B 解析：不思进食，食少饮多，皮肤失润，大便偏干，小便短黄，舌红少津，苔花剥，脉细数，考虑为厌食脾胃阴虚证，选方为养胃增液汤。

111. 答案：C 解析：患儿面色萎黄，形体消瘦，神疲肢倦，不思乳食，食则饱胀，腹满喜按，大便稀溏酸腥，夹有乳片或不消化食物残渣，舌质淡，苔白腻，脉细滑，考虑为积滞脾虚夹积证，选方为健脾丸。

112. 答案：C 解析：考虑为小儿腹痛胃肠结热证，首选大承气汤以通腑泄热、行气止痛。

113. 答案：B 解析：患儿以自汗为主，或伴盗汗，以头颈、胸背部汗出明显，动则尤甚，神疲乏力，面色少华，平时易患感冒，舌质淡，苔薄白，脉细弱，考虑为汗证肺卫不固证，治法为益气固表。

114. 答案：A 解析：患儿全身浮肿，以腰腹、下肢为甚，按之深陷难起，畏寒肢冷，面白无华，神倦乏力，小便量少，大便溏，舌淡胖，苔白滑，脉沉细，考虑水肿脾肾阳虚证，治疗首选真武汤。

115. 答案：D 解析：尿频反复发作，低热，盗汗，颧红，五心烦热，咽干口渴，舌苔少，脉细数，考虑为尿频阴虚内热证，治疗首选知柏地黄丸。

116. 答案：D 解析：夜间遗尿，小便量少色黄，性情急躁，苔黄腻，脉滑数，考虑为遗尿肝经湿热证，选方为龙胆泻肝汤。

117. 答案：C 解析：失聪失语，反应迟钝，意识不清，动作不自主，肌肉软弱，考虑为五迟五软；口流痰涎，喉间痰鸣，舌体胖有瘀斑瘀点，苔腻，脉沉涩，考虑为痰瘀阻滞证，选方为通窍活血汤合二陈汤。

118. 答案：E 解析：麻疹出现4天，高热烦躁，咳嗽气促，鼻翼扇动，喉间痰鸣，疹点紫暗，面色青灰，口唇发绀，考虑为麻疹邪毒闭肺证，选方为麻杏石甘汤。

119. 答案：C 解析：患儿丹痧布齐后1~2天身热渐退，咽部糜烂疼痛亦渐减轻，或见低热，唇干口燥，或伴有干咳，食欲不振，舌红少津，苔剥脱，脉细数，约2周后可见皮肤脱屑、脱皮，考虑为丹痧疹后阴伤证，治法为养阴生津、清热润喉，选方为沙参麦冬汤。

120. 答案：C 解析：风痧临床以轻度发热，咳嗽，全身皮肤出现细沙样玫瑰色斑丘疹，耳后、枕部臀核（淋巴结）肿大为主要特征。

121. 答案：C 解析：患儿发热轻微或无热，鼻塞流涕，喷嚏，咳嗽，起病后1~2天出疹，疹色红润，疱浆清亮，根盘红晕，皮疹瘙痒，分布稀疏，此起彼伏，以躯干为多，舌苔薄白，脉浮数，考虑为水痘邪伤肺卫证，治法为疏风清热、利湿解毒，选方为银翘散。

122. 答案：E 解析：手足口病临床以手足皮肤、口咽部发生疱疹为特征。结合题中症状，考虑为手足口病。

123. 答案：C 解析：患儿轻微发热恶寒，一侧或两侧耳下腮部漫肿疼痛，咀嚼不便，或有头痛，咽红，纳少，舌质红，舌苔薄白或薄黄，脉浮数，考虑为痄腮邪犯少阳证，治法为疏风清热、散结消肿，选方为柴胡葛根汤。

124. 答案：A 解析：百日咳发作6周，痉咳缓解，低热，午后颧红，烦躁，夜寐不宁，盗汗，口干，舌红，苔少，脉细数，考虑为顿咳气阴耗伤证（恢复期）中的肺阴亏虚证，选方为沙参麦冬汤。

125. 答案：E 解析：腹部可扪及质软、无痛的可移动团块，呕出蛔虫，考虑为虫瘕证，选方为驱蛔承气汤。

126. 答案：A 解析：紫癜反复出现，瘀斑颜色淡紫，面色苍黄，神疲乏力，食欲不振，头晕心慌，舌淡苔薄，脉细无力，考虑为紫癜气不摄血证，选方为归脾汤。

127. 答案：E 解析：发稀枕秃，囟门增大，伴有轻度骨骼改变，形体虚胖，肌肉松软，食欲不振，舌淡苔薄白，考虑为维生素D缺乏性佝偻病肺脾气虚证，选方为人参五味子汤。

128. 答案：E 解析：稀枕秃，囟门宽大，夜啼不宁，易惊多惕，偶有抽搐，纳呆食少，舌淡苔薄，考虑为维生素D缺乏性佝偻病脾虚肝旺证，选方为益脾镇惊散。

129. 答案：E 解析：发热，咽红疼痛，颈部淋巴结轻度肿大，异型淋巴细胞增多，考虑为传染性单核细胞增多症；微恶风寒，鼻塞流涕，头痛咳嗽，恶心呕吐，不思饮食，考虑为邪犯肺胃证，选方为银翘散。

130~132. 答案：E、C、A 解析：患者背部、臀部散发红肿，肿势范围3cm×3cm，考虑为疖；症见发热，口渴，溲赤，便秘，苔黄，脉数，中医辨证为热毒蕴结证，治法为清热解毒，方选五味消毒饮、黄连解毒汤加减。

133~135. 答案：A、D、C 解析：患者阴道出血持续20天不止，考虑为崩漏；

症见量多，血色淡红，面色㿠白，神秘倦怠，小腹空坠，四肢不温，纳少便溏，中医辨证为脾虚证，治法为补气摄血、固冲止崩，方选固本止崩汤。

136～138. 答案：D、C、B 解析：患儿 Hb 70g/L 长期纳食不振，神疲乏力，唇淡甲白，考虑贫血；形体消瘦，面色苍黄，大便不调，舌淡苔白，指纹淡红，中医辨证为贫血脾胃虚弱证，治疗当健运脾胃、益气养血，首选六君子汤。

139～140. 答案：D、E 解析：凡跌仆损伤、沸水、火焰、寒冻及金刃竹木创伤等可直接伤害人体，发生水火烫伤、冻伤等外伤性疾病，属外来伤害致病；特殊之毒除虫毒、蛇毒、疯犬毒、药毒、食物毒外，尚有疫毒及未能找到明确致病原因的病邪，属特殊之毒。

141～142. 答案：C、A 解析：患者红肿绕喉，坚硬疼痛，肿势散漫，壮热口渴，大便燥结，舌红绛，苔黄腻，脉洪数，诊断为锁喉痈痰热蕴结证，治法为散风清热、化痰解毒。患者颈旁结块，形如鸡卵，伴有恶寒，发热，头痛，项强，咽痛，口干，苔黄腻，脉洪数，诊断为颈痈风热痰毒证，治法为散风清热、化痰消肿。

143～144. 答案：A、A 解析：经期延长的发病机理多由气虚冲任失约；或热扰冲任，血海不宁；或瘀阻冲任，血不循经所致。临床常见有气虚、血热、血瘀等。月经过多的主要病机是气虚，血失统摄；或血热，热扰冲任；或血瘀，瘀阻冲任，血不归经，冲任不固，经血失于制约。临床常见病因有气虚、血热、血瘀。

145～146. 答案：B、A 解析：经行感冒风热证，症见每于经行期间，发热身痛，微恶风，头痛汗出，鼻塞咳嗽，痰稠，口渴欲饮，舌红，苔黄，脉浮数，治法为疏风清热、和血调经，方选桑菊饮。经行风疹块风热证，症见经行身发红色风团、疹块，瘙痒不堪，感风遇热，其痒尤甚，月经多提前，量多色红，口干喜饮，尿黄便结，舌红苔黄，脉浮数，治法为疏风清热，方选消风散。

147～148. 答案：A、B 解析：鹅口疮以口腔、舌上蔓生白屑为主要临床特征的一种口腔疾病。小儿口疮，以齿龈、舌体、两颊、上颚等处出现黄白色溃疡，疼痛流涎，或伴发热为特征。

149～150. 答案：A、D 解析：皮肤黏膜淋巴结综合征卫气同病，应首选银翘散。皮肤黏膜淋巴结综合征气阴两伤，应首选沙参麦冬汤。

中医执业医师资格考试最后成功四套胜卷（三）答案

第一单元

1.A	2.B	3.C	4.E	5.A	6.C	7.C	8.D	9.B	10.E
11.B	12.C	13.D	14.C	15.C	16.C	17.A	18.D	19.E	20.A
21.A	22.C	23.B	24.D	25.E	26.A	27.A	28.D	29.B	30.C
31.D	32.C	33.D	34.B	35.C	36.E	37.E	38.E	39.D	40.B
41.D	42.D	43.E	44.A	45.E	46.C	47.A	48.E	49.C	50.A
51.B	52.D	53.D	54.E	55.A	56.B	57.C	58.D	59.B	60.B
61.D	62.A	63.D	64.A	65.C	66.A	67.B	68.D	69.B	70.D
71.D	72.A	73.A	74.E	75.D	76.D	77.E	78.A	79.A	80.A
81.A	82.B	83.A	84.A	85.D	86.C	87.A	88.D	89.A	90.A
91.E	92.A	93.B	94.A	95.D	96.C	97.D	98.E	99.C	100.A
101.D	102.D	103.A	104.E	105.B	106.B	107.C	108.B	109.D	110.C
111.C	112.E	113.E	114.C	115.B	116.A	117.A	118.C	119.C	120.B
121.B	122.C	123.E	124.C	125.A	126.B	127.D	128.C	129.D	130.A
131.C	132.D	133.D	134.D	135.E	136.D	137.D	138.D	139.D	140.E
141.D	142.A	143.E	144.D	145.C	146.B	147.C	148.D	149.A	150.D

第二单元

1.B	2.C	3.D	4.A	5.C	6.E	7.D	8.B	9.A	10.A
11.B	12.E	13.A	14.D	15.B	16.D	17.E	18.C	19.C	20.B
21.C	22.A	23.C	24.B	25.B	26.A	27.C	28.B	29.C	30.B
31.E	32.C	33.E	34.D	35.C	36.D	37.E	38.D	39.E	40.D
41.B	42.A	43.D	44.E	45.E	46.E	47.B	48.C	49.A	50.A
51.A	52.B	53.D	54.A	55.B	56.C	57.D	58.A	59.D	60.B
61.C	62.B	63.C	64.C	65.B	66.B	67.C	68.D	69.C	70.B
71.D	72.E	73.C	74.E	75.A	76.A	77.D	78.D	79.D	80.C
81.D	82.D	83.E	84.D	85.C	86.B	87.D	88.B	89.D	90.C
91.E	92.A	93.E	94.B	95.E	96.A	97.A	98.C	99.B	100.B
101.C	102.E	103.C	104.C	105.B	106.A	107.B	108.C	109.B	110.A
111.A	112.C	113.A	114.C	115.C	116.C	117.C	118.C	119.C	120.C
121.C	122.D	123.D	124.C	125.A	126.E	127.B	128.D	129.D	130.D

131.D 132.D 133.A 134.B 135.E 136.C 137.B 138.D 139.B 140.D
141.B 142.C 143.D 144.C 145.E 146.D 147.C 148.A 149.D 150.B

第三单元

1.B 2.E 3.C 4.E 5.A 6.B 7.B 8.A 9.A 10.A
11.C 12.C 13.E 14.B 15.C 16.D 17.C 18.D 19.B 20.C
21.E 22.B 23.E 24.D 25.C 26.E 27.E 28.A 29.A 30.E
31.A 32.D 33.D 34.A 35.B 36.E 37.D 38.C 39.B 40.C
41.E 42.D 43.E 44.C 45.E 46.E 47.D 48.E 49.E 50.A
51.C 52.B 53.A 54.A 55.D 56.E 57.B 58.B 59.D 60.D
61.D 62.A 63.D 64.D 65.A 66.D 67.C 68.B 69.C 70.A
71.A 72.C 73.B 74.A 75.C 76.D 77.A 78.C 79.B 80.D
81.D 82.E 83.B 84.C 85.B 86.B 87.C 88.B 89.B 90.C
91.D 92.B 93.B 94.C 95.B 96.A 97.A 98.B 99.B 100.C
101.D 102.D 103.E 104.D 105.C 106.E 107.E 108.B 109.D 110.C
111.E 112.B 113.B 114.A 115.B 116.B 117.C 118.C 119.D 120.A
121.D 122.B 123.C 124.D 125.A 126.B 127.C 128.C 129.A 130.B
131.D 132.E 133.B 134.B 135.E 136.B 137.D 138.B 139.D 140.D
141.C 142.E 143.B 144.C 145.E 146.C 147.E 148.A 149.D 150.B

第四单元

1.E 2.B 3.C 4.E 5.E 6.C 7.E 8.A 9.B 10.C
11.E 12.E 13.C 14.E 15.C 16.C 17.C 18.E 19.E 20.C
21.E 22.C 23.C 24.C 25.E 26.C 27.C 28.A 29.B 30.B
31.A 32.C 33.D 34.E 35.C 36.E 37.B 38.A 39.C 40.C
41.C 42.A 43.B 44.B 45.E 46.A 47.A 48.E 49.A 50.A
51.C 52.D 53.D 54.E 55.D 56.E 57.A 58.B 59.D 60.C
61.D 62.E 63.B 64.A 65.B 66.C 67.E 68.A 69.C 70.B
71.E 72.D 73.E 74.C 75.D 76.B 77.D 78.B 79.B 80.A
81.B 82.E 83.B 84.B 85.C 86.D 87.D 88.C 89.D 90.C
91.E 92.A 93.D 94.D 95.C 96.B 97.C 98.C 99.E 100.A
101.E 102.C 103.A 104.E 105.D 106.C 107.D 108.C 109.A 110.C
111.B 112.A 113.E 114.E 115.D 116.B 117.A 118.D 119.D 120.E
121.A 122.E 123.D 124.B 125.A 126.A 127.C 128.B 129.C 130.D
131.C 132.B 133.C 134.B 135.D 136.B 137.A 138.D 139.A 140.B
141.A 142.B 143.B 144.E 145.C 146.A 147.E 148.B 149.C 150.D

中医执业医师资格考试最后成功四套胜卷（三）解析

第一单元

1. 答案：A 解析：A项苍术燥湿健脾，祛风散寒，明目；B项厚朴燥湿消痰，下气除满；C项广藿香芳香化浊，和中止呕，发表解暑；D项佩兰芳香化湿，醒脾开胃，发表解暑；E项砂仁化湿开胃，温脾止泻，理气安胎。故选择A。

2. 答案：B 解析：五种药物除虎杖外均具有凉血止血之功，其中虎杖散瘀止痛，擅长治疗水火烫伤、痈肿疮毒、毒蛇咬伤。槐花凉血止血，清肝泻火，擅长治疗血热便血、痔血及肝热目赤头痛。大蓟、小蓟凉血止血，散瘀解毒消痈，常用于血热出血证、热毒痈肿。地榆凉血止血，解毒敛疮，擅长治疗水火烫伤。故选择B。

3. 答案：C 解析：嗳气为胃中气体上出咽喉所发出的一种声长而缓的症状，古称"噫"，属胃气上逆。A项太息，指情志抑郁，胸闷不畅时发出的长吁或短叹声，属肝气郁结。B项呃逆，指从咽喉发出的一种不由自主的冲击声，声短而频，呃呃作响，亦属胃气上逆。三者常常混淆，注意临床表现及病机的鉴别。

4. 答案：E 解析：病人自觉口中有酸味，或泛酸，多因肝胃郁热或饮食停滞所致。

5. 答案：A 解析：补阳还五汤中地龙通经活络，力专善走。

6. 答案：C 解析：至宝丹的功效是清热开窍，化浊解毒，主治痰热内闭心包证。

7. 答案：C 解析：白茅根的功效是凉血止血，清热利尿。故选择C。

8. 答案：D 解析：《尚书·洪范》所说的"水曰润下，火曰炎上，木曰曲直，金曰从革，土爱稼穑"是对五行特性的经典性概括。

9. 答案：B 解析：同病异治是指同一种病，由于发病的时间、地域不同，或所处的疾病的阶段或类型不同，或病人的体质有异，故反映出的证候不同，因而治疗也就有异。

10. 答案：E 解析：沉香行气止痛，温中止呕，纳气平喘。磁石镇惊安神，平肝潜阳，聪耳明目，纳气平喘。蛤蚧补肺益肾，纳气定喘，助阳益精。益智暖肾固精缩尿，温脾止泻摄唾。紫河车温肾补精，养血益气。故选择E。

11. 答案：B 解析：麻黄根固表止汗。浮小麦固表止汗，益气，除热。麻黄发汗散寒，宣肺平喘，利水消肿。五味子收敛固涩，益气生津，补肾宁心。山茱萸补益肝肾，收敛固脱。故选择B。

12. 答案：C 解析：实证发热常表现为蒸蒸壮热，而虚证发热则表现为五心烦热、午后微热。A、B、D、E项都是虚证的临床表现。

13. 答案：D 解析：六味地黄丸功可填精滋阴补肾，主治肾阴精不足证，症见腰膝酸软，头晕目眩，耳鸣耳聋，视物昏花，盗汗，遗精，消渴，骨蒸潮热，手足心热，口燥咽干，牙齿动摇，足跟作痛，小便淋沥，以及小儿囟门不合，舌红少苔，脉沉细数。

14. 答案：C 解析：伸舌时舌体偏向一

侧，或左或右，称为歪斜舌。多见于中风、喑痱或中风先兆。

15. 答案：C　解析：阴盛格阳，是指阴气偏盛至极，壅闭于里，寒盛于内，逼迫阳气浮越于外的一种病理变化。寒盛于内是疾病的本质，由于排斥阳气于外，可在原有面色苍白、四肢逆冷、精神萎靡、畏寒蜷卧、脉微欲绝等寒盛于内表现的基础上，又出现面红、烦热、口渴、脉大无根等假热之象，故称为真寒假热证。阳盛格阴，是指阳气偏盛至极，深伏于里，热盛于内，格阴于外的一种病理变化。热盛于内是疾病的本质，但由于格阴于外，可在原有壮热、面红、气粗、烦躁、舌红、脉数大有力等热盛于内表现的基础上，又现四肢厥冷、脉象沉伏等假寒之象，故称为真热假寒证。

16. 答案：C　解析：大黄为孕妇慎用，其他选项为清热药，无孕妇的禁忌。故选择C。

17. 答案：A　解析：卫生行政法规是国务院根据宪法和法律制订的行政法规，由总理签署国务院令发布，如《医疗机构管理条例》《麻醉药品和精神药品管理条例》等。卫生行政法规的法律效力低于法律而高于地方性法规。

18. 答案：D　解析：A项葛根解肌退热，透疹，生津止渴，升阳止泻，通经活络，解酒毒；B项柴胡解表退热，疏肝解郁，升举阳气；C项升麻发表透疹，清热解毒，升举阳气；D项蔓荆子疏散风热，清利头目；E项淡豆豉解表，除烦，宣发郁热。故选择D。

19. 答案：E　解析：麻子仁丸的组成包括麻子仁、芍药、杏仁、枳实、厚朴、大黄、(蜂蜜)。

20. 答案：A　解析：特殊药品包括麻醉药品、精神药品、医疗用毒性药品、放射性药品等，国家对其实行特殊管理。

21. 答案：A　解析：归脾汤的功效为益气补血、健脾养心，主治心脾气血两虚证与脾不统血证。

22. 答案：C　解析：医疗机构发现甲类传染病时，应当及时采取下列措施：对病人、病原携带者，予以隔离治疗，隔离期限根据医学检查结果确定。

23. 答案：B　解析：受理申请的卫生健康主管部门对不符合条件不予注册的，应当自收到申请之日起20日内书面通知申请人，并说明理由。

24. 答案：D　解析：逍遥散的功效为疏肝解郁、养血健脾，主治肝郁血虚脾弱证。一贯煎的功效为滋阴疏肝，主治肝肾阴虚、肝气郁滞证。

25. 答案：E　解析：中药"七情"配伍理论：单行、相须、相使、相畏、相杀、相恶、相反。A项相使，指主药配合辅药，互相增强作用；B项相畏，指一种药物的毒性可以被另一种药物减轻或消除；C项相杀，指一种药物能减轻或消除另一种药物的毒性；D项相反，指两药合用，可产生毒性反应或副作用；E项相恶，一种药物能破坏另一种药物的功效。莱菔子能削弱人参的补气作用。故选择E。

26. 答案：A　解析：心肾阳虚证是指心、肾二脏阳气虚衰，失于温煦，以心悸、水肿等为主要表现的虚寒证候。心悸可出现于一系列心系虚损证候中，需有典型阳虚，特别是肾阳虚证候，方能准确辨证为心肾阳虚证，显然A项最为确切。

27. 答案：A　解析：小蓟饮子的功效为凉血止血，利水通淋。八正散的功效为清热泻火，利水通淋。二者的相同功效为利水通淋。

28. 答案：D　解析：因时制宜是根据时令特点，考虑治疗用药的一个原则，如用寒远寒、用凉远凉、用温远温、用热远热。

29. 答案：B　解析：揩舌可用消毒纱布卷在食指上，蘸少许清洁水在舌面上揩抹数次，可用于鉴别舌苔有根无根，以及是否属于染苔。

30. 答案：C　解析：人参大补元气，复脉固脱，补脾益肺，生津养血，安神益智，为拯危救脱的要药，适用于因大汗、大泻、大失血，或大病、久病所致的元气虚极欲脱，脉微欲绝的危重证候。故选择C。

31. 答案：D　解析：针对本题所述症状，应选用兼具清热解暑功效的药物。A项茯苓利水渗湿，健脾宁心；B项猪苓利水渗湿；C项金钱草利湿退黄，利尿通淋，解毒消肿；D项滑石利尿通淋，清热解暑，外用祛湿敛疮；E项泽泻利水，渗湿，泄热。故选择D。

32. 答案：C　解析：大肠的生理功能：①传化糟粕；②大肠主津。

33. 答案：D　解析：麦门冬汤的组成包括麦冬、半夏、人参、甘草、粳米、大枣。

34. 答案：B　解析：证，即证候，是疾病过程中的某一阶段或某一类型的病理概括，一般由一组相对固定的、有内在联系的、能揭示疾病某一阶段或某一类型病变本质的症状和体征构成。证是病机的外在反映，病机是证的内在本质。

35. 答案：C　解析：根据体质特征注意针药宜忌。一般来说，体质偏阳者宜甘寒、酸寒、咸寒、清润，忌辛热温散；体质偏阴者宜温补益火，忌苦寒泻火；素体气虚者宜补气培元，忌耗散克伐；阴阳平和质者宜视病情权衡寒热补泻，忌妄攻蛮补；痰湿质者宜健脾芳香化湿，忌阴柔滋补；湿热质者宜清热利湿，忌滋补厚味；瘀血质者，宜疏利气血，忌固涩收敛等。

36. 答案：E　解析：细脉属虚脉类，表现为脉细如线，应指明显，多见于气血俱虚、湿邪为病。

37. 答案：E　解析：腧穴是脏腑经络之气转输之处，是内脏病变反映于体表的反应点。诊膀胱病，常选择膀胱之募穴中极，作为诊察点。

38. 答案：E　解析：阴经分布在内侧面，阳经分布在外侧面。内侧分三阴，外侧分三阳。大体上，太阴、阳明在前缘，少阴、太阳在后缘，厥阴、少阳在中线。

39. 答案：D　解析：清朝著名温病学家叶天士著《外感温热论》，发展了卫气营血理论，首创卫气营血辨证。

40. 答案：B　解析：补骨脂的功效是补肾助阳，纳气平喘，温脾止泻，外用消风祛斑。故选择B。

41. 答案：D　解析：塞因塞用，即以补开塞，是指用补益药物来治疗具有闭塞不通症状的真虚假实证，如血虚经闭、气虚便秘、脾气虚腹胀等。

42. 答案：D　解析：A项知母清热泻火，滋阴润燥；B项苦杏仁降气止咳平喘，润肠通便；C项决明子清热明目，润肠通便；D项郁李仁润肠通便，下气利水；E项火麻仁润肠通便。故选择D。

43. 答案：E　解析：脾喜燥恶湿，胃喜润恶燥，二者燥湿相济。

44. 答案：A　解析：天王补心丹中重用甘寒之生地黄，入心养血，入肾滋阴，壮水以制虚火，为君药。

45. 答案：E　解析：肝、心、脾、肺、肾——魂、神、意、魄、志。

46. 答案：C　解析：脾主升清，指脾气的升动转输作用，将胃肠道吸收的水谷精微和水液上输于心、肺等脏，通过心、肺的作用化生气血，以营养濡润全身。

47. 答案：A　解析：阴阳转化，是指事物的总体属性，在一定的条件下，可以向其相反的方向转化。阴阳双方的消长运动发展到一定阶段，事物内部阴与阳的比例出现了颠倒，则该事物的属性即发生转化，所以说转化是消长的结果。阴阳相互转化，一般都产生于事物发展变化的"物极"阶段，即所谓"物极必反"。

48. 答案：E 解析：羚角钩藤汤中桑叶、菊花既能清热平肝，又兼疏散风热，使肝热从外疏散。

49. 答案：C 解析：钩藤功效是清热平肝，息风定惊。

50. 答案：A 解析：行政处罚的种类主要有警告、罚款、没收非法财物、没收违法所得、责令停产停业、暂扣或吊销有关许可证等。

51. 答案：B 解析：一日分阴阳：上午为阳中之阳，下午为阳中之阴，前半夜为阴中之阴，后半夜为阴中之阳。

52. 答案：D 解析：肝为刚脏，指肝气主升主动，具有刚强躁急的生理特性而言。

53. 答案：D 解析：清营汤的功效为清营解毒，透热养阴，主治热入营分证。

54. 答案：E 解析：相乘是指五行中一行对其所胜的过度制约或克制。相乘的次序：木→土→水→火→金→木，故脾（土）病及肾（水）属于相乘传变。

55. 答案：A 解析：《素问·宣明五气》云："久卧伤气，久坐伤肉。"

56. 答案：B 解析：二妙散的功效为清热燥湿，主治湿热下注证。

57. 答案：C 解析：苏子降气汤中肉桂温补下元，纳气平喘，以治下虚；当归治咳逆上气，养血补肝，还可制诸药之燥，同肉桂并用增强温补下虚之效。

58. 答案：D 解析：丁香能够温中降逆，散寒止痛，温肾助阳，常用于治疗胃寒呕吐、呃逆、脘腹冷痛、阳痿、宫冷。故选择D。

59. 答案：B 解析：防风祛风解表，胜湿止痛，止痉。白芷解表散寒，祛风止痛，宣通鼻窍，燥湿止带，消肿排脓。羌活解表散寒，祛风胜湿，止痛。苍耳子散风，通鼻窍，祛风湿。藁本祛风散寒，除湿止痛。故选择B。

60. 答案：B 解析：理气药中具有破气之功的有青皮、枳实，故排除A、D、E；青皮又能疏肝破气、消积化滞，枳实破气消积、化痰散痞。故选择B。

61. 答案：D 解析：生我者为母，我生者为子。克我者，为所不胜，我克者为所胜。金克木，金为木之所不胜。

62. 答案：A 解析：阳中求阴，即滋阴时适当佐以补阳药，所求为阴，滋阴是重点，适用于阴虚证。

63. 答案：D 解析：小建中汤中的芍药可以养营阴，缓肝急，止腹痛。

64. 答案：A 解析：石菖蒲开窍豁痰，醒神益智，化湿开胃。苏合香开窍，辟秽，止痛。麝香开窍醒神，活血通经，消肿止痛。冰片开窍醒神，清热止痛。牛黄凉肝息风，清心豁痰，开窍醒神，清热解毒。故选择A。

65. 答案：C 解析：食指络脉浅淡而纤细者，多属虚证。因气血不足，脉络不充所致。

66. 答案：A 解析：解表药以发散表邪为主要功能，以辛味居多。故本题答案选A。

67. 答案：B 解析：普济消毒饮功可清热解毒，疏风散邪，其中升麻、柴胡，既助疏风清热，又寓"火郁发之"之义。

68. 答案：B 解析：乌梅丸主治蛔厥证，症见脘腹阵痛，烦闷呕吐，时发时止，得食则吐，甚则吐蛔，手足厥冷，或久泻久痢。

69. 答案：B 解析：麻黄汤中用麻黄三两、桂枝二两，比例为3:2。二者相须为用，是辛温发表的常用组合。

70. 答案：D 解析：内伤杂病也可出现流涕之症状，如鼻渊可因湿热蕴阻所致，而非外感病。

71. 答案：D 解析：真人养脏汤的功效为涩肠固脱，温补脾肾，主治久泻久痢，脾肾虚寒证。

72. 答案：A 解析：生化汤的组成为全当归、川芎、桃仁、炮干姜、炙甘草、（黄酒、童便各半煎服）。

73. 答案：A 解析：浮脉主表证。浮缓脉主风邪伤卫，营卫不和的太阳中风证。浮紧脉主外感寒邪之表寒证，或风寒痹证疼痛。浮数脉主风热袭表的表热证。浮滑脉多见于表证夹痰，常见于素体多痰湿而又感受外邪者。

74. 答案：E 解析：目内眦及外眦的血络属心，称为"血轮"。黑珠属肝，称为"风轮"。白睛属肺，称为"气轮"。瞳仁属肾，称为"水轮"。眼胞属脾，称为"肉轮"。

75. 答案：B 解析：清气化痰丸主治痰热咳嗽，症见咳嗽气喘，咳痰黄稠，胸膈痞闷，甚则气急呕恶，烦躁不宁，舌质红，苔黄腻，脉滑数。

76. 答案：D 解析：《灵枢·五色》划分法，即先将面部划分为不同的部位并给予命名，如前额——庭、颜，眉间——阙，鼻——明堂，颊侧——藩，耳门——蔽。然后规定脏腑在面部的分属，庭候首面，阙上候咽喉，阙中（印堂）候肺，阙下（下极、山根）候心，下极之下（年寿）候肝，肝部左右候胆，肝下（鼻端、准头、面王）候脾，方上（即鼻翼）候胃，中央（颧下）候大肠，挟大肠（颊部下方）候肾，面王以上（即鼻端两旁上方）候小肠，面王以下（即人中部位）候膀胱、胞宫。

77. 答案：E 解析：中医以一个呼吸周期为脉搏的计量单位。一呼一吸为"一息"。一息脉来四～五至为平脉。如一息五至以上为数脉，一息不满四至为迟脉。

78. 答案：A 解析："咽喉红肿疼痛"治宜利咽；"肺热咳嗽痰多"治宜清肺热消痰。射干清热解毒，消痰，利咽。故A为正确选项。鱼腥草清热解毒，消痈排脓，利尿通淋。马勃清热解毒，利咽，止血。板蓝根清热解毒，凉血，利咽。山豆根清热解毒，利咽消肿。

79. 答案：A 解析：寒湿痹证，初为关节冷痛、重着、麻木，病程日久，或过服温燥药物，演变成患处红肿灼痛，属疾病的寒热性质发生相反的转变，为寒证化热。

80. 答案：A 解析：病人神志清楚而语言时有错乱，语后自知言错，称为错语。虚证多因心气虚弱，神气不足所致，多见于久病体虚或年老脏气衰微者。实证多为痰湿、瘀血、气滞阻碍心窍所致。注意错语和独语皆可因心气虚弱，神气不足所致，病因有诸多相似之处。

81. 答案：A 解析：泽泻是利水消肿药，具有利水渗湿泄热功效。故选择A。

82. 答案：B 解析：完带汤的组成包括炒白术、山药、人参、苍术、车前子、白芍、柴胡、黑芥穗、陈皮、甘草。

83. 答案：A 解析：中焦病证，是指温热之邪侵犯中焦脾胃，从燥化或从湿化所表现的证候，分为阳明燥热证及太阴湿热证。阳明燥热以发热口渴、腹满便秘、苔黄燥、脉沉实为主要表现。太阴湿热以身热不扬、脘痞呕恶、便溏、苔黄腻、脉濡数为辨证要点。故此题选A。B、E多属下焦病证，C、D多属上焦病证。

84. 答案：A 解析：脑为神明之所出，称为"元神之府"（《本草纲目》），是生命的枢机，主宰人体的生命活动。

85. 答案：B 解析：突发事件应急工作，应当遵循预防为主、常备不懈的方针，贯彻统一领导、分级负责、反应及时、措施果断、依靠科学、加强合作的原则。

86. 答案：C 解析：苔白如积粉，扪之不燥（积粉苔）常见于瘟疫或内痈等病，系秽浊时邪与热毒相结而成，为特征性舌苔表现。

87. 答案：A 解析：桑菊饮的组成为桑叶、菊花、杏仁、连翘、薄荷、桔梗、生甘草、苇根。桑杏汤的组成为桑叶、杏仁、香豉、栀皮、沙参、梨皮、象贝母。

88．答案：B　解析：青蒿鳖甲汤的功效为养阴透热。主治温病后期，邪伏阴分证。症见夜热早凉，热退无汗，舌红苔少，脉细数。

89．答案：A　解析：半夏泻心汤功可寒热平调，散结除痞，主治寒热互结之痞证。其配伍特点为寒热平调以和阴阳，辛开苦降以调气机，补泻兼施以顾虚实。

90．答案：A　解析：十二经脉的气血循环流注次序可简便记忆为，肺大胃脾心小肠，膀肾包焦胆肝藏。手太阳小肠经流注于足太阳膀胱经。

91．答案：E　解析：小肠的生理功能：①受盛化物；②泌别清浊；③小肠主液。

92．答案：A　解析：瘦舌，又称为瘦薄舌，多主气血阴液不足。其中，舌体瘦薄色淡，多属气血两虚；舌体瘦薄而色红绛干燥，多见于阴虚火旺，津液耗伤。B项舌红绛肿胀者，多见于心脾热盛，热毒上壅。D项点刺舌，主脏腑热极，或血分热盛，而舌中生点刺多为胃肠热盛。E项舌淡胖大润而有齿痕，多属寒湿壅盛，或阳虚水湿内停。

93．答案：B　解析：湿热蕴脾证和寒湿困脾证均因湿邪困脾，脾胃纳运失职所致，均可见脘腹痞闷、纳呆呕恶、便溏、肢体困重、面目发黄、苔腻、脉濡等表现。区别在于兼热、兼寒之不同。前者病性属湿热，故有舌质红苔黄腻、身热不扬、阳黄、脉濡数等湿热内蕴表现；后者病性属寒湿，故见舌淡苔白腻滑、腹痛喜暖、口淡不渴、带下量多清稀、阴黄、脉濡缓等寒湿内停表现。

94．答案：A　解析：恶寒发热，是指病人恶寒的同时，伴有体温升高，是表证的特征性表现。恶寒重发热轻，属风寒表证；发热轻而恶风，属伤风表证；发热重恶寒轻，属风热表证。

95．答案：D　解析：根据诱因不同，心脉痹阻证可分为瘀阻心脉证、痰阻心脉证、寒凝心脉证、气滞心脉证，其临床表现也与其病因特征密切相关。如瘀阻心脉证多表现为心胸刺痛；痰阻心脉证多表现为心胸闷痛；寒凝心脉证多表现为心胸剧痛，遇寒加重，得温痛减；气滞心脉证则表现为心胸胀痛，与情志变化有关。需特别注意四证的临床特点。

96．答案：C　解析：悲胜怒，恐胜喜，怒胜思，喜胜忧，思胜恐。

97．答案：D　解析：气的固摄作用是指气对血液、津液和精液等液态物质具有固护统摄，防止其无故流失的作用。其表现形式有统摄血液、固摄津液、固摄精液，防止其妄泄。气不摄津引起自汗、多尿等；气不固精引起遗精、滑精、早泄。

98．答案：E　解析：《类证治裁·喘证》云"肺为气之主，肾为气之根"。

99．答案：C　解析：越鞠丸中香附行气解郁为君药。

100．答案：A　解析：燥邪犯肺者，出现干咳无痰，或痰少而黏，不易咳出；风热犯肺者，出现咳嗽，痰少而黄。故二证均可见咳嗽痰少。

101．答案：D　解析：触按疮疡局部，根盘平塌漫肿者属虚证，根盘收束而隆起者属实证。

102．答案：D　解析：槐花散功可清肠止血，疏风行气。

103．答案：A　解析：喜则气缓，过度喜乐，可致心气涣散。

104．答案：E　解析：麻木指病人肌肤感觉减退，甚至消失的症状，亦称不仁。可因气血亏虚、风寒入络、肝风内动、风痰阻络、痰湿或瘀血阻络，肌肤、经脉失养所致。其中，肌肤麻木，神疲乏力，舌淡白者，多为气血亏虚。

105．答案：B　解析：参苓白术散中砂仁芳香醒脾，行气导滞，化湿和胃，使全方补而不滞。

106. 答案：B 解析：嗜睡常因痰湿内盛，或阳虚阴盛导致。若困倦嗜睡，伴头目昏沉、胸闷脘痞、肢体困重者，乃痰湿困脾，清阳不升所致。

107. 答案：C 解析：论治，是在通过辨证思维得出证的诊断的基础上，确立相应的治疗原则和方法，选择适当的治疗手段和措施来处理疾病的思维和实践过程。论治过程一般分为因证立法、随法选方、据方施治三个步骤。

108. 答案：B 解析：有下列情形之一的，为假药：①药品所含成分与国家药品标准规定的成分不符；②以非药品冒充药品或者以他种药品冒充此种药品；③变质的药品；④药品所标明的适应证或者功能主治超出规定范围。

109. 答案：D 解析：气血两虚证是指气虚证和血虚证同时存在所表现的证候，显然 D 项最为确切。A 项多属血瘀证；B 项多属气滞证；C 项多属气虚血瘀证；E 项多属气虚证而不见血虚表现。

110. 答案：C 解析：薄荷疏散风热，清利头目，利咽透疹，疏肝行气。故选择 C。

111. 答案：C 解析：防风通圣散的功用为疏风解表，泄热通便；主治风热壅盛，表里俱实证。

112. 答案：E 解析：痛势较缓，尚可忍耐，但绵绵不休，称为隐痛；是虚证疼痛的特点；多因精血亏损，或阳气不足所致。

113. 答案：E 解析：玉竹养阴润燥，生津止渴。龙眼肉补益心脾，养血安神。人参大补元气，复脉固脱，补脾益肺，生津养血，安神益智。莲子补脾止泻，止带，益肾固精，养心安神。百合养阴润肺，清心安神。故选择 E。

114. 答案：C 解析：固冲汤的组成包括白术、生黄芪、煅龙骨、煅牡蛎、山萸肉、生杭芍、海螵蛸、茜草、棕榈炭、五倍子。

115. 答案：B 解析：选项中药物均有祛风散寒之功，其中白芷治疗阳明头痛；藁本则擅长治疗巅顶头痛；细辛善治少阴头痛；吴茱萸善治厥阴头痛；苍耳子善治鼻渊头痛。故选择 B。

116. 答案：A 解析：人参为贵重药材，为了更好地煎出有效成分，应单独另煎，即另炖 2～3 小时。其煎液可以另服，也可与其他煎液混合服用。故选择 A。

117. 答案：A 解析：思证，是指由于思虑过度，导致心脾功能紊乱而出现的情志证候，可表现为表情淡漠、神思恍惚、食少纳呆、胸闷脘痞、腹胀便溏，甚者心悸健忘、失眠消瘦、面色萎黄。B 项属喜证；C 项属悲证；D 项属怒证；E 项属恐证。

118. 答案：C 解析：麻黄杏仁甘草石膏汤功可辛凉疏表，清肺平喘；主治外感风邪，邪热蕴肺证，症见身热不解，咳逆气急，甚则鼻扇，口渴，有汗或无汗，苔薄白或黄，脉浮而数。

119. 答案：C 解析：寒滞肝脉证是指寒邪侵袭，凝滞肝经，以少腹、前阴、巅顶等肝经经脉循行部位冷痛为主要表现的实寒证候。

120. 答案：B 解析：本题五个选项均为消食药。A 项山楂消食健胃，行气散瘀，化浊降脂；B 项莱菔子消食除胀，降气化痰；C 项神曲消食和胃；D 项鸡内金消食健胃，固精止遗，通淋化石；E 项麦芽行气消食，健脾开胃，回乳消胀。本题所述症状中有痰壅气逆，痰多胸闷，可用莱菔子降气化痰，故选择 B。

121. 答案：B 解析：导赤散主治心经火热证，症见心胸烦热，口渴面赤，意欲饮冷，以及口舌生疮；或心热移于小肠，小便赤涩刺痛，舌红，脉数。

122. 答案：C 解析：患者素体肥胖，

胸闷憋气，时感胸痛，甚则胸痛彻背，可诊断为胸痹。其主要的病机是痰浊阻滞胸部气机，故治宜通阳散结，行气导滞。C为治疗胸痹的要药。

123. 答案：E 解析：患者两目模糊，视物不清，伴有头痛、眩晕，是因肝阳上亢，上扰头目。治宜平抑肝阳，清肝明目。而选项E菊花疏散风热，平抑肝阳，清肝明目，清热解毒。常用于：①风热感冒，温病初起；②肝阳上亢，头痛眩晕；③目赤昏花；④疮痈肿毒。故选择E。

124. 答案：C 解析：真虚假实是指病机的本质为"虚"，但表现出"实"的临床假象。一般是由于正气虚弱，脏腑经络之气不足，推动、激发功能减退所致。真虚假实证又称为"至虚有盛候"。如脾气虚衰的腹胀，气血亏损的经闭。

125. 答案：A 解析：患者痰壅气逆，咳喘痰多，胸闷食少，是因气滞痰食阻滞，治宜降气化痰消食，方用三子养亲汤。故选择A。

126. 答案：B 解析：膀胱湿热证是指湿热侵袭，蕴结膀胱，以小便频急、灼涩疼痛及湿热症状为主要表现的证候。题干舌脉属典型湿热为患，结合小便异常，不难辨证。

127. 答案：D 解析：湿邪秽浊不清，湿邪为病，可出现各种分泌物、排泄物秽浊的症状，如面垢眵多、大便溏泄不爽、小便浑浊、妇女白带量多、湿疮浸淫等。

128. 答案：C 解析：A项附子回阳救逆，补火助阳，散寒止痛；B项肉桂补火助阳，散寒止痛，温通经脉，引火归原；C项干姜善于温中散寒，回阳通脉，温肺化饮；D项细辛解表散寒，祛风止痛，通窍，温肺化饮；E项高良姜温中止呕，散寒止痛。本题所述病证为脾胃虚寒，寒饮咳喘，用干姜温中散寒，兼能温肺化饮最合适。故选择C。

129. 答案：D 解析：针对本题所述症状，应选择兼具清热泻火、生津止渴、除烦止呕功效的药物。A项石膏生用清热泻火，除烦止渴；B项知母清热泻火，滋阴润燥；C项天花粉清热泻火，生津止渴，消肿排脓；D项芦根清热泻火，生津止渴，除烦止呕，利尿；E项栀子泻火除烦，清热利湿，凉血解毒，外用消肿止痛；焦栀子凉血止血。故选择D。

130. 答案：A 解析：超过有效期的药品，属于劣药。生产、销售劣药的，没收违法生产、销售的药品和违法所得，并处违法生产、销售的药品货值金额十倍以上二十倍以下的罚款。

131. 答案：C 解析：A项麻黄发汗散寒，宣肺平喘，利水消肿；B项桂枝发汗解肌，温经通脉，助阳化气，平冲降气；C项香薷发汗解表，化湿和中，利水消肿；D项防风祛风解表，胜湿止痛，止痉；E项细辛解表散寒，祛风止痛，通窍，温肺化饮。本题所述病证中有"吐泻，苔白腻"，提示湿阻脾胃失调，选取有化湿和中功效的香薷较好。故选择C。

132. 答案：D 解析：患者发病初期为太阳表寒证，2日后转为阳明里热证，是实寒转为实热。

133～134. 答案：E、D 解析：肝藏血，肾藏精，精血互生，故肝肾之间关系极为密切，有"肝肾同源""乙癸同源"之说。心肾两脏不仅要在生理功能上相互联系，而且要从阴阳水火升降方面保持平衡：心火必须下降于肾，肾水必须上济于心，即达到"心肾相交""水火既济"的状态。

135～136. 答案：E、B 解析：独活祛风除湿，通痹止痛。秦艽祛风湿，通络止痛，退虚热，清湿热。防己祛风湿，止痛，利水消肿。狗脊祛风湿，补肝肾，强腰膝。川乌祛风除湿，温经止痛。

137～138. 答案：B、D 解析：假神是指久病、重病患者，精气本已极度衰竭，而突然出现某些神气暂时"好转"的虚假表现，是脏腑精气极度衰竭的表现，显然题干符合假神的临床表现。焦虑不安，心悸气促，不敢独处则是神乱中焦虑恐惧的典型表现，多由心胆气虚，心神失养所致，常见于脏躁等病人。

139~140.答案：C、E 解析：川芎茶调散主治外感风邪所致头痛，症见偏正头痛，或颠顶作痛，目眩鼻塞，或恶风发热，舌苔薄白，脉浮。半夏白术天麻汤主治风痰上扰证，症见眩晕，头痛，胸膈痞闷，恶心呕吐，舌苔白腻，脉弦滑。

141~142.答案：D、A 解析：养生原则包括顺应自然、形神兼养、调养脾肾、因人而异。脾为后天之本，肾为先天之本，保养肾精，饮食有节，才能保养脾肾。顺应自然，了解和把握自然界各种变化的规律和特点，"春夏养阳，秋冬养阴"，保持和自然的统一，即"天人合一"。

143~144.答案：E、D 解析：E项流行性和地方性斑疹伤寒为丙类传染病；D项霍乱为甲类传染病；A项艾滋病、B项肺结核、C项百日咳为乙类传染病。

145~146.答案：C、B 解析：腰痛指腰部两侧，或腰脊正中疼痛的症状。腰部经常酸软而痛，多因肾虚所致。腰部突然剧痛，向少腹部放射，尿血者，多因结石阻滞所致。腰部冷痛沉重，阴雨天加重，多因寒湿所致。腰部刺痛，或痛连下肢者，多因瘀血阻络所致。腰痛连腹，绕如带状，多因带脉损伤所致。

147~148.答案：C、D 解析：大建中汤的功效为温中补虚，缓急止痛；吴茱萸汤的功效为温中补虚，降逆止呕。

149~150.答案：A、D 解析：川芎可活血行气，祛风止痛，上行头目，为治头痛要药，无论风寒、风热、风湿、血虚、血瘀头痛均可随证配伍用之，故选择川芎。牛膝逐瘀通经，补肝肾，强筋骨，利水通淋，引火（血）下行。腰膝酸软，遇劳则甚，为肾虚所致筋骨无力，故选择牛膝。

第二单元

1.答案：B 解析：流感的传染源主要为流感患者和隐性感染者。潜伏期即有传染性，发病3日内传染性最强。

2.答案：C 解析：流脑的病原体为脑膜炎奈瑟菌，属奈瑟菌属，为革兰阴性双球菌。

3.答案：D 解析：AFP是目前诊断原发性肝细胞癌最特异的标志物。

4.答案：A 解析：选项A属于弛张热，体温常在39℃以上，波动幅度大，24小时内体温波动范围超过2℃，最低时仍高于正常水平。常见于败血症、风湿热、重型肺结核及化脓性炎症。

5.答案：C 解析："阳浮而阴弱"，既指脉象，又指病机。阳指浮取，阴指沉取，意为轻取见浮脉，沉取则弱脉。从病机言则卫阳浮盛，营阴不足。这里的"而"字，卫强而阴弱，卫受邪，卫不固表致营阴不足，故有因果转属之意。

6.答案：E 解析：煮沸消毒属于热力消毒法。在水中100℃煮沸10分钟左右即可杀死细菌繁殖体，杀死芽孢需要数十分钟甚至数小时。

7.答案：D 解析：乙脑发病半年后，5%~20%重症患者仍有意识障碍、痴呆、失语、肢体瘫痪、扭转痉挛和精神失常等，称为后遗症，经积极治疗及耐心的护理可有不同程度的恢复。癫痫可持续终生。

8.答案：B 解析：中性粒细胞生理性增多见于新生儿、妊娠后期、分娩、剧烈运动或劳动后。故本题选B。

9.答案：A 解析：急腹症包括急性腹膜炎、腹腔器官急性炎症（如急性胃、肠、胰腺、胆囊炎，急性出血性坏死性肠炎）、空腔脏器阻塞扩张（如肠梗阻、胆道结石、泌尿系统结石、胆道蛔虫病）、脏器扭转破裂（如肠扭转、肠绞窄、肠系膜或大网膜扭转、卵巢扭转、肝脾破裂、异位妊娠破裂等）、腹腔内血管阻塞（如缺血性肠病、夹层腹主动脉瘤）、腹壁疾病（腹壁挫伤、腹壁脓肿、带状疱疹）、胸部疾病（如肺炎、肺梗死、心绞痛、心肌梗死、急性心包炎、胸膜炎）、全身性疾病（如腹型过敏性紫癜、尿毒症、铅中毒等）。故本题选A。

10. 答案：A 解析：志贺菌可分为四群：A群（痢疾志贺菌）、B群（福氏志贺菌）、C群（鲍氏志贺菌）和D群（宋内志贺菌）。其中，痢疾志贺菌感染病情较重；福氏志贺菌感染易转为慢性；宋内志贺菌感染病情轻，多不典型。

11. 答案：B 解析：急性菌痢反复发作或迁延不愈达2个月以上者为慢性菌痢。

12. 答案：E 解析：甲亢患者常表现为心动过速，多为窦性，休息和睡眠时心率仍快。故E项心动过缓有误。

13. 答案：A 解析：成人每天消化道出血量达5～10mL，粪便隐血试验阳性。

14. 答案：D 解析：无伤原则是从患者的利益出发，为患者提供最佳的诊治、护理，努力避免对患者造成不应有的伤害。不做过度检查，不做过度治疗。

15. 答案：B 解析：引起咯血的原因，一般较常见的是支气管疾病、肺部疾病、心脏病及某些全身性疾病。肺结核为我国最常见的咯血原因。故本题选B。

16. 答案：D 解析：临床将控制LDL-C水平达标作为防控动脉粥样硬化性心血管疾病（ASCVD）危险的首要干预靶点，非HDL-C作为次要干预靶点。

17. 答案：E 解析：医学道德情感是医务人员对患者、对医疗卫生工作的职业态度和内心体验，是建立在对患者的生命和健康高度负责基础上的。

18. 答案：C 解析：HBeAg与HBV DNA有着良好的相关性，是病毒复制活跃、传染性强的标志。

19. 答案：C 解析：发热为肺结核最常见的全身中毒性症状，多数为长期低热，每于午后或傍晚开始，次晨降至正常，可伴有倦怠、乏力、夜间盗汗。当病灶急剧进展扩散时则出现高热，呈稽留热或弛张热，可有恶寒。

20. 答案：B 解析：医德评价的方式是社会舆论、内心信念、传统习俗。

21. 答案：C 解析：操作质量是利用智商，来测知智能方面的质量。

22. 答案：A 解析：乙脑临床分型包括轻型、普通型、重型和极重型（暴发型）。流行期间以轻型和普通型多见。

23. 答案：C 解析：医务人员应遵循的医学道德规范包括：救死扶伤，忠于医业；钻研医术，精益求精；一视同仁，平等待患；慎言守密，礼貌待人；廉洁奉公，遵纪守法；互学互尊，团结协作。

24. 答案：B 解析：自然哲学医学模式是以古代朴素的唯物论和辩证法为指导，根据经验、直觉或思辨推理进行医疗活动的医学模式。

25. 答案：B 解析：脑栓塞患者，如无出血倾向，可考虑抗凝治疗。常用低分子肝素，每天1～2次皮下注射。阿司匹林常用于抗血小板聚集治疗。

26. 答案：A 解析：胃癌血行播散转移，以晚期患者多见，最常转移到肝脏，其次是肺、腹膜、肾上腺。

27. 答案：C 解析：原文"邪入于腑，即不识人"。

28. 答案：B 解析：痴呆症，可见小颅同时伴有智力障碍。先天性梅毒，可见方颅。脑积水，可见巨颅。C、E选项的头颅几乎为正常。故本题选B。

29. 答案：C　解析：白细胞计数的增减主要受中性粒细胞数量的影响。中性粒细胞生理性增多见于新生儿、妊娠后期、分娩、剧烈运动或劳动后。病理性增多分为反应性增多和异常增生性增多两种。反应性增多见于：①急性感染：化脓性感染最常见，如流行性脑脊髓膜炎、肺炎链球菌肺炎、阑尾炎等；也可见于某些病毒感染，如肾综合征出血热、流行性乙型脑炎、狂犬病等；某些寄生虫感染，如并殖吸虫病等。②严重组织损伤：如大手术后、大面积烧伤、急性心肌梗死等。③急性大出血及急性溶血：如消化道大出血、脾破裂或输卵管妊娠破裂等。④急性中毒：如代谢性酸中毒（尿毒症、糖尿病酮症酸中毒）、化学药物中毒（安眠药中毒）、有机磷农药中毒等。⑤恶性肿瘤：各种恶性肿瘤的晚期，特别是消化道肿瘤（如胃癌、肝癌等）。⑥其他：如器官移植术后排斥反应、类风湿关节炎、自身免疫性溶血性贫血、痛风、严重缺氧及应用某些药物（如皮质激素、肾上腺素等）。故本题选C。

30. 答案：B　解析：伤寒是由伤寒杆菌经消化道传播引起的急性肠道传染病。伤寒杆菌，属于沙门菌属D组，革兰染色阴性。

31. 答案：E　解析：少数HIV急性感染（感染后平均2～4周）者有临床症状，持续1～2周消失。无症状感染期持续时间一般为6～8年或更久。

32. 答案：C　解析：因体位不同而出现浊音区变动的现象称为移动性浊音阳性，见于肝硬化门静脉高压症、右心衰竭、肾病综合征、严重营养不良，以及渗出性腹膜炎（如结核性或自发性腹膜炎）等引起的腹水。故本题选C。

33. 答案：E　解析：布鲁菌病存在合并症者一般可考虑应用三联或三联以上药物治疗，并需适当延长疗程；合并心内膜炎，常需同时采取瓣膜置换术；合并脊柱炎，必要时需外科手术治疗。E项首选手术治疗，表述有误。

34. 答案：D　解析：狂犬病是所有传染病中最凶险的疾病，一旦发病，预后极差，病死率几乎100%。

35. 答案：C　解析：对易感人群按免疫程序实施计划免疫及必要时强化免疫接种，是降低人群易感性最重要的措施。故选项C正确，A、B、D、E均属于人群易感性增高的因素。

36. 答案：C　解析：狂犬病典型病例的临床表现分为三期，即前驱期、兴奋期、麻痹期。恐水、怕风，以及自主神经功能亢进等表现均出现于兴奋期。而麻痹期则常表现为弛缓性瘫痪，以肢体软瘫为多见。

37. 答案：E　解析：流行性出血热低血压休克期的治疗，主要是抗休克，力争稳定血压，预防重要脏器衰竭。促进利尿是少尿期的治疗原则，而非血容量本就不足的低血压休克期的治疗原则。

38. 答案：A　解析：声音嘶哑的咳嗽多见于声带炎、喉炎、喉癌，以及喉返神经受压迫。

39. 答案：E　解析：甲状腺功能亢进症属于内分泌与代谢障碍，属于非感染性发热的疾病。故本题选E。

40. 答案：D　解析：伤寒患者进行粪便培养，整个病程中均可呈阳性，第3～4周阳性率最高。阳性表示大便排菌，有传染性，除外慢性胆囊带菌者，对伤寒有诊断意义。

41. 答案：B　解析：凡有腹泻症状，粪便培养霍乱弧菌阳性，即可诊断为霍乱。病原体的直接检出或分离培养是传染病病原学诊断的"金指标"。

42. 答案：A　解析：流行性感冒主要以全身中毒症状为主，发热通常持续3～4日，体温可达39～40℃，呼吸道症状轻微或不明显。

43. 答案：D　解析：触觉语颤减弱或

消失主要见于以下几种情况：①肺泡内含气量增多：如慢性阻塞性肺疾病及支气管哮喘发作时。②支气管阻塞：如阻塞性肺不张、气管内分泌物增多。③胸壁距肺组织距离加大：如胸腔积液、气胸、胸膜高度增厚及粘连、胸壁水肿或高度肥厚、胸壁皮下气肿。④体质衰弱：因发音较弱而语颤减弱。大量胸腔积液、严重气胸时，语颤可消失。

44.答案：E 解析：《灵枢·决气》曰："壅遏营气，令无所避，是谓脉。"脉，是营血运行的道路，能约束营血运行于脉中。

45.答案：E 解析：二尖瓣器质性收缩期杂音的特点：杂音呈吹风样，高调，性质较粗糙，强度常在3/6级以上，持续时间长，占据整个收缩期，可遮盖第一心音，常向左腋下传导，吸气时减弱，呼气时加强，左侧卧位时更明显。故本题选E。

46.答案：E 解析：左心衰竭时，因肺淤血常出现阵发性呼吸困难，多在夜间入睡后发生。

47.答案：B 解析：隐性感染又称亚临床感染，是指病原体只引起特异性免疫应答，不引起或只引起轻微的组织损伤，无临床症状，只能通过免疫学检查发现，临床最多见。

48.答案：C 解析：温病发斑多为阳明热毒内陷营血所致，因邪热有外泄之势，热随斑出之后，热势应渐解。若斑出而邪热仍不解者，表明邪热已消灼胃津，津伤则水不能济火，即所谓"胃津亡"，治疗主要以甘寒之剂清热生津。

49.答案：A 解析：细菌培养阳性及流脑特异性血清免疫检测阳性为确诊流脑的主要依据。

50.答案：A 解析：流脑的潜伏期在1～7天，一般为2～3天。

51.答案：A 解析：呼气性呼吸困难，病变在小支气管；表现为呼气困难，呼气相对延长，伴哮鸣音；见于支气管哮喘及其他慢性阻塞性肺疾病。

52.答案：B 解析：触觉语颤减弱或消失主要见于以下几种情况：①肺泡内含气量增多：如慢性阻塞性肺疾病及支气管哮喘发作时。②支气管阻塞：如阻塞性肺不张、气管内分泌物增多。③胸壁距肺组织距离加大：如胸腔积液、气胸、胸膜高度增厚及粘连、胸壁水肿或高度肥厚、胸壁皮下气肿。④体质衰弱：因发音较弱而语颤减弱。大量胸腔积液、严重气胸时，语颤可消失。

53.答案：D 解析：支气管结核患者可闻及局限性哮鸣音，于呼气末或咳嗽末较为明显，故D项有误。

54.答案：A 解析：一般成人清晨安静状态下，口腔（舌下）温度的正常值为36.3～37.2℃；腋窝温度的正常值为36.0～37.0℃；肛门温度的正常值为36.5～37.7℃。故本题选A。

55.答案：B 解析：破伤风表现为烦躁不安，局部疼痛，肌肉牵拉、抽搐及强直、苦笑面容。

56.答案：C 解析：麦门冬汤中麦冬与半夏用药比例为7:1，是仲景的配伍特点和临床用药经验，应予以重视。

57.答案：D 解析：太阴虚寒证与阳明中寒证的证治异同：太阴虚寒证与阳明中寒证均属中焦虚寒证。太阴虚寒，乃脾阳亏虚，寒湿内盛。脾主运化，脾虚邪入，则运化无权，故太阴病多见腹满而吐、食不下、时腹自痛、下利不渴、舌苔白腻、脉沉迟而弱等证候。治疗当温脾祛寒，燥湿除满，方用理中汤。阳明中寒证乃胃阳亏虚，寒邪内盛，不能受纳水谷，故临床表现为不能食、食谷欲呕、小便不利、大便初硬后溏、手足濈然汗出。治疗宜温中和胃，降逆止呕，方用吴茱萸汤。主要鉴别点是病机，故选D。

58.答案：A 解析：原发癌肿引起的表现，以咳嗽为常见的早期症状，多呈刺激性干咳，或有少量黏液痰。因癌组织血管丰富，痰内常间断或持续带血，如侵及大血管可导致大咯血。如肿瘤引起支气管部分阻塞，可引起局限性喘鸣，并有胸闷、气急等。全身症状有体重下降、发热。B、C、D、E均常见于肺外胸内扩散及远处转移等引起的临床表现。

59. 答案：D 解析：传染源是指体内有病原体生长、繁殖并能排出体外的人和动物，包括患者、隐性感染者、病原携带者、受感染的动物。而易感者是指对某一传染病缺乏特异性免疫力的人。

60. 答案：B 解析：对诊断急性胰腺炎最有价值的血清酶检查是淀粉酶。

61. 答案：C 解析：心脏震颤（猫喘）是器质性心血管疾病的体征。

62. 答案：B 解析：胆红素尿为尿内含有大量结合胆红素所致，呈深黄色，见于肝细胞性黄疸及阻塞性黄疸，因此在溶血性黄疸中，尿中结合胆红素多呈阴性。故选B，其他选项皆不符合。

63. 答案：C 解析：《素问·评热病论》曰："劳风法在肺下，其为病也。"肺下指肺部。劳风的病因为因劳而虚，因虚而受风，邪气化热壅肺；病机为太阳受风，卫阳郁遏，肺失清肃，痰热壅积。

64. 答案：E 解析：暴发型流脑，毒血症症状明显的患者，可应用肾上腺皮质激素治疗，常用地塞米松、氢化可的松。

65. 答案：B 解析：音调高亢响亮，称为肠鸣音亢进。如肠鸣音高亢呈叮当金属声，见于机械性肠梗阻。故本题选B。

66. 答案：B 解析：类风湿因子（RF），常规主要检测IgM型类风湿因子，其滴度一般与本病的活动性和严重性呈比例。但非类风湿关节炎（RA）的特异性抗体，其阳性者必须结合临床表现方能诊断。

67. 答案：B 解析：《灵枢·本神》曰："随神往来者谓之魂。"魂是神支配下的意识活动。魂属神志活动之一，依附神而存在，

故属阳。如果魂离开了神的支配，则出现梦话、梦游、梦幻等无意识的感觉和动作。张介宾注："盖神之为德，如光明爽朗、聪慧灵通之类皆是也。魂之为言，如梦寐恍惚、变幻游行之境皆是也。神藏于心，故心静则神清；魂随乎神，故神昏则魂荡。"故选B。

68. 答案：D 解析：阳明温病，无汗出表示非阳明无形热盛，即非阳明经证；实证未剧，即阳明腑实证尚不明显，故不能以下法治疗。其治疗予以冬地三黄汤，"甘苦合化"以泄热益阴。

69. 答案：C 解析：鼠类为流行性出血热主要的传染源，在我国是黑线姬鼠（野鼠型）、褐家鼠（家鼠型）等。人不是主要的传染源。A、D、E项的传染源均为人，而B项乙脑则以猪为主要传染源。

70. 答案：B 解析：左心室增大，可见心脏浊音界向左下扩大，使心界呈靴形，见于主动脉瓣关闭不全、高血压心脏病。

71. 答案：D 解析：《素问·上古天真论》提出的具体养生方法包括五个方面：一是法于阴阳，顺应四时，调养身心；二是和于术数，锻炼身体，保精养神；三是饮食有节，五味和调，滋养气血，日常饮食有节制、有规律；四是起居有常，按时作息，睡眠充足，怡养神气；五是不妄作劳，劳逸结合，保养形气。如此则保全形神，达到祛病延年、健康长寿的养生目的。

72. 答案：E 解析：E项狂犬病属于乙类严格管理传染病。风疹、流行性感冒、流行性腮腺炎均属于法定丙类传染病。C项霍乱属于法定甲类传染病。

73. 答案：C 解析：骨髓象是确诊白血病的主要依据。多数病例骨髓增生明显活跃或极度活跃。外周血涂片有原始细胞。骨髓细胞形态学及细胞化学染色显示其某一系列原始细胞≥30%即可诊断。

74. 答案：E 解析：胸部异常浊音或实音是由于肺组织含气量减少、不含气的肺

病变、胸膜病变，或胸壁组织局限性肿胀所致。常见于以下疾病：①肺部病变：肺炎、肺结核、肺栓塞、肺脓肿、肺部肿瘤、肺水肿、肺部广泛纤维化和肺包虫病等。②胸膜病变：胸腔积液、胸膜肿瘤和胸膜肥厚等。③胸壁病变：胸壁水肿、胸壁结核和胸壁肿瘤等。故本题选E。

75. 答案：A　解析：原文"太阴风温、温热、温疫、冬温，初起恶风寒者，桂枝汤主之；但热不恶寒而渴者，辛凉平剂银翘散主之"。本条文中，吴鞠通以"恶风寒"和"不恶寒"作为选用辛温法和辛凉法的重要依据，但临证时应结合其他临床表现判断。

76. 答案：A　解析：腮腺导管开口在与上颌第2磨牙牙冠相对的颊黏膜上。

77. 答案：D　解析：雄激素为治疗非重型再障的首选药物，常用药物有司坦唑醇、丙酸睾酮等。

78. 答案：D　解析：HBeAg 阳性 CHB 患者采用 Peg-IFN-α 抗病毒治疗，治疗24周后，若 HBV DNA 下降 < 2lgIU/mL 且 HBsAg 定量 > 2×10^{4}IU/mL，建议停药，改为 NAs 治疗。

79. 答案：D　解析：肝功能减退时对雌激素、醛固酮和抗利尿激素的灭能作用减弱，上述激素在体内蓄积，出现肝掌、蜘蛛痣等表现，为慢性肝炎、肝硬化的重要标志之一。

80. 答案：C　解析：心绞痛发作持续时间一般短暂，3～5分钟，很少超过15分钟。

81. 答案：D　解析：人禽流感的传染源主要为病禽、带毒的禽。主要经呼吸道传播，也可通过密切接触感染的禽类及其分泌物、排泄物、受污染的水及直接接触病毒株被感染。目前，尚无人与人之间直接传播的确切证据。

82. 答案：D　解析：外周血白细胞计数正常或减少主要见于部分革兰阴性杆菌感染（如布鲁菌病、结核病、伤寒与副伤寒）、多数病毒感染（如流行性感冒、高致病性禽流感病毒感染等），以及原虫感染，故选D。A、B、C、E 项均表现为外周血白细胞计数增高。

83. 答案：E　解析：结核病是一种慢性病变，其基本病变包括：渗出性病变、增生性病变、干酪样坏死。三种基本病理改变可以相互转化、交错存在，很少有单一病变独立存在，而以某一种病理改变为主。

84. 答案：D　解析：中毒性菌痢患者可在数小时内迅速发生循环衰竭和呼吸衰竭，病情严重，病死率高。

85. 答案：C　解析：医学道德良心是医务人员道德情感的深化，是医务人员在履行义务的过程中形成的道德责任感和自我评价能力。

86. 答案：B　解析：胃痛，呕吐物含酸腐气味，见于幽门梗阻；上消化道出血，呕吐物为咖啡色；胆道蛔虫、肠道蛔虫，呕吐物有蛔虫；低位肠梗阻，呕吐物有粪臭；十二指肠乳头以下的十二指肠或空肠梗阻，呕吐物有胆汁。

87. 答案：D　解析：萎缩性胃炎镜下可见黏膜苍白或灰白，呈颗粒状，可透见黏膜下血管，皱襞细小。非萎缩性胃炎则表现为黏膜红斑，粗糙不平，有出血点或出血斑。

88. 答案：B　解析：布鲁菌病可存在全身多系统并发症，如血液系统、心血管系统、运动系统及神经精神系统，另外眼睛及胎儿也常有波及，而少见肾脏表现。

89. 答案：D　解析：生姜泻心汤与干姜黄芩黄连人参汤、黄连汤、甘草泻心汤均为辛开苦降之法。这里需注意生姜泻心汤证为寒热错杂于中焦，水食停滞，临床以心下痞硬、干噫食臭为主症，治疗重在和中消痞，其用药寒温较为均衡。黄连汤证与干姜黄芩黄连人参汤证均属上热下寒，胃热脾寒；黄连汤证以下寒为主，临床以腹痛为主症，治疗去黄芩之苦寒，加桂枝温通阳气，全方药性偏温；干姜黄芩黄连人参汤证偏于上热，临床以呕吐为主症，故治疗重用芩、连以清上热，全方药性偏于寒。小陷胸汤中用黄连苦寒泄热，瓜蒌实宽胸清热涤痰，半夏化痰消痞散结，全方辛开苦降、宽胸散结。

90. 答案：C 解析：神经、精神症状，即肝性脑病，是重型肝炎的特征性表现之一。此时肝浊音界进行性缩小，有明显出血现象。重型肝炎常有"酶胆分离"，故转氨酶明显升高并非其特征性表现，其升高幅度反而不如急性肝炎明显。肝区疼痛及黄疸也并非其特征性表现。

91. 答案：E 解析：头部随脉搏呈节律性运动、颈动脉搏动明显、毛细血管波动征、水冲脉、枪击音与杜氏双重杂音统称为周围血管征，均由脉压增大所致，常见于主动脉关闭不全、发热、贫血及甲亢等。故本题选E。

92. 答案：A 解析："呕而肠鸣，心下痞者，半夏泻心汤主之"。因心下痞为主症，故其病位主在中焦；邪气内陷，寒热错杂于中焦，故心下痞满；中焦气机不畅，则脾胃升降失司，胃气上逆为呕，脾气不升为肠鸣泄泻。

93. 答案：E 解析：腹痛、血便、腹部肿块是肠套叠的典型症状。

94. 答案：B 解析：不同途径传播的传染病，常有针对性地选择不同的措施进行消毒和隔离。呼吸道传染病流行期间，应特别注意室内通风换气。

95. 答案：E 解析：急性心肌梗死的特征性改变包括：ST段抬高——反映心肌损伤；病理性Q波——反映心肌坏死；T波倒置——反映心肌缺血。

96. 答案：A 解析：阿托品影响可见双侧瞳孔散大。B、C、D、E项双侧瞳孔缩小。故本题选A。

97. 答案：A 解析：反射性呕吐见于：①胃源性呕吐，如急慢性胃炎等，常与进食有关；②肠源性呕吐见于急性肠炎、阑尾炎、肠梗阻等，肠梗阻者常伴腹痛、肛门停止排便排气；③急慢性肝炎、急慢性胆囊炎等；④其他，如异味刺激、急慢性咽炎等。A项洋地黄中毒为中枢性呕吐。故本题选A。

98. 答案：C 解析：心脏收缩期胸骨左缘第3、4肋间出现震颤，可见于室间隔缺损。

99. 答案：B 解析：《素问·阴阳应象大论》曰："形不足者，温之以气；精不足者，补之以味。"指形体虚弱者，宜用气厚之品温补阳气；阴精虚损者，宜用厚味之品滋补阴精。张介宾注："以形精言，则形为阳，精为阴；以气味言，则气为阳，味为阴。阳者卫外而为固也，阴者藏精而起亟也。故形不足者，阳之衰也，非气不足以达表而温之；精不足者，阴之衰也，非味不足以实中而补之。阳性缓，故曰温；阴性静，故曰补。"故选B。

100. 答案：B 解析：《赫尔辛基宣言》涉及人类受试者医学研究的伦理准则。

101. 答案：C 解析：在慢性呼吸系统疾病的基础上，一旦发现有肺动脉高压、右心室肥大的体征或右心功能不全的征象，排除其他引起右心病变的心脏病，即可诊断为肺心病。若出现呼吸困难、颈静脉怒张、发绀，或神经精神症状，为发生呼吸衰竭的表现；如有下肢或全身水肿、腹胀、肝区疼痛，提示发生右心衰竭，为急性加重期的主要诊断依据。

102. 答案：E 解析：多数慢性胃炎起病隐匿，临床表现不明显，症状多为消化系统疾病的非特异性表现，常出现上腹痛、饱胀不适，以进餐后明显，可伴嗳气、反酸、恶心等。

103. 答案：C 解析：患者为年轻女性，出现膀胱刺激征、腰痛，无明显全身感染症状，肾区无叩击痛，尿中白细胞（++），尿细菌培养为尿路感染最常见的致病菌大肠埃希菌，故诊断为急性膀胱炎。

104. 答案：C　解析：黄疸伴右上腹绞痛多见于胆石症。本题选C。

105. 答案：B　解析：40岁以上男性，原有慢性呼吸道疾病，咳嗽性质改变，持续痰中带血，有胸闷、气急等支气管部分阻塞表现，胸部X线示局限性肺气肿或段、叶性肺不张、孤立性圆形病灶和单侧性肺门阴影增大，均应高度怀疑肺癌的可能。

106. 答案：A　解析：患者为青年女性，有广泛出血累及皮肤、黏膜，有月经过多的表现，骨髓巨核细胞数增多，血小板计数减少［急性型发作期血小板计数常 $< 20 \times 10^9/L$，慢性型常在 $(30 \sim 80) \times 10^9/L$］，白细胞计数正常，血红蛋白正常，无贫血表现，可诊断为原发免疫性血小板减少症。

107. 答案：B　解析：患者有风心病病史，心尖区可闻及舒张期杂音，考虑为风心病二尖瓣狭窄；兼见胃纳差、恶心、呕吐、肝区疼痛、尿少、颈静脉怒张等体循环淤血表现，三尖瓣区可闻及收缩期吹风样杂音，考虑合并右心衰竭。

108. 答案：C　解析：双侧瞳孔大小不等，常见于脑外伤、脑肿瘤、脑疝及中枢神经性梅毒等颅内病变。

109. 答案：B　解析：当腹腔内大量积液时，在仰卧位时腹部外形呈宽而扁状，称为蛙腹。常见于肝硬化门静脉高压症、右心衰竭、缩窄性心包炎、肾病综合征、结核性腹膜炎、腹膜转移癌等。故本题选B。

110. 答案：A　解析：由气管移位可考虑患者存有胸腔、肺、纵隔及单侧甲状腺的病变；气管左移、右侧胸腔较左侧饱满，提示该侧气胸或胸腔积液病变；叩诊为鼓音，应考虑诊断为右侧气胸。左侧肺不张时，左胸可出现凹陷，叩诊呈浊音。右下肺炎时，气管无移位，右下肺叩诊呈浊音或实音。慢性阻塞性肺疾病气管无移位，叩诊呈过清

音。故本题选A。

111. 答案：A　解析：病毒性脑炎可引起颅压增高而发生呕吐，多不伴有恶心，但有剧烈头痛，呕吐与饮食无关，亦可伴有不同程度的意识障碍。故本题选A。

112. 答案：C　解析：根据NYHA心功能分级，若心脏病患者的体力活动明显受限，小于平时一般活动即可出现疲乏、心悸、呼吸困难或心绞痛发作等，应评估为心功能Ⅲ级。

113. 答案：A　解析：此证病机为腑实兼表证。患者病腹满，发热10日，可见腹满出现在发热之后，即先有表证，邪气入里化热，形成腑实证。其脉浮而数，也提示了表证未解，入里化热之象。饮食如故，提示了患者胃气未伤，饮食尚可运化，腹满是因肠中腑气不通而导致的。治以厚朴七物汤通腑泄热、祛风解表。

114. 答案：A　解析：全面性强直-阵挛发作，即大发作，以意识丧失和全身对称性抽搐为特征，自发作至意识恢复5～10分钟，醒后感头昏、头痛、全身酸痛乏力，对抽搐全无记忆。

115. 答案：C　解析：此病为肾着，治以甘姜苓术汤散寒除湿。

116. 答案：D　解析：抗甲状腺药物包括硫脲类（如丙硫氧嘧啶）和咪唑类（如甲巯咪唑和卡比马唑），最常见的不良反应为粒细胞减少，故开始治疗前必须进行血液一般检查，服药时应持续监测血象，防止粒细胞减少症的发生。

117. 答案：A　解析：消化性溃疡常有慢性、周期性、节律性中上腹隐痛或灼痛。故本题选A。

118. 答案：C　解析：心尖区隆隆样舒张中晚期杂音，并有左心房肥大的证据，即可诊断为二尖瓣狭窄。左心房代偿期可无症状；失代偿期及右心室受累时可出现相关临床表现。

119. 答案：C 解析：本证病机为太阳之腑膀胱受邪，气化不利。太阳病发汗太过，损伤津液，如果表证已解，只是大汗伤津致口渴，必伴胃津不足之烦躁、失眠，治疗只需少量多次饮水，使津复胃和自愈；如表证不解，表邪内传膀胱，致膀胱气化不利，水津不布，津不上承之口渴，必伴见小便不利、脉浮、发热等症，治以五苓散化气利水，兼以解表。这里需注意五苓散证与小青龙汤证均属外有表寒、内有水饮的表里同病之证，均有口渴或不渴，均可见小便不利，治疗均用表里双解之法。但两证水停部位不同，小青龙汤证水饮停在上焦，以喘咳、咳吐白色清稀痰涎为主症，治以温肺化饮。而五苓散证，水蓄下焦，以小便不利、少腹满为主症，治以通阳化气利水。而茯苓甘草汤证，因水停胃脘，故见心下悸、四肢厥冷、小便利、口不渴，治疗重用生姜温胃散水，用桂枝配茯苓化气蠲饮。

120. 答案：C 解析：肺心病急性加重期的治疗以控制感染为关键措施。慢性肺心病并发的感染多为混合性感染，故应联合用药，一般可首选青霉素类、氨基糖苷类、氟喹诺酮类及头孢菌素类等。

121. 答案：C 解析：患者有心悸、头晕、胸闷等表现，心脏听诊第一心音强度不一致，心律绝对不规则，脉搏短绌，应首先考虑为房颤。

122. 答案：D 解析：消化性溃疡上腹痛呈节律性，与进食相关。十二指肠溃疡饥饿时疼痛，多在餐后2～4小时出现，进食后缓解，常并发幽门梗阻。呕吐是幽门梗阻的主要症状，吐后症状减轻，呕吐物含有发酵宿食，查体有胃型、胃蠕动波及振水音。

123. 答案：D 解析：患者有长期乙肝病史，出现肝区疼痛，有肝功能减退表现，并有进行性肝肿大的肝癌特征性体征，AFP超过500μg/L，应首先怀疑肝癌的可能，可通过影像学检查发现肝癌特征性占位性病变，以明确诊断。D项是最符合目前疾病发展阶段的诊断。

124. 答案：C 解析：腹痛为急性胰腺炎的主要和首发症状，常于饱餐、饮酒后突然发生，初起疼痛位于中上腹或左上腹部，多数患者伴有恶心，频繁呕吐，吐后腹痛不缓解。另外，血清淀粉酶超过正常值上限3倍（＞500苏氏单位/升）即可确诊急性胰腺炎。患者可出现暂时性血钙降低，低血钙程度与临床严重程度平行，血钙低于2mmol/L见于重症急性胰腺炎。

125. 答案：A 解析：高血压脑病以舒张压增高为主，舒张压常超过120mmHg，出现头痛、烦躁不安、恶心、呕吐、视物模糊、精神错乱，严重者可出现神志恍惚、谵妄甚至昏迷，或出现暂时性偏瘫、失语等脑功能缺失的表现，伴有局灶或全身性抽搐等。治疗时静脉使用短效降压药物，硝普钠为首选。

126. 答案：E 解析：有病毒性肝炎等导致肝硬化的有关病史，有乏力等全身症状和相关消化道症状，有明显出血倾向及门静脉高压症表现，并发急性上消化道出血者，应首先考虑肝硬化。昏迷可能是肝性脑病所致。

127. 答案：B 解析：此证由于邪热内盛，热郁气滞，故腹满；胃热炽盛，灼伤津液，故口渴、面垢；热扰神明，故谵语；此热邪充斥上下内外，逼迫津液外泄而见自汗。应独清阳明之热，用辛凉清热重剂白虎汤治疗。若妄行发汗，则津液外泄，里热愈炽，谵语愈甚。若误下之，则阴竭而阳无所附，故额上汗出、手足逆冷。

128. 答案：D 解析：患者有冠心病病史，突然出现急性加重表现，咳吐粉红色泡沫样痰，考虑为急性左心衰竭，以急性肺水肿的表现为主。

129～131. 答案：D、D、D 解析：铁锈色痰为肺炎链球菌肺炎的特征性临床表现之一。患者常有受凉、淋雨、劳累、病毒感染等诱因，突起寒战，继之发热，多有病侧针刺样胸痛，部分患者有鼻翼扇动、口唇单纯疱疹等。典型患者有肺实变体征，包括患侧呼吸运动减弱、触觉语颤增强、叩诊呈浊音、听诊呼吸音减低或消失，并可出现支气管呼吸音。根据典型症状与体征，结合胸部X线检查，可做出初步诊断，确诊有赖于病原菌检测。抗菌药物首选青霉素G，用药途径及剂量视病情轻重及有无并发症而定。对青霉素过敏者，可用红霉素或阿奇霉素、林可霉素等。

132～134. 答案：D、A、B 解析：TIA的病因主要为动脉粥样硬化，其他有动脉狭窄、器质性心脏病、血液成分异常等。因绝大多数TIA患者就诊时发作已缓解，因此诊断主要依据病史。中老年患者突然出现一过性局限性神经功能缺失的症状和体征，持续时间短暂，24小时内症状和体征消失，急诊CT或MRI检查未发现与症状相关的病灶，即可诊断TIA。TIA患者发病2～7天是发生卒中的高风险期，对确诊的TIA患者，应进行伴发病的详细问诊，明确基础疾病，并进行相关实验室及其他检查，如发现并存血脂异常、高血压、血糖升高、颈动脉粥样硬化斑块等，提示患者具有进一步发生卒中等器质性心脑血管缺血性疾病的高风险，应进行正规甚至强化治疗，消除危险因素，避免进展为卒中。

135～136. 答案：E、C 解析：伤寒的临床特征为持续发热，表情淡漠，相对缓脉，玫瑰皮疹，肝脾肿大和白细胞计数减少等。霍乱患者的典型临床表现为起病急，腹泻剧，多伴呕吐，并可由此导致脱水、肌肉痉挛，严重者可发生循环衰竭和急性肾衰竭。

137～138. 答案：B、D 解析：对门诊初诊患者，要通过全面沟通，对患者病情做出准确的判断、制定治疗方案；对复诊患者要重点沟通治疗效果，掌握病情变化，及时调整治疗方案；对住院患者要在系统检查中深入沟通；患者出院，要以叮嘱的方式沟通；回访患者，要以关切的问候方式沟通；对重症患者更要细致沟通，及时对患者家属讲清危险，研究、协商救治方案；对急症患者要快沟通，忙而不乱，快速把握疾病的症状和性质。

139～140. 答案：B、D 解析：肺与大肠表里合病，除了阳明热结外，因热邪阻肺，肺失宣降，而出现喘促不宁，坐卧不安，痰热壅盛及右寸脉实大的一派肺热炽盛的表现；同时肺和大肠相表里，大肠腑气不通，可加重肺气不降，肺气不降亦能加重大肠腑气不通。故临床治疗上予以宣白承气汤表里合治，吴氏称此法为"脏腑合治法"。阳明热邪内闭心包，除阳明腑实证外，还出现神志昏迷、舌短难伸、口渴而饮不解等症状，此为热邪内陷，热闭心包的症状。治疗上除了泻下阳明腑实外，亦要清心开窍，方予牛黄承气汤，吴氏称此法为"两少阴合治法"。

141～142. 答案：B、C 解析：指关节梭状畸形多见于类风湿关节炎。杵状指（趾）常见于支气管扩张、支气管肺癌、慢性肺脓肿、脓胸，以及发绀型先天性心脏病、亚急性感染性心内膜炎等。匙状甲（反甲）常见于缺铁性贫血，偶见于风湿热。

143～144. 答案：D、C 解析：患者持续尿糖阳性，但空腹及餐后血糖均正常，乃因肾糖阈降低所致的肾性糖尿。患者有"三多一少"的临床症状，空腹血糖≥7mmol/L，糖耐量亦出现异常，可诊断为糖尿病。

145～146. 答案：E、D 解析：中毒性菌痢休克型治疗需迅速扩充血容量及纠正酸中毒，予抗胆碱药物改善微循环，短期使用糖皮质激素，保护心、脑、肾等重要脏器功能，有早期DIC者可予肝素抗凝治疗。

中毒性菌痢脑型以减轻脑水肿，防止呼吸衰竭为主，常应用20%甘露醇，注意保持呼吸道通畅，及时吸痰、吸氧。

147～148. 答案：C、A 解析：急性白血病是造血干细胞的恶性克隆性疾病，成人患者中急性粒细胞白血病最多见，儿童患者中急性淋巴细胞白血病多见。

149～150. 答案：D、B 解析：①透明管型：偶见于健康人；少量出现见于剧烈运动、高热等；明显增多提示肾实质病变，如肾病综合征、慢性肾炎等。②红细胞管型：见于急性肾炎、慢性肾炎急性发作、狼疮性肾炎、肾移植术后急性排斥反应等。③白细胞管型：提示肾实质感染性疾病，见于肾盂肾炎、间质性肾炎。④肾小管上皮细胞管型：提示肾小管病变，见于急性肾小管坏死、慢性肾炎晚期、肾病综合征等。⑤蜡样管型：提示肾小管病变严重，预后不良，见于慢性肾炎晚期、慢性肾衰竭、肾淀粉样变性。

第三单元

1. 答案：B 解析：小肠经听宫穴在面部，耳屏正中与下颌骨髁状突之间的凹陷中。

2. 答案：E 解析：滋水清肝饮由六味地黄丸合丹栀逍遥散加减而成，滋养阴精、补益肝肾的作用更强，适用于郁证日久，热盛伤阴。故选E。

3. 答案：C 解析：痰饮的治疗以温化为原则。

4. 答案：E 解析：股骨大转子至腘横纹（平髌尖）的骨度折量寸为19寸。

5. 答案：A 解析：心经输（原）穴神门在腕前区，腕掌侧远端横纹尺侧端，尺侧腕屈肌腱的桡侧缘。

6. 答案：B 解析：背俞穴主要用于治疗相关脏腑的病变。肺主皮毛，故肺俞能治疗皮肤瘙痒、瘾疹等皮肤病。

7. 答案：B 解析：肾虚腰痛，偏阳虚者用右归丸，偏阴虚者用左归丸，无阴阳偏盛者用青娥丸。故选B。

8. 答案：A 解析：风痰闭阻者应涤痰息风，开窍定痫，用定痫丸合适。其余选项或只祛痰，或只息风，不能开窍定痫。故选A。

9. 答案：A 解析：中风有中经络、中脏腑之分，而神志障碍的有无是其划分的标志，故选A。半身不遂、语言不利、肢体瘫软、口舌㖞斜是中风中经络和中脏腑的共同表现，故排除B、C、D、E。

10. 答案：A 解析：A项血海属足太阴脾经；B项少海属手少阴心经；C项小海属手太阳小肠经；D项照海属足少阴肾经；E项气海属任脉。

11. 答案：C 解析：呃逆的基本病机是胃失和降，膈间气机不利，胃气上逆动膈，故理气和胃、降逆止呃为其基本治法。

12. 答案：C 解析：小肠经井穴少泽常用于治疗乳痈、乳少、产后缺乳等乳房病证，是通乳之经验穴，亦为治疗缺乳的主穴之一。

13. 答案：E 解析：黄疸病理因素有湿邪、热邪、寒邪、疫毒、气滞、瘀血六种，但其中以湿邪为主。故选E。

14. 答案：B 解析：三棱针疗法具有通经活络、开窍泄热、消肿止痛等作用。凡各种实证、热证、瘀血、疼痛等均可应用。较常用于某些急症和慢性病，如昏厥、高热、中暑、中风闭证、咽喉肿痛、目赤肿痛、顽癣、疔疮初起、扭挫伤、痔疮、顽痹、头痛、丹毒、指（趾）麻木等。

15. 答案：C 解析：根据十二经脉的分布规律，上肢内侧为手三阴经，太阴在前、厥阴在中、少阴在后，故循行于上肢内侧中线的经脉是手厥阴心包经。

16. 答案：D　解析：胆经穴足临泣为八脉交会穴之一，通带脉；与外关穴合用，可治疗目锐眦、耳后、颊、颈、肩部疾病。

17. 答案：C　解析：感冒是感受触冒风邪，邪犯卫表而导致的常见外感疾病。由于感受四时之邪的特点及禀赋体质的差异，可以表现为风寒、风热、夹暑、夹湿的不同，但总离不开风邪，风为百病之长。故选C。

18. 答案：D　解析：临床上常把先病经脉的原穴和后病的相表里经脉的络穴相配合，称为"原络配穴法"，是表里经配穴法的典型用法。大肠先病，先取其原穴合谷，肺经后病，后取该经络穴列缺，显然D项符合原络配穴法。注意不是在同一条经脉上选其原、络穴，而是分别取相表里经脉的原穴和络穴，方能称为原络配穴法。

19. 答案：B　解析：饮停于胃肠叫痰饮；饮留胁下叫悬饮；饮溢四肢叫溢饮；饮停胸肺叫支饮。故选B。

20. 答案：C　解析：脾经络穴公孙，也是八脉交会穴之一，通冲脉。冲脉病变出现的胸腹气逆，可选公孙治疗。公孙和内关配伍合用，能治疗心、胸、胃疾病。

21. 答案：E　解析：心悸心阳不振证宜温补心阳、安神定悸，用桂枝甘草龙骨牡蛎汤合参附汤。

22. 答案：B　解析：虚喘责之肺、肾，因阳气不足，阴精亏耗，而致肺肾出纳失常，且尤以气虚为主。故选B。

23. 答案：E　解析：胆募穴日月在胸部，第7肋间隙中，前正中线旁开4寸。

24. 答案：D　解析：用押手拇、食二指将欲针刺腧穴部位的皮肤提起，刺手持针，从捏起皮肤的上端将针刺入，是为提捏进针法，主要用于皮肉浅薄部位腧穴的进针，如印堂穴。

25. 答案：C　解析：胆经悬钟穴在小腿外侧，外踝尖上3寸，腓骨前缘。

26. 答案：E　解析：A、B、C、D项是导致心脉痹阻的原因。胸痹的表现都是心脉痹阻引起的，故选E。

27. 答案：E　解析：泄泻日久，耗伤正气，多属虚证，脾虚者宜健脾，排除A；肾虚者应补肾，排除B；中气下陷者应升提，排除C；久泻不止宜固涩，排除D；久泻不止不可分利太过，以防劫其阴液，故选E。

28. 答案：A　解析：神门为手少阴心经原穴，亦是输穴。

29. 答案：A　解析：足三阴经在足内踝上8寸以下为厥阴在前、太阴在中、少阴在后，至内踝上8寸以上，太阴交出于厥阴之前。

30. 答案：E　解析：厥证的病因有情志内伤（恼怒致厥为多）、饮食不节（过度饥饿或暴饮暴食）、亡血失津、体虚劳倦。故选E。

31. 答案：A　解析：喘证有虚实之分，实喘者呼吸深长有余，呼出为快，气粗声高，伴有痰鸣咳嗽、脉数有力，病势多急；虚喘呼吸短促难续，深吸为快，气怯声低，少有痰鸣咳嗽，脉象微弱或浮大中空，病势徐缓，时轻时重，遇劳则甚。故选择A。

32. 答案：D　解析：脾之大络为大包，位于胸胁部。足太阴脾经亦有本经络穴公孙，注意二者不要混淆。

33. 答案：D　解析：回旋灸指施灸时，艾卷点燃的一端与施灸部位的皮肤虽然保持一定的距离，但不固定，而是向左右方向移动或反复回旋施灸，属于艾条灸中的悬起灸。

34. 答案：A　解析：中风的病理因素主要为风、火、痰、瘀。其病理性质多属本虚标实，上盛下虚。故选A。

35. 答案：B　解析：足阳明胃经循行于腹中线旁开2寸，胸中线旁开4寸。

36. 答案：E　解析：临床上常用俞募配穴法，即把病变脏腑的俞、募穴配合运用，发挥其协同作用，是前后配穴法典型的实例。如题治疗胃痛，即选胃之背俞穴胃俞，以及募穴中脘，配伍合用。

37. 答案：D　解析：十二经脉的循行走向规律如下，手三阴经从胸走手，手三阳经从手走头，足三阳经从头走足，足三阴经从足走腹（胸）。

38. 答案：C　解析：太阳头痛选用羌活、蔓荆子、川芎；阳明头痛选用葛根、白芷、知母；少阳头痛选用柴胡、黄芩、川芎；厥阴头痛选用吴茱萸、藁本等。故选择C。

39. 答案：B　解析：十二经脉的气血循环流注次序可简便记忆为：肺大胃脾心小肠，膀肾包焦胆肝藏。手太阳小肠经上接手少阴心经，两经在手小指端交接。

40. 答案：C　解析：脾足太阴之脉，属脾，络胃，上膈，夹咽，连舌本，散舌下。

41. 答案：E　解析：行针的基本手法主要有提插法和捻转法两种。

42. 答案：D　解析：阴黄寒湿阻遏证，治宜温中化湿、健脾和胃，方用茵陈术附汤。选D。

43. 答案：E　解析：尿血肾气不固证，治宜补益肾气、固摄止血，选方为无比山药丸。故选E。

44. 答案：C　解析：十二经脉的名称是根据手足、脏腑、阴阳来命名的，如手太阴肺经。

45. 答案：E　解析：肾经原穴太溪在踝区，内踝尖与跟腱之间的凹陷中。D项与太溪穴相对的腧穴是膀胱经的经穴昆仑。

46. 答案：E　解析：胃痛脾胃虚寒证，治宜温中健脾、和胃止痛，用黄芪建中汤。故选E。

47. 答案：D　解析：尿血与血淋的鉴别，主要在于"有无尿痛"，不痛者为血尿，痛者为血淋。故选D。

48. 答案：E　解析：膀胱经井穴至阴善治胎位不正、滞产、胞衣不下等胎产病证。

49. 答案：E　解析：手三阳经分布于上肢外侧，阳明在前、少阳在中、太阳在后，故手少阳三焦经在上肢外侧中线。正确答案为E。

50. 答案：A　解析：水肿的病位在肺、脾、肾，关键在肾。其基本病机为肺失通调，脾失转输，肾失开阖，三焦气化不利，水液泛滥肌肤。故选A。

51. 答案：C　解析：胸痹心血瘀阻证治宜活血化瘀、通脉止痛，选方为血府逐瘀汤。

52. 答案：B　解析：任脉妊养六阴经，调节全身阴经经气，故称"阴脉之海"。

53. 答案：A　解析：太白为足太阴脾经输穴。故选A。

54. 答案：A　解析：腹痛湿热壅滞肠道，宜泄热通腑、行气导滞，用大承气汤最合适。故选A。

55. 答案：D　解析：阴经五输穴中，合穴属水；阳经五输穴中，荥穴属水。D项曲泉属足厥阴肝经合穴，五行属水，故为正确选项。A项少府为心经荥穴，属火；B项大陵为心包经输穴，属土；C项后溪为小肠经输穴，属木；E项经渠为肺经经穴，属金。

56. 答案：E　解析：十二经脉的气血循环流注次序可简便记忆为：肺大胃脾心小肠，膀肾包焦胆肝藏。足厥阴肝经下接手太阴肺经于肺中。

57. 答案：B　解析：胸痹气阴两虚证，可见心胸隐痛，时作时止。治宜益气养阴，活血通脉。

58. 答案：B　解析：呕吐是指胃失和降，气逆于上，迫使胃中之物从口中吐出的一种病证，其主要病位在胃，与肝、脾有密切关系。故选B。

59. 答案：D　解析：足太阴脾经的郄穴是地机。

60. 答案：D　解析：督脉督领六阳经，调节全身阳经经气，故称"阳脉之海"。

61. 答案：D 解析：遗尿伴夜梦多，除主穴关元、中极、膀胱俞、三阴交外，还应配百会、神门。

62. 答案：A 解析：呕吐是指胃失和降，气逆于上，迫使胃中之物从口中吐出的一种病证，无物有声谓之干呕；呃逆是指胃气上逆动膈，以气逆上冲，喉间呃呃连声，声短而频，令人不能自制为主要表现的病证；嗳气乃胃气阻郁，气逆于上所致，食后多发。三者的共同病机为"胃气上逆"，故选A。

63. 答案：D 解析：感冒风寒束表证表湿较重，见肢体酸痛、头重头胀、身热不扬，方用羌活胜湿汤。

64. 答案：D 解析：经筋的作用主要是约束骨骼，利于关节屈伸活动，以保持人体正常的运动功能。

65. 答案：A 解析：根据十二经脉的循行交接规律，相表里的阴经与阳经在手足末端交接。

66. 答案：D 解析：癃闭实证主穴取中极、膀胱俞、秩边、阴陵泉、三阴交；膀胱湿热证配委阳穴。

67. 答案：C 解析：《难经·六十八难》所述五输穴的主治特点："井主心下满，荥主身热，输主体重节痛，经主喘咳寒热，合主逆气而泄。"故正确答案应为C项体重节痛。

68. 答案：B 解析：多食易饥3个月，消瘦5kg，考虑为消渴；多食易饥，口干渴，大便干燥，舌苔黄，脉滑实有力，考虑为中消胃热炽盛。故选B。

69. 答案：C 解析：突然昏仆，不省人事，牙关紧闭，口噤不开，两手握固，肢体强痉，大小便闭者，为中风中脏腑之闭证，取督脉、手厥阴经穴和十二井穴为主。

70. 答案：A 解析：患者喘逆上气，考虑为喘证；见恶寒身热，无汗，痰质稠色黄，属于表寒肺热证，故选A解表清里、化痰平喘之麻杏石甘汤。

71. 答案：A 解析：咳嗽喉痒，痰中带血，考虑为咳血；口干鼻燥，身热舌红少津，苔薄黄，脉数，考虑为咳血燥热伤肺证，治宜清热润肺、宁络止血，用桑杏汤。故选A。

72. 答案：C 解析：患者有明显的感受风寒史，晨起后颈项疼痛重着，活动受限，头向患侧倾斜，颈肩部压痛明显，伴恶风畏寒，考虑为风寒袭络之落枕，配穴当选风池、合谷。

73. 答案：B 解析：因皮肤疮痍破溃而引发水肿，肿势自颜面渐及全身，小便不利，恶风发热，舌红苔薄黄，脉滑数，考虑为水肿湿毒浸淫证，治宜宣肺解毒、利湿消肿，用麻黄连翘赤小豆汤合五味消毒饮。选B。

74. 答案：A 解析：痢下稀薄白冻，考虑为痢疾；食少神疲，四肢不温，舌淡苔薄白，脉沉细，考虑为虚寒痢，治宜温补脾肾、收涩固脱，用桃花汤合真人养脏汤。选A。

75. 答案：C 解析：大便时溏时泄，水谷不化，稍进油腻之物，则大便次数增多，为久泻虚证，必然伤脾；食少，食后脘闷不舒，面色萎黄，神疲倦怠，舌质淡，苔白，脉细弱，考虑为脾胃虚弱证。故选择C。

76. 答案：D 解析：针灸治疗急性泄泻取足阳明、足太阴经穴为主，主穴选天枢、上巨虚、阴陵泉、水分。

77. 答案：A 解析：针灸治疗感冒宜祛风解表，取手太阴、手阳明经穴及督脉穴为主。

78. 答案：C 解析：治疗月经先期的主穴为关元、三阴交、血海。

79. 答案：B 解析：呕吐清水痰涎，脘痞纳呆，头眩心悸，苔白腻，脉滑者为痰饮内停之呕吐，配穴当选丰隆、公孙。

80. 答案：D 解析：头晕目眩，面白或萎黄，神倦乏力，舌淡，苔薄白，脉弱者为气血两虚之眩晕，配穴当选气海、脾俞、胃俞。

81. 答案：D　解析：头胀痛、跳痛、掣痛，或两侧、颠顶作痛，兼心烦易怒、口苦、脉弦者为肝阳上亢头痛，配穴当选太溪、太冲。经络辨证颠顶头痛属厥阴头痛，配穴当选配四神聪、太冲、内关。综上D项为最佳选项。

82. 答案：E　解析：胃痛暴作，恶寒喜暖，脘腹得温则痛减，脉弦紧，考虑为胃痛寒邪客胃证，治疗宜用香苏散合良附丸。选E。

83. 答案：B　解析：平素眩晕、耳鸣，突然发生口舌㖞斜，舌强语謇，半身不遂，但其神志清楚，舌红，苔腻，脉弦细数，证属中风阴虚风动证，治宜滋阴潜阳、息风通络，用镇肝熄风汤。选B。

84. 答案：C　解析：痫病的特点：一昏二抽三无后遗症；痉证不昏迷；厥证、眩晕不抽搐；中风有口眼㖞斜、半身不遂的后遗症。故选C。

85. 答案：B　解析：蛇串疮其皮损鲜红、疱壁紧张、灼热刺痛，兼口苦、烦躁易怒，苔黄，脉弦滑数者，考虑为肝胆火盛证，配穴当选行间、侠溪。

86. 答案：B　解析：头痛昏蒙，胸脘满闷，呕吐痰涎，舌苔白腻，脉弦滑，考虑为痰浊头痛，治宜健脾燥湿、化痰降逆，选方为半夏白术天麻汤。选B。

87. 答案：C　解析：患者肾阴亏损，统摄无权，故尿频量多，浑浊如膏脂；阴精亏虚，故形体消瘦，口干唇燥，舌红苔少，脉细数；加之有消渴病史，辨证属消渴下消肾阴亏虚证，治宜滋阴固肾，用六味地黄丸，选C。

88. 答案：B　解析：患者肢体痿软，足胫热气上腾，身体困重，舌苔黄腻，脉滑数，考虑为痿证湿热浸淫证，治宜清热利湿，通利经脉。选B。

89. 答案：B　解析：黎明之前泄泻，形寒怕冷，考虑为泄泻肾阳虚衰证。故选B。

90. 答案：C　解析：胁痛口苦，胸闷纳呆，恶心呕吐，目黄身黄，舌苔黄腻，脉弦滑数，考虑为胁痛肝胆湿热证。选C。

91. 答案：D　解析：患者昏仆抽搐，吐涎，两目上视，口中如作猪羊叫，考虑为痫病；心烦失眠，咳痰不爽，口苦而干，舌红苔黄腻，脉弦滑数，考虑为痰火扰神证，应用龙胆泻肝汤合涤痰汤，治法为清热泻火、化痰开窍。故选D。

92. 答案：B　解析：胸闷重而心痛微，气短喘促，肢体沉重，体胖痰多，伴心悸眩晕，舌苔浊腻，脉滑，为胸痹痰浊闭阻证，应通阳泄浊、豁痰宣痹，用瓜蒌薤白半夏汤合涤痰汤。故选B。

93. 答案：B　解析：呼吸急促，喉中哮鸣如水鸡声，考虑为哮病；形寒畏冷，舌苔白滑，脉弦紧，考虑为冷哮证，治宜宣肺散寒、化痰平喘。故选B。

94. 答案：C　解析：《素问·痿论》指出"治痿独取阳明"。阳明经多血多气，主润宗筋，故治疗痿证取上、下肢阳明经穴，以疏通经络、调理气血。

95. 答案：B　解析：咳嗽，咯血，潮热，盗汗，胸痛，考虑为肺痨；干咳少痰，五心烦热，盗汗，形体消瘦，舌红少苔，脉细数，都是阴虚的特征，病位在肺，故为肺阴亏损证。故选B。

96. 答案：A　解析：因于外伤出现瘀血，刺痛，痛有定处，夜间痛甚，舌质紫暗，脉沉涩，考虑为胁痛瘀血阻络证，故治宜祛瘀通络，用血府逐瘀汤或复元活血汤。故选A。

97. 答案：A　解析：呃逆频作，冲逆而出，声音洪亮有力，口臭烦渴，多喜冷饮，大便秘结，舌苔黄燥，脉滑数，为呃逆胃火上逆证，治宜清胃泄热、降逆止呃，方用竹叶石膏汤。故选 A。

98. 答案：B 解析：始见时时振寒、发热，继而壮热汗出，咳吐腥臭浊痰，胸满作痛，可诊为肺痈，此为成痈期表现，应用千金苇茎汤合如金解毒散，治法为清肺解毒、化瘀消痈。故选 B。

99. 答案：B 解析：饮食难下，下而复吐出，考虑为噎膈；呕吐物如赤豆汁，舌质紫暗，脉细涩，考虑为瘀血内结证。

100. 答案：C 解析：汗出恶风，遇劳则发，易于感冒，体倦乏力，面色少华，舌苔薄白，脉细弱，考虑为汗证肺卫不固证，治宜益气固表，用桂枝加黄芪汤或玉屏风散。故选 C。

101. 答案：D 解析：腹内积块明显，硬痛不移，面暗消瘦，纳食减少，舌紫暗苔薄，脉细涩，辨属积证之瘀血内结证。选 D。

102. 答案：D 解析：胸胁疼痛，咳唾引痛，咳逆气喘，息促不能平卧，喜向右侧偏卧，右侧肋间胀满，舌苔白，脉沉弦，考虑为悬饮饮停胸胁证，治宜泻肺祛饮。故选 D。

103. 答案：E 解析：患者无胸痛，且反复咳血，颧红，潮热盗汗，舌质红少苔，脉细数，考虑为咳血阴虚肺热证，选方为百合固金汤。

104. 答案：D 解析：小便不畅，点滴不爽，考虑为癃闭；烦渴欲饮，呼吸急促，舌苔薄黄，脉数，故考虑为肺热壅盛证。选 D。

105. 答案：C 解析：脘腹痞寒不舒，考虑为胃痞；头晕目眩，身重困倦，呕恶纳呆，口淡不渴，舌苔白厚腻，脉沉滑，考虑为痰湿中阻证，用二陈平胃汤，以除湿化痰、理气和中。选 C。

106. 答案：E 解析：面瘫治以祛风通络、疏调经筋，取局部穴、手足阳明经穴为主。

107. 答案：E 解析：微恶风寒，发热重，流浊涕，痰稠或黄，咽喉肿痛，苔薄黄，脉浮数，考虑为风热感冒，配穴当选曲池、尺泽。

108. 答案：B 解析：性情急躁易怒，胸胁胀满，口苦而干，苔黄，脉弦数，考虑为郁证气郁化火证，应用丹栀逍遥散。故选 B。

109. 答案：D 解析：心烦不寐，心悸不安，头晕，耳鸣健忘，腰酸梦遗，五心烦热，口干津少，舌红少苔，脉细数，考虑为不寐心肾不交证，治宜滋阴降火、交通心肾。故选 D。

110. 答案：C 解析：精神恍惚，心神不宁，多疑易惊，悲忧善哭，喜怒无常，考虑为郁证心神失养证，又名脏躁，治宜甘润缓急、养心安神。故选择 C。

111. 答案：E 解析：休息痢日久，脾阳虚极，肠中寒积不化，遇寒即发，症见下痢白冻、倦怠少食、舌淡苔白、脉沉者，用温脾汤加减。

112. 答案：B 解析：肺气肿病史 10 年，现胸部膨满，胸中憋闷如塞，考虑为肺胀。烦躁，咳逆喘促，咳痰不爽，舌边尖红，苔黄腻，脉滑数都是痰热之象，考虑为肺胀痰热郁肺证，用越婢加半夏汤或桑白皮汤。故选 B。

113. 答案：B 解析：脘腹痞闷，嘈杂，饥不欲食，恶心嗳气，口燥咽干，大便秘结，舌红少苔，脉细数，考虑为胃痞胃阴不足证，治宜养阴益胃、调中消痞，方选益胃汤。故选 B。

114. 答案：A 解析：心悸而痛，胸闷气短，动则更甚，自汗，面色㿠白，神倦怯寒，四肢欠温，舌质淡胖，边有齿痕，苔白腻，脉沉细迟，考虑为胸痹心肾阳虚证，治宜温补阳气、振奋心阳，用参附汤合右归饮。故选 A。

115. 答案：B 解析：突然昏仆，不省人事，目合口开，四肢瘫软，手撒肢冷，汗多，二便自遗，脉微细欲绝，考虑为中风中脏腑之脱证，主穴取关元、神阙。

116. 答案：B　解析：肢体关节疼痛剧烈，痛处固定，得热痛减，遇寒痛增，舌苔薄白，脉弦紧，考虑为痹证中的痛痹，主要为寒邪侵袭，治宜散寒通络、祛风除湿，用乌头汤。故选B。

117. 答案：C　解析：中气不足，脾失统摄，血溢肠中，故便血紫暗，甚则黑色；脾胃阳虚，故腹部隐痛，喜热饮，面色不华，神倦懒言，便溏，舌质淡，脉细。本案考虑为便血脾胃虚寒证，治宜健脾温中、养血止血，用黄土汤。故选C。

118. 答案：C　解析：暴病耳聋，或耳中觉胀，耳鸣如潮，鸣声隆隆不断，按之不减，属于耳鸣耳聋之实证，取局部腧穴及手、足少阳经穴为主。概因手、足少阳经脉均绕行于耳之前后并入耳中。

119. 答案：D　解析：体倦乏力，气短声低，面色不华，为脾不统血证，治宜补中健脾、益气摄血，用归脾汤最宜。

120. 答案：A　解析：咳嗽气粗，痰多痰黄，舌红苔黄腻，脉滑数，辨属咳嗽痰热郁肺证。故选择A。

121. 答案：D　解析：小便热涩刺痛，尿色深红，可诊断为血淋，治宜清热通淋、凉血止血，用小蓟饮子。故选D。

122. 答案：B　解析：因情绪紧张突然眩晕昏仆，考虑为气厥；面色苍白，呼吸微弱，汗出肢冷，舌淡，脉沉细微，考虑为虚证。

123. 答案：C　解析：腹大胀满，按之如囊裹水，颜面微浮肿，舌苔白腻，脉缓，考虑为鼓胀水湿困脾证，治宜温中健脾、行气利水，用实脾饮。选C。

124. 答案：D　解析：大便干结，腹胀腹痛，口干口臭，小便短赤，舌红，苔黄燥，脉滑数，考虑为热秘，配穴当选曲池、内庭。

125. 答案：A　解析：小便点滴不通，考虑为癃闭；短赤灼热，小腹胀满，口苦口黏，舌质红，苔黄腻，脉数都是湿热之征，考虑为膀胱湿热证，治宜清利湿热、通利小便，用八正散。故选A。

126. 答案：B　解析：风寒外袭，故恶风畏寒；阻遏太阳经气，故头痛连及项背；口不渴，舌苔薄白，脉浮紧，都是外感风寒的表现，考虑为风寒头痛，治宜疏散风寒止痛，用川芎茶调散。故选B。

127. 答案：C　解析：突发身目发黄，黄色鲜明，右胁胀闷疼痛，牵引肩背，寒热往来，口苦咽干，考虑为胆腑郁热证，选方为大柴胡汤。故选C。

128. 答案：C　解析：大便秘结，嗳气频作，胸胁痞满，腹中胀痛，脉弦，考虑为气秘，治宜顺气导滞，方用六磨汤。四磨汤行气降逆，宽胸散结，主治肝郁气逆证，通便导滞力不专。五磨饮子中无大黄，通便导滞不如六磨汤。柴胡疏肝散用于气郁，但本证还有有形实邪在胃肠中，故不宜。

129. 答案：A　解析：痢下赤白，白多赤少，舌淡苔白腻，脉濡缓，考虑为寒湿痢，选方为不换金正气散。

130. 答案：B　解析：喘促气短，考虑为喘证；咳声低弱，咳痰稀白，自汗畏风，舌淡红，苔薄白，脉弱无力，考虑为肺气虚耗证，治宜补肺益气养阴，用生脉散合补肺汤。故选B。

131. 答案：D　解析：黎明前脐腹作痛，肠鸣即泻，完谷不化，泻后则安，腹部喜暖，腰膝酸软，舌淡苔白，脉沉细，考虑为肾阳虚衰之泄泻，配穴当选肾俞、关元。

132. 答案：E　解析：吞咽梗阻，胸膈痞满，情志舒畅时可稍减轻，口干咽燥，舌红苔薄腻，脉弦滑，考虑为噎膈痰气交阻证，治疗首选启膈散，治法为开郁化痰、润燥降气。若泛吐痰涎甚多，可含化玉枢丹。

第98页

133.答案：B 解析：大便秘结，排出困难，考虑为便秘；面色无华，头晕目眩，心悸，舌淡，脉细，考虑为血虚。故选B。

134.答案：B 解析：呕吐清水痰涎，脘闷不食，头晕心悸，舌苔白腻，脉滑，考虑为呕吐痰饮中阻证，应用小半夏汤合苓桂术甘汤，治法为温中化饮、和胃降逆。故选B。

135.答案：E 解析：牙痛剧烈，齿龈红肿或出脓血，口臭，口渴，便秘，舌红，苔黄燥，脉洪数，考虑为胃火牙痛，配穴当选内庭、二间。

136.答案：B 解析：患者发病急骤，痢下鲜紫脓血，腹痛剧烈，可诊断为疫毒痢，治宜清热解毒、凉血除积，用白头翁汤。故选B。

137～139.答案：D、B、D 解析：患者腹痛而泻，腹中雷鸣，攻窜作痛，矢气频作，每因抑郁恼怒而作，素有胸胁胀闷，嗳气食少，舌淡红，脉弦，考虑为泄泻肝气乘脾证，治法为抑肝扶脾，代表方为痛泻要方。痢疾以腹痛、里急后重、便下赤白脓血为特征，所以不考虑痢疾。

140～142.答案：D、C、E 解析：水肿的病位在肺、脾、肾，关键在肾。其基本病机为肺失通调，脾失转输，肾失开阖，三焦气化不利，水液泛滥肌肤。患者眼睑浮肿，继则四肢及全身皆肿，来势迅速，多有恶寒发热，肢节酸楚，小便不利，咳喘，舌苔薄白，脉浮紧，其症状主要为阳水+表证，故考虑为水肿风水相搏证，代表方为越婢加术汤。

143～144.答案：B、C 解析：肺俞在脊柱区，第3胸椎棘突下，后正中线旁开1.5寸。膈俞在脊柱区，第7胸椎棘突下，后正中线旁开1.5寸。足太阳膀胱经背部腧穴的定位需要重点掌握。

145～146.答案：E、C 解析：狂证痰热瘀结证，治宜豁痰化瘀、调畅气血，用癫狂梦醒汤。气厥实证选方为通关散合五磨饮子加减。

147～148.答案：E、A 解析：噎膈的病位在食道，属胃所主，与肝、脾、肾密切相关。其基本病机为气、痰、瘀交结，阻隔于食道胃脘而致。呃逆之病位在膈，病变的关键脏腑在胃，还与肝、脾、肺、肾诸脏腑有关。呃逆的基本病机是胃失和降，膈间气机不利，胃气上逆动膈。

149～150.答案：D、B 解析：八脉交会穴是指与奇经八脉相通的十二经脉在四肢部的八个腧穴。八脉交会穴可以单独应用，治疗各自相通的奇经病证。如督脉病变出现的腰脊强痛，可选通督脉的后溪治疗；又常把公孙和内关、后溪和申脉、足临泣和外关、列缺和照海相配，治疗两条奇经相合部位的疾病，如公孙配内关治疗胃、心、胸部病证和疟疾。十二络脉具有加强表里两经联系的作用。络穴能沟通表里二经，有"一络通二经"之说，故络穴除可治疗本经脉的病证、本络脉的虚实病证外，还能治疗其相表里之经的病证。

第四单元

1.答案：E 解析：产后发热感染邪毒证，症见产后高热寒战，热势不退，小腹疼痛拒按；恶露量或多或少，色紫暗如败酱，气臭秽；心烦口渴，尿少色黄，大便燥结；舌红苔黄，脉数有力。治法为清热解毒，凉血化瘀。方选五味消毒饮合失笑散加减或解毒活血汤加减。

2.答案：B 解析：雌激素能促进卵泡的发育；促使子宫发育，子宫内膜增生，肌层增厚；能增加子宫平滑肌对催产素的敏感性和收缩力；能使子宫颈管黏液分泌量增多，质变稀薄，易拉成丝状，以利精子通过；能促进输卵管的发育，并加强输卵管节律性收缩,有利于孕卵的输送;能促使阴道上皮细胞增生和角化,细胞内糖原增多,保持阴道呈弱酸性;能促使乳腺管细胞增生,乳头、乳晕着色,乳房组织中脂肪积聚,通过对催乳素分泌的抑制而抑制乳汁分泌;对下丘脑部和垂体部的反馈调节,有抑制性负反馈,也有促进性正反馈作用,即抑制脑垂体促卵泡素的分泌,促进脑垂体产生黄体生成素,因而间接对卵巢功能产生调节作用;可促使钠和水的潴留;能促进骨中钙的沉积,加速骨骺闭合。

3. 答案:C 解析:破伤风的肌肉强直性痉挛首先从头面部开始,进而延展至躯干四肢。其顺序为咀嚼肌、面肌、颈项肌、背腹肌、四肢肌群、膈肌和肋间肌。

4. 答案:E 解析:产后1周称"新产后";产后1个月称"小满月";产后百日称"大满月"。

5. 答案:E 解析:小儿汗证的发生,多由体虚所致。其主要病因为禀赋不足,调护失宜。

6. 答案:C 解析:人工流产的常见并发症包括人工流产综合征、子宫穿孔、人流不全、宫腔或颈管内口粘连及术后感染。

7. 答案:E 解析:疮疡性溃疡,疮口多呈凹陷形或潜行空洞或漏管,疮面肉色不鲜,脓水清稀,并夹有败絮状物,疮口愈合缓慢或反复溃破,经久难愈。

8. 答案:A 解析:小儿指纹纹色淡红,多为内有虚寒。

9. 答案:B 解析:出现早(在生后24小时内即出现黄疸)、发展快(血清总胆红素每日上升幅度>85.5μmol/L或每小时上升幅度>8.5μmol/L)、程度重(足月儿血清总胆红素>221μmol/L,早产儿>257μmol/L)、消退迟(黄疸持续时间:足月儿>2周,早产儿>4周)或黄疸消退后复现,伴随各种临床症状。而生理性胎黄大多在生后2~3天出现,4~6天达高峰;足月儿

生后2周消退。因此,考虑B属于生理性黄疸。

10. 答案:C 解析:经间期出血肾阴虚证,症见两次月经中间,阴道少量出血或稍多,色鲜红,质稍稠,头晕腰酸,夜寐不宁,五心烦热,便艰尿黄,舌体偏小质红,脉细数;中医治法为滋肾养阴,固冲止血;方选两地汤合二至丸或加减一阴煎。

11. 答案:E 解析:精癃即前列腺增生,多见于50岁以上的中老年男性,表现为逐渐出现进行性尿频,以夜间为甚,并伴排尿困难,尿线变细。部分患者由于尿液长期不能排尽,致膀胱残余尿量增多,而出现假性尿失禁。

12. 答案:E 解析:子晕脾虚肝旺证,症见妊娠中晚期,头晕头重目眩,胸闷心烦,呕逆泛恶,面浮肢肿,倦怠嗜睡,苔白腻,脉弦滑;治法为健脾化湿,平肝潜阳;方选半夏白术天麻汤加减。

13. 答案:C 解析:咳嗽痰多,色黄稠黏,喉中痰鸣,舌质红,苔黄腻,脉滑数,考虑为痰热咳嗽。

14. 答案:E 解析:维生素D缺乏性佝偻病激期每日口服维生素D1万~2万U,连服1个月。

15. 答案:C 解析:带下病的主要病机是湿邪伤及任带二脉,使任脉不固,带脉失约。湿邪是导致本病的主要原因。脾、肝、肾三脏功能失调是产生内湿之因。外湿多因久居湿地,或涉水淋雨,或摄生不洁,或不洁性交等,以致感受湿热毒虫邪。

16. 答案:C 解析:内痔是发生于齿线上,由直肠上静脉丛淤血、扩张、屈曲所形成的柔软静脉团,好发于肛门右前、右后和左侧正中部位,即膀胱截石位3、7、11点处,以便血、坠胀、肿块脱出为主要临床表现。

17. 答案:C 解析:小儿发病容易,突出表现在肺、脾、肾系疾病及外感时行疾病方面。肺系疾病是儿科发病率最高的一类疾

病；脾系疾病发病率在儿科仅次于肺系疾病而居第二位。

18. 答案：E　解析：痰肿，肿势软如棉，或硬如馒，大小不一，形态各异，无处不生，不红不热，皮色不变，见于瘰疬、脂瘤等。

19. 答案：E　解析：正常小儿舌体柔软、淡红润泽、伸缩自如，舌面有干湿适中的薄苔。

20. 答案：C　解析：一期梅毒主要表现为疳疮（硬下疳）；二期梅毒主要表现为杨梅疮；三期梅毒亦称晚期梅毒，主要表现为杨梅结毒。

21. 答案：E　解析：产后三病是指痉、郁冒、大便难。

22. 答案：C　解析：检查乳房的时间选择，最好在月经来潮的第7~10天，此时是乳房生理最平稳时期，有病变容易发现。

23. 答案：C　解析：丹毒总由血热火毒为患，素体血分有热，或在肌肤破损处有湿热火毒之邪乘隙侵入，郁阻肌肤而发。

24. 答案：C　解析：蝼蛄疖引流宜作十字形切口。

25. 答案：E　解析：麻疹口腔两颊近臼齿处可见麻疹黏膜斑。

26. 答案：C　解析：体重低于正常均值的85%者为营养不良。

27. 答案：C　解析：疮疡内治，清气分热之常用方剂是黄连解毒汤。

28. 答案：A　解析：经行身痛血虚证，症见经行时肢体疼痛麻木，肢软无力，月经量少、色淡、质薄，面色无华，舌质淡红，苔白，脉细弱；治法为养血益气，柔筋止痛；方选当归补血汤加减。

29. 答案：B　解析：妊娠期凡峻下、滑利、祛瘀、破血、耗气、散气及一切有毒药品，都应慎用或禁用。但如果病情确实有需要，亦可适当选用，但需严格掌握剂量和用药时间，"衰其大半而止"，以免动胎伤胎。

30. 答案：B　解析：古人将脏腑娇嫩、形气未充这一生理特点归纳为"稚阴稚阳"。

31. 答案：A　解析：麻疹邪犯肺卫证（初热期）应首选宣毒发表汤。

32. 答案：C　解析：月经先后无定期肾虚证，症见经行或先或后，量少，色淡暗，质清，或腰骶酸痛，或头晕耳鸣，舌淡，苔白，脉细弱；治法为补肾调经；方选固阴煎。

33. 答案：D　解析：肛隐窝炎是肛隐窝、肛门瓣发生的急慢性炎症性疾病，又称肛窦炎，常并发肛乳头炎、肛乳头肥大。

34. 答案：E　解析：内痔风伤肠络证，症见大便带血、滴血或喷射状出血，血色鲜红，或有肛门瘙痒等；舌质红，苔薄白或薄黄，脉浮数；治法为清热凉血祛风；方选凉血地黄汤加减。

35. 答案：C　解析：乳核是发生在乳房部最常见的良性肿瘤，相当于西医的乳腺纤维腺瘤。其特点是好发于20~25岁青年妇女，乳中结核，形如丸卵，边界清楚，表面光滑，推之移动。

36. 答案：E　解析：子痰日久结节逐渐增大，可形成脓肿，溃破后脓液清稀，或夹有豆腐渣样絮状物，易形成反复发作、经久不愈的窦道。

37. 答案：B　解析：经行头痛肝火证，症见经行头痛，甚或巅顶掣痛，头晕目眩，月经量稍多，色鲜红，烦躁易怒，口苦咽干，舌质红，苔薄黄，脉弦细数；治法为清热平肝息风；方选羚角钩藤汤。

38. 答案：A　解析：火陷证发生于有头疽的1~2候毒盛期，为阴液不足，火毒炽盛，复因挤压疮口，或治疗不当或失时，以致正不胜邪，毒邪客于营血，内犯脏腑而成，当以凉血清热解毒为主，并顾护津液。

39. 答案：C　解析：传染性单核细胞增多症的治疗原则是清热解毒、化痰祛瘀。

40. 答案：C　解析：六淫邪气中最易引

起妇科疾病的是寒、热、湿邪。

41. 答案：C 解析：冲、任、督三脉同起于胞中，一源三岐。

42. 答案：A 解析：切开法应选择脓腔最低点或最薄弱处进刀。一般疮疡宜循经直切；乳房部应以乳头为中心，放射状切开；面部脓肿应尽量沿皮肤自然纹理切开；手指脓肿，应从侧方切开；关节区附近的脓肿，切口尽量避免越过关节；关节区脓肿，一般施行横切口、弧形切口或"S"形切口；肛旁低位脓肿，应以肛管为中心做放射状切开。

43. 答案：B 解析：股肿的发病特点为肢体肿胀、疼痛、局部皮温升高和浅静脉怒张四大症状，好发于下肢髂股静脉和股腘静脉，可并发肺栓塞和肺梗死而危及生命。

44. 答案：B 解析：崩漏实热证，症见经来无期，经血突然暴崩如注，或淋沥日久难止，血色深红，质稠，口渴烦热，便秘溺黄，舌红，苔黄，脉滑数；治法为清热凉血，固冲止血；方选清热固经汤。

45. 答案：E 解析：非经期、妊娠期子宫表现为"藏精气而不泻"似脏；行经期、分娩时子宫表现为"传化物而不藏"似腑，故属于"奇恒之腑"。

46. 答案：A 解析：新生儿上腭中线和齿龈部位有散在黄白色、碎米大小隆起颗粒，称为"马牙"，会于数周或数月自行消失，不需挑刮。

47. 答案：A 解析：注意力缺陷多动障碍病位主要在心、肝、脾、肾。病机关键为脏腑功能失常，阴阳平衡失调。

48. 答案：E 解析：妊娠恶阻的主要病机是冲脉之气上逆，胃失和降。临床常见的病因为脾胃虚弱、肝胃不和，并可继发气阴两虚的恶阻重症。

49. 答案：A 解析：带下过多脾虚证，症见带下量多，色白或淡黄，质稀薄，或如涕如唾，绵绵不断，无臭，面色㿠白或萎黄，四肢倦怠，脘胁不舒，纳少便溏，或四肢浮肿，舌淡胖，苔白或腻，脉细缓；治法为健脾益气，升阳除湿；方选完带汤。

50. 答案：A 解析：痛经气血虚弱证，症见经期或经后小腹隐隐作痛，喜按，或小腹及阴部空坠不适，月经量少，色淡，质清稀，面色无华，头晕心悸，神疲乏力，舌质淡，脉细无力；治法为益气养血，调经止痛；方选圣愈汤。

51. 答案：C 解析：脂瘤是皮脂腺中皮脂潴留郁积而形成的囊肿，亦称粉瘤。其临床特点是皮肤间出现圆形质软的肿块，中央有粗大毛孔，可挤出有臭味的粉渣样物。脂瘤并非体表肿瘤，相当于西医的皮脂腺囊肿。

52. 答案：D 解析：失荣早期气郁痰结证，症见颈部或耳前、耳后有坚硬之肿块，肿块较大聚结成团，与周围组织粘连而固定，有轻度刺痛或胀痛，颈项牵扯感，活动转侧不利，患部皮色暗红微热，伴胸闷胁痛、心烦口苦等症，舌质红，苔微黄腻，脉弦滑；治法为理气解郁，化痰散结；方选化痰开郁方（经验方）。

53. 答案：D 解析：局部气血凝滞，营气不从，经络阻塞，以致脏腑功能失和等，是外科疾病总的发病机理，但阴阳平衡失调是疾病发生、发展的根本原因。阴阳是八纲辨证的总纲，也是一切外科疾病辨证的总纲。

54. 答案：E 解析：疳证的主要病变脏腑在脾、胃。脾胃受损，气血津液耗伤为其基本病理改变。

55. 答案：D 解析：患儿不思乳食，脘腹胀满，疼痛拒按，呕吐酸馊，大便干、臭秽，考虑为积滞。因内伤乳食，停聚中焦，积而不化，气滞不行而形成。

56. 答案：E 解析：有头疽是发生于肌肤间的急性化脓性疾病。初起皮肤上即有粟粒样脓头，焮热红肿胀痛，迅速向深部及周围扩散，脓头相继增多，溃烂后状如莲蓬、蜂窝，范围常超过9～12cm，大者可在30cm以上；好发于项后、背部等皮肤厚韧之处；多见于中老年人及消渴病患者，并容易发生内陷。

57. 答案：A　解析：经期大便溏泄，中医诊断为经行泄泻，症见月经前后或正值经期，大便泄泻，经行量多，色淡质薄，脘腹胀满，神疲肢倦，或面浮肢肿，舌淡红，苔白，脉濡缓；中医辨为脾虚证；治法为健脾渗湿，理气调经；方选参苓白术散。

58. 答案：B　解析：急性淋病，症见尿道口红肿，尿液浑浊如脂，尿道口溢脓，尿急、尿频、尿痛，尿道灼热，严重者尿道黏膜水肿，附近淋巴结红肿疼痛，女性宫颈充血、触痛，并有脓性分泌物，或有前庭大腺红肿热痛等，可伴有发热等全身症状，舌红，苔黄腻，脉滑数；中医辨证为湿热毒蕴证；治宜清热利湿，解毒化浊；方选龙胆泻肝汤加减。

59. 答案：D　解析：带下量多，色黄或呈脓性，质黏稠，有臭气，或带下色白质黏，呈豆渣样，外阴瘙痒，小腹作痛，口苦口腻，胸闷纳呆，小便短赤，舌红，苔黄腻，脉滑数；中医辨证属带下过多湿热下注证，治法为清利湿热，佐以解毒杀虫；方选止带方。

60. 答案：C　解析：夏季，发热持续1月余，朝盛暮衰，口渴多饮，尿多清长，无汗，考虑为夏季热；发热，口渴多饮，下肢清冷，大便溏薄，舌质淡，苔微黄，考虑为上盛下虚证，选方为温下清上汤。

61. 答案：D　解析：痄腮，腮部肿胀渐消退，右侧睾丸肿胀疼痛，舌红苔黄，脉数，考虑为痄腮变证毒窜睾腹证，选方为龙胆泻肝汤。

62. 答案：E　解析：患者婚后4年未孕，考虑为不孕症，症见月经3～5月一行，带下量多，色白质粘无臭；头晕心悸，

胸闷泛恶，面目虚浮㿠白；舌淡胖，苔白腻，脉滑，中医辨为痰湿内阻证，治法为燥湿化痰，理气调经，方选苍附导痰丸。

63. 答案：B　解析：发热，口腔内可见数个疱疹，手、足掌心部出现米粒大小的斑丘疹、疱疹，考虑为手足口病；疱液清亮，纳差恶心，呕吐腹泻，苔薄黄腻，脉浮数，考虑为邪犯肺脾证。

64. 答案：A　解析：晨起喷嚏，流涕，继而发热，疹色淡红，耳后及枕部臖核肿大触痛，考虑为风痧；舌质偏红，苔薄白，脉浮数，考虑为邪犯肺卫证，选方为银翘散。

65. 答案：B　解析：经行鼻衄，症见经前或经期吐血、衄血，量较多，色鲜红，月经可提前、量少，甚或不行，心烦易怒，或两胁胀痛，口苦咽干，头晕耳鸣，尿黄便结，舌红，苔黄，脉弦数，中医辨证为肝经郁火证，治法为清肝调经，方选清肝引经汤。

66. 答案：C　解析：梦中遗尿，寐不安宁，烦躁叫扰，白天多动少静，苔薄少津，脉沉细而数，考虑为遗尿心肾不交证，选方为交泰丸合导赤散。

67. 答案：E　解析：急性子痈，症见睾丸或附睾肿大疼痛，阴囊皮肤红肿，焮热疼痛，少腹抽痛，局部触痛明显，脓肿形成时，按之应指，伴恶寒发热，苔黄腻，脉滑数，中医辨证为湿热下注证，治法为清热利湿、解毒消肿，方选枸橘汤或龙胆泻肝汤加减。

68. 答案：A　解析：患者产后小腹隐隐作痛，考虑为产后腹痛；症见喜按喜揉，恶露量少，色淡红，质稀无块，面色苍白，头晕眼花，心悸怔忡，大便干结，舌质淡，苔薄白，脉细弱，中医辨证为气血两虚证，治法为补血益气、缓急止痛，方选肠宁汤。

69. 答案：C　解析：患者乳癌晚期，症见乳房肿块扩大，溃后愈坚，渗流血水，不痛或剧痛，精神萎靡，面色晦暗或苍白，饮

食少进，心悸失眠，舌紫或有瘀斑，苔黄，脉弱无力，中医辨证为正虚毒盛证，治法为调补气血、清热解毒，方选八珍汤加减。

70. 答案：B　解析：舌上溃破，色红疼痛，考虑为口疮；心烦不安，口干欲饮，小便短赤，舌尖红，苔薄黄，指纹紫，考虑为心火上炎证，选方为泻心导赤散。

71. 答案：E　解析：已婚女性3年不孕，考虑为不孕症；症见婚久不孕，月经迟发，或月经后推，或停闭不行，经色淡暗，性欲淡漠，小腹冷，带下量多，清稀如水，或子宫发育不良，头晕耳鸣，腰膝酸软，夜尿多，眼眶暗，面部暗斑，或环唇暗，舌质淡暗，苔白，脉沉细迟弱，中医辨证为肾阳虚证，治法为温肾暖宫、调补冲任，方选温胞饮或右归丸。

72. 答案：D　解析：异位妊娠多有停经史及早孕反应，已破损型可有腹痛、阴道不规则出血、晕厥与休克等表现，当输卵管破裂时患者突感下腹一侧撕裂样剧痛，可波及下腹或全腹，有的还引起肩胛部放射性疼痛。

73. 答案：E　解析：月经后期，症见量少、色暗、有血块，腹冷痛拒按，得热痛减，畏寒肢冷，舌质淡暗，苔白，脉沉紧，中医辨证为实寒证，治法为温经散寒调经，方选温经汤（《妇人大全良方》）。

74. 答案：C　解析：患者月经周期33天，在21～35天范围之内，经期持续8～10天，超过正常经期7天的时限，但尚不构成14天以上的漏下诊断，故考虑为经期延长。

75. 答案：D　解析：白疕发病较久，皮疹多呈斑片状，颜色淡红，鳞屑减少，干燥皲裂，自觉瘙痒，伴口干，舌质淡红，苔少，脉沉细，中医辨证为血虚风燥证，治法为养血滋阴、润肤息风，方选当归饮子加减。

76. 答案：B　解析：气瘿患者颈部弥漫性肿大，边缘不清，随喜怒消长，皮色如常，质软无压痛，肿块随吞咽动作上下移动，伴急躁易怒，善太息，舌质淡红，苔薄，脉沉弦，中医辨证为肝郁气滞证，治法为疏肝解郁、化痰软坚，方选四海舒郁丸加减。

77. 答案：D　解析：患儿入夜则突作啼哭，时时惊惕，面色乍青乍白，哭声时急时缓，考虑为夜啼惊恐伤神证，选方为远志丸。

78. 答案：B　解析：1岁以上小儿体重（kg）=8+2×年龄。2～12岁儿童身高（cm）=75+7×年龄。3岁小儿，正常体重为14kg，正常身高96cm。因此，该患儿体重正常，身长偏低。

79. 答案：B　解析：患者突发头面部皮肤焮红灼热，肿胀疼痛，考虑为丹毒；眼胞肿胀难睁，伴恶寒、发热、头痛，舌质红，苔薄黄，脉浮数，中医辨证为风热毒蕴证，治法为疏风清热解毒，方选普济消毒饮加减。

80. 答案：A　解析：阵发性痉挛性咳嗽，咳嗽后有特殊的鸡鸣声，考虑为顿咳；吐出痰涎或食物后暂时缓解，不久又复发作，苔薄黄，考虑为痰火阻肺证（痉咳期），方选桑白皮汤合葶苈大枣泻肺汤。

81. 答案：B　解析：左颈旁结肿疼痛，初起色白濡肿，形如鸡卵，灼热疼痛，逐渐红肿化脓，考虑为颈痈，治法为散风清热、化痰消肿，方选牛蒡解肌汤或银翘散加减。

82. 答案：E　解析：鹅掌风水疱型可选用1号癣药水、2号癣药水、复方土槿皮酊外搽，二矾汤熏洗，鹅掌浸泡方或藿黄浸剂浸泡。

83. 答案：B　解析：小便频数日久，淋沥不尽，尿液不清，考虑为尿频；神倦乏力，面色萎黄，食欲不振，畏寒怕冷，舌淡苔薄腻，脉细弱，考虑为脾肾气虚证，选方为缩泉丸。

84. 答案：B 解析：皱眉眨眼，摇头耸肩，嘴角抽动，查脑电图未见异常，考虑为抽动障碍。

85. 答案：C 解析：牛皮癣的特点为皮损多呈圆形或多角形的扁平丘疹，融合成片，剧烈瘙痒，搔抓后皮损肥厚，皮沟加深，皮嵴隆起，极易形成苔藓样变。

86. 答案：D 解析：锁喉痈是发于颈前正中结喉处的急性化脓性疾病，因其红肿绕喉故名。中软应指，即已成脓，应及早切开。

87. 答案：D 解析：疔是一种发病迅速、易于变化而危险性较大的急性化脓性疾病，多发于颜面和手足等处，其特点是疮形虽小，但根脚坚硬，状如钉丁，病情变化迅速，易毒邪走散，主要因火热之毒为患，内治以清热解毒为大法。

88. 答案：C 解析：患儿面色㿠白，唇舌爪甲苍白，精神萎靡，舌淡苔白，指纹淡，血红蛋白60g/L，考虑为贫血；经常泄泻，精神萎靡，手足欠温，舌淡苔白，指纹淡，考虑为脾肾阳虚证，选方为右归丸。

89. 答案：D 解析：纵切横缝法适用于陈旧性肛裂伴有肛管狭窄者。

90. 答案：C 解析：患者七七之年，心烦失眠，心悸易惊，月经周期紊乱，首先考虑为绝经前后诸证；症见绝经前后，心烦失眠，心悸易惊，甚至情志失常，月经周期紊乱，量或少或多，经色鲜红，头晕健忘，腰酸乏力，舌红，苔少，脉细数，中医辨证为心肾不交证，治法为滋阴补血、养心安神，方选天王补心丹。

91. 答案：E 解析：大便干结，面白无华，唇甲色淡，心悸目眩，考虑为血虚便秘，选方为润肠丸。

92. 答案：A 解析：患者产后半月余，全身关节疼痛，肢体酸楚麻木，考虑为产后身痛；症见酸楚麻木，头晕心悸，舌淡苔薄，脉细弱，中医辨证为血虚证，治法为养血益气、温经通络，方选黄芪桂枝五物汤加减。

93. 答案：D 解析：二度脱肛为直肠全层脱出，脱出物长5～10cm，呈圆锥状，淡红色，表面为环状而有层次的黏膜皱襞，触之较厚，有弹性，肛门松弛，便后有时需用手回复。

94. 答案：D 解析：形体极度消瘦，面呈老人貌，皮包骨头，腹凹如舟，精神萎靡，大便溏薄，考虑为干疳。

95. 答案：C 解析：癫痫发作时突然仆倒，神志不清，颈项强直，四肢抽搐，两目上视，牙关紧闭，口吐白沫，口唇及面部色青，舌苔白，脉弦滑，考虑为风痫证，选方为定痫丸。

96. 答案：B 解析：持续壮热5天，起伏如潮，皮疹布发，舌质红赤，舌苔黄腻，脉数有力，考虑为麻疹邪入肺胃证（出疹期），选方为清解透表汤。

97. 答案：C 解析：月经先期，症见量少，色红，质稠，手足心热，咽干口燥，舌质红，苔少，脉细数，中医辨证为阴虚血热证，治法为养阴清热调经，方选两地汤。

98. 答案：C 解析：患者怀孕3个月，近3天尿频、尿急、尿道灼热刺痛，考虑为妊娠小便淋痛；症见小便频数，淋沥涩痛，量少色淡黄，午后潮热，手足心热，大便干结，颧赤唇红，舌红少苔，脉细滑而数，中医辨证为阴虚津亏证，治法为滋阴清热、润燥通淋，方选知柏地黄丸加减。

99. 答案：E 解析：塞流即止血，用于暴崩之际，急当塞流止血防脱；澄源即求因治本，一般用于出血减缓后的辨证论治；复旧即固本善后，用于止血后恢复健康，调整月经周期。治崩三法，各不相同，但又不可截然分开，临证中必须灵活运用，塞流须澄源，澄源当固本，复旧要求因。

100. 答案：A 解析：患者双上肢烧伤，按中国九分法计算，约占人体的18%；局部疼痛剧烈，有散在水疱，个别破溃，基底部呈均匀红色、潮湿，按烧伤的三度四分法分类，可判定为浅Ⅱ度烧伤。

101. 答案：E 解析：患者产后恶露1个月未止，考虑为产后恶露不绝；症见量多色淡，无臭气，面色㿠白，神疲懒言，四肢无力，小腹空坠，舌淡苔薄白，脉细弱，中医辨证为气虚证，治法为补气摄血固冲，方选补中益气汤加减。

102. 答案：C 解析：发育迟缓，坐、立、行走、牙齿的发育都迟于同龄小儿，考虑为五迟、五软；颈项痿软，天柱骨倒，头型方大，不能行走，舌质淡，舌苔少，脉沉细无力，考虑为肝肾亏损证。

103. 答案：A 解析：每逢经期午后潮热，考虑为经行发热；症见经期或经后，午后潮热，月经量少、色红，两颧潮红，五心烦热，烦躁少寐，舌红而干，脉细数，证属肝肾阴虚证，治法为滋养肝肾、育阴清热，方选蒿芩地丹四物汤。

104. 答案：E 解析：颈前喉结一侧结块，柔韧而圆，如肉之团，随吞咽动作而上下移动，发展缓慢，首先考虑为肉瘿，外治以阳和解凝膏掺黑退消或桂麝散外敷。

105. 答案：D 解析：突然腹部绞痛，弯腰曲背，辗转不宁，肢冷汗出，呕吐蛔虫，考虑为蛔厥证，选方为乌梅丸。

106. 答案：C 解析：泌尿系结石症见腰痛或小腹痛，或尿流突然中断，尿频、尿急、尿痛，小便浑赤，或为血尿，口干欲饮，舌红，苔黄腻，脉弦数，中医辨证为湿热蕴结证，治法为清热利湿、通淋排石，方选三金排石汤加减。

107. 答案：D 解析：自汗，汗出遍身而抚之不温，畏寒恶风，考虑为汗证营卫失调证，选方为黄芪桂枝五物汤。

108. 答案：C 解析：喘咳，喉间痰鸣，双肺满布哮鸣音，考虑为哮喘；咳痰黄稠，苔薄白，脉滑数，考虑为外寒内热证。

109. 答案：A 解析：感冒后出现心悸，少气懒言，神疲倦怠，头晕目眩，考虑为病毒性心肌炎；少气懒言，神疲倦怠，舌光红少苔，脉细数，考虑为气阴亏虚证，选方为炙甘草汤合生脉散。

110. 答案：C 解析：患者妊娠6个月，肢体肿胀，考虑为子肿；症见肿胀始于两足，渐延于腿，皮色不变，随按随起，胸闷胁胀，头晕胀痛，苔薄腻，脉弦滑，中医辨证为气滞证，治法为理气行滞、除湿消肿，方选天仙藤散或正气天香散。

111. 答案：B 解析：肠痈患者，症见恶心纳差，轻度发热，苔白腻，脉弦滑或弦紧，中医辨证为瘀滞证，治法为行气活血、通腑泄热，方选大黄牡丹汤合红藤煎剂加减。

112. 答案：A 解析：患者停经6月余，考虑为闭经；症见神疲肢倦，头晕眼花，心悸气短，面色萎黄，舌淡，苔薄，脉沉缓，中医辨证为气血虚弱证，治法为益气养血调经，方选人参养荣汤。

113. 答案：E 解析：颈前肿物，生长迅速，质地较硬，轻度疼痛，表面不平，推之不动，声音嘶哑，随吞咽活动减弱，同位素Ⅰ扫描显示为冷结节，首先考虑为石瘿，应及早诊断并早期手术治疗。

114. 答案：E 解析：流注发生于夏秋之间，初起恶寒发热，头胀，胸闷，呕恶，周身骨节酸痛，胸部满布白痦，舌苔白腻，脉滑数，中医辨证为暑湿交阻证，其治法为解毒清暑化湿，方选清暑汤加减。

115. 答案：D 解析：腹痛拘急，得温则舒，遇寒痛甚，痛处喜暖，舌淡，苔白滑，脉沉弦紧，考虑为腹痛腹部中寒证，选方为养脏汤。

116. 答案：B 解析：患者月经25天一行，周期正常，经来量多，考虑为月经过多；症见色深红，质稠，有血块，口渴心烦，尿黄便结，舌红，苔黄，脉滑数，中医辨证为血热证，治法为清热凉血、固冲止血，方选保阴煎。

117. 答案：A　解析：水肿从眼睑开始，迅速波及全身，皮肤光亮，脉浮，考虑为风水相搏证，治法为疏风宣肺、利水消肿。

118. 答案：D　解析：患者服用消炎止痛片后引发皮损，考虑为药毒；全身丘疹、红斑、风团，伴灼热剧痒，口干，大便燥结，小便黄赤，舌红，苔薄白，脉滑，中医辨证为湿毒蕴肤证，治法为清热利湿，解毒止痒，方选萆薢渗湿汤加减。

119. 答案：D　解析：大便水样，泻下急迫，苔黄腻，脉滑数，考虑为湿热泻。

120. 答案：E　解析：患者孕50天，恶心呕吐，考虑为妊娠恶阻；症见恶心、呕吐酸水或苦水，恶闻油腻，烦渴，口干口苦，头胀而晕，胸满胁痛，嗳气叹息，舌淡红，苔微黄，脉弦滑，中医辨证为肝胃不和证，治法为清肝和胃、降逆止呕，方选橘皮竹茹汤或苏叶黄连汤。

121. 答案：A　解析：发热，咳嗽喘促，气急鼻扇，喉间痰鸣，肺部听诊可闻及固定的中细湿啰音，考虑为肺炎喘嗽；喉间痰鸣，咽红肿，面色红赤，口渴欲饮，大便干结，小便短黄，苔黄，考虑为痰热闭肺证，治法为清热涤痰、开肺定喘。

122. 答案：E　解析：患者G4P0，前3次妊娠均于90天左右自然流产，考虑为滑胎；现腰酸膝软，头晕耳鸣，夜尿频多，面色晦暗，舌质淡，苔薄白，脉细滑尺脉沉弱，中医辨证为肾气不足证，治法为补肾健脾、固冲安胎，方选补肾固冲丸。

123. 答案：D　解析：崩漏肾气虚证，多见青春期少女或经断前后妇女出现经乱无期，出血量多势急如崩，或淋漓日久不净，或由崩而漏，由漏转而崩，反复发作，色淡红或淡暗，质清稀，面色晦暗，眼眶暗，小腹空坠，腰脊酸软，舌淡暗，苔白润，脉沉弱，治法为补肾益气、固冲止血，方选加减

苁蓉菟丝子丸加减。

124. 答案：B　解析：尖锐湿疣，症见外生殖器或肛门等处出现疣状赘生物，色灰或褐或淡红，质软，表面秽浊潮湿，触之易出血，恶臭，伴小便黄或不畅，苔黄腻，脉滑或弦数，中医辨证为湿毒下注证，治法为利湿化浊、清热解毒，方选萆薢化毒汤。

125. 答案：A　解析：患儿恶寒发热，流清涕，脉浮紧，考虑为风寒感冒。

126. 答案：A　解析：患者有盆腔炎病史，下腹部疼痛结块，缠绵日久，痛连腰骶，考虑为慢性盆腔炎；症见经血量多有块，带下量多，精神不振，疲乏无力，食少纳呆，舌暗红，有瘀点瘀斑，苔白，脉弦涩无力，中医辨证为气虚血瘀证，治法为益气健脾、化瘀散结，方选理冲汤。

127. 答案：C　解析：女性患者阴部瘙痒，考虑为阴痒；症见瘙痒难忍，坐卧不安，带下量多，色黄如脓，味腥臭，伴心烦易怒，胸胁满痛，口苦口腻，食欲不振，小便黄赤，舌体胖大，色红，苔黄腻，脉弦滑，中医辨证为肝经湿热证，治法为清热利湿、杀虫止痒，方选龙胆泻肝汤或萆薢渗湿汤，外用蛇床子散。

128. 答案：B　解析：臀部及下肢紫癜，发热，舌红，苔薄黄，脉浮数，考虑为风热伤络证，选方为银翘散。

129. 答案：C　解析：蛇串疮是一种皮肤上出现成簇水疱，呈带状分布，痛如火燎的急性疱疹性皮肤病，相当于西医的带状疱疹。其特点为皮肤上出现红斑、水疱或丘疱疹，累累如串珠，排列成带状，沿一侧周围神经分布区出现，局部刺痛，或伴臀核肿大。

130~132. 答案：D、C、B　解析：口腔满布白屑，考虑为鹅口疮；面赤，唇红，伴发热，大便干结，小便黄赤，考虑为鹅口疮心脾积热证，治法为清心泻脾，首选清热泻脾散。

133～135.答案：C、B、D　解析：青年患者，无高血压、糖尿病病史，患趾酸胀疼痛，跗阳脉搏动消失，中医考虑为脱疽，西医考虑为血栓闭塞性脉管炎；症见患趾（指）酸胀疼痛加重，夜难入寐，步履艰难，患趾（指）皮色暗红或紫暗，下垂更甚，皮肤发凉干燥，肌肉萎缩，跗阳脉搏动消失，舌暗红或有瘀斑，苔薄白，脉弦涩，中医辨证为血脉瘀阻证，治法为活血化瘀、通络止痛，方选桃红四物汤加减。

136～138.答案：B、A、D　解析：女性患者下腹积块，固定不移，考虑为癥瘕；症见平素月经先后不定，经血量多有块，经行难净，经色暗，精神抑郁，胸闷不舒，面色晦暗，肌肤甲错，舌质紫暗，有瘀斑，脉沉弦涩，中医辨证为气滞血瘀证，治法为行气活血、化瘀消癥，方选香棱丸或大黄䗪虫丸。

139～140.答案：A、B　解析：精浊阴虚火旺证，症见排尿或大便时偶有白浊，尿道不适，遗精或血精，腰膝酸软，五心烦热，失眠多梦，舌红少苔，脉细数，治法为滋阴降火，方选知柏地黄汤加减。精癃肾阳不足证，症见小便频数，夜间尤甚，尿线变细，余沥不尽，尿程缩短，或点滴不爽，甚则尿闭不通，精神萎靡，面色无华，畏寒肢冷，舌质淡润，苔薄白，脉沉细，治法为温补肾阳、通窍利尿，方选济生肾气丸加减。

141～142.答案：A、B　解析：白秃疮、肥疮可采用拔发疗法。鼠乳用消毒针头挑破患处，挤尽白色乳酪样物，再用碘酒或浓石炭酸溶液点患处；若损害较多，应分批治疗，注意保护周围皮肤。

143～144.答案：B、E　解析：月经过少血瘀证，症见经行涩少，色紫暗，有血块，小腹胀痛，血块排出后胀痛减轻，舌紫暗，或有瘀斑、瘀点，脉沉弦或沉涩，治法为活血化瘀调经，方选桃红四物汤。月经过多血瘀证，症见经行量多，色紫暗，有血块，经行腹痛，或平时小腹胀痛，舌紫暗或有瘀点，脉涩，治法为活血化瘀止血，方选失笑散加减。

145～146.答案：C、A　解析：8个月会爬；10个月可站立扶走；12个月后能独走；18个月可跑步和倒退行走。

147～148.答案：E、B　解析：丹痧毒炽气营证，应首选凉营清气汤。皮肤黏膜淋巴结综合征气营两燔证，应首选清瘟败毒饮。

149～150.答案：C、D　解析：妊娠5～6个月后出现腹大异常，胸膈满闷，甚则遍身俱肿，喘息不得卧者，称"子满"，又称"胎水肿满"。妊娠中晚期，孕妇出现肢体面目肿胀者，称"子肿"；其中自膝至足肿，小水长者，名曰"子气"。

中医执业医师资格考试最后成功四套胜卷（四）答案

第一单元

1.A	2.C	3.E	4.C	5.D	6.A	7.A	8.D	9.B	10.C
11.A	12.D	13.A	14.C	15.D	16.B	17.E	18.E	19.E	20.D
21.D	22.C	23.D	24.E	25.D	26.D	27.C	28.D	29.E	30.C
31.D	32.C	33.C	34.C	35.D	36.D	37.D	38.C	39.D	40.D
41.C	42.C	43.E	44.D	45.C	46.C	47.E	48.C	49.A	50.E
51.C	52.E	53.D	54.D	55.D	56.C	57.D	58.C	59.E	60.B
61.B	62.A	63.E	64.D	65.C	66.D	67.D	68.D	69.C	70.B
71.B	72.E	73.A	74.E	75.E	76.A	77.C	78.C	79.D	80.C
81.A	82.B	83.A	84.A	85.B	86.D	87.D	88.E	89.D	90.B
91.B	92.D	93.D	94.D	95.C	96.B	97.D	98.A	99.E	100.E
101.B	102.D	103.D	104.D	105.E	106.A	107.D	108.E	109.C	110.B
111.D	112.C	113.A	114.B	115.C	116.C	117.D	118.B	119.B	120.E
121.D	122.B	123.C	124.B	125.D	126.B	127.C	128.B	129.C	130.B
131.E	132.B	133.B	134.C	135.E	136.B	137.A	138.E	139.B	140.A
141.C	142.D	143.A	144.C	145.D	146.A	147.B	148.A	149.C	150.D

第二单元

1.E	2.D	3.B	4.C	5.A	6.C	7.C	8.A	9.B	10.C
11.A	12.A	13.B	14.B	15.E	16.A	17.D	18.C	19.D	20.E
21.D	22.B	23.D	24.A	25.B	26.E	27.A	28.C	29.B	30.C
31.D	32.B	33.A	34.C	35.D	36.D	37.E	38.C	39.E	40.A
41.C	42.A	43.A	44.A	45.D	46.A	47.A	48.D	49.C	50.C
51.D	52.C	53.A	54.D	55.D	56.C	57.E	58.A	59.E	60.A
61.B	62.A	63.B	64.C	65.D	66.E	67.C	68.C	69.C	70.E
71.D	72.B	73.A	74.B	75.C	76.A	77.C	78.D	79.D	80.B
81.C	82.B	83.A	84.D	85.D	86.D	87.D	88.B	89.C	90.D
91.E	92.D	93.E	94.B	95.D	96.B	97.B	98.D	99.E	100.B
101.E	102.E	103.E	104.D	105.A	106.D	107.D	108.B	109.E	110.B
111.C	112.C	113.C	114.C	115.D	116.D	117.D	118.A	119.B	120.D
121.B	122.E	123.E	124.B	125.B	126.A	127.B	128.D	129.A	130.B

131.C 132.D 133.B 134.D 135.E 136.D 137.C 138.D 139.C 140.B
141.A 142.E 143.A 144.B 145.B 146.C 147.B 148.D 149.B 150.E

第三单元

1.C 2.C 3.A 4.C 5.E 6.B 7.A 8.C 9.C 10.E
11.D 12.D 13.C 14.C 15.A 16.E 17.C 18.D 19.A 20.B
21.B 22.C 23.B 24.B 25.B 26.C 27.B 28.B 29.E 30.C
31.D 32.A 33.E 34.B 35.C 36.D 37.B 38.C 39.C 40.E
41.D 42.B 43.C 44.E 45.D 46.A 47.C 48.D 49.D 50.B
51.C 52.C 53.E 54.C 55.D 56.D 57.C 58.C 59.C 60.C
61.E 62.C 63.B 64.A 65.C 66.E 67.E 68.D 69.C 70.A
71.A 72.D 73.B 74.D 75.B 76.A 77.A 78.C 79.C 80.B
81.D 82.C 83.D 84.E 85.D 86.D 87.B 88.D 89.E 90.E
91.B 92.C 93.A 94.B 95.D 96.D 97.E 98.E 99.C 100.B
101.C 102.B 103.D 104.A 105.B 106.B 107.E 108.C 109.D 110.D
111.D 112.B 113.C 114.D 115.A 116.A 117.C 118.D 119.C 120.C
121.C 122.A 123.D 124.C 125.D 126.B 127.D 128.C 129.A 130.D
131.A 132.A 133.E 134.B 135.A 136.D 137.A 138.C 139.B 140.A
141.D 142.E 143.C 144.A 145.B 146.C 147.E 148.A 149.B 150.D

第四单元

1.C 2.B 3.C 4.E 5.D 6.C 7.C 8.D 9.A 10.C
11.D 12.E 13.D 14.D 15.D 16.B 17.A 18.A 19.C 20.A
21.C 22.C 23.C 24.C 25.E 26.D 27.C 28.E 29.D 30.A
31.B 32.E 33.C 34.B 35.D 36.D 37.D 38.B 39.D 40.B
41.E 42.B 43.B 44.D 45.D 46.D 47.C 48.B 49.A 50.B
51.C 52.B 53.B 54.D 55.E 56.A 57.C 58.C 59.D 60.D
61.A 62.A 63.C 64.C 65.A 66.C 67.C 68.E 69.A 70.C
71.A 72.C 73.A 74.A 75.C 76.C 77.A 78.A 79.C 80.A
81.C 82.C 83.A 84.C 85.D 86.C 87.B 88.B 89.A 90.A
91.E 92.A 93.D 94.D 95.C 96.C 97.D 98.A 99.A 100.A
101.C 102.B 103.C 104.B 105.D 106.A 107.B 108.C 109.B 110.A
111.C 112.B 113.C 114.C 115.D 116.B 117.E 118.E 119.C 120.C
121.D 122.C 123.E 124.A 125.B 126.A 127.C 128.C 129.A 130.D
131.E 132.A 133.C 134.B 135.A 136.C 137.C 138.A 139.A 140.B
141.A 142.A 143.C 144.A 145.D 146.C 147.B 148.A 149.B 150.A

中医执业医师资格考试最后成功四套胜卷（四）解析

第一单元

1. 答案：A 解析：广藿香，芳香化浊，和中止呕，发表解暑。主治湿滞中焦，为芳香化湿浊要药，多治寒湿困脾证；善治湿浊中阻之呕吐；暑湿、湿温初起。

2. 答案：C 解析：龙骨甘涩、平，入心、肝、肾经。功效镇惊安神，平肝潜阳，收敛固涩，收湿敛疮。主治心神不宁、心悸失眠、惊痫癫狂；肝阳上亢，头晕目眩；滑脱诸证；湿疮痒疹，疮疡久溃不敛。

3. 答案：E 解析：透关射甲，即食指络脉直达指端，提示病情凶险，预后不良。

4. 答案：C 解析：苔淡黄而滑润多津（黄滑苔）多是阳虚寒湿之体，痰饮聚久化热；或为气血亏虚，复感湿热之邪。

5. 答案：D 解析：肾气丸主治肾阳不足证，症见腰痛脚软，下半身常有冷感，少腹拘急，小便不利，或小便反多，入夜尤甚，或阳痿早泄，舌质淡而胖，脉虚弱，尺部沉细。

6. 答案：A 解析：导赤散主治心经火热证，症见心胸烦热，口渴面赤，意欲饮冷，口舌生疮；或心热移于小肠，小便赤涩刺痛，舌红，脉数。《医宗金鉴》以"水虚火不实"五字概括了导赤散证的病机。

7. 答案：A 解析：浙贝母主治风热、痰热咳嗽。本品功似川贝母而偏于苦泄，归肺经，长于清肺，为治疗肺热咳嗽之常用药物，多与黄芩等配伍；若治风热咳嗽，则常配伍桑叶、前胡等。前胡降气化痰，散风清热。

8. 答案：D 解析：情志相胜顺序为：怒→思→恐→喜→悲→怒。制约喜的情志是恐。

9. 答案：B 解析：精的概念源于"水地说"。

10. 答案：C 解析：乌梅的功效是敛肺、涩肠、安蛔、生津。

11. 答案：A 解析：麻黄汤中麻黄与杏仁相伍，一宣一降，以恢复肺气之宣降，加强宣肺平喘之功，为宣降肺气的常用组合。

12. 答案：D 解析：目眩实证者，多因肝阳上亢、肝火上炎、肝阳化风及痰湿上蒙清窍所致；虚证者多因气虚、血亏、阴精不足，目失充养所致。

13. 答案：A 解析：燥邪犯肺证，痰少而黏，不易咳出。痰热壅肺证，咳痰黄稠而量多。故二证鉴别最有意义的是痰液的性状。

14. 答案：C 解析：白喉，又称"疫喉"，伪膜坚韧，不易剥离，重剥则出血，或剥去随即复生，属重证，因肺胃热毒伤阴而成，属烈性传染病。

15. 答案：D 解析：真实假虚是指病机的本质为"实"，但表现出"虚"的临床假象。一般是由于邪气亢盛，结聚体内，阻滞经络，气血不能外达所致，又称为"大实有羸状"。如热结胃肠而泻下稀水臭秽的"热结旁流"证，小儿食积而出现的腹泻，妇科瘀血内阻而出现的崩漏下血等。

16. 答案：B 解析：烊化，又称溶化，主要用于某些胶类、黏性大而易溶的药物，如阿胶、鹿角胶、龟甲胶、鳖甲胶、鸡血藤胶及蜂蜜、饴糖等。

17. 答案：E　解析：对乙类传染病中传染性非典型肺炎、炭疽中的肺炭疽和新型冠状病毒肺炎，采取本法所称甲类传染病的预防、控制措施。

18. 答案：E　解析：紫草清热凉血，活血消斑，解毒透疹。

19. 答案：E　解析：温脾汤的功效为攻下寒积，温补脾阳。

20. 答案：D　解析：医疗机构委托配制中药制剂，应当向委托方所在地省、自治区、直辖市人民政府药品监督管理部门备案。

21. 答案：D　解析：医生的义务：①遵守法律、法规，遵循临床诊疗指南，遵守技术操作规范和医学伦理规范。②树立敬业精神，遵守职业道德，履行医师职责，尽职尽责为患者服务。③关心、爱护、尊重患者，保护患者的隐私。④努力钻研业务，更新知识，提高专业技术水平。⑤宣传卫生保健知识，对患者进行健康教育。

22. 答案：C　解析：丹参活血祛瘀，通经止痛，凉血消痈，清心除烦。主治月经不调，痛经闭经，产后瘀滞腹痛；血瘀心痛，脘腹疼痛，癥瘕积聚，跌打损伤，风湿痹证；热病烦躁神昏，心悸失眠；疮痈肿毒。

23. 答案：D　解析：受吊销医师执业证书行政处罚的，自处罚决定之日起至申请注册之日止不满二年的不予注册。

24. 答案：E　解析：地方性卫生法规在卫生法法源中也占有重要地位。它是由省、直辖市、自治区人民代表大会及其常务委员会制定的规范性文件。这些规范性文件只在制定机关管辖范围内有效。

25. 答案：D　解析：硫黄畏朴硝，水银畏砒霜，狼毒畏密陀僧，巴豆畏牵牛，丁香畏郁金，牙硝畏三棱，川乌、草乌畏犀角，人参畏五灵脂，官桂畏赤石脂。

26. 答案：D　解析：五苓散中桂枝温通阳气以化水，兼解表散邪。

27. 答案：C　解析：正治是指采用与疾病的证候性质相反的方药治疗的一种原则，适用于疾病的征象与其本质相一致的病证，包括寒者热之、热者寒之、虚则补之、实则泻之。

28. 答案：D　解析：五轮所属部位歌：五轮肉血气风水，肉轮两胞血轮眦，气轮白睛风轮黑，水轮瞳子自当如。

29. 答案：E　解析：阿胶补血，滋阴，润燥，止血。

30. 答案：C　解析：《素问·灵兰秘典论》载："三焦者，决渎之官，水道出焉。"故应选C项三焦。

31. 答案：D　解析：清营汤中金银花、连翘、竹叶清热解毒，轻清透泄，使营分热邪有外达之机，促其透出气分而解，此即"入营犹可透热转气"之具体应用。

32. 答案：C　解析：仙鹤草收敛止血，止痢，截疟，解毒补虚，主治出血、腹泻、痢疾、疟疾、痈肿疮毒、阴痒带下、脱力劳伤。

33. 答案：C　解析：栀子泻火除烦，清热利湿，凉血解毒；外用消肿止痛。焦栀子凉血止血。主治热病心烦，湿热黄疸，热淋涩痛，血热吐衄，尿血、崩漏，目赤肿痛，火毒疮疡，外用治扭挫伤痛。

34. 答案：C　解析：嗳气、呃逆、呕吐都是胃气上逆的表现。

35. 答案：D　解析：前额连眉棱骨痛属于阳明头痛；两侧太阳穴处痛属于少阳头痛；后头部连项痛属于太阳头痛；颠顶痛属于厥阴头痛；脑中痛，或牵及于齿多属少阴头痛；全头重痛多为太阴头痛。

36. 答案：D　解析：感邪即发，又称为猝发、顿发，即感邪后立即发病，多见于新感外邪较盛、剧烈的情绪变化、毒物所伤、外伤、感受疠气等。由于疠气其性毒烈，致病力强，来势凶猛，感邪后多呈暴发。

37. 答案：D 解析：吴鞠通著《温病条辨》，创立三焦辨证，并发展了三焦湿热病机和临床湿温病辨证规律。

38. 答案：C 解析：女贞子滋补肝肾，明目乌发。

39. 答案：D 解析：津伤化燥，在肺则干咳无痰，甚则咯血；以胃燥为主时，可见食少、舌光红无苔；若系肠燥，则兼见便秘等症。

40. 答案：D 解析：秦艽祛风湿，通络止痛，退虚热，清湿热。主治骨蒸潮热、疳积发热，为治虚热要药。

41. 答案：C 解析：脾气主升，以升为顺；胃气主降，以降为和。脾胃之气，升降相因，相反相成，为气机升降出入的枢纽。

42. 答案：C 解析：炙甘草汤功用是滋阴养血，益气温阳，复脉定悸。

43. 答案：E 解析：心气下降；肺主宣发肃降；脾主升清；肝主升发；肾主纳气。

44. 答案：D 解析：肝主藏血指肝脏具有贮藏血液、调节血量及防止出血的生理功能。

45. 答案：C 解析：阳偏衰导致的虚寒证，采用阴病治阳法，即"益火之源，以消阴翳"。

46. 答案：C 解析：清气化痰丸的功用为清热化痰，理气止咳。

47. 答案：E 解析：甘草补脾益气，祛痰止咳，缓急止痛，清热解毒，调和诸药。

48. 答案：C 解析：牛黄凉肝息风，清心豁痰，开窍醒神，清热解毒。主治惊风，癫痫，热病神昏，口噤，痰鸣，口舌生疮，咽喉肿痛，痈疽疔毒。

49. 答案：A 解析：阴阳的对立制约，是指相互关联的阴阳双方之间存在着相互抑制、排斥、牵制的关系。"动极者，镇之以静；阴亢者，胜之以阳"，是为阴阳对立制约。

50. 答案：E 解析：肾主纳气，肾气有摄纳肺所吸入的自然界清气，保持吸气的深度，防止呼吸表浅的作用。

51. 答案：C 解析：肺主治节，即治理调节。它概括了肺的主要生理功能，即肺有辅助心脏对全身进行治理和调节的作用。其生理意义体现在四个方面：治理和调节呼吸运动；治理和调节全身气机；治理和调节血液的运行；治理和调节津液代谢。《素问·灵兰秘典论》曰："肺者，相傅之官，治节出焉。"C项并非肺脏的生理功能。

52. 答案：E 解析：瘀血的致病特点：易于阻滞气机，即"血瘀必气滞"；影响血脉运行；影响新血生成；病位固定，病证繁多。

53. 答案：D 解析：温经汤中以吴茱萸、桂枝温经散寒，通利血脉，其中吴茱萸功擅散寒止痛，桂枝长于温通血脉，共为君药。

54. 答案：D 解析：辛夷散风寒，通鼻窍。苍耳子散风寒，通鼻窍，祛风湿。细辛解表散寒，祛风止痛，通窍，温肺化饮。白芷解表散寒，祛风止痛，宣通鼻窍，燥湿止带，消肿排脓。四者均可治疗鼻渊。而紫苏叶解表散寒，行气宽中，解鱼蟹毒。

55. 答案：D 解析：暑邪淫胜，多夹湿邪，临床表现除发热烦渴外，还伴有四肢困重、纳差、胸闷呕恶、大便溏滞不爽、舌苔厚腻等湿阻症状。

56. 答案：C 解析：五脏共同的生理特点是化生和贮藏精气；六腑共同的生理特点是受盛和传化水谷。即所谓"五脏者，藏精气而不泻也，故满而不能实；六腑者，传化物而不藏，故实而不能满也"。

57. 答案：D 解析：相侮是指与五行相克次序发生相反方向的过度克制现象，即"反克"，又称"反侮"。相侮次序：木→金→火→水→土→木。

58. 答案：C 解析：补中益气汤组成药物包括黄芪、炙甘草、人参、当归、橘皮、升麻、柴胡、白术。

59. 答案：E 解析：巴戟天的功效为补肾阳，强筋骨，祛风湿；淫羊藿的功效为补肾阳，强筋骨，祛风湿。

60. 答案：B 解析：突然片状脱发，脱落处显露圆形或椭圆形光亮头皮而无自觉症状，称为斑秃，多为血虚受风所致。

61. 答案：B 解析：相杀是指一种药物能够减轻或消除另一种药物的毒副作用。如生姜能减轻或消除生半夏和生南星的毒性或副作用，所以说生姜杀生半夏和生南星的毒。

62. 答案：A 解析：桂枝汤组成为桂枝、芍药、生姜、大枣、炙甘草。小建中汤的组成为芍药、桂枝、炙甘草、生姜、大枣、饴糖。当归四逆汤的组成为当归、桂枝、芍药、细辛、炙甘草、通草、大枣。

63. 答案：E 解析：乌梅丸的药物组成为乌梅、细辛、干姜、黄连、当归、附子、蜀椒、桂枝、人参、黄柏。

64. 答案：D 解析：木香行气止痛，健脾消食；主治泻痢里急后重，善行大肠之滞气，为治湿热泻痢、里急后重之要药。柿蒂降气止呃。香附疏肝解郁，调经止痛，理气宽中。乌药行气止痛，温肾散寒。薤白通阳散结，行气导滞。

65. 答案：C 解析：消瘦者，形瘦皮皱，多属阴血不足，内有虚火。中焦有火则有多食表现。

66. 答案：D 解析：当归六黄汤中含有当归、生地黄、熟地黄、黄芩、黄柏、黄连、黄芪。

67. 答案：D 解析：消风散中当归、生地黄、胡麻仁补血活血，凉血止痒，体现了"治风先治血，血行风自灭"的治疗原则。

68. 答案：D 解析：阴虚潮热的特点是午后和夜间有低热。有热自骨内向外透发的感觉者，称骨蒸发热，多属于阴虚火旺所致。

69. 答案：C 解析：面色淡黄，枯槁无华，称"萎黄"，常见于脾胃气虚，气血不足者。

70. 答案：B 解析：消食剂不宜长期服用，避免损伤脾胃之气。

71. 答案：B 解析：谵语是指神志不清、语无伦次、声高有力的症状，为热扰心神，属实证。A项指狂言；C项指郑声；D项指错语；E项指独语。

72. 答案：E 解析：川乌主治痹证，尤宜于风寒湿痹之寒邪偏盛，寒凝诸痛，跌打损伤，瘀肿疼痛。

73. 答案：A 解析：饭后嗜睡，兼神疲倦怠、食少纳呆者，多由脾失健运，清阳不升所致。

74. 答案：E 解析：肝胆湿热或郁热所致呕吐多为呕吐黄绿苦水。

75. 答案：E 解析：车前子能利水湿，分清浊而止泻，即利小便以实大便，宜用于暑湿泄泻及小便不利之水泻。

76. 答案：A 解析：羌活胜湿汤功可祛风胜湿止痛，主治风湿犯表之痹证，症见肩背痛不可回顾，头痛身重，或腰脊疼痛，难以转侧，苔白，脉浮。

77. 答案：C 解析：苦有泄、燥、坚阴的作用。

78. 答案：C 解析：肾为生气之根：先后天之精藏于肾中，相互促进，化生元气。脾胃为生气之源：脾胃相合，接受容纳饮食，腐熟运化水谷，化生水谷精微之气。肺为生气之主：肺为清虚之脏，主司呼吸，吸清呼浊，在气生成过程中十分重要。

79. 答案：D 解析：普通处方、急诊处方、儿科处方保存期限为1年；医疗用毒性药品、第二类精神药品处方保存期限为2年；麻醉药品和第一类精神药品处方保存期限为3年。

80. 答案：C 解析：膝部肿大而股胫消瘦，称为"鹤膝风"，多因寒湿内侵，气血亏虚所致。

81. 答案：A 解析：天王补心丹组成药物包括生地黄、人参、丹参、玄参、茯苓、五味子、远志、桔梗、当归身、天冬、麦冬、柏子仁、酸枣仁、朱砂。

82. 答案：B 解析：痛泻要方的组成药物包括炒白术、炒白芍、炒陈皮、防风。

83. 答案：A 解析：安宫牛黄丸的功用为清热解毒，豁痰开窍。

84. 答案：A 解析：牵牛子的功效是泻水通便，消痰涤饮，杀虫攻积。

85. 答案：B 解析：肝、心、脾、肺、肾——筋、脉、肉、皮、骨。

86. 答案：D 解析：战栗鼓颔，口唇振摇，多为阳虚寒盛或邪正剧争所致，可见于温病、伤寒欲作汗时，或疟疾发作时。

87. 答案：D 解析：正常的舌象受年龄的影响，可以产生生理变异，如儿童的舌质多淡嫩，舌苔偏少易剥；老年人的舌色多暗红。

88. 答案：E 解析：表证常见临床表现有新起恶风寒或恶寒发热，头身疼痛，喷嚏，鼻塞，流涕，咽喉痒痛，微有咳嗽、气喘，舌淡红，苔薄，脉浮。

89. 答案：D 解析：脾气不但能将饮食物化为水谷精微，而且能将水谷精微吸收并转输至全身促进人体的生长发育，通过心、肺的作用化生气血，以营养濡润全身，故脾为气血生化之源。

90. 答案：B 解析：气随津脱，是指津液大量丢失，气失其依附而随津液外泄，从而导致阳气暴脱亡失的病理状态，如《金匮要略心典》说"吐下之余，定无完气"。

91. 答案：B 解析：脾为气血生化之源，心主血脉为推动血液的动力。

92. 答案：D 解析：清暑益气汤的君药是西瓜翠衣和西洋参。

93. 答案：D 解析：医疗卫生机构对外出租、承包医疗科室，对直接负责的主管

人员和其他直接责任人员依法给予处分，由县级以上人民政府卫生健康主管部门责令改正，没收违法所得，并处违法所得二倍以上十倍以下的罚款，违法所得不足一万元的，按一万元计算。

94. 答案：D 解析：黄汗指患者汗出沾衣，色如黄柏汁的症状，多因风湿热邪交蒸。

95. 答案：C 解析：百合固金汤的功用是滋养肺肾，止咳化痰。主治肺肾阴亏，虚火上炎证。

96. 答案：B 解析：情志所伤的病证，以心、肝、脾三脏和气血失调为多见。

97. 答案：D 解析：点刺舌提示脏腑热极，或血分热盛。舌中生点刺，多为胃肠热盛。

98. 答案：A 解析：凉膈散功用是泻火通便，清上泄下，主治上中二焦火热证，症见烦躁口渴，面赤唇焦，胸膈烦热，口舌生疮，睡卧不宁，谵语狂妄，或咽痛吐衄，便秘溲赤，或大便不畅，舌红苔黄，脉滑数。

99. 答案：E 解析：舌苔的厚薄主要反映邪正的盛衰和邪气之深浅。

100. 答案：E 解析：夏天属太阳（阳中之阳），秋天属少阴（阳中之阴），冬天属太阴（阴中之阴），春天属少阳（阴中之阳）。

101. 答案：B 解析：常见脉象中，提及脉细的共有四个：①微脉：极细极软，似有似无。②弱脉：沉细无力而软。③濡脉：浮细无力而软。④细脉：脉细如线，应指明显。

102. 答案：D 解析：蝉蜕疏散风热，利咽开音，透疹，明目退翳，息风止痉；可治疗风热感冒、温病初起，急慢惊风、破伤风，小儿夜啼不安。

103. 答案：D 解析：小柴胡汤方中柴胡透泄少阳半表之邪为君；黄芩清泄少阳半里之热为臣，合而为和解少阳的基本结

构。半夏、生姜和胃降逆止呕；人参、大枣益气健脾，既扶正以助透邪外解，又实里以御邪气内传，共为佐。甘草扶正，调和诸药为使。

104. 答案：D　解析：胖大舌多主水湿内停、痰湿热毒上泛。①舌淡胖大：多为脾肾阳虚，水湿内停。②舌红胖大：多属脾胃湿热或痰热内蕴。③肿胀舌：舌红绛肿胀者，多见于心脾热盛，热毒上壅。④先天性舌血管瘤患者，可呈现青紫肿胀。

105. 答案：E　解析：下法是指通过泻下、荡涤、攻逐等方法，使停留于胃肠的宿食、燥屎、冷积、瘀血、结痰、停水等从下窍而出，以祛邪除病的一类治法。

106. 答案：A　解析：旋覆代赭汤中用生姜五两，其量最大。

107. 答案：D　解析：金银花清热解毒，疏散风热。连翘清热解毒，消肿散结，疏散风热。

108. 答案：E　解析：麻黄发汗力强，为发汗解表之要药，多用于外感风寒表实证。

109. 答案：C　解析：脉象八要素包括脉位、脉率（至数）、脉长、脉势（脉力）、脉宽、流利度、紧张度、均匀度。

110. 答案：B　解析：阳偏盛必然会耗阴，导致阴不足，故"阳胜则阴病"。

111. 答案：D　解析：有效成分难溶于水的一些金石、矿物、介壳类药物应先煎。龙骨属于动物甲壳类，质地坚硬，有效成分不易煎出，入汤剂宜先煎。

112. 答案：C　解析：督脉与手、足三阳经交会于大椎穴，又与阳维脉会合于头部。

113. 答案：A　解析：小青龙汤中麻黄、桂枝发汗解表，宣肺平喘而化里饮，为君药物。

114. 答案：B　解析：三七主治：①出血：对人体内外各种出血，无论有无瘀滞，均可应用。②跌打损伤，瘀滞肿痛：活血化瘀而消肿定痛，为伤科要药。凡跌打损伤，或筋骨折伤，瘀血肿痛等，本品皆为首选药物。

115. 答案：C　解析：神曲主治饮食积滞。若丸剂中有金石药，加入本品可助消化。

116. 答案：C　解析：因紧急抢救未能及时填写病历的，医务人员应当在抢救结束后6小时内据实补记。

117. 答案：D　解析：奇经八脉纵横交叉于十二经脉之间，主要有三方面的作用：①密切十二经脉之间的联系。②调节十二经脉的气血。③与肝、肾等脏及女子胞、脑、髓等奇恒之腑关系较为密切，增强它们相互之间的生理、病理联系。

118. 答案：B　解析：体质偏阳者，进食宜凉忌热；体质偏寒者，进食宜温忌寒；阴虚之体，饮食宜润忌腻。

119. 答案：B　解析：中医学的基本特点是整体观念及辨证论治。

120. 答案：E　解析：左金丸中吴茱萸与黄连的用量比例1:6。

121. 答案：D　解析：辛夷散风寒，通鼻窍。苍耳子散风寒，通鼻窍，祛风湿。

122. 答案：B　解析：越鞠丸中香附行气解郁；川芎活血行瘀治血郁，又助香附行气解郁；栀子清热泻火治火郁；苍术燥湿舒脾治湿郁；神曲消食化滞治食郁。

123. 答案：C　解析：天麻钩藤饮的功效是平肝息风，清热活血，补益肝肾。

124. 答案：B　解析：肝阴虚证的临床表现是肝阴失养证（头晕、目涩、胁痛、手足蠕动），伴阴虚内热证（五心烦热、潮热盗汗、舌红少苔乏津、脉弦细数）。题干未出现肾阴虚证候，注意鉴别。

125. 答案：D　解析：患者"气血虚寒，痈肿脓成不溃，或溃后久不收口"，主要是因为气血不足，而"肾阳不足，畏寒肢冷"则是因为肾阳虚衰，治宜生气养血，补火助阳。而肉桂能够补火助阳，加入补气药中能够鼓舞正气生长，故最为适宜。

126. 答案：B 解析：济川煎主治肾虚便秘，症见大便秘结，小便清长，头目眩晕，腰膝酸软，舌淡苔白，脉沉迟。

127. 答案：C 解析：三仁汤主治湿温初起及暑温夹湿之湿重于热证，症见头痛恶寒，身重疼痛，面色淡黄，胸闷不饥，身热不扬，午后热甚，苔白，脉弦细而濡。

128. 答案：B 解析：肝阳上亢证常见，眩晕耳鸣，头目胀痛，面红目赤，急躁易怒，失眠多梦，头重脚轻，腰膝酸软，舌红少津，脉弦有力或弦细数。

129. 答案：C 解析：失神包括精亏神衰及邪盛神乱。其中精亏神衰的临床表现包括精神萎靡，意识模糊，反应迟钝，面色无华，晦暗暴露，目无光彩，眼球呆滞，呼吸微弱，或喘促无力，肉削著骨，动作艰难等。

130. 答案：B 解析：心阳虚脱证以心悸、心胸剧痛，加亡阳症状如冷汗、肢厥、脉微等为辨证要点。

131. 答案：E 解析：瘾疹指皮肤上出现淡红色或苍白色风团，大小形态各异，瘙痒，搔之融合成片，高出皮肤，发无定处，出没迅速，时隐时现；为外感风邪或过敏所致。

132. 答案：B 解析：患者出现胃肠热盛的症状，大便秘结、腹满硬痛而拒按、潮热、声高吸粗，是一派实热的证候，但又有倦怠懒言、身体羸瘦、精神委顿等虚证表现，然脉虽沉细但按之有力，故本质为实证，乃真实假虚证候。

133～134. 答案：B、C 解析：恐则气下，指过度恐惧，致使肾气失固，气陷于下的病机变化，临床可见二便失禁、遗精、滑精、骨痿等症。惊则气乱，指猝然受惊，导致心神不定，气机逆乱的病机变化，临床可见惊悸不安、慌乱失措，甚则神志错乱。

135～136. 答案：E、D 解析：黄柏配苍术：苍术辛散、苦温燥湿；黄柏苦寒清热燥湿，作用偏下焦。两者伍用，一温一寒，相制相成，治疗湿热下注、下肢水肿、脚气痿躄等症。黄连配木香：黄连善清热燥湿而止泻痢；木香善调中宣滞，行气止痛。两药伍用，共奏清热燥湿、行气导滞之功，适用于胃肠湿热积滞之痢疾、腹痛、里急后重。

137～138. 答案：A、E 解析：《处方管理办法》第十九条规定：处方一般不得超过7日用量。急诊处方一般不得超过3日用量。

139～140. 答案：B、A 解析：黄精补气养阴，健脾，润肺，益肾。鳖甲滋阴潜阳，退热除蒸，软坚散结。

141～142. 答案：C、D 解析：昏睡露睛，是脾气虚弱，气血不足，胞睑失养所致。胞睑下垂又称睑废，其中双睑下垂者，多见于先天不足，脾肾亏虚。

143～144. 答案：A、C 解析：小建中汤主治中焦虚寒，肝脾失调，阴阳不和证，症见腹中拘急疼痛，时发时止，喜温喜按，或心中悸动，虚烦不宁，面色无华，兼见手足烦热、咽干口燥等，舌淡苔白，脉细弦。暖肝煎主治肝肾不足，寒滞肝脉证，症见睾丸冷痛，或小腹疼痛，疝气痛，畏寒喜暖，舌淡苔白，脉沉迟。

145～146. 答案：D、A 解析：任脉的基本功能为总任一身之阴脉，有"阴脉之海"之称。另外，任脉起于胞中，与女子妊娠有关，称"任主胞胎"。冲脉的基本功能为调节十二经气血，有"十二经脉之海"之称。另外，冲脉又为"血海"，与妇女的月经密切相关。跷脉有阴跷脉和阳跷脉。阴阳跷脉有濡养眼目，司眼睑之开阖和下肢运动的功能。此外，古人尚有阴阳跷脉"分主一身左右之阴阳"之说。

147～148. 答案：B、A 解析：半夏泻心汤的组成包括半夏、干姜、黄芩、黄连、人参、炙甘草、大枣。小柴胡汤的组成包括柴胡、黄芩、半夏、人参、炙甘草、生姜、大枣。

149～150. 答案：C、D　解析：失眠临床常见有四种类型：①不易入睡，甚至彻夜不眠，兼心烦不寐者，多见于心肾不交。②睡后易醒，不易再睡者，兼心悸、便溏，多见于心脾两虚。③睡眠时时惊醒，不易安卧者，多见于胆郁痰扰。④夜卧不安，腹胀嗳气酸腐者，多为食滞内停。A、B、E项均会导致嗜睡，而非失眠。

第二单元

1. 答案：E　解析：流感病毒属正黏病毒科，根据病毒NP和M1抗原性的不同，流感病毒分为甲（A）、乙（B）、丙（C）三型，甲型流感病毒宿主广泛，易发生变异，曾多次引起世界性大流行；乙型、丙型相对较少，主要感染人类；丙型流感病毒稳定，多为散发，主要侵犯婴幼儿和免疫力低下的人群。

2. 答案：D　解析：高热、抽搐和呼吸衰竭是乙脑极期的严重表现，三者常相互影响，互为因果。

3. 答案：B　解析：清音为正常肺部的叩诊音。浊音为肺的边缘所覆盖的心脏或肝脏部分的叩诊音。鼓音为胃泡区及腹部的叩诊音。实音为心脏、肝脏的叩诊音。

4. 答案：C　解析：左心房增大或合并肺动脉段扩大，可见心脏浊音区外形呈梨形，称为二尖瓣型心脏。故梨形心脏常见于二尖瓣狭窄。

5. 答案：A　解析：疗效标是准指医疗行为是否有利于病人疾病的缓解、痊愈和保障生命的安全。这是评价和衡量医务人员医疗行为是否符合道德及道德水平高低的重要标志。

6. 答案：C　解析：飞沫隔离技术主要有：①最好将患者安置在单独隔离室。②相同病原体感染的患者同用一隔离室时，每床间距应不少于1米；不需要专用的空气处理设备，房间门可以保持开放。③在近距离（1米之内）接触患者时应戴口罩。④限制患者的活动和外出，如果必须外出，患者必须戴口罩。C项属于接触隔离技术。

7. 答案：C　解析：为预防狂犬病，除非伤及大血管需紧急止血外，伤口一般不予缝合或包扎，以便排血引流。

8. 答案：A　解析：Ⅰ型呼衰，缺氧而无二氧化碳潴留，即$PaO_2 < 60mmHg$，$PaCO_2$正常或降低。Ⅱ型呼衰，缺氧伴二氧化碳潴留，即$PaO_2 < 60mmHg$，$PaCO_2 > 50mmHg$。

9. 答案：B　解析：霍乱弧菌黏附于小肠上段并大量繁殖，在局部产生大量霍乱肠毒素导致剧烈腹泻和呕吐。

10. 答案：C　解析：甲亢面容可见眼裂增大，眼球突出，目光闪烁，呈惊恐貌，兴奋不安，烦躁易怒，可伴消瘦，见于甲状腺功能亢进症。

11. 答案：A　解析：急性病毒性肝炎，ALT与AST均显著增高，ALT增高更明显，ALT/AST>1。

12. 答案：A　解析：既往史包括患者既往的健康状况和过去曾经患过的疾病（包括各种传染病）、外伤手术、预防接种、过敏史等，尤其是与现病有密切关系的疾病的历史。

13. 答案：B　解析：类风湿结节多位于关节隆突部及受压部位的皮下，如前臂、跟腱等，大小不一，质硬，无压痛，对称分布。类风湿结节提示RA处于活动期。

14. 答案：B　解析：游离性胸腔积液，当积液达250mL左右时，站立位X线检查可见外侧肋膈角变钝。

15. 答案：E　解析：治疗温病时"救阴""通阳"的目的与治疗杂病时不同。温病治疗中救阴的目的不在于滋养阴血，而在于顾护津液，防止过汗伤津；而通阳的目的不在于以温药温补阳气，而在于宣通气机，化气利湿通小便，使湿邪随小便而出。

16. 答案：A 解析：《传染病防治法》规定，对乙类传染病中的传染性非典型肺炎、肺炭疽和脊髓灰质炎等按甲类传染病报告和管理。

17. 答案：D 解析：治疗霍乱应遵循的补液原则是早期、快速、足量，先盐后糖，先快后慢，纠酸补钙，见尿补钾。

18. 答案：C 解析："治上焦如羽（非轻不举）；治中焦如衡（非平不安）；治下焦如权（非重不沉）"。吴氏指出了三焦分证在治疗上的主要特点，用"羽""衡""权"三字概括了治疗上、中、下焦温病的基本大法。治上焦之药物要轻如羽毛，因轻药才能到达上焦，治疗在上的病位。此外药量要轻，煎煮时间亦不能过长，也是令药能升浮到上焦病位的要诀。而治中焦要如同秤杆那样保持平衡。中焦为脾胃之府，脾胃一升一降，如平衡打破则疾病生也，故脾胃不平则人不安。治疗上要保持脾升胃降为主要原则。治疗下焦则如同秤砣一样，用性质沉重、重镇滋潜味厚的药物才能直达下焦之病所，如滋补真阴、潜阳息风之药。

19. 答案：D 解析：本条论述了血痹的证治。血痹是由于素体气血不足，血行涩滞致使身体肌肤失于濡养，而出现身体麻木不仁，甚则或有疼痛，类似风痹的症状。"寸口关上微，尺中小紧"提示了阳气不足，阴血涩滞之象。方用黄芪桂枝五物汤，以益气通经，和营行痹。

20. 答案：E 解析：仲景将胸痹的病机概括为"阳微阴弦"。"阳微"指心阳虚衰，上焦阳气不足；"阴弦"指阴寒、痰饮、瘀血等邪气，乘虚停滞心胸，而发为胸痹。后进一步从正虚和邪盛两方面阐述了胸痹的发生，揭示了胸痹是本虚标实之证。

21. 答案：D 解析：太阳病，关节疼痛而烦，脉沉而细，此名湿痹。湿痹之候，小便不利，大便反快，但当利其小便。

22. 答案：B 解析：胃肠道穿孔，最多见于胃或十二指肠穿孔，立位X线透视或腹部平片可见：两侧膈下有弧形或半月形透亮气体影。

23. 答案：D 解析：U波明显升高见于低血钾。

24. 答案：A 解析：桂枝汤中桂枝与芍药的配伍比例是1∶1。本方发汗之中寓于敛营，桂枝辛温，发散卫分之邪，芍药酸苦微寒，敛阴和营。

25. 答案：B 解析：右上腹痛呈阵发性绞痛，放射至右肩，多为胆石症。

26. 答案：E 解析：患者和带菌者为伤寒的传染源。从潜伏期开始，在整个病程中都有传染性，尤其在病程的2～4周传染性最强。少数患者病后3个月以上仍持续带菌而成为慢性带菌者。慢性带菌者较患者更具有隐匿性，且可以持续排菌，所以是更重要的传染源。

27. 答案：A 解析：目前感染人类的禽流感病毒亚型主要有H5N1、H9N2、H7N9、H7N7、H7N2、H7N3等，其中感染H5N1、H7N9亚型者病情重。

28. 答案：C 解析：促甲状腺激素（TSH）是反映甲状腺功能最敏感的指标，也是反映下丘脑－垂体－甲状腺轴功能、鉴别原发性与继发性甲亢的敏感指标，尤其对亚临床型甲亢和甲减的诊断具有更重要的意义。

29. 答案：B 解析：成人及8岁以上儿童布鲁菌病首选的治疗方案是多西环素（强力霉素）联合利福平，或多西环素联合链霉素。

30. 答案：C 解析：肾综合征出血热白细胞计数逐渐升高。发病早期中性粒细胞增多，核左移，有中毒颗粒，并出现异型淋巴细胞。发热后期至低血压休克期血红蛋白和红细胞数升高，血小板减少。C项嗜酸性粒细胞减少甚至消失常见于伤寒。

31. 答案：D　解析：禽流感病毒属于正黏病毒科，属甲型流感病毒，包括其全部亚型。根据其致病性，禽流感病毒可分为高致病性、低致病性和非致病性三大类。

32. 答案：B　解析：腹膜慢性炎症时，触诊如揉面团一样，称为揉面感，常见于结核性腹膜炎、癌性腹膜炎。

33. 答案：A　解析：内囊型感觉障碍表现为病灶对侧半身感觉障碍、偏瘫、同向偏盲，常称为三偏征，见于脑血管疾病。

34. 答案：C　解析：肝硬化有出血倾向和贫血表现，与肝脏凝血因子合成减少、脾功能亢进、营养不良等因素有关。

35. 答案：D　解析：右心衰竭以体循环淤血表现为主，身体低垂部位可有压陷性水肿，多由脚踝部开始，逐渐向上进展，午后加重，晨起相对较轻。而左心衰竭以肺淤血及心排血量降低表现为主，可出现劳力性呼吸困难、咳嗽、咳痰、咯血、端坐呼吸、夜间阵发性呼吸困难，严重者可出现急性肺水肿。

36. 答案：D　解析：伤寒的主要病变部位在回肠末段肠壁的集合淋巴结和孤立淋巴滤泡。

37. 答案：E　解析：抗胸腺细胞球蛋白及抗淋巴细胞球蛋白是目前治疗重型再障的主要药物。临床常联合应用环孢素、大剂量甲泼尼龙、丙种球蛋白、CD_3单克隆抗体等治疗重型再障。

38. 答案：D　解析：对HBsAg阳性产妇所生婴儿，乙肝疫苗与乙肝免疫球蛋白联合使用可提高保护率。

39. 答案：E　解析：对门诊初诊患者，要通过全面沟通，对患者病情做出准确的判断、制定治疗方案；对复诊患者要重点沟通治疗效果，掌握病情变化，及时调整治疗方案；对住院患者要在系统检查中深入沟通；患者出院，要以叮嘱的方式沟通；回访患者，要以关切的问候方式沟通；对重症患者更要细致沟通，及时对患者家属讲清危险、研究、协商救治方案；对急症患者要快速沟通，忙而不乱，快速把握疾病的症状和性质。

40. 答案：A　解析：肾脏替代疗法主要包括维持性血液透析、腹膜透析及肾移植，有助于延长患者生命，帮助患者度过危险期。而成功的肾移植可恢复正常的肾功能，使患者几乎完全康复。

41. 答案：C　解析：痛风急性发作期表现为急性关节炎，多是首发症状。起病急骤，多在午夜剧痛而惊醒，呈刀割样。单侧第一跖趾关节疼痛最常见。

42. 答案：A　解析：疼痛是急性心肌梗死最早出现和最突出的症状，部位、性质与心绞痛相似，程度更剧烈，持续时间更长，可达数小时至数天，多无诱因，休息和含服硝酸甘油多不能缓解。患者常有烦躁不安、出汗、恐惧、濒死感。冠心病心绞痛一般短暂，多为3～5分钟，很少超过15分钟，去除诱因和（或）舌下含服硝酸甘油可迅速缓解。

43. 答案：A　解析：流脑脑膜炎期的病变在软脑膜和蛛网膜。暴发型脑膜脑炎的病变主要在脑实质。

44. 答案：A　解析：乙脑主要病变在中枢神经系统，以大脑皮质、间脑和中脑病变最为严重。主要病理变化包括神经细胞肿胀、变性及坏死，可液化形成镂空筛网状软化灶；脑实质淋巴细胞和大单核细胞浸润，胶质细胞弥漫性增生；脑实质及脑膜血管充血扩张，大量浆液渗出，形成脑水肿。

45. 答案：D　解析：颈内动脉系统TIA较少见，但易引起完全性脑卒中。椎-基底动脉系统TIA多见，且易反复发作，持续时间较短。

46. 答案：A 解析：结核病的最主要传播途径是呼吸道传播。开放性肺结核患者的排菌是结核传播的主要来源。消化道传播、垂直传播、经伤口感染，以及上呼吸道直接接种传播均极罕见。

47. 答案：A 解析：血脱者，色白，夭然不泽。血主营养，脉为"血之府"，血脱则肌肤无以滋养，则皮肤淡白、枯槁无华；血液脱失，不能充盈脉管，则脉道空虚，治宜补血、生血，药如当归、白芍、熟地黄等。

48. 答案：D 解析：肺主气，外合皮毛，心主血脉。毛脉合精，即气血相合。张志聪注："夫皮肤主气，经脉主血，毛脉合精者，血气相合也。"

49. 答案：C 解析：内生肌酐清除率测定是测定肾小球滤过功能最常用的方法，也是反映肾小球滤过功能的主要指标。

50. 答案：C 解析：神经氨酸酶抑制剂奥司他韦对禽流感病毒 H5N1、H7N9 和 H9N2 有抑制作用。对确诊或高度怀疑的患者给予奥司他韦治疗，具有较高的预防疾病恶化的价值。

51. 答案：D 解析：上腹部疼痛是消化性溃疡的主要症状。典型腹痛呈慢性、周期性、节律性和季节性。

52. 答案：C 解析：根除 Hp 治疗，目前主要使用 1 种 PPI+2 种抗生素 +1 种铋剂的四联疗法。

53. 答案：A 解析：胃癌可发生于胃的任何部位，但最常见于胃窦。

54. 答案：D 解析：中医四诊的道德要求包括安神定志、实事求是。

55. 答案：D 解析：流脑败血症期具有诊断意义的体征是皮肤黏膜的瘀点、瘀斑。流行性乙型脑炎则无。

56. 答案：C 解析：混合性呼吸困难见于重症肺炎、重症肺结核、大面积肺不张、大块肺梗死、大量胸腔积液和气胸。

57. 答案：E 解析：典型胆囊结石特征如下：①胆囊内见一个或数个强光团、光斑，其后方伴声影或彗星尾。②强光团或光斑可随体位改变而依重力方向移动。但当结石嵌顿在胆囊颈部，或结石炎性粘连在胆囊壁中（壁间结石）时，看不到光团或光斑随体位改变。③不典型者如充填型胆结石，胆囊内充满大小不等的结石，声像图上看不见胆囊回声，胆囊区见一条强回声弧形光带，后方伴直线形宽大声影。

58. 答案：A 解析：医学人道主义的核心内容包括尊重病人的生命、尊重病人的人格、尊重病人的权利。

59. 答案：E 解析：栀子豉汤证是无形邪热内扰胸膈所引起的，故除心烦不眠一症外，还有头汗出，甚至胸中窒、心中结痛等症，治宜清宣郁热而除烦。因其非实火乃郁热所致，故不用芩、连苦寒直折，而用栀子、豆豉甘凉辛散，宣透郁热。黄连阿胶汤证是心火亢旺，肾水不足所致，故其心烦、失眠，伴有舌红少苔、脉细数等阴虚内热之证，而不是苔黄、舌红绛。故选 E。

60. 答案：A 解析：采用微粒中和法或特异的酶联免疫吸附试验（ELISA）检测抗体，发病初期和恢复期双份血清抗禽流感病毒抗体滴度有 4 倍以上升高，有助于回顾性诊断。

61. 答案：B 解析：胸痛伴进行性加重的吞咽困难见于食管癌。

62. 答案：A 解析：道德是人们在社会生活实践中形成，由经济基础决定的。

63. 答案：B 解析：《素问·至真要大论》曰："诸厥固泄，皆属于下。"故选 B。

64. 答案：C 解析：肝浊音界消失，代之以鼓音，是急性胃肠穿孔的重要征象。

65. 答案：D 解析：先出现意识障碍，后出现发热见于脑出血、脑肿瘤、脑外伤。

66. 答案：E 解析：太阴病的成因有二：其一是脾阳素虚，或内有寒湿，复感外邪,致脾虚不运,寒湿困脾;其二是三阳病误治,伤及脾阳,致脾虚不运,寒湿内停或邪陷脾络,脾络不通。所以太阴病的病机是脾阳亏虚,寒湿内盛。

67. 答案:C 解析:三叉神经痛表现为颜面部发作性电击样疼痛。

68. 答案:C 解析:舟状腹,见于恶性肿瘤、结核、糖尿病、甲状腺功能亢进症等消耗性疾病。

69. 答案:C 解析:HBcAg 阳性表示血液内含有 HBV,传染性强,HBV 复制活跃。但由于 HBcAg 为 HBV 核心蛋白的组成部分,故一般情况下血清中测不到。

70. 答案:E 解析:奇脉常见于心包积液和缩窄性心包炎。

71. 答案:D 解析:空腹听诊出现振水音常见于胃扩张、幽门梗阻及胃液分泌过多。

72. 答案:B 解析:明确或怀疑某部门流感暴发时,对所有非流感者和未进行疫苗接种的医务人员给予金刚烷胺、金刚乙胺或奥司他韦,进行预防性治疗。故 B 项表述不准确。

73. 答案:A 解析:ST 段上抬超过正常范围且弓背向上见于急性心肌梗死。

74. 答案:B 解析:氰化物、杀虫剂、生物素中毒、缺氧、低血糖等引起的休克,属于细胞性休克。

75. 答案:C 解析:《温热论》原文:"若加烦躁,大便不通,金汁亦可加入,老年或平素有寒者,以人中黄代之,急急透斑为要。"对于老年人或素体虚寒者,可用人中黄取代金汁。邪热入营但见斑点隐隐,表明邪热有外透之势,可用清热凉血透邪之法使营热随斑点外透,即所谓"急急透斑为要"。

76. 答案:A 解析:蜘蛛痣的发生与雌激素增多有关,常见于慢性肝炎、肝硬化,是肝脏对体内雌激素的灭活能力减弱所致。

77. 答案:C 解析:药物治疗的道德要求包括对症下药,剂量安全;合理配伍,细致观察;节约费用,公正分配。

78. 答案:D 解析:布鲁菌病每年发病高峰位于春夏之间,与动物产仔季节有关。

79. 答案:D 解析:国家卫健委关于《人类辅助生殖技术和人类精子库伦理原则》制定的时间是 2003 年。

80. 答案:B 解析:乙肝的传播途径包括:①输血及血制品,以及使用污染的注射器或针刺器具等传播。②母婴传播。③日常生活密切接触传播。④性接触传播。

81. 答案:C 解析:白细胞减少症是指由多种原因引起的周围血白细胞持续低于 $4.0×10^9/L$ 的一组综合征。必须反复定期检查,以确定是否白细胞持续低于 $4.0×10^9/L$,必要时动态观察。骨髓检查可观察粒细胞增生程度,也可除外其他血液病。

82. 答案:B 解析:黑便提示出血量在 60mL 以上。

83. 答案:A 解析:血性脑脊液见于蛛网膜下腔出血。

84. 答案:D 解析:玫瑰疹多出现于胸腹部。

85. 答案:D 解析:排出的新鲜尿液即有氨味,提示慢性膀胱炎及尿潴留。

86. 答案:D 解析:急性白血病胸骨中下段压痛,此体征有助于诊断与鉴别诊断。

87. 答案:D 解析:胸外心脏按压是建立人工循环的主要方法,对成年人应尽量使按压次数达到 100~120 次/分,以保证脑和冠状动脉的灌注。心肺复苏操作指南中进一步强调强化按压的重要性,要求按压间断时间不超过 5 秒,并强烈建议普通施救者(非专业人员)仅做胸外按压的心肺复苏,弱化人工呼吸的作用。近来强调基础生命支持应按照 CAB 顺序进行。

88. 答案:B 解析:溃疡性结肠炎是一种发生在直肠和结肠的慢性非特异性炎症性疾病,主要病变在直肠和乙状结肠,向上蔓延可累及降结肠,甚至整个结肠。

89. 答案：C 解析：16～17世纪,受工业革命影响,医学观用机械观解释一切人体现象,认为人也像一部机器,把疾病看作人体某部件失灵。这种医学模式忽视了生命的生物复杂性和社会复杂性。

90. 答案：D 解析：扑翼样震颤见于肝性脑病。

91. 答案：E 解析：两神相搏是指男女媾和。搏,交也。马莳注："男女媾精,万物化生。盖当男女相媾之时,两神相合而成人,生男女之形。"故选E。

92. 答案：D 解析：左锁骨上窝淋巴结肿大,多为腹腔脏器癌肿（胃癌、肝癌、结肠癌等）转移；右锁骨上窝淋巴结肿大,多为胸腔脏器癌肿（肺癌等）转移；鼻咽癌易转移到颈部淋巴结；乳腺癌最早经胸大肌外侧缘淋巴管侵入同侧腋下淋巴结。

93. 答案：E 解析：终末消毒是指传染源离开疫源地（如转送、出院或死亡后）,对其曾产生的含有病原体的排泄物、分泌物以及所污染的物品及场所进行的最后一次彻底消毒,包括患者的终末处理和原居住地或病室单位的终末处理。医护人员手的消毒属于预防性消毒。

94. 答案：B 解析：双侧瞳孔缩小（<2mm）常见于虹膜炎,有机磷农药中毒、毒蕈中毒、吗啡、氯丙嗪、毛果芸香碱等药物影响。

95. 答案：D 解析：急性心肌梗死行再灌注治疗,需在起病3～6小时,最迟在12小时内,使闭塞的冠状动脉再通,心肌得到再灌注,濒死的心肌得以存活或使坏死范围缩小,减轻梗死后心肌重塑,改善预后,是一种积极的治疗措施。

96. 答案：B 解析：胸骨左缘第3、4肋间触及收缩期震颤,为室间隔缺损。

97. 答案：B 解析：正常人定性检查尿酮体为阴性。尿酮体阳性见于糖尿病酮症酸

中毒、妊娠剧吐、重症不能进食等脂肪分解增强的疾病。

98. 答案：D 解析：氟喹诺酮类是治疗伤寒的首选药物。目前常用的药物有氧氟沙星、左氧氟沙星、环丙沙星等。

99. 答案：E 解析：布鲁氏菌属至少包括6个种19个生物型,分别为牛种（流产布鲁氏菌）、猪种、羊种（马耳他布鲁氏菌）、犬种、绵羊附睾种及沙林鼠种。其中前四种对人类致病。

100. 答案：B 解析：大量胸腔积液患者采取患侧卧位。

101. 答案：E 解析：《素问·阴阳应象大论》曰："阴阳者,天地之道也,万物之纲纪,变化之父母,生杀之本始,神明之府也。治病必求于本。""治病必求于本"之"本"指阴阳。

102. 答案：E 解析：感染性疾病造成组织损伤的发生机制有直接损伤、毒素作用、免疫机制。

103. 答案：E 解析：甲肝和戊肝均主要经粪－口途径传播。

104. 答案：D 解析：流行性腮腺炎可以引起淋巴细胞相对增多。

105. 答案：A 解析：流行性出血热典型的"三痛""三红"表现均出现在发热期。发热期主要表现为感染中毒症状、毛细血管损伤和肾脏损害。"三痛"即头痛、腰痛和眼眶痛。"三红"即颜面、颈部及上胸部呈弥漫性潮红。

106. 答案：D 解析：血BUN可反映肾小球滤过功能,各种肾脏疾病都可以使BUN增高,而且常受肾外因素的影响。所以血尿素氮对早期肾功能损害的敏感性差。

107. 答案：D 解析：缺铁性贫血是因体内铁储备耗竭,影响血红蛋白合成所引起的贫血,属于血红素合成异常性贫血。其典型表现为小细胞低色素性贫血,部分患者可以引起血小板继发性升高,但多数都是轻度

升高，一般不会有血栓或者出血的症状。

108. 答案：B 解析：霍乱弧菌属弧菌科弧菌属，革兰染色阴性，无芽孢，菌体有一较长鞭毛，运动极活跃。霍乱弧菌属兼性厌氧菌，耐碱不耐酸，耐低温。古典生物型对外环境抵抗力较弱，埃尔托生物型抵抗力较强。霍乱外毒素（肠毒素）为主要致病物质。

109. 答案：E 解析：HIV对热敏感，对甲醛、紫外线和γ射线不敏感。56℃ 30分钟能使HIV在体外对人的T淋巴细胞失去感染性；0.2%次氯酸钠、75%乙醇、2%戊二醛及0.1%漂白粉5～10分钟能使HIV灭活。

110. 答案：B 解析：HIV分期无前驱期。

111. 答案：C 解析：风温、温热、温疫、冬温初起，如恶风寒较明显，表明表邪偏盛，可用辛温法解表治疗，代表方为桂枝汤，但应慎用麻、桂等辛温峻汗之剂，以免助热化燥。

112. 答案：C 解析：噻唑烷二酮（TZDs，格列酮类）为胰岛素增敏剂，能明显减轻胰岛素抵抗，对心血管系统和肾脏有潜在的保护作用，可单独使用或与其他降糖药物合用治疗T2DM患者，尤其是肥胖、胰岛素抵抗明显者，常用罗格列酮或吡格列酮口服。

113. 答案：C 解析：尿路感染中，膀胱炎常见于年轻女性；肾盂肾炎则常发生于育龄妇女。

114. 答案：B 解析：支气管哮喘的诊断标准为：①反复发作的喘息、气急、胸闷或咳嗽，多与接触变应原、冷空气、物理、化学性刺激、病毒性上呼吸道感染、运动等有关。②发作时在双肺可闻及散在或弥漫性，以呼气相为主的哮鸣音，呼气相延长。③上述症状可经治疗缓解或自行缓解。④除外其他疾病所引起的喘息、气急、胸闷和咳嗽。⑤临床表现不典型者（如无明显喘息或体征）应有下列3项中至少1项阳性：支气管激发试验阳性、支气管舒张试验阳性、昼夜PEF变异率≥20%。

115. 答案：A 解析：肝切除术是治疗肝癌最有效的方法。

116. 答案：B 解析：伤寒骨髓培养较血培养阳性率更高，可达90%，其阳性率受病程及使用抗菌药物的影响较小，已开始抗菌治疗者仍可获阳性结果。本题中患者进行了抗菌药物的治疗，所以为进一步确诊应进行骨髓培养。

117. 答案：D 解析：肾综合征出血热低血压休克期，患者经补液、纠酸后，升高的血红蛋白已恢复正常，但血压仍不升高或不稳定者，可应用血管活性药物，如多巴胺等。

118. 答案：A 解析：波状热是指体温逐渐升高达39℃或以上，数天后逐渐下降至正常水平，数天后再逐渐升高，如此反复多次，见于布鲁氏菌病。

119. 答案：B 解析：关节肿痛、畸形发于腕关节、掌指关节或近端指间关节，有明显晨僵，属于类风湿关节炎的典型特征。进行双手指及腕关节X线摄片检查，检测类风湿因子等有助于确诊。

120. 答案：D 解析："伤寒脉结代，心动悸，炙甘草汤主之"。此证病机为心阴阳两虚，治疗用炙甘草汤滋阴养血，通阳益气复脉。

121. 答案：B 解析：收缩压160～179mmHg和（或）舒张压100～109mmHg为2级高血压（中度）。患者无自觉症状，血压未超过180/120mmHg，排除高血压急症。

122. 答案：E 解析：GFR 15～29 mL/(min·1.73m^2)属于慢性肾脏病4期，GFR重度下降。

123. 答案：E 解析：40岁以上男性，持续咳嗽，痰中带血，不发热且抗感染治疗无效，反复发作同一部位的肺炎，特别是段性肺炎，应高度怀疑肺癌的可能。支气管镜检查是确诊肺癌的重要检查方法。

124. 答案：B　解析：此为表寒里饮证，乃因风寒外束，内有水饮停蓄心下胃脘所致，临床以咳吐白色清稀痰涎为审证要点，治以小青龙汤发汗解表，温化水饮。

125. 答案：B　解析：妇人胎为孕妇气血所养，若孕妇素体气血不足，常因血养胎而不藏于肝则肝气不舒；气养胎而使脾不运则湿浊内生，肝脾不和，血虚湿生，则气血运行不畅。故治以当归芍药散养血柔肝，补脾利湿，最终达到调和肝脾的目的。

126. 答案：A　解析：患者突然意识丧失，呕吐物有大蒜味，双侧瞳孔明显缩小，均是急性有机磷杀虫药中毒的特征性表现。确诊需测定全血胆碱酯酶活力＜70%。

127. 答案：B　解析：急性典型细菌性痢疾可见发热、腹痛、腹泻、里急后重、黏液或脓血便。

128. 答案：D　解析：胰岛素的不良反应中，以低血糖反应最为多见，应迅速静脉补充高渗葡萄糖治疗。

129～131. 答案：A、B、C　解析：饮食治疗是各型糖尿病的基础治疗。部分轻症患者只需要饮食治疗即可达到理想或良好的控制。对T2DM患者（尤其是肥胖患者），适当运动有利于减轻体重、提高胰岛素敏感性。药物治疗适宜经饮食、运动治疗未能良好控制的患者。2型糖尿病患者，尤其是无明显消瘦及伴血脂异常、高血压或高胰岛素血症的患者，二甲双胍为一线用药。微血管病变是糖尿病的特异性并发症，包括糖尿病肾病、糖尿病性视网膜病变、糖尿病心肌病等。

132～134. 答案：D、B、D　解析：患者有大量饮酒史，突起上腹剧痛，伴恶心、呕吐、腹胀，血压下降，并出现手足抽搐的低钙血症表现，考虑为急性胰腺炎，为进一步明确诊断应进行淀粉酶测定。血清淀粉酶超过正常值上限3倍（＞500苏氏单位/升）即可确诊急性胰腺炎；重症患者血清淀粉酶可正常或低于正常。急性胰腺炎的治疗以减少胰液分泌，抑制胰酶活性为主要原则，具体措施包括禁食、抑制胃酸分泌、应用生长抑素等，抑肽酶、加贝酯等可抑制胰酶活性；补充外源性生长抑素或生长抑素类似物如奥曲肽，可抑制胰泌素和缩胆囊素刺激的胰液基础分泌。病程中易发生感染，感染常加重病情，甚至促进死亡，必要时选择针对革兰阴性菌和厌氧菌且能透过血胰屏障的抗菌药物，如喹诺酮类或头孢类联合抗厌氧菌抗生素甲硝唑。目前不主张过早手术治疗。

135～136. 答案：E、D　解析：有关SLE的多种自身抗体需注意区分。抗核抗体（ANA）在约95%的SLE患者中呈阳性，特异性较差，不能作为SLE和其他结缔组织疾病的鉴别依据。抗双链DNA（dsDNA）抗体为标记性抗体之一，活动期患者阳性率可达95%，特异性强，对确诊SLE和判断其活动性有较大参考价值，抗体滴度高，常提示有肾损害。抗Sm抗体也为标记性抗体之一，阳性率约25%，特异性强，阳性患者病情缓解后继续呈阳性，故可作为回顾性诊断的依据。

137～138. 答案：C、D　解析：根据病原体感染的次数、时间先后和种数，感染可分为四种：①首发感染，即初次感染某种病原体。②重复感染，指在感染某种病原体基础上再次感染同一病原体。③混合感染，指人体同时感染两种或两种以上的病原体。④重叠感染，指在感染某种病原体基础上又被其他病原体感染。原发感染后出现的病原体感染称继发性感染。

139～140. 答案：C、B　解析：效用原则是指应恪守不伤害原则，使接受治疗者所获的利益必须远远大于风险，获得新生的机会。尊重原则是指尊重捐献者的知情同意，不损害活体器官捐献人正常的生理功能，尊重死者捐献者的尊严。知情同意原则是指供体和受体都是出于自愿，必须做到知情同意。

141～142. 答案：A、E　解析：米泔样便见于霍乱。阿米巴痢疾时，以血为主，大便呈暗红色果酱样。

143～144. 答案：A、B　解析：结核分枝杆菌可分为人结核分枝杆菌、牛结核分枝杆菌、非洲分枝杆菌和田鼠分枝杆菌等类型。其中人结核分枝杆菌为人类结核病的病原体。免疫接种常用的卡介苗来源于牛结核分枝杆菌。

145～146. 答案：B、C　解析：风水，关之于肺，因风邪袭表，肺主皮毛，卫外不固，故脉浮恶风；肺失宣降，水湿停滞，流注于关节，故骨节疼痛。正水，关乎于肾，肾阳虚不能蒸化水湿，故水湿停滞；泛溢肌肤则浮肿；水湿上逆犯肺则喘；肾阳虚弱，失于温养，则可表现为腰膝酸冷、脉迟。

147～148. 答案：B、D　解析：他汀类是目前首选的降胆固醇药物，能够抑制胆固醇合成的限速酶 HMG-CoA 还原酶，减少胆固醇合成，并上调细胞表面 LDL 受体，加速血清 LDL 分解，减少 VLDL 合成。依折麦布属于肠道胆固醇吸收抑制剂，口服后抑制胆固醇和植物固醇在肠道的吸收，促进肝脏合成 LDL 受体，加速 LDL 清除，降低血清 LDL-C 水平。A 项普罗布考通过影响脂蛋白代谢，使 LDL 通过非受体途径被清除，降低 TC 和 LDL-C。C 项非诺贝特和 E 项烟酸均为主要降低甘油三酯的药物。

149～150. 答案：B、E　解析：QT 间期：从 QRS 波群的起点至 T 波终点，代表左、右心室除极与复极全过程的时间。ST 段：从 QRS 波群终点至 T 波起点的一段平线，反映心室早期缓慢复极的电位和时间变化。

第三单元

1. 答案：C　解析：2006年颁布的中华人民共和国国家标准《腧穴名称与穴位》，督脉增加1穴印堂，经穴总数达362个。

2. 答案：C　解析：肾足少阴之脉，起于小指之下，斜走足心，出于然谷之下，循内踝之后，别入跟中，以上腨内，出腘内廉，上股内后廉，贯脊属肾，络膀胱。

3. 答案：A　解析：心经井穴少冲在手指，小指末节桡侧，指甲根角侧上方0.1寸（指寸）。

4. 答案：C　解析：《四总穴歌》所载"肚腹三里留，腰背委中求，头项寻列缺，面口合谷收"，是循经取穴的具体体现。"酸痛取阿是，胸胁内关谋"是后人根据临床经验对《四总穴歌》进行的补充。

5. 答案：E　解析：患者的食、中、无名、小指四指并拢，以中指中节横纹为准，其四指的宽度作为3寸。四指相并名曰"一夫"，用横指同身寸量取腧穴，又名"一夫法"。

6. 答案：B　解析：太渊是输穴、原穴、八会穴之脉会；太溪、大陵、神门、太冲都既是输穴又是原穴，但不是八会穴。

7. 答案：A　解析：黄疸的辨证，应以阴阳为纲。

8. 答案：C　解析：内伤发热起病缓慢，病程较长，多为低热，或自觉发热，而体温并不升高，表现为高热者较少。不恶寒，或虽有怯冷，但得衣被则温。常兼见头晕、神疲、自汗、盗汗、脉弱等症。有反复发热的病史。

9. 答案：C　解析：大肠经曲池能治疗头痛、眩晕等高血压相关症状，属于临床降压效穴。

10. 答案：E　解析：扭伤多为关节伤筋，属经筋病，"在筋守筋"，故治疗当以扭伤局部取穴为主,以疏通经络,散除局部的气血壅滞;配合循经远部取穴,有疏通本经气血的作用,达到"通则不痛"的效果。可根据病位在其上下循经邻近取穴,如膝内侧扭伤,病在足太阴脾经,可在扭伤部位其上取血海,其下取阴陵泉。陈旧性损伤留针加灸法,或用温针灸。

11. 答案:D　解析:带脉约束了纵行躯干部的诸条经脉。

12. 答案:D　解析:落枕治以疏经活络,调和气血,主穴取外劳宫、天柱、阿是穴、后溪、悬钟。

13. 答案:C　解析:胃、大肠、小肠、胆、膀胱、三焦的下合穴依次为足三里、上巨虚、下巨虚、阳陵泉、委中、委阳。

14. 答案:C　解析:眩晕常见的病理因素有风、火、痰、瘀。

15. 答案:A　解析:隐白为脾经井穴,可健脾统血,是治疗月经过多、崩漏等妇科病的经验穴,还可以治疗鼻衄、便血、尿血等出血证。

16. 答案:E　解析:十二经脉表里关系为手太阴肺经——手阳明大肠经,足阳明胃经——足太阴脾经,手少阴心经——手太阳小肠经,足太阳膀胱经——足少阴肾经,手厥阴心包经——手少阳三焦经,足少阳胆经——足厥阴肝经。

17. 答案:C　解析:着痹表现为肢体关节、肌肉酸楚、重着、疼痛,肿胀散漫,关节活动不利,肌肤麻木不仁,舌质淡,舌苔白腻,脉濡缓。

18. 答案:D　解析:普通感冒病情较轻,全身症状不重,少有传变。在气候变化时发病率可以升高,但无明显流行特点。若感冒一周以上不愈,发热不退或反见加重,应考虑感冒继发他病,传变入里。时行感冒病情较重,发病急,全身症状显著,可以发生传变,化热入里,继发或合并他病,具有广泛的传染、流行性(两者的主要区别)。

19. 答案:A　解析:耻骨联合上缘至髌底的骨度折量寸是18寸。

20. 答案:B　解析:膀胱经膏肓穴主治盗汗、健忘、遗精、羸瘦等虚劳诸疾,以及咳嗽、气喘、肺痨等肺系虚损病证。

21. 答案:B　解析:太阳头痛选用羌活、蔓荆子、川芎;阳明头痛选用葛根、白芷、知母;少阳头痛选用柴胡、黄芩、川芎;厥阴头痛选用吴茱萸、藁本等。故选B。

22. 答案:C　解析:面瘫治以祛风通络、疏调经筋,取局部穴、手足阳明经穴为主。针刺时面部腧穴均行平补平泻法,恢复期可加灸法。发病初期,面部腧穴手法不宜过重,针刺不宜过深,肢体远端腧穴行泻法且手法宜重;恢复期,足三里行补法,合谷、太冲行平补平泻法。

23. 答案:B　解析:心经虚证"补其母",心属"火","木生火","木"为"火"之母,因此,应选本经属"木"的五输穴,即井穴少冲。

24. 答案:B　解析:腧穴的主治特点主要表现在三个方面,即近治作用、远治作用和特殊作用。

25. 答案:B　解析:手太阴肺经与手阳明大肠经交于两手食指(商阳)。

26. 答案:C　解析:同名经配穴法是将手足同名经的腧穴相互配合的方法,如牙痛取合谷、内庭;肝气郁结证取太冲、内关。神门属于手少阴心经,而三阴交属于足太阴脾经,故C项不属于同名经配穴法。

27. 答案:B　解析:中极在前正中线上,脐下4寸。关元在前正中线上,脐下3寸。下脘在前正中线上,脐中上2寸。中脘在前正中线上,脐中上4寸。上脘在前正中线上,脐中上5寸。内关在腕掌侧远端横纹上2寸,掌长肌腱与桡侧腕屈肌腱之间。间使在腕掌侧远端横纹上3寸,掌长肌腱与桡侧腕屈肌腱之间。外关在腕背侧远端横纹上2寸,尺骨与桡骨间隙中点。支沟在腕背侧远端横纹上3寸，尺骨与桡骨间隙中点。故B项下脘与中脘相距2寸。

28. 答案：B 解析：膀胱经承山主治腰腿拘急、疼痛、痔疾、便秘及腹痛、疝气。

29. 答案：E 解析：心的募穴应为巨阙。

30. 答案：C 解析：听宫穴属手太阳小肠经。

31. 答案：D 解析：跷脉主寤寐，司眼睑开阖。照海通阴跷脉，申脉通阳跷脉，故治疗不寐时两穴同用可起到良好的调节作用。

32. 答案：A 解析：睡中经常遗尿，多则一夜数次，醒后方觉，兼神疲乏力、面色苍白、肢凉怕冷、舌淡者，为肾气不足之遗尿，配穴当选肾俞、命门、太溪。

33. 答案：E 解析：妊娠妇女针刺时应注意，妇女怀孕3个月以内者，不宜针刺小腹部的腧穴；若怀孕3个月以上者，腹部、腰骶部的腧穴也不宜针刺。三阴交、合谷、昆仑、至阴等腧穴，在怀孕期间亦应禁刺。

34. 答案：B 解析：阳痿的病位在宗筋，病变涉及脏腑为肝、肾、心、脾。

35. 答案：C 解析：眩晕实证治以平肝潜阳，化痰定眩，主穴取百会、风池、太冲、内关。

36. 答案：D 解析：肾开窍于耳，耳鸣耳聋多为虚证，用背俞穴治疗耳聋首选肾俞，以补肾养窍。

37. 答案：B 解析：肾经照海穴主治月经不调、痛经、阴痒、赤白带下等妇科病证；癫痫、不寐、嗜卧、癔症等神志病证；咽喉干痛，目赤肿痛；小便频数，癃闭；便秘。

38. 答案：C 解析：胃经天枢穴在腹部，横平脐中，前正中线旁开2寸。

39. 答案：C 解析：心包经络穴内关在前臂前区，腕掌侧远端横纹上2寸，掌长肌腱与桡侧腕屈肌腱之间。

40. 答案：E 解析：黄疸病理因素有湿邪、热邪、寒邪、疫毒、气滞、瘀血六种，但其中以湿邪为主。

41. 答案：D 解析：中风后遗症气虚络瘀证，代表方为补阳还五汤加减。

42. 答案：B 解析：后溪可治疗头项强痛、腰背痛、手指及肘臂挛痛等痛证。委中亦可治疗腰背痛等病证，有"腰背委中求"之说。

43. 答案：C 解析：气淋小腹胀满较明显，小便艰涩疼痛，尿后余沥不尽。

44. 答案：E 解析：密波易产生抑制反应，常用于止痛、镇静、缓解肌肉和血管痉挛。

45. 答案：B 解析：足太阴脾经起于隐白，止于大包。

46. 答案：A 解析：大肠下合穴上巨虚主治肠鸣、腹中切痛、泄泻、便秘、肠痈等肠腑病证。

47. 答案：C 解析：瘿病病变部位主要在肝、脾，与心有关。

48. 答案：D 解析：肺经合穴尺泽在肘横纹中，肱二头肌肌腱桡侧凹陷处。

49. 答案：D 解析：承浆在颏唇沟的正中凹陷处，属于任脉。

50. 答案：B 解析：厥证的基本病机为气机逆乱，升降乖戾，气血阴阳不相顺接。

51. 答案：C 解析：大肠经迎香穴在面部，鼻翼外缘中点旁，鼻唇沟中。

52. 答案：C 解析：面瘫患者舌麻、味觉减退配廉泉、足三里。

53. 答案：E 解析：膀胱经攒竹在面部，眉头凹陷中，额切迹处。

54. 答案：C 解析：内伤咳嗽，病理因素主要为"痰"与"火"。

55. 答案：D 解析：心经郄穴阴郄可治疗骨蒸盗汗，常和肾经复溜合用，加强治疗效果。

56. 答案：B 解析：胆经风市在股部，

髌底上7寸。取穴时令患者直立垂手，掌心贴于大腿时，中指尖所指凹陷中，髂胫束后缘即是。

57. 答案：C　解析：针下得气后，捻转角度大、用力重、频率快、操作时间长，结合拇指向后、食指向前（右转用力为主）者为捻转泻法。

58. 答案：C　解析：痫病病位在脑，涉及肝、脾、心、肾诸脏。

59. 答案：C　解析：隔蒜灸多用于治疗瘰疬、肺痨及初起的肿疡等，有清热解毒、杀虫等作用。

60. 答案：C　解析：感冒治以祛风解表，主穴取列缺、合谷、风池、大椎、太阳。

61. 答案：E　解析：腰痛如刺，痛有定处，舌质暗紫，有瘀斑，脉涩，考虑为瘀血腰痛，选方为身痛逐瘀汤。

62. 答案：C　解析：鼓胀患者，腹胀以上腹为重，按之不坚，胁下胀满，舌苔白腻，考虑为鼓胀气滞湿阻证，选方为柴胡疏肝散合胃苓汤。

63. 答案：B　解析：疟疾热甚寒微，头痛，肢体烦疼，面红目赤，胸闷呕吐，烦渴饮冷，大便秘结，小便热赤，神昏谵语，舌质红绛，苔黄腻，脉洪数，考虑为疟疾热瘴，选方为清瘴汤。

64. 答案：A　解析：肺病多年，现突然出现咳吐浊唾涎沫，考虑为肺痿；午后潮热，形体消瘦，皮毛干枯，舌红而干，脉虚数，考虑为虚热证，选方为麦门冬汤合清燥救肺汤。

65. 答案：C　解析：患者干咳，咳声短促，痰少黏白或痰中带血丝，或声音逐渐嘶哑，口干咽燥，午后潮热，颧红，盗汗，日渐消瘦，神疲，舌质红，少苔，脉细数，考虑为咳嗽肺阴亏耗证，治宜滋阴清热、润肺止咳，代表方为沙参麦冬汤加减。

66. 答案：E　解析：小便点滴而下，其

则阻塞不通，小腹胀满疼痛，舌紫暗，有瘀点，脉涩，考虑为癃闭浊瘀阻塞证，选方为代抵当丸。

67. 答案：E　解析：患者反复发生肌衄，久病不愈，神疲乏力，头晕目眩，面色苍白，食欲不振，舌质淡，脉细弱，考虑为紫斑气不摄血证，选方为归脾汤。

68. 答案：B　解析：身体素弱，饮食稍有不慎即呕吐未消化食物，四肢不温，便溏，考虑为呕吐脾胃阳虚证，代表方为理中汤加减。

69. 答案：C　解析：患者咽喉隐痛，入夜为甚，手足心热，考虑为咽喉肿痛阴虚火旺证。咽喉肿痛虚证主穴取太溪、照海、列缺、鱼际。

70. 答案：A　解析：患者发热后出现肢体痿软不用，口渴，咳呛少痰，咽干不利，舌红苔黄，脉细数，考虑为痿证肺热津伤证。

71. 答案：A　解析：经前或经期小腹胀痛拒按，经血量少，行而不畅，血色紫暗有块，块下痛缓，伴有乳房胀痛，舌质紫暗或有瘀点，脉弦者，为气滞血瘀证。痛经实证主穴为中极、次髎、地机、三阴交、十七椎；气滞血瘀证配太冲、血海。故A项最佳。

72. 答案：D　解析：患者每因情志不畅而呕吐，伴有嗳气吞酸，胸胁胀满，平时多烦善怒，舌苔薄白，脉弦，考虑为呕吐肝气犯胃证，配穴当选期门、太冲。

73. 答案：B　解析：夜寐盗汗，自汗，五心烦热，兼午后潮热，两颧色红，口渴，舌红少苔，脉细数，考虑为汗证阴虚火旺证，选方为当归六黄汤。

74. 答案：D　解析：寒热往来，身热起伏，汗少，有汗而热不解，咳嗽，痰少，气急，胸胁刺痛，呼吸、转侧疼痛加重，心下痞硬，干呕，口苦，咽干，舌苔薄白，脉弦数，考虑为悬饮邪犯胸肺证，选方柴枳半

夏汤。

75. 答案：B　解析：患者双下肢关节游走性疼痛，时有寒热，舌淡苔薄白，脉浮，考虑为行痹，配穴当选膈俞、血海。

76. 答案：A　解析：患者腹痛肠鸣，泻下粪便臭如败卵，考虑为泄泻食滞肠胃证，代表方为保和丸加减。

77. 答案：A　解析：胸胁部撞伤后，胁肋刺痛，痛有定处，痛处拒按，入夜痛甚，舌质紫暗，脉沉涩，考虑为胁痛瘀血阻络证，选方为复元活血汤。

78. 答案：C　解析：失眠，夜寐多梦，易惊善恐，舌淡，苔薄，脉弦细，考虑为心胆气虚之不寐，配穴当选心俞、胆俞。

79. 答案：C　解析：水肿延久不退，肿势轻重不一，四肢浮肿，以下肢为主，皮肤瘀斑，腰部刺痛，伴血尿，舌紫暗，苔白，脉沉细涩，考虑为瘀水互结证，选方为桃红四物汤合五苓散。

80. 答案：B　解析：患者小便不通，情志抑郁，多烦善怒，胁腹胀满，舌红，苔薄黄，脉弦，考虑为癃闭肝郁气滞证，选方为沉香散。

81. 答案：D　解析：脘腹满闷，时轻时重，纳呆便溏，神疲乏力，少气懒言，语声低微，舌质淡，苔薄白，脉细弱，考虑为胃痞脾胃虚弱证，选方为补中益气汤。

82. 答案：C　解析：呃逆连声，常因情志不畅而诱发，胸胁满闷，考虑为呃逆气机郁滞证，方用五磨饮子加减。

83. 答案：D　解析：腰部冷痛重着，寒冷和阴雨天则加重，舌质淡，苔白腻，脉沉而迟缓，考虑为寒湿腰痛，选方为甘姜苓术汤。

84. 答案：E　解析：患者眩晕时作，头痛如刺，舌质暗，有瘀斑，脉涩，考虑为眩晕瘀血阻窍证，方用通窍活血汤。

85. 答案：D　解析：胸闷且痛，心悸盗汗，心烦不寐，腰酸膝软，舌红少津，脉

细数，考虑为胸痹心肾阴虚证，治宜滋阴清火，养心和络。

86. 答案：B　解析：咯血，午后潮热，骨蒸颧红，五心烦热，盗汗量多，胸肋掣痛，消瘦，近期曾有与肺痨病人的接触史，考虑为肺痨；口渴心烦，失眠，性情急躁易怒，遗精，舌干而红，苔薄黄而剥，脉细数，考虑为虚火灼肺证，选方为百合固金汤合秦艽鳖甲散。

87. 答案：B　解析：喘逆剧甚，张口抬肩，鼻扇气促，端坐不能平卧，稍动则咳喘欲绝，心慌动悸，烦躁不安，面青唇紫，汗出如珠，肢冷，脉浮大无根，考虑为喘证正虚喘脱证，选方为参附汤送服黑锡丹，配合蛤蚧粉。

88. 答案：D　解析：慢性心脏病史10年，面色晦暗，喘悸不休，烦躁不安，额汗如油，四肢厥冷，尿少肢肿，舌淡苔白，脉微细欲绝，考虑为心衰喘脱危证，选方为参附龙骨牡蛎汤。

89. 答案：E　解析：心悸不安，胸闷不舒，心痛时作，痛如针刺，唇甲青紫，舌质紫暗，有瘀斑，脉涩，考虑为心悸瘀阻心脉证，选方为桃仁红花煎。

90. 答案：E　解析：脘腹痞闷，嘈杂不舒，恶心呕吐，口干不欲饮，口苦，纳少，舌红苔黄腻，脉滑数，考虑为胃痞湿热阻胃证，选方为连朴饮。

91. 答案：B　解析：患者心下坚满，自利，利后反快，虽利心下续坚满，水走肠间，沥沥有声，考虑为痰饮饮留胃肠证，方用甘遂半夏汤。

92. 答案：C　解析：腹部阵痛，有黏液脓血便，腹部可触及肿块，表面高低不平，质地坚硬，考虑为癌病；里急后重，肛门灼热，心烦易怒，舌质红，苔黄腻，脉滑数，考虑为湿热郁毒证，选方为龙胆泻肝汤合五味消毒饮。

93. 答案：A　解析：胃脘灼热疼痛，痛

势急迫，口苦，泛酸，苔黄，脉弦，考虑为胃痛肝气犯胃之变证肝胃郁热证，方用化肝煎或丹栀逍遥散加左金丸。

94. 答案：B　解析：心悸，眩晕气急，胸闷痞满，渴不欲饮，小便短少，下肢浮肿，形寒肢冷，伴恶心、欲吐、流涎，舌淡胖，苔白滑，脉沉细而滑，考虑为心悸水饮凌心证，选方为苓桂术甘汤。

95. 答案：D　解析：胸部膨满，喘咳不能平卧，考虑为肺胀；心悸，面浮，下肢浮肿，腹部胀满有水，尿少，怕冷，面唇青紫，苔白滑，舌体胖质暗，脉沉细，考虑为阳虚水泛证，选方为真武汤合五苓散。

96. 答案：D　解析：久患胁痛，悠悠不休，遇劳加重，口干咽燥，舌红少苔，考虑为胁痛肝络失养证，选方为一贯煎加减。

97. 答案：E　解析：口渴引饮，能食与便溏并见，精神不振，四肢乏力，体瘦，舌质淡红，苔白而干，脉弱，考虑为消渴中消气阴亏虚证，选方为七味白术散。

98. 答案：E　解析：大便干结，如羊屎状，形体消瘦，头晕耳鸣，两颧红赤，心烦少眠，潮热盗汗，腰膝酸软，舌红少苔，脉细数，考虑为阴虚秘，选方为增液汤。

99. 答案：C　解析：小肠经天宗在肩胛区，肩胛冈中点与肩胛下角连线的上1/3与下2/3交点凹陷中。

100. 答案：B　解析：患者小便频数短涩，灼热刺痛，尿中夹沙石，考虑为石淋，治宜清热利湿、排石通淋，选方为石韦散加减。

101. 答案：C　解析：患者大便艰涩，腹痛拘急，手足不温，呃逆呕吐，考虑为冷秘，选方为温脾汤加减。

102. 答案：B　解析：患者有癫痫发作史，现痰多，舌淡，苔白腻，脉弦滑，考虑为痫病风痰闭阻证，配穴当选合谷、风池、阴陵泉。

103. 答案：D　解析：痢下赤白，日久不愈，脓血黏稠，脐下灼痛，虚坐努责，食少，心烦口干，至夜转剧，舌红绛少津，苔少，脉细数，考虑为阴虚痢，选方为驻车丸。

104. 答案：A　解析：全身水肿，下肢明显，按之没指，身体困重，纳呆，考虑为水肿水湿浸渍证，选方为五皮饮合胃苓汤加减。

105. 答案：B　解析：头摇不止，肢麻震颤，重则手不能持物，头晕目眩，胸脘痞闷，口苦口黏，口吐痰涎，舌体胖大，有齿痕，舌质红，舌苔黄腻，脉弦滑数，考虑为颤证痰热风动证，选方为导痰汤合羚角钩藤汤。

106. 答案：B　解析：腹胀痛，腹部时有条索状物聚起，按之胀痛更甚，便秘，纳呆，舌苔腻，脉弦滑，考虑为聚证食滞痰阻证，选方为六磨汤。

107. 答案：E　解析：胃脘灼热隐痛，似饥而不欲食，口燥咽干，大便干结，舌红少津，脉细数者为胃阴不足，除主穴中脘、足三里、内关外，还应选配穴胃俞、三阴交、内庭。故E项为最佳答案。

108. 答案：C　解析：喘促动则为甚，心悸，气短，咳而气怯，痰多，食少，胸闷，怯寒肢冷，神疲，少腹拘急不仁，脐下动悸，小便不利，足跗浮肿，吐涎沫而头目昏眩，舌体胖大，质淡，苔白腻，脉沉细而滑，考虑为支饮脾肾阳虚证，治法为温脾补肾，以化水饮。

109. 答案：D　解析：突然昏仆，不省人事，牙关紧闭，口噤不开，两手握固，大小便闭，考虑为中风闭证；面白唇暗，静卧不烦，四肢不温，痰涎壅盛，苔白腻，脉沉滑，考虑为阴闭证，选方为涤痰汤合用苏合香丸。

110. 答案：D　解析：发病急骤，黄疸迅速加深，其色如金，皮肤瘙痒，高热口渴，胁痛腹满，神昏谵语，烦躁抽搐，见衄血、便血、肌肤瘀斑、舌质红绛，苔黄而燥，脉弦滑，考虑为黄疸疫毒炽盛证（急黄），选方为《千金》犀角散。

111. 答案：D 解析：头摇肢颤，持物不稳，腰膝酸软，失眠心烦，头晕，耳鸣，善忘，兼有神呆、痴傻，舌质红，舌苔薄白，脉象细数，考虑为颤证髓海不足证，选方为龟鹿二仙膏合大定风珠。

112. 答案：B 解析：头痛而晕，面色无华，脉细弱，考虑为血虚头痛，选方为加味四物汤加减。

113. 答案：C 解析：小便短赤带血，头晕耳鸣，神疲，颧红潮热，腰膝酸软，舌质红，苔少，脉细数，考虑为尿血肾虚火旺证，选方为知柏地黄丸。

114. 答案：D 解析：腹大胀满，形似蛙腹，朝宽暮急，面色苍黄，脘闷纳呆，神倦怯寒，肢冷浮肿，小便短少不利，舌体胖，质紫，苔白滑，脉沉细无力，考虑为鼓胀阳虚水盛证，选方为济生肾气丸。

115. 答案：A 解析：吐血色红，夹有食物残渣，脘腹胀闷，嘈杂不适，甚则作痛，口臭，便秘，大便色黑，舌质红，苔黄腻，脉滑数，考虑为吐血胃热壅盛证，选方为泻心汤合十灰散。

116. 答案：A 解析：胸痛剧烈，痛无休止，身寒肢冷，脉沉紧，考虑为胸痹寒凝心脉证阴寒极盛之胸痹重症，方用乌头赤石脂丸。

117. 答案：C 解析：心烦不寐，胸闷痰多，恶心口苦，嗳气吞酸，考虑为不寐痰热扰心证，选方为黄连温胆汤加减。

118. 答案：D 解析：头痛如裹，兼肢体困重，苔白腻，脉濡者为风湿头痛，当选配穴头维、阴陵泉。

119. 答案：C 解析：胃脘刺痛，痛有定处而拒按，舌质紫暗，脉涩，考虑为胃痛瘀血停胃证。

120. 答案：C 解析：颈前喉结两旁结块肿大，按之较硬，肿块经久未消，胸闷，纳差，舌质暗，苔白腻，脉弦，考虑为瘿病痰结血瘀证，选方为海藻玉壶汤。

121. 答案：C 解析：患者疟疾迁延日久，每遇劳累辄易发作，发时寒热较轻，面色萎黄，倦怠乏力，短气懒言，纳少自汗，舌质淡，脉细弱，故考虑为劳疟，代表方为何人饮加减。

122. 答案：A 解析：喘咳，喉中哮鸣8年，短气息促，动则尤甚，腰膝酸软，考虑为哮病肺肾两虚证，代表方为生脉地黄汤合金水六君煎加减。

123. 答案：D 解析：腹部积块质软不坚，固定不移，胁肋疼痛，脘腹痞满，舌暗苔薄白，脉弦，考虑为积证气滞血阻证，选方为大七气汤。

124. 答案：C 解析：咳嗽，痰稠带血，心烦易怒，胸胁胀痛，考虑为咳血肝火犯肺证，代表方为泻白散合黛蛤散加减。

125. 答案：D 解析：素有咳喘宿痰，多湿多痰，恼怒后突然昏厥，喉有痰声，呕吐涎沫，呼吸气粗，舌苔白腻，脉沉滑，考虑为痰厥，选方为导痰汤。

126. 答案：B 解析：痹证日久，肌肉关节刺痛，固定不移，关节僵硬变形，屈伸不利，有硬结、瘀斑，面色暗黧，眼睑浮肿，胸闷痰多，舌质紫暗有瘀斑，舌苔白腻，脉弦涩，考虑为痰瘀痹阻证，选方为双合汤。

127. 答案：D 解析：阳事不起，起而不坚，心情抑郁，胸胁胀痛，脘闷不适，食少便溏，苔薄白，脉弦，考虑为阳痿肝郁不舒证，选方为柴胡疏肝散。

128. 答案：C 解析：水饮不下，泛吐多量黏液白沫，面浮足肿，面色㿠白，形寒气短，精神疲惫，腹胀，舌质淡，苔白，脉细弱，考虑为噎膈气虚阳微证，选方为补气运脾汤。

129. 答案：A 解析：低热，午后热甚，心内烦热，胸闷脘痞，不思饮食，渴不欲饮，呕恶，大便黏滞不爽，舌苔黄腻，脉濡数，考虑为内伤发热痰湿郁热证，选方为三仁汤。

130.答案：D　解析：便血色红黏稠，大便不畅，腹痛，口苦，舌质红，苔黄腻，脉濡数，考虑为便血肠道湿热证，选方为地榆散合槐角丸。

131.答案：A　解析：神思恍惚，魂梦颠倒，心悸易惊，善悲欲哭，肢体困乏，饮食锐减，言语无序，舌淡，苔薄白，脉沉细无力，考虑为癫证心脾两虚证，选方为养心汤合越鞠丸。

132.答案：A　解析：右上腹痛，阵发性加剧，并向右肩部放射，伴有恶心、呕吐，考虑为胆绞痛，治疗以胆囊穴、阳陵泉、胆俞、日月为主穴。

133.答案：E　解析：反复发痫不愈，神疲乏力，心悸气短，失眠多梦，面色苍白，体瘦纳呆，大便溏薄，舌质淡，苔白腻，脉沉细而弱，考虑为痫病心脾两虚证，选方为六君子汤合归脾汤。

134.答案：B　解析：智能减退，记忆力、计算力、定向力、判断力均明显减退，神情呆钝，词不达意，头晕耳鸣，怠惰思卧，齿枯发焦，腰酸骨软，步履艰难，舌瘦色淡，苔薄白，脉沉细弱，考虑为痴呆髓海不足证，选方为七福饮。

135.答案：A　解析：虚劳患者，短气自汗，平素易于感冒，考虑为肺气虚证。

136.答案：D　解析：呕吐吞酸，嗳气频繁，胸胁胀痛，舌淡红，苔薄，脉弦，考虑为呕吐肝气犯胃证，选方为四七汤。

137～139.答案：A、C、B　解析：患者不寐多梦，甚则彻夜不眠，急躁易怒，伴头晕头胀，目赤耳鸣，口干而苦，不思饮食，便秘溲赤，舌红苔黄，脉弦而数，考虑为不寐肝火扰心证，代表方为龙胆泻肝汤。若患者出现头晕目眩，头痛欲裂，不寐躁

怒、大便秘结者，可用当归龙荟丸。

140～142.答案：A、D、E　解析：患者久病体虚，四肢痿弱，肌肉瘦削，手足麻木不仁，四肢青筋显露，可伴有肌肉活动时隐痛不适，舌痿不能伸缩，舌质暗淡或有瘀点、瘀斑，脉细涩，考虑为痿证脉络瘀阻证，治法为益气养营、活血行瘀，代表方为圣愈汤合补阳还五汤。

143～144.答案：C、A　解析：吐血肝火犯胃证，首选龙胆泻肝汤。鼻衄胃热炽盛证，首选玉女煎。

145～146.答案：B、C　解析：此题考查几种针刺异常情况的区分。滞针是指在行针时或留针期间出现医者感觉针下涩滞，捻转、提插、出针均感困难，而患者则感觉痛剧的现象。弯针是因医者进针手法不熟练，用力过猛、过速，以致针尖碰到坚硬组织器官，或患者在针刺或留针时移动体位，或因针柄受到某种外力压迫、碰击等，使针柄改变了进针或刺入留针时的方向和角度，提插、捻转及出针均感困难，而患者感到疼痛。

147～148.答案：E、A　解析：痫病表现为突然昏仆，不省人事，口吐白沫，两目上视，四肢抽搐。痿证是指肢体筋脉弛缓，软弱无力，不能随意运动，或伴有肌肉萎缩的一种病证。

149～150.答案：B、D　解析：针灸的治疗作用包括疏通经络、调和阴阳、扶正祛邪。临床上常用的刺募穴治疗六腑病，刺背俞穴治疗五脏病，便是"从阴引阳，从阳引阴"刺法的典型应用，其核心是调和阴阳。疏通经络是针灸最基本和最直接的治疗作用，目的是使瘀阻的经络通畅，气血运行正常，从而达到治疗疾病的效果，操作时可选择相应的腧穴，采用毫针刺、三棱针点刺出血、皮肤针叩刺、拔罐等。

第四单元

1. 答案：C　解析：婴幼儿大便呈果酱色，伴阵发性哭闹，常为肠套叠。

2. 答案：B　解析：唐代昝殷所著的《经效产宝》是我国现存第一部产科专著。

3. 答案：C　解析：生后4～10个月乳牙开始萌出。

4. 答案：E　解析：走黄是疔疮火毒炽盛，早期失治，毒势未能及时控制，走散入营，内攻脏腑而引起的一种全身性危急疾病。

5. 答案：D　解析：穿刺法适用于脓液不多且位于组织深部时，用按触法辨脓有困难者。

6. 答案：C　解析：经行发热瘀热壅阻证，症见经前或经期发热，腹痛，经色紫暗，夹有血块，舌紫暗或边尖有瘀点，脉沉弦数，治宜化瘀清热，方选血府逐瘀汤加丹皮。

7. 答案：C　解析：青蛇毒湿热瘀阻证，症见患肢肿胀、发热、皮肤发红、胀痛，喜冷恶热，或有条索状物，或微恶寒发热，苔黄腻或厚腻，脉滑数，治法为清热利湿、解毒通络，方选二妙散合茵陈赤豆汤加减。

8. 答案：D　解析：疥疮的特点为夜间剧痒，在皮损处有灰白色、浅黑色或普通皮色的隧道。

9. 答案：A　解析："三审"，即先审小腹痛与不痛，以辨有无恶露停滞；次审大便通与不通，以验津液之盛衰；再审乳汁的行与不行和饮食多少，以察胃气的强弱。

10. 答案：C　解析：异位妊娠休克严重，内出血量多或持续出血，虽经抢救而不易控制者，应立即手术治疗。

11. 答案：D　解析：学龄前期儿童容易发生意外伤害，如溺水、烫伤、坠床、误服药物中毒等，应注意防护。

12. 答案：E　解析：传单最严重的并发症为脾破裂，常发生在疾病的第二周，触摸脾脏或轻微创伤均可引起。

13. 答案：D　解析：绝经前后诸证肾阴阳俱虚证，症见经断前后，月经量紊乱，量少或多，乍寒乍热，烘热汗出，头晕耳鸣，健忘，腰背冷痛，舌淡，苔薄，脉沉弱，治法为阴阳双补，方选二仙汤加减。

14. 答案：D　解析：营养性缺铁性贫血，是由于体内铁缺乏致使血红蛋白合成减少而引起的一种小细胞低色素性贫血。

15. 答案：D　解析：在妇女一生中，能发育至成熟而排卵的卵细胞有400～500个。

16. 答案：B　解析：手足阳明经为多气多血之经。

17. 答案：A　解析：内痔以便血、坠胀、肿块脱出为主要临床表现，好发于截石位3、7、11点。

18. 答案：A　解析：孤立的血管瘤病变可以行手术切除；对病变在头面部者要注意美容，以防术后瘢痕过大。

19. 答案：C　解析：乳核血瘀痰凝证选方为逍遥散合桃红四物汤加减。

20. 答案：A　解析：乳汁郁积是乳痈最常见的原因，乳汁郁积，乳络阻塞结块，郁久化热酿脓而成痈肿。

21. 答案：C　解析：砭镰法适用于急性阳证疮疡，如下肢丹毒、红丝疔、疖疮痈肿初起、外伤瘀血肿痛、痔疮肿痛等。

22. 答案：C　解析：新生儿两侧颊部各有一个脂肪垫隆起，称为"螳螂子"，有助于吮乳，不能挑割。

23. 答案：C　解析：消法适用于尚未成脓的初期肿疡和非化脓性肿块性疾病及各种皮肤疾病。

24. 答案：D　解析：乳癖的治疗要点是消块止痛。

25. 答案：E　解析：泻下不止，次频

量多，精神萎靡，表情淡漠，面色青灰或苍白，哭声微弱，啼哭无泪，尿少或无，四肢厥冷，舌淡无津，脉沉细欲绝，考虑为泄泻阴竭阳脱证。

26. 答案：D 解析：夏季热的发病原因，在于小儿体质不耐受夏季炎暑。

27. 答案：C 解析：有头疽，若疮肿有明显波动感，可采用手术扩创排毒，作"+"或"++"字形切开，务求脓泄畅达。

28. 答案：E 解析：白天尿频综合征（神经性尿频）的临床特点是：①多发生在婴幼儿时期。②醒时尿频，次数较多，甚者数分钟1次，点滴淋沥，但入寐消失，反复发作，无明显其他不适。③尿常规、尿培养无阳性发现。

29. 答案：D 解析：经间期出血发生在排卵期，此时基础体温由低温向高温交替转变。

30. 答案：A 解析：阴疮热毒证，症见外阴部皮肤局限性鲜红肿胀，破溃糜烂，灼热结块，脓苔稠黏，或脓水淋沥，全身见身热心烦，口干纳少，便秘尿黄；舌红苔黄腻，脉弦滑数；治法为清热利湿、解毒消疮，方选龙胆泻肝汤。

31. 答案：B 解析：抽动障碍的治疗以息风止动为基本原则。

32. 答案：E 解析：皮肤黏膜淋巴结综合征临床以持续发热、多形红斑、球结膜充血、草莓舌、颈淋巴结肿大、手足硬肿为特征。

33. 答案：C 解析：肛漏以局部反复流脓、疼痛、瘙痒为主要症状。

34. 答案：B 解析：特发性血小板减少性紫癜表现为皮肤、黏膜见瘀点、瘀斑，瘀点多为针尖样大小，一般不高出皮面，多不对称，压之不褪色，可遍及全身，但以四肢及头面部多见，可伴有鼻衄、齿衄、尿血、便血等，严重者可并发颅内出血，血小板计数显著减少。

35. 答案：D 解析：痛经肾气亏损证主要证候为经期或经后1～2天内小腹绵绵作痛，伴腰骶酸痛，经色暗淡、量少、质稀薄，头晕耳鸣，面色晦暗，健忘失眠，舌淡红，苔薄，脉沉细。

36. 答案：D 解析：失荣是发于颈部及耳之前后的岩肿，因其晚期气血亏乏，面容憔悴，形体消瘦，状如树木枝叶发枯，失去荣华而命名。相当于西医的颈部淋巴结转移癌和原发性恶性肿瘤。多见于40岁以上的男性，属古代外科四大绝症之一。

37. 答案：C 解析：肉瘿气滞痰凝证，症见颈部一侧或两侧肿块呈圆形或卵圆形，不红不热，随吞咽动作上下移动，一般无明显全身症状，如肿块过大可有呼吸不畅或吞咽不利，苔薄腻，脉弦滑，治法为理气解郁、化痰软坚，方选逍遥散合海藻玉壶汤加减。

38. 答案：B 解析：股肿是指血液在深静脉血管内发生异常凝固，而引起静脉阻塞、血液回流障碍的疾病。相当于西医的下肢深静脉血栓形成，以往称血栓性深静脉炎。其发病特点为肢体肿胀、疼痛、局部皮温升高和浅静脉怒张四大症状，好发于下肢髂股静脉和股腘静脉，可并发肺栓塞和肺梗死而危及生命。

39. 答案：D 解析：经行乳房胀痛肝肾亏虚证，症见经行或经后两乳作胀作痛，乳房按之柔软无块，月经量少，色淡，两目干涩，咽干口燥，五心烦热，舌淡或舌红，少苔，脉细数，治法为滋肾养肝、和胃通络，方选一贯煎。

40. 答案：B 解析：女性乳头属肝，乳房属胃。男性乳头疏肝，乳房属肾。

41. 答案：E 解析：丹毒肝脾湿火证，症见发于胸腹腰胯部，皮肤红肿蔓延，摸之灼手，肿胀疼痛，伴口干且苦，舌红，苔黄腻，脉弦滑数，治法为清肝泻火利湿，方选柴胡清肝汤、龙胆泻肝汤或化斑解毒汤加减。

42. 答案：B 解析：热疮肺胃热盛证，症见群集小疱，灼热刺痒，轻度周身不适，心烦郁闷，大便干，小便黄，舌红，苔黄，脉弦数，治法为疏风清热，方选辛夷清肺饮合竹叶石膏汤加减。

43. 答案：B 解析：先兆临产包括释重感和弄胎。释重感指妊娠末期胎头入盆后，孕妇骤然释重，呼吸变得轻松，但可能感到行走不便和尿频。弄胎即在产程正式发动的前一段时间内，可出现间隔与持续时间不恒定、强度不增加的"假宫缩"。

44. 答案：D 解析：带下有周期性月节律，经间期带下可拉丝。

45. 答案：D 解析：梅毒性溃疡，多成半月形，边缘整齐，坚硬削直如凿，略微内凹，基底面高低不平，存有稀薄臭秽分泌物。

46. 答案：D 解析：毒蛇咬伤的局部常规处理包括早期结扎、扩创排毒、烧灼、针刺、火罐排毒、封闭疗法、局部用药等。

47. 答案：C 解析：堕胎、小产连续发生3次或3次以上者，称为滑胎。

48. 答案：A 解析：居经，或称季经，指身体无病，但月经定期3个月来潮一次。

49. 答案：A 解析：妊娠病胎元正常者，宜治病与安胎并举；胎元异常者下胎以益母。

50. 答案：B 解析：发于胸背部有脐窝的赘疣，称鼠乳（相当于西医的传染性软疣）。

51. 答案：C 解析：本病重在辨别实证、虚证。

52. 答案：B 解析：糜烂型鹅掌风、脚湿气可选1:1500高锰酸钾溶液、3%硼酸溶液、二矾汤，或半边莲60g煎汤待温，浸泡15分钟，次以皮脂膏或雄黄膏外搽。

53. 答案：B 解析：油风实证以清、通为主，清热通瘀，血热清则血循其经，血瘀祛则新血易生。

54. 答案：D 解析：气痛攻痛无常，时感抽掣，喜缓怒甚，见于乳癖等。

55. 答案：E 解析：病毒性心肌炎，发病前有感冒、泄泻、风疹等病史，心功能不全、心源性休克或心脑综合征，有明显心悸、胸闷、乏力、气短、面色苍白、肢冷、多汗、脉结代等表现，心脏听诊可有心音低钝、心率加快、心律不齐、奔马律等，辅助检查X线或超声心动图检查示心脏扩大。血沉增快、抗链球菌溶血素"O"增高，为风湿性心肌炎的表现。

56. 答案：A 解析：患者下腹部包块，考虑为癥瘕；症见热痛起伏，触之痛剧，痛连腰骶，经行量多，经期延长，带下量多，色黄如脓，兼见身热口渴，心烦不宁，大便秘结，小便黄赤，舌暗红，有瘀斑，苔黄，脉弦滑数，中医辨证为湿热瘀阻证，治法为清热利湿、化瘀消癥，方选大黄牡丹汤。

57. 答案：C 解析：末次月经持续10天未净，考虑为经期延长；症见量多，色淡，质稀，倦怠乏力，气短懒言，小腹空坠，面色㿠白，舌淡，苔薄，脉缓弱，中医辨证为气虚证，治法为补气摄血、固冲调经，方选举元煎加减。

58. 答案：D 解析：夜间遗尿，神疲乏力，食欲不振，大便溏薄，舌质淡红，苔薄白，脉沉无力，考虑为遗尿肺脾气虚证，选方为补中益气汤合缩泉丸。

59. 答案：D 解析：患者以盗汗为主，也常伴自汗，形体消瘦，汗出较多，神萎不振，心烦少寐，寐后汗多，或伴低热、口干、手足心灼热，哭声无力，口唇淡红，舌质淡，苔少或见剥苔，脉细弱或细数，考虑为汗证气阴亏虚证，治宜益气养阴，代表方为生脉散、当归六黄汤。

60. 答案：D 解析：患者干咳无痰，或痰少而黏，或痰中带血，不易咯出，口渴咽干，喉痒，声音嘶哑，潮热盗汗，手足心热，大便干结，舌红，少苔，脉细数，考虑为阴虚咳嗽，治宜滋阴润燥、养阴清肺，方选沙参麦冬汤。

61. 答案：A 解析：患者反复喘促，喉间痰鸣，气短自汗，咳嗽无力，形体消瘦，神疲懒言，面白少华或萎黄，纳差，便溏，舌质淡胖，苔薄白，脉细软，考虑为哮喘肺脾气虚证，治宜补肺固表、健脾益气，代表方为玉屏风散合人参五味子汤。

62. 答案：A 解析：患者经间期出血，量少，色淡，质稀，神疲体倦，气短懒言，食少腹胀，为脾气虚表现，方选归脾汤。

63. 答案：C 解析：患者出现药毒，症见大片脱屑，伴低热，神疲乏力，气短，口干欲饮，舌红，少苔，脉细数，中医辨证为气阴两虚证，治法为益气养阴清热，方选增液汤合益胃汤加减。

64. 答案：C 解析：患者带下全无，诊断为带下过少；面色无华，头晕眼花，肌肤甲错，舌质暗，边有瘀点瘀斑，脉细涩，皆为血虚血瘀之象，辨为血枯瘀阻证，方选小营煎。

65. 答案：A 解析：口颊、上颚、齿龈、口角溃烂，考虑为口疮；发热，舌红，苔薄黄，脉浮数，考虑为风热乘脾证，选方为银翘散。

66. 答案：C 解析：油风的特点是突然发生斑片状脱发，脱发区皮肤变薄，多无自觉症状。本病可发生于任何年龄，多见于青年，男女均可发病。

67. 答案：A 解析：热退后出现玫瑰红色皮疹，考虑为奶麻；皮疹始见于躯干部，很快延及全身，肤无痒感，舌质偏红，苔薄少津，指纹淡紫，考虑为毒透肌肤证，选方为银翘散合养阴清肺汤。

68. 答案：E 解析：患者经期鼻衄，月经周期正常，月经量少、色红，质稠，伴手足心热，潮热颧红，考虑为经行吐衄肺肾阴虚证，治法为滋阴养肺，方选顺经汤。

69. 答案：A 解析：入夏后体温渐高，发热持续，皮肤灼热，口渴欲饮，小便频数，烦躁，口唇干燥，苔薄黄，脉数，考虑为夏季热暑伤肺胃证，选方为王氏清暑益气汤。

70. 答案：C 解析：此证为血栓性外痔血热瘀结证，治用凉血地黄汤合活血散瘀汤清热凉血、散瘀消肿。

71. 答案：A 解析：尿道结石主要表现为排尿困难、排尿费力，呈点滴状，或出现尿流中断及急性尿潴留。排尿时疼痛明显，可放射至阴茎头部，因后尿道结石可伴有会阴和阴囊部疼痛。

72. 答案：C 解析：患者发热，无汗或汗出热不解，头晕、头痛，鼻塞，身重困倦，胸闷泛恶，口渴心烦，食欲不振，或有呕吐、泄泻，小便短黄，舌质红，苔黄腻，脉数，考虑为暑邪感冒证，方用新加香薷饮。

73. 答案：A 解析：患者婚久不孕，症见月经周期正常，经来腹痛，呈进行性加剧，经量多少不一，经色紫暗，有血块，块下痛减，肛门坠胀不适，性交痛，舌紫暗，边有瘀点，苔薄白，脉弦细涩，中医辨证为瘀滞胞宫证，治法为逐瘀荡胞、调经助孕，方选少腹逐瘀汤。

74. 答案：A 解析：患者辨证为脂瘤痰气凝结证，选方为二陈汤合四七汤加减。

75. 答案：C 解析：妊娠6个月，小便频数而急，艰涩不利，考虑为妊娠小便淋痛（子淋）；小腹坠胀，胸闷纳少，带下量多黄稠，舌红，苔黄腻，脉弦滑数，辨证为湿热下注，治法为清热利湿、润燥通淋。

76. 答案：A 解析：患者经行感冒，发热恶寒，无汗，鼻塞流涕，咽喉痒痛，咳嗽痰稀，头痛身痛，舌淡红，苔薄白，脉浮紧，辨为风寒证，方选荆穗四物汤。

77. 答案：A 解析：患者经乱无期，停闭数月后突然崩漏下血不止，考虑为崩漏；

症见经色鲜红，质稍稠，头晕耳鸣，腰膝酸软，五心烦热，夜寐不宁，舌红，苔少，脉细数，中医辨证为肾阴虚证，治法为滋肾益阴、固冲止血，方选左归丸合二至丸。

78. 答案：A 解析：患者全身风团，考虑为瘾疹；症见红斑、风团面积较大，伴脘腹疼痛，恶心呕吐，神疲纳呆，大便秘结，舌质红，苔黄腻，脉弦滑数，中医辨证为胃肠湿热证，治法为疏风解表、通腑泄热，方选防风通圣散加减。

79. 答案：C 解析：该患儿考虑为乳蛾热毒炽盛证，应用牛蒡甘桔汤清热解毒，利咽消肿。

80. 答案：A 解析：患者产后焦虑，忧郁，考虑为产后抑郁；症见心神不宁，常悲伤欲哭，情绪低落，失眠多梦，健忘，精神萎靡，伴神疲乏力，面色萎黄，纳少便溏，脘闷腹胀，舌淡，苔薄白，脉细弱，中医辨证为心脾两虚证，治法为健脾益气、养心安神，方选归脾汤。

81. 答案：C 解析：患者起病较急，小便频数短赤，尿道灼热疼痛，伴有发热、烦躁口渴、头痛身痛，舌质红，苔薄腻，脉数有力，考虑为尿频湿热下注证，治宜清热利湿、通利膀胱，选方为八正散加减。

82. 答案：C 解析：患儿发热，皮肤突然出现瘀点瘀斑，压之不褪色，考虑紫癜；瘀点瘀斑色泽鲜红，伴鼻衄，血色鲜红，心烦、口渴、便秘，伴腹痛，舌红，苔黄燥，脉数有力，辨属血热妄行证。治疗紫癜血热妄行证首选犀角地黄汤。

83. 答案：A 解析：患儿体短形瘦，头大囟张，头发稀黄，耳壳软，哭声低微，肌肤不温，指甲软短，骨弱肢柔，或有先天性缺损畸形，指纹淡，考虑为胎怯肾精薄弱证，治宜益精充髓、补肾温阳，选方为补肾地黄丸。

84. 答案：E 解析：患者背部突发肿胀，光软无头，考虑为痈；症见脓水稀薄，疮面新肉不生，色淡红不鲜或暗红，愈合缓慢，伴面色无华，神疲乏力，纳少，舌质淡胖，苔少，脉沉细无力，中医辨证为气血两虚证，治法为益气养血、托毒生肌，方选托里消毒散加减。

85. 答案：E 解析：由头面部皮肤干燥脱屑，见淡红色斑片，舌红，苔薄白，脉细数，可辨证为白屑风风热血燥证。

86. 答案：B 解析：发热1天出疹，皮疹初起细小淡红，现转为鲜红，疹点稠密，耳后及枕部淋巴结肿大，考虑为风痧；壮热口渴，烦躁哭闹，舌质红赤，苔黄糙，脉洪数，考虑为风痧邪入气营证，选方为透疹凉解汤。

87. 答案：B 解析：患者经行风疹块，症见风疹频发，瘙痒难忍，入夜尤甚，月经多推迟，量少色淡，面色不华，肌肤枯燥，舌淡红，苔薄，脉虚数，中医辨证为血虚证，治法为养血祛风，方选当归饮子。

88. 答案：B 解析：患者胎漏、胎动不安，心悸气短，神疲乏力，舌淡，脉细弱滑，辨为气血虚弱证，治当补气养血、固肾安胎，方选胎元饮。

89. 答案：A 解析：湿疮患者，症见发病较缓，皮损潮红，有丘疹，瘙痒，抓后糜烂渗出，可见鳞屑，伴纳少，腹胀便溏，易疲乏，舌淡胖，苔白腻，脉濡缓，中医辨证为脾虚湿蕴证，治法为健脾利湿止痒，方选除湿胃苓汤或参苓白术散加减。

90. 答案：A 解析：此证为颜面部疔疮的热毒蕴结证，宜选用五味消毒饮或黄连解毒汤加减方以清热解毒。

91. 答案：E 解析：患儿于28天面目皮肤仍发黄，考虑病理性黄疸；其色泽鲜明如橘，口渴唇干，大便秘结，小便深黄，舌质红，苔黄腻，故属湿热郁蒸证，治疗当清热利湿退黄，方选茵陈蒿汤。

92. 答案：A 解析：男性患者慢性睾丸炎，即中医慢性子痈，现症见轻微触痛，牵引少腹不适，无全身症状，舌淡有瘀斑，苔薄腻，脉弦滑，中医辨证为气滞痰凝证，治法为疏肝理气、化痰散结，方选橘核丸加减。

93. 答案：D 解析：患者头痛眩晕，视物模糊，烦躁，甚至抽搐、昏迷，舌红，苔黄燥，脉弦，考虑为水肿邪陷心肝证，治宜平肝息风、泻火利水，选方为龙胆泻肝汤合羚角钩藤汤。

94. 答案：D 解析：头颅方大，肋串珠，鸡胸，X形腿，出牙、坐立、行走均迟缓，面白虚烦，多汗肢软，舌淡苔少，脉细无力，考虑为维生素D缺乏性佝偻病肾精亏损证，选方为补肾地黄丸。

95. 答案：C 解析：结合患者肛门刺痛明显，便时便后尤甚，肛门紧缩，裂口色紫暗，诊断为肛裂；舌紫暗，脉涩，辨证为气滞血瘀证，治以理气活血、润肠通便，方用六磨汤加减。

96. 答案：C 解析：发热，皮疹呈向心性分布，躯干部多，斑、丘、疱疹和结痂同时存在，考虑为水痘；壮热烦躁，疹色紫暗，疱浆浑浊，苔黄糙而干，脉数有力，考虑为水痘邪炽气营证，选方为清胃解毒汤。

97. 答案：D 解析：患者绝经3年，近3个月经水复来，考虑为经断复来；症见色深红，质稠，带下增多，色黄，有臭味，口苦口干，小便短赤，大便秘结，舌红，苔黄，脉弦滑，中医辨证为血热证，治法为清热凉血、固冲止血，方选益阴煎加减。

98. 答案：A 解析：患者肛周红肿剧痛，考虑为肛痈；持续数日，痛如鸡啄，按之有波动感，为中期成脓的表现，外治可以考虑切开法。

99. 答案：A 解析：患者近3个月月经提前，约20日一行，考虑为月经先期；症见量或多或少，经色深红，质稠，经行不畅，少腹胀痛，乳房胀痛，烦躁易怒，口苦咽干，舌红，苔薄黄，脉弦数，中医辨证为

肝郁血热证，治法为疏肝清热、凉血调经，方选丹栀逍遥散。

100. 答案：A 解析：患者产后缺乳，乳汁稀薄，乳房柔软无胀感，面色少华，倦怠乏力，辨为气血虚弱证，方选通乳丹。

101. 答案：C 解析：患者18岁，月经尚未初潮，考虑为原发性闭经；症见体质虚弱，腰酸腿软，头晕目眩，倦怠乏力，夜尿频多，舌淡暗，苔薄白，脉沉细，中医辨证为肾气亏损证，治法为补肾益气、调理冲任，方选加减苁蓉菟丝子丸加减。

102. 答案：B 解析：患者突发腹痛，并逐渐转移至右下，进行性加剧，麦氏点压痛、反跳痛阳性，及至全腹压痛、反跳痛，腹皮挛急，考虑为肠痈；症见壮热，纳呆，恶心呕吐，便秘或腹泻，舌红苔黄腻，脉弦数或滑数，中医辨证为湿热证，治法为通腑泄热、解毒利湿透脓，方选复方大柴胡汤加减。

103. 答案：C 解析：近半年小腹部隐痛，痛连腰骶，劳累时加重，带下量多，由此可诊断为慢性盆腔炎；胸闷纳呆，口干便秘，小便黄赤，舌体胖大，色红，苔黄腻，脉滑数，为湿热瘀结表现，治以清热利湿、化瘀止痛，代表方为银甲丸或当归芍药散加减。

104. 答案：B 解析：患儿发热，手、足、口部及四肢、臀部疱疹，考虑为手足口病；烦躁口渴，小便黄赤，大便秘结，疱疹色泽紫暗，疱液浑浊，舌质红绛，苔黄厚腻，脉滑数，考虑为湿热蒸盛证，选方为清瘟败毒饮。

105. 答案：D 解析：臁疮局部红肿，溃破渗液较多者，宜用洗药；渗液量较少者宜用金黄膏薄敷。

106. 答案：A 解析：语迟，精神呆滞，智力低下，头发生长迟缓，发稀萎黄，四肢痿软，肌肉松弛，考虑为五迟五软；纳食欠佳，舌淡胖，苔少，指纹色淡，考虑为心脾

两虚证，选方为调元散。

107. 答案：B 解析：患儿不思乳食，嗳腐酸馊或呕吐食物、乳片，脘腹胀满疼痛，大便酸臭，烦躁啼哭，夜眠不安，手足心热，舌质红，苔白厚或黄厚腻，指纹紫滞，考虑为积滞乳食内积证，治宜消乳化食、和中导滞，乳积者选消乳丸，食积者选保和丸。

108. 答案：C 解析：麻疹出齐后，发热渐退，咳嗽减轻，胃纳增加，皮疹依布发顺序渐回，皮肤可见糠麸样脱屑，并有色素沉着，舌红少津，苔薄净，脉细无力，考虑为麻疹阴津耗伤证（收没期）选方为沙参麦冬汤。

109. 答案：B 解析：患者产后3天，小腹疼痛，考虑为产后腹痛；症见小腹疼痛，拒按，得热痛缓，恶露量少，涩滞不畅，色紫暗有块，块下痛减，面色青白，四肢不温，伴胸胁胀痛，舌质紫暗，脉弦涩，中医辨证为瘀滞子宫证，治法为活血化瘀、温经止痛，方选生化汤加减。

110. 答案：A 解析：患者月经量少，症见腰膝酸软，头晕耳鸣，足跟痛，为肾虚证的典型表现，治当补肾益精、养血调经，方选归肾丸。

111. 答案：C 解析：患者乳房有肿块，诊为乳癖；腰酸乏力，神疲倦怠，月经失调，可辨为冲任失调证，治宜调摄冲任。

112. 答案：B 解析：发作时头晕眩仆，神志不清，单侧或四肢抽搐，抽搐部位及动态较为固定，头痛，大便干硬如羊屎，舌红或见瘀点，舌苔少，脉涩，考虑为瘀血痫证，治宜化瘀通窍，首选方剂是通窍活血汤。

113. 答案：C 解析：考虑为传染性单核细胞增多症湿热蕴滞证，治用甘露消毒丹以清热解毒、行气化湿。

114. 答案：A 解析：患者月经先后无定期，症见经量或多或少，色紫红有血块，

经行不畅，胸胁、乳房、少腹胀痛，脘闷不舒，时叹息，嗳气食少，苔薄白，脉弦，中医辨证为肝郁证，治法为疏肝理气调经，方选逍遥散。

115. 答案：D 解析：患儿常感脐腹部疼痛，腹部可扪及条索状物，时聚时散，嗜食异物，便下蛔虫，为蛔虫病，不思饮食，面色黄滞，面部可见白斑，白睛蓝斑，唇内粟状白点，夜寐龄齿，形体消瘦，肚腹胀大，青筋显露，舌苔花剥，舌尖红赤，脉弦滑，考虑为肠虫证，首选使君子散。

116. 答案：B 解析：体癣又名圆癣，亦称铜钱癣，好发于面部、颈部、躯干及四肢近端；初起为丘疹或水疱，逐渐形成边界清楚的钱币形红斑，其上覆盖细薄鳞屑。病灶中央皮疹消退，呈自愈倾向，但向四周蔓延，有丘疹、水疱、脓疱、结痂等损害，为环形、多环形，边界清楚，中心消退，外围扩张的斑块。

117. 答案：E 解析：Hb 70g/L，考虑为贫血肝肾阴虚证；症见面色、皮肤黏膜苍白，爪甲色白易脆，发育迟缓，头晕目涩，两颧潮红，潮热盗汗，毛发枯黄，四肢震颤抽动，舌红，苔少或光剥，脉弦数或细数。治宜滋养肝肾，益精生血。代表方为左归丸。

118. 答案：E 解析：患者月经平均3~4个月一行，考虑为月经后期；症见量少，色淡，质黏，头晕体胖，心悸气短，脘闷恶心，带下量多，舌淡胖，苔白腻，脉滑，中医辨证为痰湿证，治法为燥湿化痰、活血调经，方选苍附导痰丸。

119. 答案：C 解析：不思进食，食少饮多，皮肤失润，大便偏干，小便短黄，甚或烦躁少寐，手足心热，舌红少津，苔少或花剥，脉细数，考虑为厌食脾胃阴虚证，治宜滋脾养胃，佐以助运，代表方为养胃增液汤。

120. 答案：C 解析：壮热不退，咳嗽

剧烈，痰黄稠难咳或痰中带血，气急喘憋，呼吸困难，鼻翼扇动，胸高胁满，张口抬肩，鼻孔干燥，面色红赤，口唇发绀，涕泪俱无，烦躁不宁或嗜睡，甚至神昏谵语，口渴引饮，便秘，小便黄少，舌红少津，舌苔黄腻或黄燥，脉洪数，肺部听诊可闻及固定的中细湿啰音，考虑为肺炎喘嗽毒热闭肺证。

121. 答案：D　解析：壮热不解，烦躁口渴，咽喉肿痛，伴有糜烂白腐，皮疹密布，色红如丹，甚则色紫如瘀点。疹由颈、胸开始，继而弥漫全身，压之褪色，见疹后的1~2天舌苔黄糙，舌质起红刺，3~4天后舌苔剥脱，舌面光红起刺，状如草莓，脉数有力，考虑为丹痧毒炽气营证，治宜清气凉营、泻火解毒，选方为凉营清气汤。

122. 答案：A　解析：患者妊娠8个月，小便频数不畅，考虑为妊娠小便不通；症见小腹胀满而痛，坐卧不安，腰膝酸软，畏寒肢冷，舌淡，苔薄润，脉沉滑无力，考虑为肾虚证，治法为温肾补阳、化气行水，方选肾气丸。

123. 答案：E　解析：患者妊娠4个月，妊娠腹形明显小于妊娠月份，B超提示胎儿存活，考虑为胎萎不长；症见腰膝酸软，纳少便溏，形寒畏冷，手足不温，舌质淡，苔白，脉沉迟，中医辨证为脾肾不足证，治法为补益脾肾、养胎长胎，方选寿胎丸合四君子汤。

124. 答案：A　解析：患者近半年月经停闭不行，考虑为闭经；症见五心烦热，颧红唇干，盗汗，骨蒸劳热，干咳，舌红，苔少，脉细数，中医辨证为阴虚血燥证，治法为养阴清热调经，方选加减一阴煎加减。

125. 答案：B　解析：患者梅毒，现周身起杨梅疮，口干咽燥，口舌生疮，大便秘结，舌质红绛，苔薄黄，辨为血热蕴毒证，代表方剂为清营汤合桃红四物汤加减。

126. 答案：A　解析：患者近半年来经间期出血，症见量多少不一，色紫黑夹有血块，少腹两侧刺痛，情志抑郁，胸闷烦躁，舌紫暗有瘀点，脉细弦，中医辨证为血瘀证，治法为化瘀止血，方选逐瘀止血汤。

127. 答案：C　解析：人流不全的诊断要点为术后阴道持续或间断出血超过10天或出血量大于月经量，夹有黑血块或烂肉样组织，术后腰酸腹痛下坠感，且阵发性腹痛后出血增加；妇检示子宫稍大，较软，宫口松弛；HCG阳性或未降至正常；B超示宫腔内有组织残留。

128. 答案：D　解析：患者子宫下垂，中医诊断为阴挺；症见头晕耳鸣，腰膝酸软冷痛，小腹下坠，小便频数，入夜尤甚，带下清稀，舌淡红，脉沉弱，中医辨证为肾虚证，治法为补肾固脱、益气升提，方选大补元煎加减。

129. 答案：A　解析：咳嗽日渐加重，日轻夜重，咳后伴有鸡鸣声，考虑为顿咳；咳痰稀白，量不多，咳声不畅，苔薄黄，指纹浮红在风关，考虑为邪犯肺卫证（初咳期），选方为三拗汤。

130~132. 答案：D、E、A　解析：患者脓肿破溃，脓液稀薄，夹有败絮样物质，疮口凹陷，形成瘘管，反复发作，经久不愈，虚热不退，面色无华，腰膝酸软，舌淡，苔白，脉沉细无力，尿常规检查提示有红细胞、白细胞及脓细胞，红细胞沉降率多增高，脓液培养有结核杆菌生长，故考虑为子痰溃脓期气血两亏证，治疗方药为十全大补汤，兼服小金丹。子痰是发于肾子的疮疡性疾病，相当于西医的附睾结核，系由结核杆菌感染而引起，因此在辨证论治的同时，还需应用西药抗结核治疗6个月以上。

133~135. 答案：C、B、A　解析：患者带下过多，症见绵绵不断，清稀如水，腰酸如折，畏寒肢冷，舌淡，苔白润，脉沉迟，辨为肾阳虚证，治当温肾培元、固涩止带，方选内补丸。

136～138. 答案：C、C、A 解析：患儿高热，右侧耳下腮部肿胀疼痛，考虑痄腮；张口咀嚼困难，烦躁不安，口渴欲饮，头痛，咽红肿痛，颌下肿块胀痛，大便秘结，尿少而黄，舌红苔黄，脉象滑数，辨属热毒蕴结证，治疗当清热解毒、软坚散结，首选普济消毒饮。

139～140. 答案：A、B 解析：月经后期肾虚证，症见周期延后，量少，色暗淡，质清稀，或带下清稀，腰膝酸软，头晕耳鸣，面色晦暗，或面部暗斑，舌淡，苔薄白，脉沉细，治法为补肾养血调经，方选当归地黄饮。月经后期血虚证，症见周期延后，量少，色淡红，质清稀，或小腹绵绵作痛，或头晕眼花，心悸少寐，面色苍白或萎黄，舌质淡红，脉细弱，治法为补血益气调经，方选大补元煎。

141～142. 答案：A、A 解析：麻疹一年四季都有发生，但好发于冬春季节，且常可引起流行。奶麻一年四季都可发病，多见于冬春两季。

143～144. 答案：C、A 解析：鹅掌风皮疹特点为初起掌心或指缝水疱或掌部皮肤角化脱屑、水疱。脚湿气以皮下水疱、趾间浸渍糜烂、渗流滋水、角化过度、脱屑、瘙痒等为特征。

145～146. 答案：D、C 解析：月经病的治疗原则有三：一为重在治本以调经；二为分清先病和后病；三为急则治其标，缓则治其本。更年期崩漏患者，主要是解决因崩漏导致的体虚贫血，防止复发，预防恶性病变。

147～148. 答案：B、A 解析：痈的初起阶段为火毒凝结证，症见局部突然肿胀，光软无头，迅速结块，皮肤焮红，灼热疼痛，日后逐渐扩大，变成高肿发硬，重者可有恶寒发热，头痛，泛恶，口渴，舌苔黄腻，脉弦滑或洪数；成脓期为热胜肉腐证，症见红热明显，肿势高突，疼痛剧烈，痛如鸡啄，溃后脓出则肿痛消退，舌红，苔黄，脉数。

149～150. 答案：B、A 解析：足月儿出生时头围为33～34cm；出生后前3个月和后9个月各增长6cm；1周岁时约46cm；2周岁时约48cm；5周岁时约50cm；15岁时接近成人，为54～58cm。新生儿胸围约32cm；1岁时44cm，接近头围；2岁后胸围渐大于头围，其差数（cm）约等于其岁数减1。

执业医师资格考试答题卡

请勿折皱

注意事项
1. 考生务必用铅笔或圆珠笔认真填写左列各项内容，按照试卷封面上的内容填写报考类别。
2. 考生务必认真阅读填涂说明，用2B铅笔仔细填涂下列准考证号、考试单元和答题信息点。
3. 监考人员必须填涂缺考或作弊者的准考证号、考试单元和右下角的考场记录。

姓名 ____

考区（省、自治区、直辖市）____

考点（地、市/盟、州）____

学校、单位 ____

准考证号：[0]–[9] 各列

考试单元：第一单元 □　第二单元 □　第三单元 □　第四单元 □

填涂说明：请用2B铅笔填涂，修改时请用橡皮擦干净。
正确填涂：■
错误填涂：⊘ ⊗ ⊘ ▬

请考生认真填涂并核查以上信息，凡错误填涂者均不予阅卡评分。

1 [A] [B] [C] [D] [E]	36 [A] [B] [C] [D] [E]	71 [A] [B] [C] [D] [E]	106 [A] [B] [C] [D] [E]	141 [A] [B] [C] [D] [E]
2 [A] [B] [C] [D] [E]	37 [A] [B] [C] [D] [E]	72 [A] [B] [C] [D] [E]	107 [A] [B] [C] [D] [E]	142 [A] [B] [C] [D] [E]
3 [A] [B] [C] [D] [E]	38 [A] [B] [C] [D] [E]	73 [A] [B] [C] [D] [E]	108 [A] [B] [C] [D] [E]	143 [A] [B] [C] [D] [E]
4 [A] [B] [C] [D] [E]	39 [A] [B] [C] [D] [E]	74 [A] [B] [C] [D] [E]	109 [A] [B] [C] [D] [E]	144 [A] [B] [C] [D] [E]
5 [A] [B] [C] [D] [E]	40 [A] [B] [C] [D] [E]	75 [A] [B] [C] [D] [E]	110 [A] [B] [C] [D] [E]	145 [A] [B] [C] [D] [E]
6 [A] [B] [C] [D] [E]	41 [A] [B] [C] [D] [E]	76 [A] [B] [C] [D] [E]	111 [A] [B] [C] [D] [E]	146 [A] [B] [C] [D] [E]
7 [A] [B] [C] [D] [E]	42 [A] [B] [C] [D] [E]	77 [A] [B] [C] [D] [E]	112 [A] [B] [C] [D] [E]	147 [A] [B] [C] [D] [E]
8 [A] [B] [C] [D] [E]	43 [A] [B] [C] [D] [E]	78 [A] [B] [C] [D] [E]	113 [A] [B] [C] [D] [E]	148 [A] [B] [C] [D] [E]
9 [A] [B] [C] [D] [E]	44 [A] [B] [C] [D] [E]	79 [A] [B] [C] [D] [E]	114 [A] [B] [C] [D] [E]	149 [A] [B] [C] [D] [E]
10 [A] [B] [C] [D] [E]	45 [A] [B] [C] [D] [E]	80 [A] [B] [C] [D] [E]	115 [A] [B] [C] [D] [E]	150 [A] [B] [C] [D] [E]
11 [A] [B] [C] [D] [E]	46 [A] [B] [C] [D] [E]	81 [A] [B] [C] [D] [E]	116 [A] [B] [C] [D] [E]	
12 [A] [B] [C] [D] [E]	47 [A] [B] [C] [D] [E]	82 [A] [B] [C] [D] [E]	117 [A] [B] [C] [D] [E]	
13 [A] [B] [C] [D] [E]	48 [A] [B] [C] [D] [E]	83 [A] [B] [C] [D] [E]	118 [A] [B] [C] [D] [E]	
14 [A] [B] [C] [D] [E]	49 [A] [B] [C] [D] [E]	84 [A] [B] [C] [D] [E]	119 [A] [B] [C] [D] [E]	
15 [A] [B] [C] [D] [E]	50 [A] [B] [C] [D] [E]	85 [A] [B] [C] [D] [E]	120 [A] [B] [C] [D] [E]	
16 [A] [B] [C] [D] [E]	51 [A] [B] [C] [D] [E]	86 [A] [B] [C] [D] [E]	121 [A] [B] [C] [D] [E]	
17 [A] [B] [C] [D] [E]	52 [A] [B] [C] [D] [E]	87 [A] [B] [C] [D] [E]	122 [A] [B] [C] [D] [E]	
18 [A] [B] [C] [D] [E]	53 [A] [B] [C] [D] [E]	88 [A] [B] [C] [D] [E]	123 [A] [B] [C] [D] [E]	
19 [A] [B] [C] [D] [E]	54 [A] [B] [C] [D] [E]	89 [A] [B] [C] [D] [E]	124 [A] [B] [C] [D] [E]	
20 [A] [B] [C] [D] [E]	55 [A] [B] [C] [D] [E]	90 [A] [B] [C] [D] [E]	125 [A] [B] [C] [D] [E]	
21 [A] [B] [C] [D] [E]	56 [A] [B] [C] [D] [E]	91 [A] [B] [C] [D] [E]	126 [A] [B] [C] [D] [E]	
22 [A] [B] [C] [D] [E]	57 [A] [B] [C] [D] [E]	92 [A] [B] [C] [D] [E]	127 [A] [B] [C] [D] [E]	
23 [A] [B] [C] [D] [E]	58 [A] [B] [C] [D] [E]	93 [A] [B] [C] [D] [E]	128 [A] [B] [C] [D] [E]	考场记录
24 [A] [B] [C] [D] [E]	59 [A] [B] [C] [D] [E]	94 [A] [B] [C] [D] [E]	129 [A] [B] [C] [D] [E]	
25 [A] [B] [C] [D] [E]	60 [A] [B] [C] [D] [E]	95 [A] [B] [C] [D] [E]	130 [A] [B] [C] [D] [E]	
26 [A] [B] [C] [D] [E]	61 [A] [B] [C] [D] [E]	96 [A] [B] [C] [D] [E]	131 [A] [B] [C] [D] [E]	缺考 □
27 [A] [B] [C] [D] [E]	62 [A] [B] [C] [D] [E]	97 [A] [B] [C] [D] [E]	132 [A] [B] [C] [D] [E]	
28 [A] [B] [C] [D] [E]	63 [A] [B] [C] [D] [E]	98 [A] [B] [C] [D] [E]	133 [A] [B] [C] [D] [E]	传抄 □
29 [A] [B] [C] [D] [E]	64 [A] [B] [C] [D] [E]	99 [A] [B] [C] [D] [E]	134 [A] [B] [C] [D] [E]	作 夹带 □
30 [A] [B] [C] [D] [E]	65 [A] [B] [C] [D] [E]	100 [A] [B] [C] [D] [E]	135 [A] [B] [C] [D] [E]	弊
31 [A] [B] [C] [D] [E]	66 [A] [B] [C] [D] [E]	101 [A] [B] [C] [D] [E]	136 [A] [B] [C] [D] [E]	替考 □
32 [A] [B] [C] [D] [E]	67 [A] [B] [C] [D] [E]	102 [A] [B] [C] [D] [E]	137 [A] [B] [C] [D] [E]	其他 □
33 [A] [B] [C] [D] [E]	68 [A] [B] [C] [D] [E]	103 [A] [B] [C] [D] [E]	138 [A] [B] [C] [D] [E]	
34 [A] [B] [C] [D] [E]	69 [A] [B] [C] [D] [E]	104 [A] [B] [C] [D] [E]	139 [A] [B] [C] [D] [E]	
35 [A] [B] [C] [D] [E]	70 [A] [B] [C] [D] [E]	105 [A] [B] [C] [D] [E]	140 [A] [B] [C] [D] [E]	此栏由监考人员填涂

执业医师资格考试答题卡

请勿折皱

注意事项
1. 考生务必用铅笔或圆珠笔认真填写左列各项内容,按照试卷封面上的内容填写报考类别。
2. 考生务必认真阅读填涂说明,用2B铅笔仔细填涂下列准考证号、考试单元和答题信息点。
3. 监考人员必须填涂缺考或作弊者的准考证号、考试单元和右下角的考场记录。

姓名

考区(省、自治区、直辖市)

考点(地、市/盟、州)

学校、单位

准考证号: [0]-[9] 各列

考试单元: 第一单元 □ 第二单元 □ 第三单元 □ 第四单元 □

填涂说明: 请用2B铅笔填涂,修改时请用橡皮擦干净。
正确填涂: ■
错误填涂: ⊘ ⊗ ⊝ ●

请考生认真填涂并核查以上信息,凡错误填涂者均不予阅卡评分。

1 [A] [B] [C] [D] [E]	36 [A] [B] [C] [D] [E]	71 [A] [B] [C] [D] [E]	106 [A] [B] [C] [D] [E]	141 [A] [B] [C] [D] [E]
2 [A] [B] [C] [D] [E]	37 [A] [B] [C] [D] [E]	72 [A] [B] [C] [D] [E]	107 [A] [B] [C] [D] [E]	142 [A] [B] [C] [D] [E]
3 [A] [B] [C] [D] [E]	38 [A] [B] [C] [D] [E]	73 [A] [B] [C] [D] [E]	108 [A] [B] [C] [D] [E]	143 [A] [B] [C] [D] [E]
4 [A] [B] [C] [D] [E]	39 [A] [B] [C] [D] [E]	74 [A] [B] [C] [D] [E]	109 [A] [B] [C] [D] [E]	144 [A] [B] [C] [D] [E]
5 [A] [B] [C] [D] [E]	40 [A] [B] [C] [D] [E]	75 [A] [B] [C] [D] [E]	110 [A] [B] [C] [D] [E]	145 [A] [B] [C] [D] [E]
6 [A] [B] [C] [D] [E]	41 [A] [B] [C] [D] [E]	76 [A] [B] [C] [D] [E]	111 [A] [B] [C] [D] [E]	146 [A] [B] [C] [D] [E]
7 [A] [B] [C] [D] [E]	42 [A] [B] [C] [D] [E]	77 [A] [B] [C] [D] [E]	112 [A] [B] [C] [D] [E]	147 [A] [B] [C] [D] [E]
8 [A] [B] [C] [D] [E]	43 [A] [B] [C] [D] [E]	78 [A] [B] [C] [D] [E]	113 [A] [B] [C] [D] [E]	148 [A] [B] [C] [D] [E]
9 [A] [B] [C] [D] [E]	44 [A] [B] [C] [D] [E]	79 [A] [B] [C] [D] [E]	114 [A] [B] [C] [D] [E]	149 [A] [B] [C] [D] [E]
10 [A] [B] [C] [D] [E]	45 [A] [B] [C] [D] [E]	80 [A] [B] [C] [D] [E]	115 [A] [B] [C] [D] [E]	150 [A] [B] [C] [D] [E]
11 [A] [B] [C] [D] [E]	46 [A] [B] [C] [D] [E]	81 [A] [B] [C] [D] [E]	116 [A] [B] [C] [D] [E]	
12 [A] [B] [C] [D] [E]	47 [A] [B] [C] [D] [E]	82 [A] [B] [C] [D] [E]	117 [A] [B] [C] [D] [E]	
13 [A] [B] [C] [D] [E]	48 [A] [B] [C] [D] [E]	83 [A] [B] [C] [D] [E]	118 [A] [B] [C] [D] [E]	
14 [A] [B] [C] [D] [E]	49 [A] [B] [C] [D] [E]	84 [A] [B] [C] [D] [E]	119 [A] [B] [C] [D] [E]	
15 [A] [B] [C] [D] [E]	50 [A] [B] [C] [D] [E]	85 [A] [B] [C] [D] [E]	120 [A] [B] [C] [D] [E]	
16 [A] [B] [C] [D] [E]	51 [A] [B] [C] [D] [E]	86 [A] [B] [C] [D] [E]	121 [A] [B] [C] [D] [E]	
17 [A] [B] [C] [D] [E]	52 [A] [B] [C] [D] [E]	87 [A] [B] [C] [D] [E]	122 [A] [B] [C] [D] [E]	
18 [A] [B] [C] [D] [E]	53 [A] [B] [C] [D] [E]	88 [A] [B] [C] [D] [E]	123 [A] [B] [C] [D] [E]	
19 [A] [B] [C] [D] [E]	54 [A] [B] [C] [D] [E]	89 [A] [B] [C] [D] [E]	124 [A] [B] [C] [D] [E]	
20 [A] [B] [C] [D] [E]	55 [A] [B] [C] [D] [E]	90 [A] [B] [C] [D] [E]	125 [A] [B] [C] [D] [E]	
21 [A] [B] [C] [D] [E]	56 [A] [B] [C] [D] [E]	91 [A] [B] [C] [D] [E]	126 [A] [B] [C] [D] [E]	
22 [A] [B] [C] [D] [E]	57 [A] [B] [C] [D] [E]	92 [A] [B] [C] [D] [E]	127 [A] [B] [C] [D] [E]	
23 [A] [B] [C] [D] [E]	58 [A] [B] [C] [D] [E]	93 [A] [B] [C] [D] [E]	128 [A] [B] [C] [D] [E]	
24 [A] [B] [C] [D] [E]	59 [A] [B] [C] [D] [E]	94 [A] [B] [C] [D] [E]	129 [A] [B] [C] [D] [E]	
25 [A] [B] [C] [D] [E]	60 [A] [B] [C] [D] [E]	95 [A] [B] [C] [D] [E]	130 [A] [B] [C] [D] [E]	
26 [A] [B] [C] [D] [E]	61 [A] [B] [C] [D] [E]	96 [A] [B] [C] [D] [E]	131 [A] [B] [C] [D] [E]	
27 [A] [B] [C] [D] [E]	62 [A] [B] [C] [D] [E]	97 [A] [B] [C] [D] [E]	132 [A] [B] [C] [D] [E]	
28 [A] [B] [C] [D] [E]	63 [A] [B] [C] [D] [E]	98 [A] [B] [C] [D] [E]	133 [A] [B] [C] [D] [E]	传抄 □
29 [A] [B] [C] [D] [E]	64 [A] [B] [C] [D] [E]	99 [A] [B] [C] [D] [E]	134 [A] [B] [C] [D] [E]	夹带 □
30 [A] [B] [C] [D] [E]	65 [A] [B] [C] [D] [E]	100 [A] [B] [C] [D] [E]	135 [A] [B] [C] [D] [E]	
31 [A] [B] [C] [D] [E]	66 [A] [B] [C] [D] [E]	101 [A] [B] [C] [D] [E]	136 [A] [B] [C] [D] [E]	替考 □
32 [A] [B] [C] [D] [E]	67 [A] [B] [C] [D] [E]	102 [A] [B] [C] [D] [E]	137 [A] [B] [C] [D] [E]	其他 □
33 [A] [B] [C] [D] [E]	68 [A] [B] [C] [D] [E]	103 [A] [B] [C] [D] [E]	138 [A] [B] [C] [D] [E]	
34 [A] [B] [C] [D] [E]	69 [A] [B] [C] [D] [E]	104 [A] [B] [C] [D] [E]	139 [A] [B] [C] [D] [E]	
35 [A] [B] [C] [D] [E]	70 [A] [B] [C] [D] [E]	105 [A] [B] [C] [D] [E]	140 [A] [B] [C] [D] [E]	

执业医师资格考试答题卡

执业医师资格考试答题卡

请勿折皱

姓名

考区（省、自治区、直辖市）

考点（地、市/盟、州）

学校、单位

注意事项
1. 考生务必用铅笔或圆珠笔认真填写左列各项内容，按照试卷封面上的内容填写报考类别。
2. 考生务必认真阅读填涂说明，用2B铅笔仔细填涂下列准考证号、考试单元和答题信息点。
3. 监考人员必须填涂缺考或作弊者的准考证号、考试单元和右下角的考场记录。

准考证号

[0]	[0]	[0]	[0]	[0]	[0]	[0]	[0]	[0]	[0]
[1]	[1]	[1]	[1]	[1]	[1]	[1]	[1]	[1]	[1]
[2]	[2]	[2]	[2]	[2]	[2]	[2]	[2]	[2]	[2]
[3]	[3]	[3]	[3]	[3]	[3]	[3]	[3]	[3]	[3]
[4]	[4]	[4]	[4]	[4]	[4]	[4]	[4]	[4]	[4]
[5]	[5]	[5]	[5]	[5]	[5]	[5]	[5]	[5]	[5]
[6]	[6]	[6]	[6]	[6]	[6]	[6]	[6]	[6]	[6]
[7]	[7]	[7]	[7]	[7]	[7]	[7]	[7]	[7]	[7]
[8]	[8]	[8]	[8]	[8]	[8]	[8]	[8]	[8]	[8]
[9]	[9]	[9]	[9]	[9]	[9]	[9]	[9]	[9]	[9]

考试单元

第一单元 ☐
第二单元 ☐
第三单元 ☐
第四单元 ☐

填涂说明

请用2B铅笔填涂，修改时请用橡皮擦干净。

正确填涂：■
错误填涂：⊘ ⊗ ⊘ ●

请考生认真填涂并核查以上信息，凡错误填涂者均不予阅卡评分。

1 [A] [B] [C] [D] [E]
2 [A] [B] [C] [D] [E]
3 [A] [B] [C] [D] [E]
4 [A] [B] [C] [D] [E]
5 [A] [B] [C] [D] [E]
6 [A] [B] [C] [D] [E]
7 [A] [B] [C] [D] [E]
8 [A] [B] [C] [D] [E]
9 [A] [B] [C] [D] [E]
10 [A] [B] [C] [D] [E]
11 [A] [B] [C] [D] [E]
12 [A] [B] [C] [D] [E]
13 [A] [B] [C] [D] [E]
14 [A] [B] [C] [D] [E]
15 [A] [B] [C] [D] [E]
16 [A] [B] [C] [D] [E]
17 [A] [B] [C] [D] [E]
18 [A] [B] [C] [D] [E]
19 [A] [B] [C] [D] [E]
20 [A] [B] [C] [D] [E]
21 [A] [B] [C] [D] [E]
22 [A] [B] [C] [D] [E]
23 [A] [B] [C] [D] [E]
24 [A] [B] [C] [D] [E]
25 [A] [B] [C] [D] [E]
26 [A] [B] [C] [D] [E]
27 [A] [B] [C] [D] [E]
28 [A] [B] [C] [D] [E]
29 [A] [B] [C] [D] [E]
30 [A] [B] [C] [D] [E]
31 [A] [B] [C] [D] [E]
32 [A] [B] [C] [D] [E]
33 [A] [B] [C] [D] [E]
34 [A] [B] [C] [D] [E]
35 [A] [B] [C] [D] [E]

36 [A] [B] [C] [D] [E]
37 [A] [B] [C] [D] [E]
38 [A] [B] [C] [D] [E]
39 [A] [B] [C] [D] [E]
40 [A] [B] [C] [D] [E]
41 [A] [B] [C] [D] [E]
42 [A] [B] [C] [D] [E]
43 [A] [B] [C] [D] [E]
44 [A] [B] [C] [D] [E]
45 [A] [B] [C] [D] [E]
46 [A] [B] [C] [D] [E]
47 [A] [B] [C] [D] [E]
48 [A] [B] [C] [D] [E]
49 [A] [B] [C] [D] [E]
50 [A] [B] [C] [D] [E]
51 [A] [B] [C] [D] [E]
52 [A] [B] [C] [D] [E]
53 [A] [B] [C] [D] [E]
54 [A] [B] [C] [D] [E]
55 [A] [B] [C] [D] [E]
56 [A] [B] [C] [D] [E]
57 [A] [B] [C] [D] [E]
58 [A] [B] [C] [D] [E]
59 [A] [B] [C] [D] [E]
60 [A] [B] [C] [D] [E]
61 [A] [B] [C] [D] [E]
62 [A] [B] [C] [D] [E]
63 [A] [B] [C] [D] [E]
64 [A] [B] [C] [D] [E]
65 [A] [B] [C] [D] [E]
66 [A] [B] [C] [D] [E]
67 [A] [B] [C] [D] [E]
68 [A] [B] [C] [D] [E]
69 [A] [B] [C] [D] [E]
70 [A] [B] [C] [D] [E]

71 [A] [B] [C] [D] [E]
72 [A] [B] [C] [D] [E]
73 [A] [B] [C] [D] [E]
74 [A] [B] [C] [D] [E]
75 [A] [B] [C] [D] [E]
76 [A] [B] [C] [D] [E]
77 [A] [B] [C] [D] [E]
78 [A] [B] [C] [D] [E]
79 [A] [B] [C] [D] [E]
80 [A] [B] [C] [D] [E]
81 [A] [B] [C] [D] [E]
82 [A] [B] [C] [D] [E]
83 [A] [B] [C] [D] [E]
84 [A] [B] [C] [D] [E]
85 [A] [B] [C] [D] [E]
86 [A] [B] [C] [D] [E]
87 [A] [B] [C] [D] [E]
88 [A] [B] [C] [D] [E]
89 [A] [B] [C] [D] [E]
90 [A] [B] [C] [D] [E]
91 [A] [B] [C] [D] [E]
92 [A] [B] [C] [D] [E]
93 [A] [B] [C] [D] [E]
94 [A] [B] [C] [D] [E]
95 [A] [B] [C] [D] [E]
96 [A] [B] [C] [D] [E]
97 [A] [B] [C] [D] [E]
98 [A] [B] [C] [D] [E]
99 [A] [B] [C] [D] [E]
100 [A] [B] [C] [D] [E]
101 [A] [B] [C] [D] [E]
102 [A] [B] [C] [D] [E]
103 [A] [B] [C] [D] [E]
104 [A] [B] [C] [D] [E]
105 [A] [B] [C] [D] [E]

106 [A] [B] [C] [D] [E]
107 [A] [B] [C] [D] [E]
108 [A] [B] [C] [D] [E]
109 [A] [B] [C] [D] [E]
110 [A] [B] [C] [D] [E]
111 [A] [B] [C] [D] [E]
112 [A] [B] [C] [D] [E]
113 [A] [B] [C] [D] [E]
114 [A] [B] [C] [D] [E]
115 [A] [B] [C] [D] [E]
116 [A] [B] [C] [D] [E]
117 [A] [B] [C] [D] [E]
118 [A] [B] [C] [D] [E]
119 [A] [B] [C] [D] [E]
120 [A] [B] [C] [D] [E]
121 [A] [B] [C] [D] [E]
122 [A] [B] [C] [D] [E]
123 [A] [B] [C] [D] [E]
124 [A] [B] [C] [D] [E]
125 [A] [B] [C] [D] [E]
126 [A] [B] [C] [D] [E]
127 [A] [B] [C] [D] [E]
128 [A] [B] [C] [D] [E]
129 [A] [B] [C] [D] [E]
130 [A] [B] [C] [D] [E]
131 [A] [B] [C] [D] [E]
132 [A] [B] [C] [D] [E]
133 [A] [B] [C] [D] [E]
134 [A] [B] [C] [D] [E]
135 [A] [B] [C] [D] [E]
136 [A] [B] [C] [D] [E]
137 [A] [B] [C] [D] [E]
138 [A] [B] [C] [D] [E]
139 [A] [B] [C] [D] [E]
140 [A] [B] [C] [D] [E]

141 [A] [B] [C] [D] [E]
142 [A] [B] [C] [D] [E]
143 [A] [B] [C] [D] [E]
144 [A] [B] [C] [D] [E]
145 [A] [B] [C] [D] [E]
146 [A] [B] [C] [D] [E]
147 [A] [B] [C] [D] [E]
148 [A] [B] [C] [D] [E]
149 [A] [B] [C] [D] [E]
150 [A] [B] [C] [D] [E]

考场记录

缺考 ☐

作弊
  传抄 ☐
  夹带 ☐
  替考 ☐
  其他 ☐

此栏由监考人员填涂